U0894181

乳腺癌病例集锦
2022

主　编　陆劲松　胡夕春

中華醫學電子音像出版社
CHINESE MEDICAL MULTIMEDIA PRESS
北　京

图书在版编目（CIP）数据

乳腺癌病例集锦. 2022 / 陆劲松，胡夕春主编. —北京：中华医学电子音像出版社，2022.12
ISBN 978-7-83005-382-6

Ⅰ. ①乳… Ⅱ. ①陆… ②胡… Ⅲ. ①乳腺癌—病案 Ⅳ. ①R737.9

中国版本图书馆CIP数据核字（2022）第217103号

网址：www.cma-cmc.com.cn（出版物查询、网上书店）

乳腺癌病例集锦2022
RUXIAN'AI BINGLI JIJIN 2022

主　　编：陆劲松　胡夕春
策划编辑：史仲静　秦　静
责任编辑：宫宇婷
校　　对：张　娟
责任印刷：李振坤
出版发行：中华医学电子音像出版社
通信地址：北京市西城区东河沿街69号中华医学会610室
邮　　编：100052
E-Mail：cma-cmc@cma.org.cn
购书热线：010-51322677
经　　销：新华书店
印　　刷：北京云浩印刷有限责任公司
开　　本：889mm×1194mm　1/16
印　　张：15.5
字　　数：434千字
版　　次：2022年12月第1版　2022年12月第1次印刷
定　　价：90.00元

《乳腺癌病例集锦2022》
编委会

内容提要

本书编者在全国范围内收集了大量乳腺癌真实病例，并诚邀乳腺外科、肿瘤科、放疗科、影像科及病理科等科室的知名专家对病例进行多层次、多维度的剖析，重点对病例的诊疗经过、治疗方案的选择、治疗效果的评价及预后情况进行详细阐述，同时回顾了诊断和治疗各类乳腺癌所必需的基本原则及最新的国际临床研究进展，旨在通过对病例的分析和点评，将乳腺癌诊治的完整信息展现给读者，让读者有最大获益。本书适合乳腺外科、肿瘤科及其他相关临床科室的医务人员阅读。

前　言

近年来，随着大众健康意识的逐渐提升和临床诊疗技术的不断发展，乳腺癌“早诊早治”的理念实践被不断完善。但乳腺癌的发病形势仍十分严峻，女性乳腺癌的发病率以每年约0.5%的速度增长。世界卫生组织（WHO）国际癌症研究机构（IARC）发布的全球最新癌症统计数据显示，2020年全球新发乳腺癌病例高达226万例，首次超过肺癌，成为临床最常见的恶性肿瘤。因此，乳腺癌相关医务工作者正面临着巨大挑战。

合抱之木，生于毫末；九层之台，起于累土。临床实践中制定既合理又合情的诊疗决策依赖于医者们的勤奋学习和日积月累，须将医疗知识、诊疗指南、试验数据、循证医学证据和个人经验进行有机整合。本书遵照这一原则，在全国范围内征集乳腺癌相关医务工作者在临床工作中所发现的经典、独特、罕见、疑难的真实案例，并邀请全国一线乳腺癌诊疗专家参考相关指南和国内外重大临床研究进展，结合自身丰富的实战经验，针对性地解读每个病例的疾病演变过程和治疗难点，鞭辟入里地分析、探讨乳腺癌的规范化和创新性治疗，继而揭示乳腺癌诊治的潜在规律和内在机制。我们力争将本书的深度、高度和维度最优化，并兼具权威性、实用性和创新性，以帮助读者在相对较短的时间内快速掌握乳腺癌的诊疗规律，提高乳腺癌的诊治水平。

八方各异气，千里殊风雨。不同亚型乳腺癌的生物学行为迥异，使得患者的病情也具有独特性、多样性和复杂性。为了适应时代需求，个体化、规范化、精准化的治疗理念应运而生。多学科综合治疗模式是以患者为中心的综合治疗模式，最大限度地整合了肿瘤相关多个学科的先进理念和创新技术。上海交通大学医学院附属仁济医院乳腺疾病诊治中心的多学科协作团队于2013年成立，至今已顺利举办多学科病例会诊近400场。乳腺外科、肿瘤内科、放疗科、病理科、影像科、核医学科和药剂科等多领域专家群英荟萃，通力协作，克服专业壁垒，加强学科互动，给乳腺癌综合治疗和全程管理的有效运行提供了有力保障，为临床研究和基础研究的深入探索提供了全力支持。

乾坤日月当依旧，昨夜今朝却异同。纵观21世纪的乳腺癌研究成果，创新性药物大量涌现、更迭不断：多腺苷二磷酸核糖聚合酶（PARP）抑制剂的获益人群从*gBRCA*1/2基因突变乳腺癌患者拓展到同源重组缺陷乳腺癌患者；细胞周期蛋白依赖性激酶（CDK）4/6抑制剂的应用从激素受体阳性乳腺癌患者的解救治疗提前到早期辅助治疗；免疫检查点抑制剂从三阴性乳腺癌患者逐步拓展到人表皮生长因子受体-2（HER-2）阴性乳腺癌患者等。与此同时，我国自主研发的新药也在乳腺癌临床研究的舞台上崭露头角，凭借优异的表现陆续投入临床实践。本书中的部分病例也对国内外创新性成果的应用加以探讨，使得新理念、新方法、新技术的实践有证可循、有据可依。

临床实践推动科学研究，科学研究亦能反哺临床实践。本书的姐妹篇《乳腺癌临床与转化性研究进展2022》系统性地介绍了最近一年发表在国内外高质量期刊上的乳腺癌重大研究成果，以帮助读者快速、全面、精炼地学习极具前沿性、突破性、开创性意义的临床研究及其转化性研究。《乳腺癌临床与转化性研究进展2022》与本书结合阅读相得益彰，汲取最新进展后再回到本书中来，能够进一步帮助读者掌握最新医疗动态，梳理乳腺癌诊疗思路，给予读者独立思考和不断进步的空间。

天下同归而殊途，一致而百虑。我们衷心希望本书能集时代之荟萃、凝学科之风采，为全国各地的乳腺癌相关医务工作者提供诊治思路，达到提高诊疗水平的目标。尽管本书经过充分收集、专家点评、反复打磨，但仍恐在时间和空间上存在局限性，有待乳腺癌相关医务工作者在实践中进一步摸索。望各位同道结合本书中归纳的经验，勤加思考，融会贯通，跳脱出“纸上谈兵”的困境，碰撞出临床思维的火花，推进乳腺癌的预防、诊断和治疗理念更上一层楼。

本书虽经编者多次校对，但仓促付梓间疏漏或谬误之处在所难免，祈望读者不吝指教。

陆劲松　胡夕春

2022年11月于上海

目 录

病例1　首诊Ⅳ期乳腺癌1例

梁忠锃　李建文　黄胜超　张远起*

广东医科大学附属医院

【关键词】

乳腺癌；内分泌治疗；细胞周期蛋白依赖性激酶4/6抑制剂

【病史及治疗】

➢ 患者，女性，46岁，未绝经，已婚已育，无乳腺癌家族史。

➢ 2020-07-29患者因“左侧乳腺肿物5年余，腰痛1月余”入院。患者曾至外院就诊，行“左侧乳腺肿物穿刺活检”，病理提示“左侧乳腺浸润性癌”。

➢ 2020-07-29查体显示，左侧乳头凹陷，左侧乳房局部皮肤破溃，见小结节样隆起，左侧乳腺上象限可触及一大小为12.0 cm×11.0 cm的肿物，质硬，边界不清晰；右侧乳腺外上象限可触及一大小为5.5 cm×4.0 cm的肿物，质稍硬，边界不清晰（图1-1）；双侧腋窝均可触及数枚肿大淋巴结，左侧最大者大小为2.0 cm×1.5 cm，右侧最大者大小为2.5 cm×1.5 cm，质中等，活动度可；甲状腺左叶下极可触及一大小为3.5 cm×2.0 cm的肿物，质硬，边界欠清晰，随吞咽上下移动。

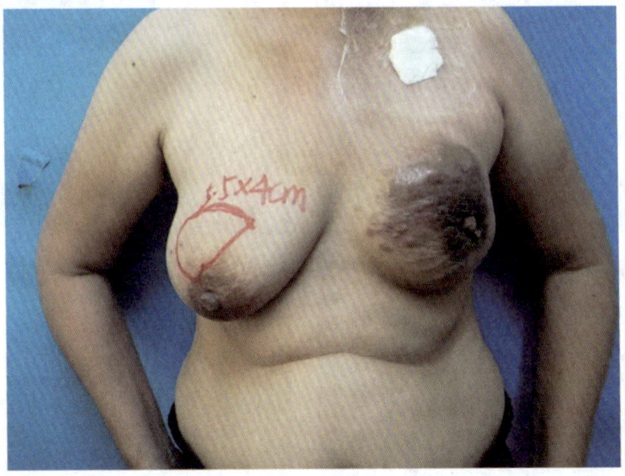

图1-1　2020-07-29患者乳房外观

【辅助检查】

➢ 2020-07-29胸部计算机体层成像（computed tomography，CT）显示，甲状腺左叶下极和外侧见一结节样占位，内有散在钙化灶（图1-2）。

*通信作者，邮箱：31428319@qq.com

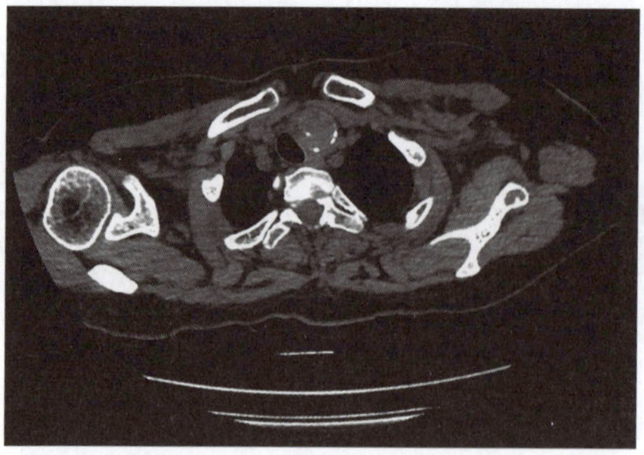

图1-2　2020-07-29胸部CT

➢ 2020-07-30肿瘤标志物显示，癌胚抗原（carcinoembryonic antigen，CEA）16.99 μg/L，癌抗原12-5（cancer antigen 12-5，CA12-5）53.41 U/ml，癌抗原15-3（CA15-3）2066 U/ml，糖类抗原19-9（carbohydrate 19-9，CA19-9）32.29 U/ml。

➢ 2020-07-30乳腺彩色多普勒超声显示，左侧乳腺见巨大实性占位性病变，大小为11.0 cm×9.0 cm［乳腺影像报告和数据系统（breast imaging reporting and data system，BI-RADS）6级］；右侧乳腺外上象限见片状低回声影，大小为5.3 cm×2.3 cm，血流丰富（BI-RADS 4B级）；左侧腋窝淋巴结肿大，最大者大小为2.4 cm×1.0 cm，考虑转移癌；右侧腋窝淋巴结肿大，最大者大小为2.5 cm×1.5 cm，皮质增厚（图1-3）。

➢ 2020-07-30甲状腺彩色多普勒超声显示，甲状腺左叶下极见实性占位性病变，考虑甲状腺癌；左侧颈部Ⅳ区和Ⅵ区见异常肿大淋巴结，考虑转移癌（图1-4）。

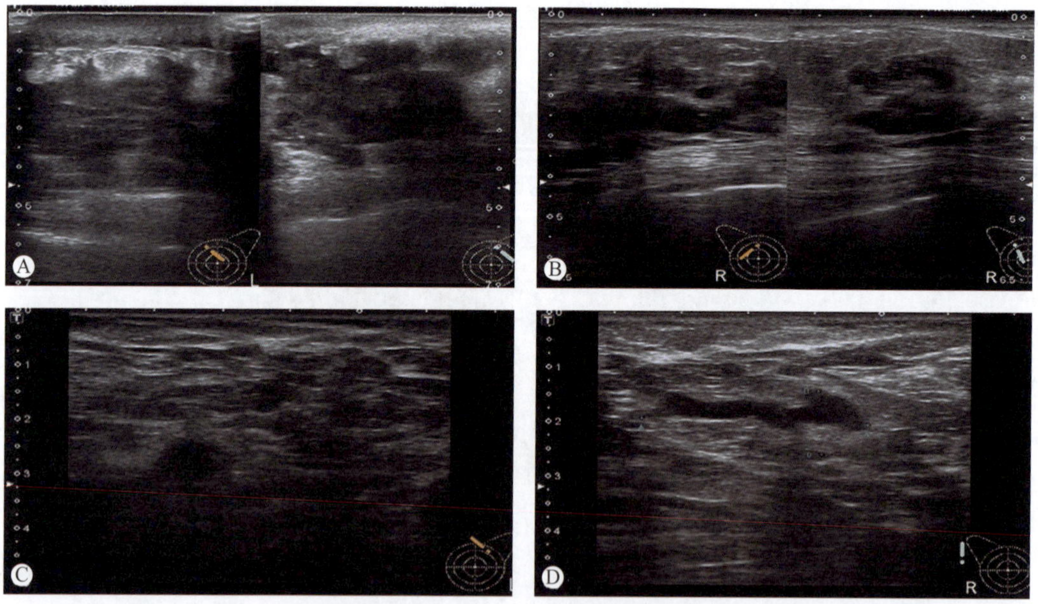

图1-3　2020-07-30乳腺彩色多普勒超声

注：A.左侧乳腺肿物，大小为11.0 cm×9.0 cm（BI-RADS 6级）；B.右侧乳腺肿物，大小为5.3 cm×2.3 cm（BI-RADS 4B级）；C.左侧腋窝肿大淋巴结，最大者大小为2.4 cm×1.0 cm，考虑转移癌；D.右侧腋窝淋巴结，最大者大小为2.5 cm×1.5 cm，皮质增厚。

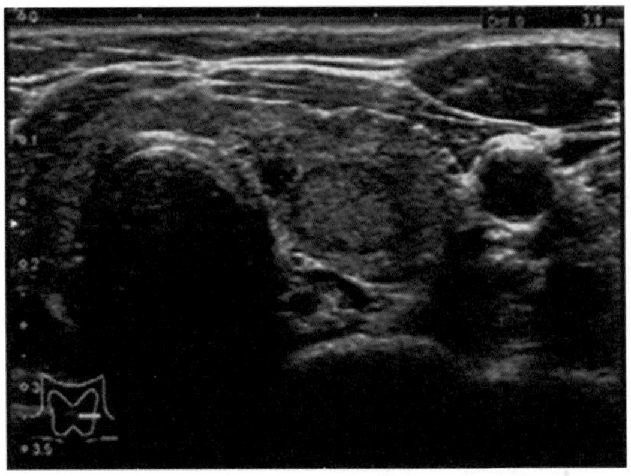

图1-4　2020-07-30甲状腺彩色多普勒超声

注：甲状腺左叶下极见实性占位性病变，大小为3.4 cm×2.1 cm（向下突入胸骨上窝），边界不清晰；左侧颈部Ⅳ区和Ⅵ区见异常肿大淋巴结，最大者大小为1.8 cm×0.9 cm，皮质和髓质分界不清晰，内部见强回声，血流丰富。

【病史及治疗续一】

➢ 2020-08-10患者行右侧乳腺肿物、左侧锁骨下淋巴结粗针穿刺活检和双侧腋窝淋巴结细针穿刺活检。术后病理显示，右侧乳腺非特殊型浸润性癌，左侧乳腺浸润性腺癌；左、右侧腋窝淋巴结见转移癌；左侧锁骨下淋巴结见转移癌。右侧乳腺肿物的免疫组织化学显示，雌激素受体（estrogen receptor，ER）（90%，＋＋＋），孕激素受体（progestogen receptor，PR）（－），人表皮生长因子受体-2（human epidermal growth factor receptor 2，HER-2）（＋＋），Ki-67（约30%，＋）；荧光原位杂交（fluorescence in situ hybridization，FISH）检测显示阴性。左侧乳腺肿物的免疫组织化学显示，ER（90%，＋＋＋），PR（10%，＋），HER-2（阴性，＋），Ki-67（约50%，＋）。淋巴结的免疫组织化学显示，ER（95%，＋＋＋），PR（－），HER-2（阴性，＋），Ki-67（约15%，＋）。

【辅助检查】

➢ 2020-08-09乳腺磁共振成像（magnetic resonance imaging，MRI）显示，左侧乳腺肿物BI-RADS 6级，右侧乳腺肿物BI-RADS 4C级（图1-5）。

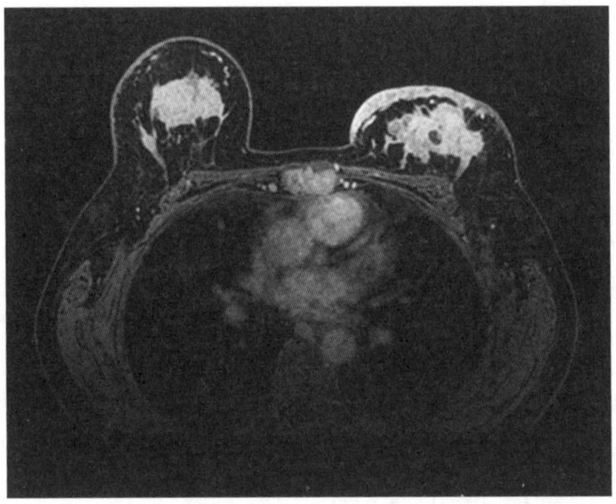

图1-5　2020-08-09乳腺MRI

➢ 2020-08-15正电子发射体层成像/计算机体层成像（positron emission tomography/computed tomography，PET/CT）显示，双侧乳腺癌伴双侧腋窝淋巴结转移；全身多处见骨转移，部分合并病理性骨折；甲状腺双叶密度不均匀，考虑甲状腺癌伴气管食管沟淋巴结转移可能性大（图1-6）。

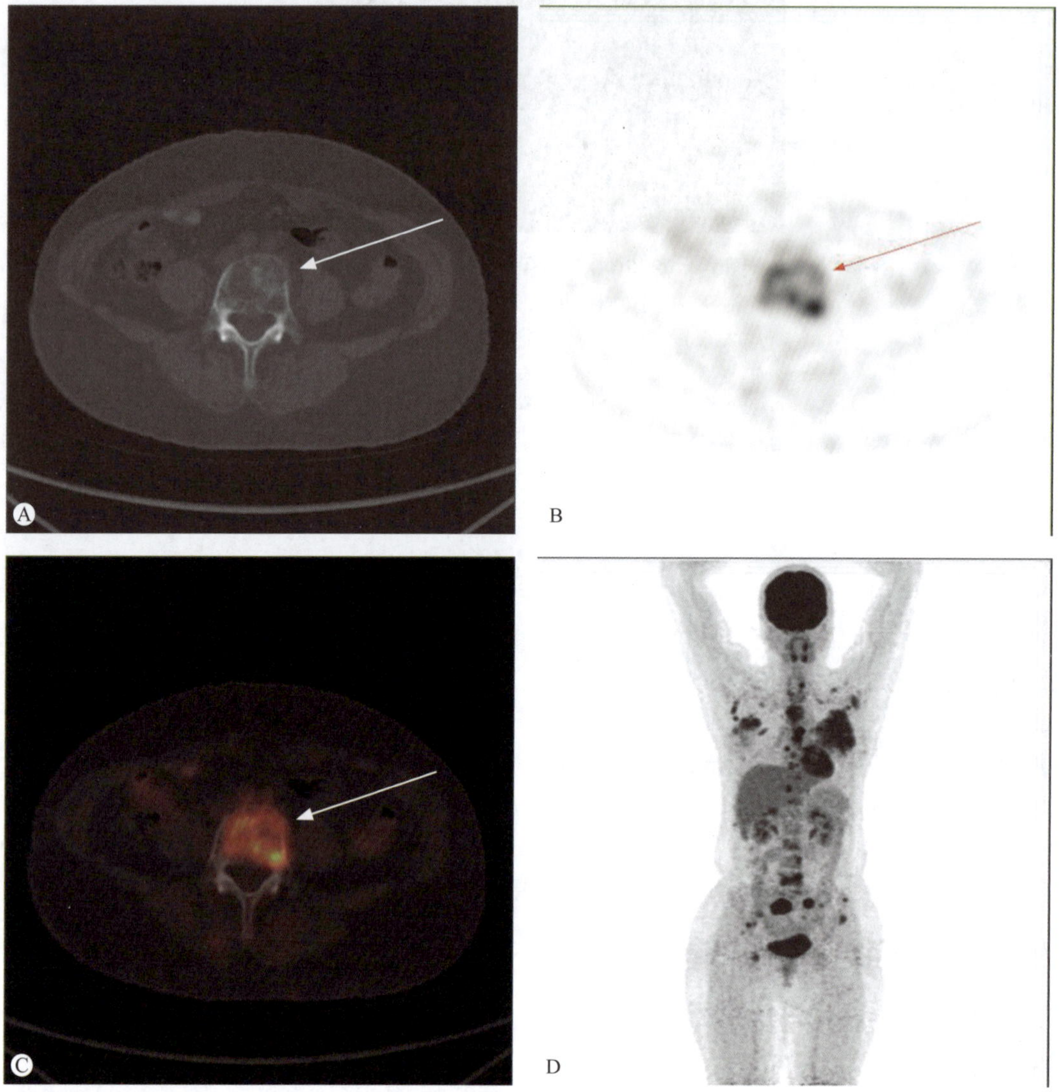

图1-6　2020-08-15 PET/CT

注：A～C. 腰椎骨质破坏，密度不均匀，^{18}F-氟代脱氧葡萄糖摄取增高，考虑骨转移；D.全身多发大小不一^{18}F-氟代脱氧葡萄糖摄取异常增高灶，提示全身多发转移癌。

➢ 2020-08-22脊椎MRI显示，胸椎、腰椎（图1-7）、骶椎部分椎体骨质破坏，考虑多发骨转移。

【病史及治疗续二】

➢ 2020-08-27经过多学科诊疗团队（multi-disciplinary team，MDT）讨论，患者于局部麻醉下行经椎弓根入路腰4椎体穿刺活检和椎体成形术（图1-8）。术后患者腰痛明显缓解，活动自如。骨穿刺病理显示，腰4椎体病灶间质内见散在微乳头状异型细胞团，结合免疫组织化学［ER（＞95%，＋＋＋），PR（－），HER-2（阴性，＋），Ki-67（40%，＋）］，符合转移癌。

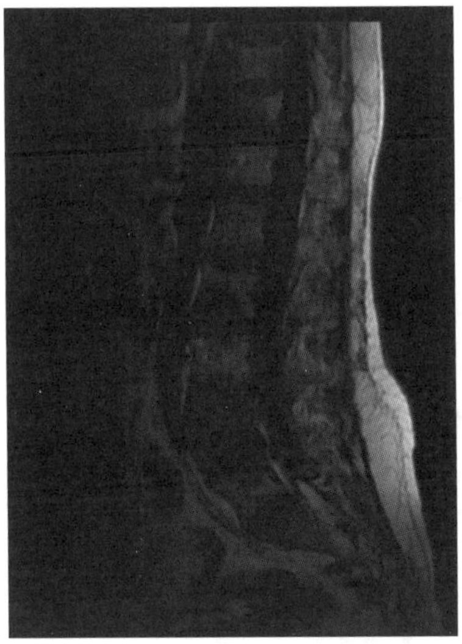

图1-7 2020-08-22腰椎MRI

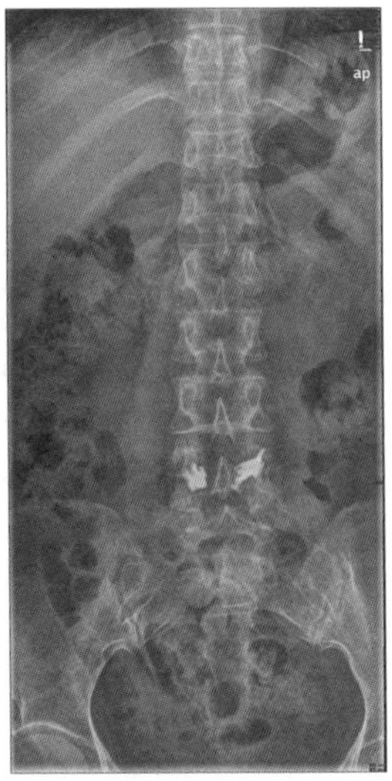

图1-8 2020-08-27
腰椎X线片

➢ 2020-09-03给予患者细胞周期蛋白依赖性激酶4/6（cyclin dependent kinases 4/6，CDK4/6）抑制剂＋芳香化酶抑制剂（aromatase inhibitor，AI）＋卵巢功能抑制（ovarian function suppression，OFS）＋唑来膦酸治疗。

【辅助检查】

➢ 2020-12-03肿瘤标志物显示，CEA 2.47 μg/L，CA12-5 16.9 U/ml，CA15-3 208.7 U/ml，CA19-9 26.75 U/ml，较2020-07-30明显下降。

➢ 2020-12-03乳腺彩色多普勒超声显示，左侧乳腺见实性占位性病变，大小为3.6 cm×2.0 cm（BI-RADS 6级），较2020-07-30缩小；右侧乳腺见片状低回声影，大小为2.5 cm×1.5 cm，较2020-07-30缩小；双侧腋窝未触及明显肿大淋巴结（图1-9）。

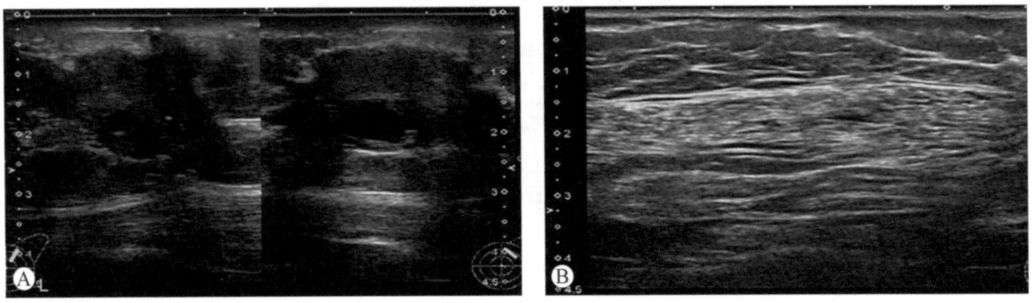

图1-9 2020-12-03乳腺彩色多普勒超声

注：A.左侧乳腺见实性占位性病变，大小为3.6 cm×2.0 cm（BI-RADS 6级），较2020-07-30缩小；右侧乳腺见片状低回声区，大小为2.5 cm×1.5 cm，较2020-07-30缩小。B.双侧腋窝未见肿大淋巴结。

➢ 2020-12-05乳腺MRI显示，双侧乳腺肿物的体积较2020-08-09明显缩小（BI-RADS 6级）（图1-10）。

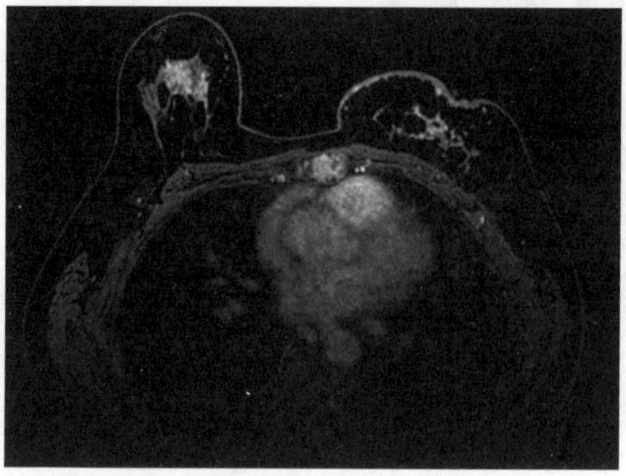

图1-10　2020-12-05乳腺MRI

➢ 2020-12-07脊椎MRI显示，胸12、腰5（图1-11）椎体骨质T1加权成像（T1WI）信号增高，提示骨质破坏较2020-08-22改善。

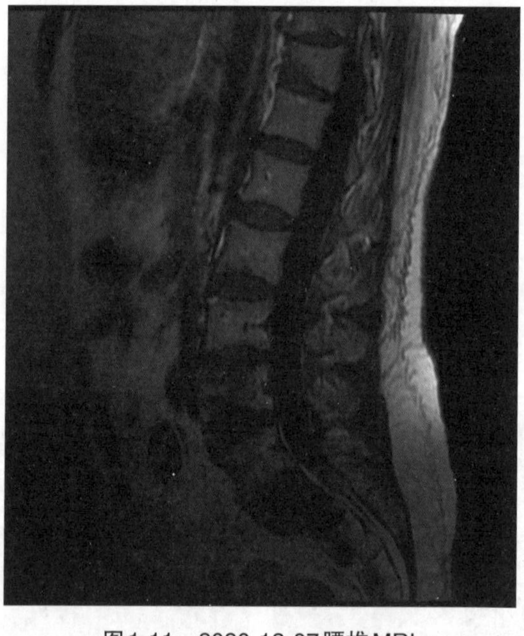

图1-11　2020-12-07腰椎MRI

【本阶段小结】

关于本例患者的诊疗，首先需要确定其是两侧乳腺均为原发癌，还是一侧乳腺为原发癌而另一侧为转移癌。需要考虑以下几点：①第二侧癌是否有原位癌证据；②第二侧癌的组织学类型和分级是否与首发癌完全不同；③第二侧癌发生时首发癌是否无局部复发、无淋巴结转移、无远处转移；④两侧癌灶的发现时间间隔是否超过6个月。从以上4点进行分析后，可以支持本例患者的左侧乳腺癌可能为原发癌，右侧乳腺癌可能为转移癌。

此外，本例患者合并甲状腺乳头状癌（目前无呼吸困难等气道梗阻症状），且伴颈部淋巴结转移癌可能性大。Nicole等的研究显示，15%的分化型甲状腺癌可能会发生骨转移和/或骨骼相关事件。本例患者的PET/CT提示腰椎有转移癌，但该转移的来源是乳腺癌还是甲状腺癌有待进一步明确，且其腰痛明显，MDT讨论后患者行椎体穿刺活检和椎体成形术，既可以明确病理和来源，也可以改善其生活质量。

美国临床肿瘤学会（American Society of Clinical Oncology，ASCO）指南、欧洲肿瘤内科学会（European Society for Medical Oncology，ESMO）指南、美国国家综合癌症网络（National Comprehensive Cancer Network，NCCN）指南和《中国晚期乳腺癌诊治专家共识》均认为，激素受体（hormone receptor，HR）阳性、HER-2阴性的晚期乳腺癌患者可以优先选择内分泌治疗，除非存在内脏危象。PALOMA-2研究、MONALEESA-7研究和MONALEESA-3研究证实了CDK4/6抑制剂联合AI或氟维司群的疗效优于AI单药或氟维司群单药；而PARSIFAL研究证实了CDK4/6抑制剂联合AI与CDK4/6抑制剂联合氟维司群相比，两组无进展生存（progress free survival，PFS）期的差异无统计学意义。结合《中国临床肿瘤学会（CSCO）乳腺癌诊疗指南2020》，给予本例患者CDK4/6抑制剂联合AI和OFS治疗，2020-12本例患者全面复查，疗效评估为部分缓解（partial response，PR）。

本例患者的甲状腺癌无气道梗阻症状，且甲状腺癌进展相对缓慢，目前乳腺癌处于晚期，故暂不宜行甲状腺癌手术。

【专家点评】

这是一例初诊Ⅳ期双侧乳腺癌伴双侧腋窝淋巴结转移、左侧锁骨上淋巴结转移和全身多处骨转移的患者，同时可疑合并甲状腺癌。其多次穿刺活检病理的免疫组织化学显示HR阳性、HER-2阴性。

对于HR阳性、HER-2阴性晚期乳腺癌，国内外相关指南一致认为，未经内分泌治疗的患者首选AI联合CDK4/6抑制剂治疗。《中国临床肿瘤学会（CSCO）乳腺癌诊疗指南2021》也提到内分泌治疗联合CDK4/6抑制剂的疾病控制率和PFS期不亚于化疗，且多数专家同意即便是肿瘤负荷较大的患者，内分泌治疗联合CDK4/6抑制剂也可作为治疗选择。

本例患者患双侧乳腺癌合并甲状腺癌。既往文献报道，乳腺癌和甲状腺癌互为彼此的危险因素，但具体原因不详，可能与生活方式和基因遗传易感性有关。本例患者为双侧乳腺癌，根据病史推测为左侧乳腺癌转移至右侧可能性大。

（湖南省肿瘤医院　刘斌亮　刘莉萍　欧阳取长）

【指南背景】

1.《中国抗癌协会乳腺癌诊治指南与规范（2021年版）》 对于HR阳性、HER-2阴性晚期乳腺癌，一线治疗首选AI联合CDK4/6抑制剂或氟维司群联合CDK4/6抑制剂。

2.《中国临床肿瘤学会（CSCO）乳腺癌诊疗指南2021》 对于HR阳性、HER-2阴性晚期乳腺癌，未经内分泌治疗的患者首选AI联合CDK4/6抑制剂治疗；绝经前患者可在有效的卵巢功能抑制后使用该方案。

3.《中国晚期乳腺癌规范诊疗指南（2020版）》 对于HR阳性、HER-2阴性晚期乳腺癌，不伴有内脏危象的患者可以优先选择CDK4/6抑制剂联合内分泌治疗。对于肿瘤迅速进展、内脏转移广泛或症状明显、存在内脏危象、需要快速减轻肿瘤负荷的患者，应用CDK4/6抑制剂联合内分泌治疗的数据有限，应先给予化疗等起效更快、更有效的治疗。

4.2022年美国NCCN指南（第2版） 对于HR阳性晚期乳腺癌，一线治疗的推荐方案有CDK4/6抑制剂联合AI、氟维司群联合AI和CDK4/6抑制剂联合氟维司群；绝经前患者在应用卵巢功能抑制的基础上可加用上述方案。

（湖南省肿瘤医院　刘斌亮　刘莉萍　欧阳取长）

【循证背景】

1.PALOMA-2研究（*n*=666） 该研究将绝经后ER阳性、HER-2阴性晚期一线乳腺癌患者按2∶1的比例随机分配至哌柏西利＋来曲唑组（*n*=444）和安慰剂＋来曲唑组（*n*=222）；主要研究终点为PFS期。结果显示，哌柏西利＋来曲唑组的PFS期显著长于安慰剂＋来曲唑组（*HR* 0.56，95%*CI* 0.46～0.69，*P*＜0.0001）。

2.MONARCH-3研究（*n*=493） 该研究将HR阳性、HER-2阴性且尚未经过系统治疗的晚期乳腺癌患者按2∶1的比例随机分配至阿贝西利＋非甾体AI组（*n*=328）和安慰剂＋非甾体AI组（*n*=165）；主要研究终点为PFS期。结果显示，阿贝西利＋非甾体AI组的中位PFS期显著长于安慰剂＋非甾体AI组（28.18个月 *vs.* 14.76个月，*HR* 0.540，95%*CI* 0.418～0.698，*P*=0.000 002）。

3.MONALEESA-3研究（*n*=726） 该研究将HR阳性、HER-2阴性且≤一线既往内分泌治疗的晚期乳腺癌患者按2∶1的比例随机分配至瑞博西利＋氟维司群组（*n*=484）和安慰剂＋氟维司群组（*n*=242）；主要研究终点为PFS期。结果显示，瑞博西利＋氟维司群组的中位PFS期显著长于安慰剂＋氟维司群组（20.5个月 *vs.* 12.8个月，*HR* 0.593，95%*CI* 0.480～0.732，*P*＜0.001）。

4.MONALEESA-7研究（*n*=672） 该研究将绝经前或围绝经期HR阳性、HER-2阴性晚期乳腺癌患者按1∶1的比例随机分配至瑞博西利＋内分泌治疗组（*n*=335）和安慰剂＋内分泌治疗组（*n*=337），其中内分泌治疗为戈舍瑞林联合非甾体AI或他莫昔芬；主要研究终点为PFS期。结果显示，瑞博西利＋内分泌治疗组的中位PFS期显著长于安慰剂＋内分泌治疗组（23.8个月 *vs.* 13.0个月，*HR* 0.55，95%*CI* 0.44～0.69，*P*＜0.0001）。

（湖南省肿瘤医院　刘斌亮　刘莉萍　欧阳取长）

1.MONALEESA-2研究（*n*=668） 该研究将668例HR阳性、HER-2阴性晚期乳腺癌患者随机分配至瑞博西利＋来曲唑组和来曲唑单药组，且所有患者均未接受过针对晚期乳腺癌的治疗。结果显示，加用瑞博西利可明显延长HR阳性、HER-2阴性晚期乳腺癌患者的中位PFS期（25.3个月 *vs.* 16.0个月，*HR* 0.568，95% *CI* 0.457～0.704，$P=9.63\times10^{-8}$）。

2.PARSIFAL研究（*n*=468） 该研究为一项Ⅱ期临床试验，在HR阳性、HER-2阴性晚期乳腺癌患者的一线治疗中探索CDK4/6抑制剂应该联合AI还是氟维司群。结果显示，CDK4/6抑制剂＋来曲唑组的中位PFS期为32.8个月，CDK4/6抑制剂＋氟维司群组为27.9个月，统计学假设检验未达到有效性或非劣效性结果，且两组的4年总生存（overall survival，OS）率也基本一致（67.6% *vs.* 67.5%）。

（上海市第一人民医院　王　玮　朱　丽）

【核心体会】

对于HR阳性、HER-2阴性、无内脏危象的晚期乳腺癌患者，一线内分泌治疗联合CDK4/6抑制剂有较好的疗效。除此之外，对于伴有骨转移的患者，还需要关注骨相关事件的预防和处理，提高患者的生活质量。

（湖南省肿瘤医院　刘斌亮　刘莉萍　欧阳取长）

对于初诊Ⅳ期的HR阳性、HER-2阴性乳腺癌患者，内分泌治疗联合CDK4/6抑制剂是目前各大指南推荐的标准治疗方案；且在未经治疗的患者中，CDK4/6抑制剂联合AI也是一个不错的选择。同时，对骨转移灶进行局部处理是避免发生骨相关事件、改善晚期乳腺癌患者生活质量和延长其OS期的重要手段。

（上海市第一人民医院　王　玮　朱　丽）

参 考 文 献

[1] IÑIGUEZ-ARIZA NM，BIBLE KC，CLARKE BL. Bone metastases in thyroid cancer [J]. J Bone Oncol，2020，21：100282.

[2] FINN RS，MARTIN M，RUGO HS，et al. Palbociclib and letrozole in advanced breast cancer [J]. N Engl J Med，2016，375（20）：1925-1936.

[3] SLAMON DJ，NEVEN P，CHIA S，et al. Phase Ⅲ randomized study of ribociclib and fulvestrant in hormone receptor-positive，human epidermal growth factor receptor 2-negative advanced breast cancer：MONALEESA-3 [J]. J Clin Oncol，2018，36（24）：2465-2472.

[4] LLOMBART-CUSSAC A，PÉREZ-GARCÍA JM，BELLET M，et al. Fulvestrant-palbociclib vs letrozole-palbociclib as initial therapy for endocrine-sensitive，hormone receptor-positive，ERBB2-negative advanced breast cancer：a randomized clinical trial [J]. JAMA Oncol，2021，7（12）：1791-1799.

[5] JOSEPH KR，EDIRIMANNE S，ESLICK GD. The association between breast cancer and thyroid cancer：a meta-analysis [J]. Breast Cancer Res Treat，2015，152（1）：173-181.

[6] LI S，YANG J，SHEN Y，et al. Clinicopathological features，survival and risk in breast cancer survivors with thyroid cancer：an analysis of the SEER database [J]. BMC Public Health，2019，19（1）：1592.

[7] BOLF EL，SPRAGUE BL，CARR FE. A linkage between thyroid and breast cancer：a common etiology? [J]. Cancer Epidemiol Biomarkers Prev，2019，28（4）：643-649.

[8] 中国抗癌协会乳腺癌专业委员会. 中国抗癌协会乳腺癌诊治指南与规范（2021年版）[J]. 中国癌症杂志，2021，31（10）：954-1040.

[9] 中国临床肿瘤学会指南工作委员会. 中国临床肿瘤学会（CSCO）乳腺癌诊疗指南2021 [M]. 北京：人民卫生出版社，2021.

[10] 国家肿瘤质控中心乳腺癌专家委员会，中国抗癌协会乳腺癌专业委员会，中国抗癌协会肿瘤药物临床研究专业委员会. 中国晚期乳腺癌规范诊疗指南（2020版）[J]. 中华肿瘤杂志，2020，42（10）：781-797.

[11] GOETZ MP，TOI M，CAMPONE M，et al. MONARCH 3：abemaciclib as initial therapy for advanced breast cancer [J]. J Clin Oncol，2017，35（32）：3638-3646.

[12] TRIPATHY D，IM SA，COLLEONI M，et al. Ribociclib plus endocrine therapy for premenopausal women with hormone-receptor-positive，advanced breast cancer（MONALEESA-7）：a randomised phase 3 trial [J]. Lancet Oncol，2018，19（7）：904-915.

[13] HORTOBAGYI GN，STEMMER SM，BURRIS HA，et al. Updated results from MONALEESA-2，a phase Ⅲ trial of first-line ribociclib plus letrozole versus placebo plus letrozole in hormone receptor-positive，HER2-negative advanced breast cancer [J]. Ann Oncol，2018，29（7）：1541-1547.

病例2 对侧内乳血管穿支腺体瓣修复叶状肿瘤术后乳房缺损1例

杨青峰 龚益平*

武汉大学人民医院

【关键词】

穿支腺体瓣；叶状肿瘤；乳房整形

【病史及治疗】

➢ 患者，女性，28岁，哺乳期。

➢ 2018-05患者于当地医院行“局部麻醉下左侧乳腺肿物切除术”。术后病理显示，左侧乳腺内下象限纤维瘤，左侧乳腺内上象限叶状肿瘤不排外。当地医院请上级医院病理会诊，提示左侧乳腺内下象限纤维瘤，左侧乳腺内上象限叶状肿瘤。

➢ 2019-05患者再次发现左侧乳腺肿物，大小为2.0 cm×2.0 cm，因正处于妊娠期而未进行诊治，肿物体积逐渐增大。

➢ 2019-09-28当地医院乳腺彩色多普勒超声显示，左侧乳腺内上象限见多个分叶状低回声团，最大者位于10点钟方向，大小为5.0 cm×4.0 cm，边界清晰，内部回声不均匀；左侧乳腺还可见8.0 cm×6.0 cm的无回声区，边界清晰。

【病史及治疗续】

➢ 2019-10-31患者产后2周就诊于武汉大学人民医院。查体发现，左侧乳腺肿物最大径约10.0 cm，不伴左侧乳头内陷。

➢ 2019-11-01乳腺彩色多普勒超声显示，左侧乳腺内上象限8～12点钟位置可见数个低声光团，边界清晰，内部回声不均，其中10点钟位置可见一大小为2.9 cm×2.3 cm的低声光团，该位置还可见一大小为5.5 cm×4.8 cm的混合回声团。诊断为左侧乳腺多发实性包块［乳腺影像报告和数据系统（BI-RADS）4级］。

➢ 2019-11-01胸部计算机体层成像血管造影（computed tomography angiography，CTA）显示，双侧胸廓内动脉分别起自双侧锁骨下动脉，其主干及各分支血管管壁光整、管腔通畅（图2-1）。其中，双侧穿支分别于胸骨左、右缘（第2～3肋间）穿出，经皮肤浅层向乳头方向走行，管壁光整、管腔通畅。左侧乳腺内侧见分叶状软组织肿物，较大者大小为5.5 cm×5.3 cm，由左侧穿支供血。诊断为左侧乳腺肿瘤性病变，叶状肿瘤可能性大，由左侧穿支供血。

➢ 2019-11-03患者行左侧乳腺肿物扩大切除术+右侧乳腺内乳穿支腺体瓣修复术（图2-2）。术

*通信作者，邮箱：carmalt@qq.com

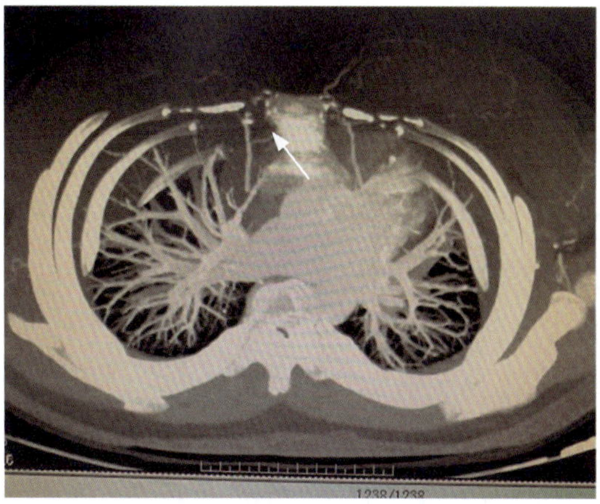

图2-1　2019-11-01胸部CTA

注：见双侧内乳动脉，箭头指右侧胸廓内动脉。

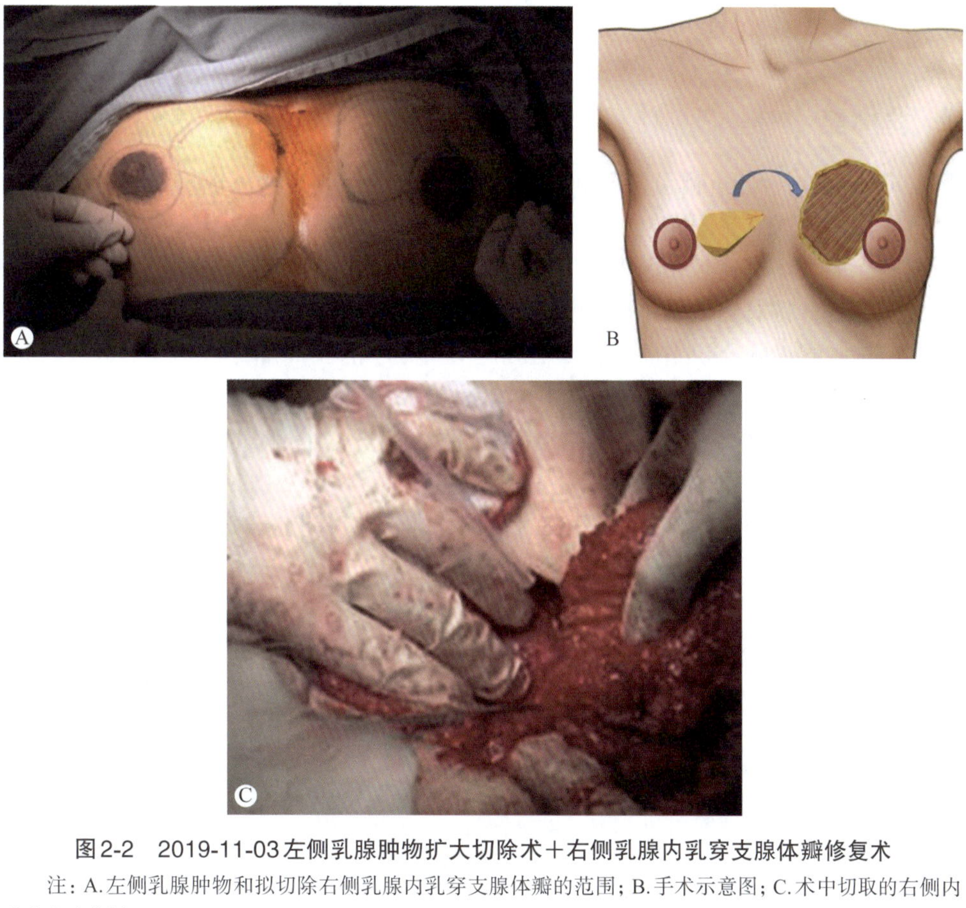

图2-2　2019-11-03左侧乳腺肿物扩大切除术＋右侧乳腺内乳穿支腺体瓣修复术

注：A.左侧乳腺肿物和拟切除右侧乳腺内乳穿支腺体瓣的范围；B.手术示意图；C.术中切取的右侧内乳穿支腺体瓣。

后病理显示，左侧乳腺交界性叶状肿瘤，大小为4.5 cm×4.0 cm×3.0 cm，局部可见病理性核分裂象，恶性叶状肿瘤不能除外。免疫组织化学显示，CD10（部分＋），CD117（－），Ki-67（30%，＋），*p*63（－），神经组织蛋白（S-100）（－）。

➢ 2021-02术后15个月，患者切口愈合良好，双侧乳房对称，随访至今未见复发，患者对乳房外观满意（图2-3）。

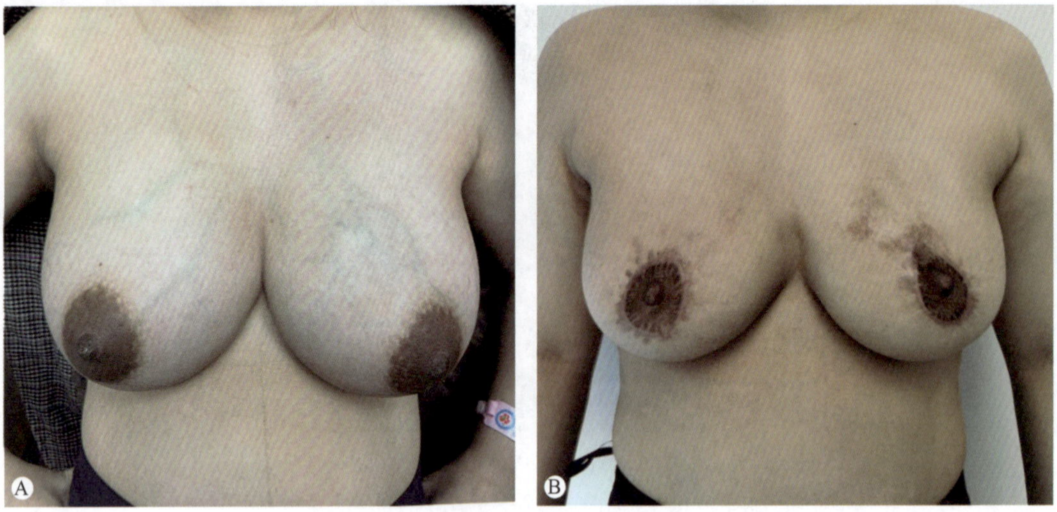

图2-3 患者手术前后乳房外观

注：A.手术前；B.术后15个月。

【本阶段小结】

大的乳腺叶状肿瘤扩大切除后或局部晚期乳腺癌保乳术后乳房会出现较大缺损，直接缝合会导致双乳不对称，影响美观。有研究报道，可将对侧内乳动脉穿支腺体瓣用于修复乳房切除后的创面缺损和即刻或延迟的乳房重建。在保证本例患者有足够的肿瘤安全切除范围的同时，术者利用对侧内乳穿支设计腺体瓣，将对侧乳房体积缩小，并将腺体瓣通过皮下隧道转移至肿瘤切除后的缺损部位，以达到大范围肿瘤切除、缺损修复和双侧乳房对称缩小的三重目的。双侧手术切口都采用了双环切口，愈合后美观，最大限度避免了手术瘢痕。此外，不使用远位皮瓣明显缩短了手术时间，降低了手术风险。该手术的关键是术中对内乳穿支血管的保护，术前CTA标记的体表血管对此帮助明显。该手术适用于乳房体积较大、需要将一侧肿瘤切除后缺损在内象限的乳房进行修复的病例。但本例患者的随访时间较短，该术式的有效性和安全性尚需更长时间的随访和更多病例的验证。

【指南背景】

1.2022年美国国家综合癌症网络（NCCN）指南（第1版） 乳腺叶状肿瘤（包括良性、交界性和恶性）的手术要保证1.0 cm或以上阴性切缘的局部切除，肿物切除术或部分乳房切除术是常用的手术方式。由于乳腺叶状肿瘤极少转移至腋窝淋巴结，故除非临床检查发现淋巴结受累，否则不需要行外科腋窝分级或腋窝淋巴结清扫。对于局部复发病例，需要行保证阴性切缘的局部扩大切除术。对于复发病例术后是否需要行乳房和胸壁放疗，仍存在争议。

所有接受乳腺癌手术的女性患者都可选择乳房重建方案，包括乳房假体埋置、自体组织移植及两者结合。其中，自体组织移植包括单蒂横向腹直肌肌皮瓣（transverse rectus abdominis musculocutaneous，TRAM）移植、脂肪移植或取自腹部、背部、臀部和大腿的显微外科皮瓣移植。

2.《保留乳房治疗专家共识（2020年版）》 当切除腺体比例较大或切除后采用局部组织修复会形成乳房凹陷等畸形时，需要考虑容积替代技术。内乳动脉穿支瓣一般利用第4或第5肋间的穿支血管，此血管距离胸骨边界0.6～1.1 cm。应沿乳房下皱襞设计皮瓣上缘以确保皮瓣不包含乳腺组织，皮瓣最长可延伸至腋前线，且根据乳房切除缺损量决定皮瓣的切取范围。

3.《乳腺癌术后乳房重建中国专家共识（2019版）》 可应用穿支皮瓣技术进行乳房重建，包括胸背动脉穿支皮瓣技术、肋间动脉穿支皮瓣技术和胸外侧动脉穿支皮瓣技术等。即刻重建的乳房组织顺应性好，可以最大限度地保留乳房美学元素，以达最佳的美学效果。

（上海交通大学医学院附属同仁医院　赵　吉　殷　凯　汪　洁）

1.2022年美国NCCN指南（第2版） 乳腺叶状肿瘤生长迅速，对于交界性或恶性叶状肿瘤，需要广泛、完整切除，但并不要求行腋窝分期。

在某些情况下，空芯针穿刺活检可能无法将纤维腺瘤与叶状肿瘤区分开。空芯针穿刺活检诊断叶状肿瘤的敏感性高于细针穿刺活检，但空芯针活检和细针穿刺活检均不能区分叶状肿瘤和纤维腺瘤。对于临床怀疑叶状肿瘤的病例，可能需要切除病灶并行明确的病理分类。

对于恶性和交界性叶状肿瘤，广泛切除要求切除的边距≥1.0 cm。手术切缘窄会增加局部复发风险，但如果乳房部分切除术不能达到≥1.0 cm的边距，也并非全乳切除的绝对适应证。

目前尚无前瞻性随机研究支持对叶状肿瘤进行放疗。但叶状肿瘤再次复发会造成病情恶化（如全乳切除后胸壁复发），可考虑根据软组织肉瘤的治疗原则进行放疗。

2.法国国家妇产科学院（CNGOF）临床实践指南（良性乳腺肿瘤） 乳腺叶状肿瘤很少见，世界卫生组织（World Health Organization，WHO）分类将其分为3类，即良性、交界性和恶性，建议手术切除（C级：基于低级别证据，一般为LE3或LE4）。良性和交界性乳腺叶状肿瘤分别具有15%和17%的局部复发风险及0.1%和0.2%的远处转移风险。对于交界性乳腺叶状肿瘤，手术切缘建议在1.0 cm以上（证据水平LE4：具有重大偏倚的非随机比较研究、回顾性研究、横断面研究和案例系列研究），不推荐行腋窝淋巴结评估和全乳切除术（C级）。

3.《乳腺肿瘤整形与乳房重建专家共识（2018年版）》 目前的数据显示，自体乳房重建不影响肿瘤的安全性和患者生存，在对侧乳房较大且伴有下垂的情况下，自体乳房重建相比于植入物重建能带来更高的满意度。

（上海长海医院　李恒宇）

【循证背景】

1. 一项内乳动脉穿支皮瓣置换术研究（*n*=12） 该研究在乳腺癌患者进行保乳术后即刻使用内乳动脉穿支皮瓣进行容量替代。结果显示，该方法具有良好的美容效果（美容效果平均得分为7.9/10，乳头位置平均得分为9.3/10），且未观察到伤口裂开、感染、（部分）皮瓣缺失或脂肪坏死等不良反应。

2. 一项自体对侧乳腺组织瓣移植研究（*n*=57） 该研究中，57例患者均一期完成乳腺癌改良根治术和自体对侧乳腺组织瓣转移乳房再造。结果显示，患者术后双乳基本对称，2例患者在术后早期有“并乳”现象，但均于术后3个月消失。随访2～17个月，所有患者均未见肿瘤复发。

3. 一项对侧乳腺带蒂腺体脂肪皮瓣转移即刻重建研究（*n*=8） 该研究中，8例患者均为位于内乳区或中央区的单侧乳腺癌，需要行乳房切除术，并应用对侧乳腺带蒂腺体脂肪皮瓣转移进行即刻乳房重建或胸壁缺损修复。结果显示，功能和美容效果非常令人满意。随访3～34个月，所有患者均未见肿瘤复发。

（上海交通大学医学院附属同仁医院　赵　吉　殷　凯　汪　洁）

1.研究显示，交界性乳腺叶状肿瘤介于良性与恶性之间，间质表现与分化好的纤维肉瘤相似；其主要病理特征是间质细胞丰富和形成叶状突起结构；其可发生局部复发，据报道，交界性乳腺叶状肿瘤的局部复发率约为25%，转移率约为4%，患者术后复发主要与切除范围大小有关。

2. 穿支皮瓣的术前成像已被证明可以减少皮瓣收获时间和手术时间，并显著减少腹壁下深动脉穿支皮瓣（deep inferior epigastric artery perforator flap，DIEP）等乳房重建的并发症。

3. 有文献报道，对于双乳较大的患者，使用对侧内乳血管穿支腺体瓣修复叶状肿瘤术后乳房缺损是可行的方案之一，应做好术前影像学评估，且术中谨慎操作。相比于DIEP、TRAM等，该术式有手术时间短、并发症少和整体外形美观等特点。

（上海长海医院　李恒宇）

【核心体会】

乳腺叶状肿瘤在临床上少见，其主要治疗手段是以局部肿物广泛切除为首选的手术治疗。而对于交界性或恶性乳腺叶状肿瘤病例及其复发病例，需要行局部扩大切除术，并保证≥1.0 cm的阴性切缘，以最大限度地降低复发风险。本例患者初次手术后病理明确为左侧乳腺叶状肿瘤，17个月后局部复发，但其由于妊娠和分娩而延误了再次诊治，复发灶在术前最大径达到10.0 cm。对于如此巨大的复发性乳腺叶状肿瘤，在传统象限切除无法兼顾切缘阴性和双乳对称的情况下，需要考虑乳腺癌手术中常用的乳房重建来满足手术的安全性和外观需求。根据本例患者的病史、诊断和乳房外形特点，术者采用了左侧乳腺肿物扩大切除术＋右侧乳腺内乳穿支腺体瓣修复术，最终达到了大范围肿瘤切除、缺损修复和双乳对称缩小的三重目的。整个治疗过程做到了标准化和个体化的完美结合。

2006年，Neligan等提出了胸廓内动脉穿支皮瓣的解剖和临床应用，基于肋间穿支皮瓣质地柔软、较薄且色泽与乳房相似的特点，用于乳房重建。但穿支血管具有显著的变异性，术前需要通过血管影像学导航技术来完成探测，并选用优势血管为血管蒂。但需注意，皮瓣的外侧不能超过腋前线，否则可能会出现皮瓣远端坏死。本例患者行带蒂转移，形成了以穿支为轴点的岛状瓣，故需要防止蒂部离断、扭曲成角，并避免皮瓣出现血供障碍。在确保足够的安全肿瘤切除边缘后，通过设计双环切口，以对侧内乳动脉穿支腺体瓣作为自体组织皮瓣，通过皮下隧道转移到缺损部位，实现了扩大肿瘤切除和缺损修复，避免了因在乳腺缺损比例较大的情况下直接缝合可能引起的双乳不对称，并最大限度减少了术后瘢痕的产生。在临床工作中，对于那些切除腺体比例较大且对侧乳房明显肥大下垂、不愿接受假体植入和二次手术的患者，利用对侧内乳穿支腺体瓣进行创面修复和乳房重建，能够在确保安全性的基础上取得良好的美容效果，同时减少了医疗费用，是一种可选择的手术方式。

（上海交通大学医学院附属同仁医院　赵　吉　殷　凯　汪　洁）

交界性乳腺叶状肿瘤的手术切缘大于1.0 cm对于减少术后复发非常重要。近年来，随着医学技术的进步与革新，即刻自体组织乳房重建因在保证肿瘤安全性的基础上能使患者获得更好的心理状态和经济成本效益，从而成为越来越多乳腺外科医师和患者的优先选择。患者参与决策和一支经验丰富的多学科专业重建团队是决定即刻自体组织乳房重建能否成功的重要因素。

（上海长海医院　李恒宇）

参考文献

［1］HE J，WANG T，XU H，et al. The perforator flap from the contralateral large healthy breast as an alternative for breast reconstruction or combined breast and thoracic reconstruction［J］. Microsurgery，2020，40（5）：568-575.

［2］GRADISHAR WJ，MORAN MS，ABRAHAM J，et al. Breast cancer，Version 3. 2022，NCCN clinical practice guidelines in oncology［J］. J Natl Compr Canc Netw，2022，20（6）：691-722.

[3] 吴炅，王永胜，柳光宇，等. 保留乳房治疗专家共识（2020年版）[J]. 中国癌症杂志，2020，30（11）：912-968.
[4] 刘荫华，朱玮. 乳腺癌术后乳房重建中国专家共识（2019版）[J]. 中国实用外科杂志，2019，39（11）：1145-1147.
[5] HUIZUM MAV，HAGE JJ，OLDENBURG HA，et al. Internal mammary artery perforator flap for immediate volume replacement following wide local excision of breast cancer [J]. Arch Plast Surg，2017，44（6）：502-508.
[6] 韩斌，任嘉凝，宋吉才，等. 自体对侧乳腺组织瓣移植在乳腺癌改良根治术乳房再造中的应用 [J]. 中国实用医刊，2020，47（10）：26-28.
[7] 任敏，汪英，吴晓东，等. 单侧乳癌根治术后对侧乳腺带蒂腺体脂肪皮瓣转移即刻乳房重建与缺损修复 [J]. 中华内分泌外科杂志，2016，10（2）：124-128.
[8] LAVOUÉ V，FRITEL X，ANTOINE M，et al. Clinical practice guidelines from the French College of Gynecologists and Obstetricians（CNGOF）：benign breast tumors - short text [J]. Eur J Obstet Gynecol Reprod Biol，2016，200：16-23.
[9] 中国抗癌协会乳腺癌专业委员会，中国医师协会外科医师分会乳腺外科医师专委会. 乳腺肿瘤整形与乳房重建专家共识 [J]. 中国癌症杂志，2018，28（6）：439-480.
[10] 付丽，傅西林. 乳腺肿瘤病理学 [M]. 北京：人民卫生出版社，2008.
[11] FITZGERALD OE，ROZEN WM，CHOWDHRY M，et al. Preoperative computed tomography angiography for planning DIEP flap breast reconstruction reduces operative time and overall complications [J]. Gland Surg，2016，5（2）：93-98.
[12] YANG Q，WU Z，ZHANG X，et al. Repair of breast defect by transfer of a contralateral internal mammary artery perforator flap [J]. Plast Reconstr Surg Glob Open，2022，10（1）：e4014.
[13] DÖLEN UC，SACHANANDANI NS，TUNG TH. Internal mammary artery perforator propeller flap for contralateral mastectomy defect：a case report [J]. Microsurgery，2016，36（6）：507-510.

病例3　晚期乳腺癌术后胸壁寡转移1例

赵　吉　汪　洁*

上海交通大学医学院附属同仁医院

【关键词】

乳腺癌；寡转移；手术治疗；辅助治疗

【病史及治疗】

➢ 患者，女性，58岁，已绝经。

➢ 2009-01患者因“左侧乳腺癌”于外院行“左侧乳腺癌改良根治术”。术后病理显示，左侧乳腺浸润性导管癌，腋窝淋巴结（12/18）见转移癌。患者术后行CMF（C，环磷酰胺；M，甲氨蝶呤；F，氟尿嘧啶）方案化疗4个周期，但其因无法耐受不良反应而放弃继续使用。之后患者行内分泌治疗5年，未定期随访。

➢ 2019-02患者自行发现左侧胸壁肿物，于当地医院就诊后行“左侧胸壁肿物穿刺活检”。术后病理显示，可见散在上皮细胞巢，结合免疫组织化学［雌激素受体（ER）（++），孕激素受体（PR）（++），Ki-67（15%，+），人表皮生长因子受体-2（HER-2）（++），未进一步行荧光原位杂交（FISH）检测］和病史，符合乳腺癌转移。

➢ 2019-03患者行TAC（T，紫杉醇；A，多柔比星；C，环磷酰胺）方案化疗4个周期，但其因无法耐受不良反应而放弃继续使用。之后患者未定期随访。

【病史及治疗续一】

➢ 2021-06患者自觉左侧胸壁肿物再次增大，遂于上海交通大学医学院附属同仁医院就诊。查体发现，左侧胸壁近胸骨旁肿物大小为4.0 cm×3.0 cm，质硬，无法推动。

➢ 2021-06-15胸部磁共振成像（MRI）显示，左侧胸壁肿物可能为乳腺癌转移，侵犯肋骨（图3-1）。

➢ 2021-06-20患者行左侧胸壁肿物穿刺活检。术后病理显示，左侧乳腺浸润性导管癌转移。免疫组织化学显示，ER（+++），PR（+++），Ki-67（30%，+），HER-2（+++）（图3-2）。FISH检测显示阴性。

➢ 2021-06-25正电子发射体层成像/计算机体层成像（PET/CT）显示，无颅脑、肝等其他部位转移迹象。

* 通信作者，邮箱：wj4566@shtrhospital.com

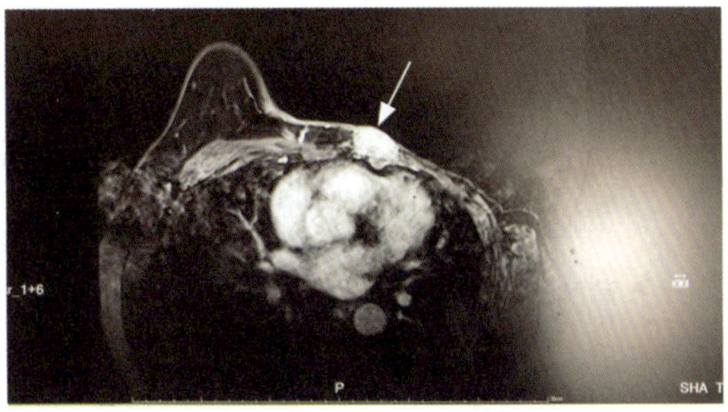

图3-1　2021-06-15胸部MRI

注：箭头指向左侧胸壁肿物，侵犯肋骨。

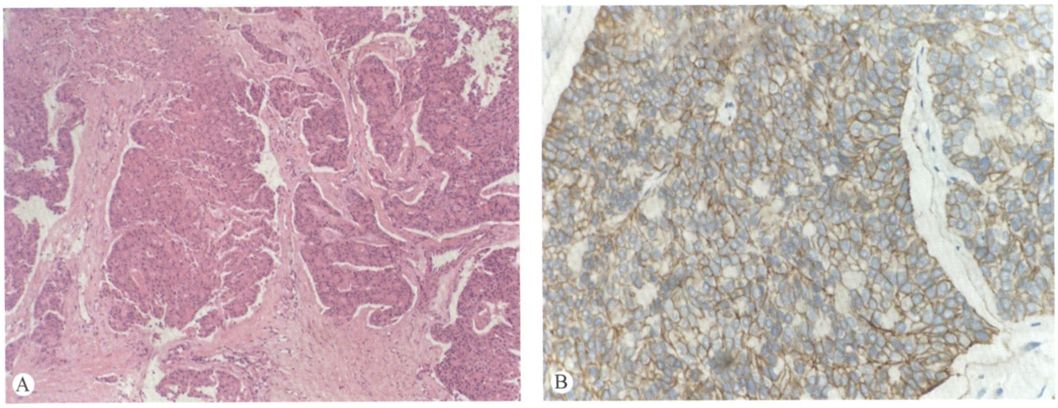

图3-2　2021-06-20左侧胸壁肿物的免疫组织化学

注：A.左侧乳腺浸润性导管癌转移；B.HER-2（+++）。

【病史及治疗续二】

➢ 2021-07-05胸部计算机体层成像（CT）显示，左侧胸壁肿物为唯一病变，侵犯肋骨，未侵犯胸膜和内乳淋巴结。肿物周围软组织可满足术后皮瓣张力和血供需要，具有R0切除的可能性（图3-3）。

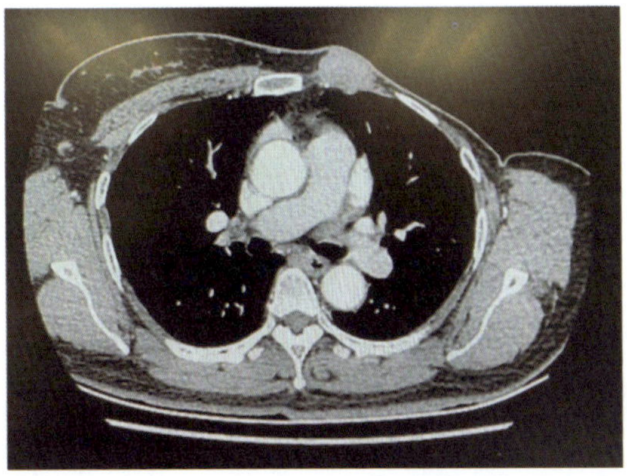

图3-3　2021-07-05胸部CT

➢ 2021-07-14患者行胸廓成形术+胸腔镜下胸膜粘连松解术+胸壁肿瘤切除术（图3-4，图3-5）。术中冷冻病理显示，左侧胸壁转移癌，紧贴基底切缘和距肿物最近皮肤切缘阴性。

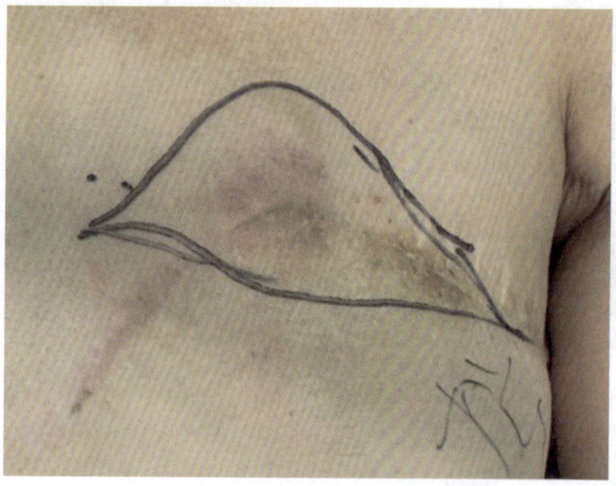

图3-4　2021-07-14术前画线

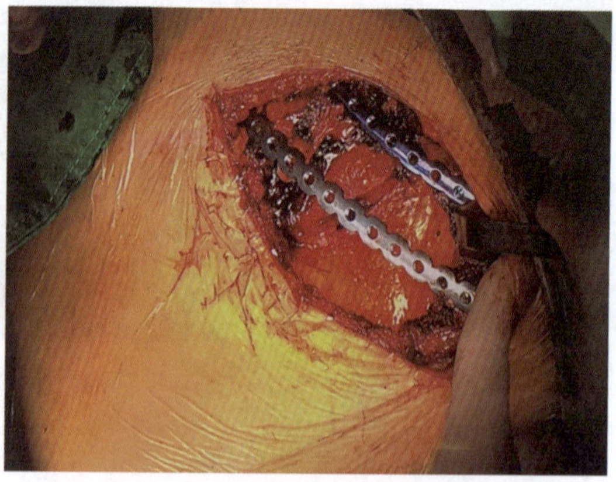

图3-5　2021-07-14术中切口

➢ 2021-07-24术后病理显示，左侧乳腺浸润性导管癌转移，肿物大小为4.0 cm×3.0 cm×2.0 cm，紧贴基底切缘阴性，距肿物最近皮肤切缘阴性，肋骨未见转移癌。免疫组织化学显示，ER（90%，+++），PR（60%，++），HER-2（+），Ki-67（10%，+），细胞角蛋白（cytokeratin，CK）5/6（－），CK19（+），*p*63（－），高分子细胞角蛋白（HCK）（+），上皮钙黏素（E-cadherin，E-cad）（+），P120（膜+），突触蛋白（synapsin，Syn）（－），GATA结合蛋白3（GATA3）（+）。

【本阶段小结】

本例患者为绝经后女性，左侧胸壁肿物为唯一病变，无其他部位转移，具备R0切除的可能性，可给予手术。术后病理结果与术前穿刺活检病理结果基本一致，进一步考虑给予放疗联合内分泌治疗。但本例患者既往对化疗耐受性差，乳腺癌改良根治术后化疗未能按计划完成，也未能定期随访，需要注意加强全程管理。本例患者皮瓣张力和血供尚可，可在确保皮瓣存活的前提下尽早给予后续治疗，同时应注意放疗相关皮瓣并发症。

【专家点评】

本例患者2009年术后病理提示复发风险高，且未完成辅助治疗，最终出现胸壁复发转移。2019年本例患者首次出现胸壁复发转移时免疫组织化学显示ER（++）、PR（++）、Ki-67（15%）和HER-2（++），且未行FISH检测。2021年复查，胸壁肿物侵犯胸骨，穿刺活检病理提示符合乳腺浸润性导管癌转移，免疫组织化学显示ER（+++）、PR（+++）、Ki-67（30%）和HER-2（+++），FISH检测显示阴性。

5%～30%的乳腺癌患者在乳腺癌根治术后会发生局部复发，其中约2/3在被诊断为局部复发时不合并远处转移，为孤立性局部复发，本例患者就属于这种类型。单纯胸壁复发群体是潜在可治愈的群体，故下一步的治疗选择尤为重要。但《中国临床肿瘤学会（CSCO）乳腺癌诊疗指南2021》和《中国抗癌协会乳腺癌诊治指南与规范（2021年版）》均未对这部分患者的整体治疗策略和局部治疗选择提出建议。而2022年美国国家综合癌症网络（NCCN）指南（第2版）对初始接受乳腺肿物切除且既往未行放疗的患者在局部复发后建议行手术切除+放疗+全身治疗。因此，综合国内外相关研究和指南，乳腺癌局部复发的治疗手段包括以手术和放疗为主的局部治疗及以化疗、内分泌治疗和靶向治疗等为主的全身治疗。

本例患者选择对胸壁转移灶行胸廓成形术+胸腔镜下胸膜粘连松解术+胸壁肿瘤切除术以实现对复发病灶的R0切除。有研究表明，对胸壁寡转移灶进行R0切除可以很好地减轻症状，并有望实现对肿瘤的根治或长期控制。其实此时本例患者有一些其他治疗方案可以选择，如局部放疗或内分泌治疗联合CDK4/6抑制剂治疗后再行手术。

本例患者实现了第2次肿瘤的R0切除，但术后辅助放化疗缺乏直接的大样本循证医学证据支持。CALOR研究证实，孤立性局部复发乳腺癌患者在R0切除后选择辅助化疗可以显著改善无疾病生存（disease free survival，DFS）率。中国医学科学院肿瘤医院的一项研究同样证实局部治疗后联合全身治疗可以显著提高此类患者的5年DFS率和总生存（OS）率。结合本例患者的病情，本次胸壁手术后的辅助治疗可以选择以蒽环类药物联合紫杉类药物为基础的化疗＋放疗＋内分泌治疗。但本例患者再次拒绝接受系统的辅助治疗。

本例患者HER-2（＋＋＋），FISH检测显示HER-2未扩增。《乳腺癌HER2检测指南（2019版）》指出，对于出现免疫组织化学与FISH检测结果不一致的病例，建议进行多学科讨论，分析原因，并制定相应的治疗策略；在必要的情况下，还需和患者进行充分的沟通。《中国晚期乳腺癌临床诊疗专家共识（2018版）》指出，当原发灶和转移灶的病理或分子分型检测结果不一致时，只要有一次HER-2阳性，便建议行抗HER-2治疗。

（湖南省肿瘤医院　刘斌亮　刘莉萍　欧阳取长）

本例患者为一例HR阳性、HER-2状态不确定且术后10年局部复发的患者。从复发时间来看，基本符合HR阳性这一类乳腺癌患者的复发特点。

以目前国内外的诊疗规范来看，本例患者2009年早期阶段的治疗方案存在较大不足。首先，本例患者的分期为ⅢC期，但由于其依从性差，不能耐受化疗的不良反应而导致术后仅完成4个周期CMF方案治疗，显然存在不足。其次，本例患者缺乏术后放疗，对于存在10枚淋巴结转移的乳腺癌患者，也存在较大的复发风险。

2019年本例患者首次出现局部复发，穿刺活检病理提示ER（＋＋）、HER-2（＋＋）。由于缺乏原发性肿瘤的免疫组织化学结果，故对于HER-2（＋＋）的情况，必须行FISH检测以明确HER-2的状态，从而明确有无行抗HER-2靶向治疗的需要。但从疾病复发的情况来看，HER-2阴性的可能性较大。对于术后10年出现局部复发的情况，应首选内分泌治疗作为晚期一线的系统治疗，化疗应当尽量推迟开展。此外，TAC方案主要作为早期乳腺癌的辅助/新辅助化疗方案，一般不应作为复发转移性乳腺癌的首选化疗方案。可能由于本例患者接受化疗的依从性差等导致治疗不足，使得其后续的复发转移风险明显提高。

本例患者此次局部复发与2019年的首次局部复发存在一定联系，胸部肿物较前增大且侵犯肋骨，但仍没有出现内脏转移和骨转移。此次复发通过穿刺活检病理明确诊断，免疫组织化学提示HER-2（＋＋＋），但FISH检测显示阴性。按照《乳腺癌HER2检测指南（2019版）》，免疫组织化学显示HER-2（＋＋＋）可以直接判断为HER-2阳性。但本例患者的免疫组织化学显示HER-2（＋＋＋）而FISH检测显示HER-2阴性，极为罕见。而且，从本例患者的复发规律来看，也不太符合HER-2阳性乳腺癌的复发特点，故建议再次取材检测HER-2的状态，如果为阳性，则需进行靶向治疗。

对于一例以反复局部复发而没有远处转移为特点的乳腺癌病例而言，尚存在根治的机会，需要全面评估全身状况和局部复发的侵犯范围，在病变局限的情况下可以考虑行局部广泛切除。本例患者此次复发的病灶明显增大，最大径约4.0 cm，且存在肋骨侵犯的可能性。其预后转归与系统治疗的有效性密切相关，故推荐首选内分泌治疗，若肿瘤对系统治疗敏感，缓解退缩明显，后续可以考虑手术治疗。由于本例患者的HER-2状态不确定，故在充分评估后首先开展手术治疗以便在局部根治的前提下进一步明确诊断，并有效指导系统治疗，此种治疗方法是可行的。

本例患者由于影像学资料提示侵犯肋骨，故需要进行多学科协作，行病灶的广泛切除和局部胸壁成形术。其手术较为成功，但术后病理证实肋骨未见转移癌。回顾术前检查，仅影像学资料提示肋骨转移，故术前应结合骨扫描或正电子发射体层成像（positron emission computed tomography，PET）综合评判是否存在骨转移。在局部治疗方面，单纯局部扩大切除术后仍存在较高的复发风险，故需要开展放疗。本例患者在早期阶段未接受放疗，且胸壁发生2次复发，推荐在全胸壁、腋窝、锁骨上下区和内乳区均进行照射。

综合本例患者的诊疗经过，在早期阶段，缺乏必要的化疗和术后放疗是导致术后局部复发的隐患。而在术后10年出现局部复发，再次由于依从性差导致治疗不足，从而出现局部复发病灶进展，由于病理诊断存在不明确情况，故首先开展手术是可以接受的。但根据术后病理，建议行全身系统治疗和局部放疗。

（复旦大学附属妇产科医院　陈宏亮　吴克瑾）

【指南背景】

1.2022年美国NCCN指南（第2版） 对于初始接受乳腺肿物切除且既往未行放疗的乳腺癌患者，局部复发后建议行手术切除＋放疗＋全身治疗。

2.《中国抗癌协会乳腺癌诊治指南与规范（2021年版）》 对于HR阳性、HER-2阴性转移性乳腺癌的一线治疗方案，首选CDK4/6抑制剂联合芳香化酶抑制剂或CDK4/6抑制剂联合氟维司群。

3.《乳腺癌HER2检测指南（2019版）》 对于出现免疫组织化学与FISH检测结果不一致的病例，建议行多学科讨论，分析原因，并制定相应的治疗策略；在必要的情况下，还需和患者进行充分的沟通。

4.《中国晚期乳腺癌临床诊疗专家共识（2018版）》 当乳腺癌患者的原发灶和转移灶的病理或分子分型检测结果不一致时，只要有一次HER-2检测阳性，就应推荐行抗HER-2治疗。

（湖南省肿瘤医院　刘斌亮　刘莉萍　欧阳取长）

【循证背景】

1.CALOR研究 该研究旨在探讨乳房全切/保乳术后出现孤立性局部复发的单侧乳腺癌患者在将复发灶完整切除后行辅助化疗是否会提高生存获益。该研究将经完整切除孤立性局部复发病灶的乳腺癌患者随机分入化疗组（n=85）和非化疗组（n=77）。在此基础上，HR阳性患者接受辅助内分泌治疗，显微镜下手术切缘受累者接受放疗。经过中位随访4.9年的统计发现，化疗组的5年无疾病生存率相比于非化疗组有显著改善（69% *vs.* 57%，*HR* 0.59，95%*CI* 0.35～0.99，P=0.046），总生存率同样有显著获益，且辅助化疗对ER阴性患者的效果更显著。然而，化疗也造成了相关不良反应发生率升高，不过总体来说仍在可接受的范围内。

2.赵旭冉、王淑莲等的研究 该研究回顾性分析了1998-10至2018-04中国医学科学院肿瘤医院和中国人民解放军总医院第五医学中心收治的201例乳腺癌改良根治术后单纯胸壁复发患者的临床病理资料，中位随访时间为92.8个月。结果显示，复发后采用局部治疗＋全身治疗可以改善此类患者的总生存期。

（湖南省肿瘤医院　刘斌亮　刘莉萍　欧阳取长）

【核心体会】

乳腺癌胸壁寡转移的治疗尚缺乏更多循证医学证据的支持，目前相关指南推荐的方案是局部治疗联合全身治疗，但最佳的治疗模式仍需要前瞻性、多中心的高质量临床研究证据支持。本例患者依从性较差，导致治疗不规范，这将影响其生活质量和预后，也凸显了全程管理在乳腺癌治疗中的重要性。

（湖南省肿瘤医院　刘斌亮　刘莉萍　欧阳取长）

参 考 文 献

[1] 国家肿瘤质控中心乳腺癌专家委员会，中国抗癌协会乳腺癌专业委员会，中国抗癌协会肿瘤药物临床研究专业委员会.中国晚期乳腺癌规范诊疗指南（2020版）[J] . 中华肿瘤杂志，2020，42（10）：781-797.

[2] 赵旭冉，宣亮，尹珺，等.乳腺癌根治术后单纯胸壁复发的治疗与预后 [J] . 中华肿瘤杂志，2021，43（11）：1203-1208.

[3] SANTILLAN AA，KILUK JV，COX JM，et al. Outcomes of locoregional recurrence after surgical chest wall resection and reconstruction for breast cancer [J] . Ann Surg Oncol，2008，15（5）：1322-1329.

[4] HANAGIRI T，NOZOE T，YOSHIMATSU T，et al. Surgical treatment for chest wall invasion due to the local recurrence of breast cancer [J] . Breast Cancer，2008，15（4）：298-302.

[5] AEBI S，GELBER S，ANDERSON SJ，et al. Chemotherapy for isolated locoregional recurrence of breast cancer（CALOR）：a randomised trial [J] . Lancet Oncol，2014，15（2）：156-163.

[6]《乳腺癌HER2检测指南（2019版）》编写组.乳腺癌HER2检测指南（2019版）[J] . 中华病理学杂志，2019，48（3）：169-175.

[7] WAPNIR IL，KHAN A. Current strategies for the management of locoregional breast cancer recurrence [J] . Oncology（Williston Park），2019，33（1）：19-25.

[8] KUO SH，HUANG CS，KUO WH，et al. Comprehensive locoregional treatment and systemic therapy for postmastectomy isolated locoregional recurrence [J] . Int J Radiat Oncol Biol Phys，2008，72（5）：1456-1464.

[9] WAHL AO，RADEMAKER A，KIEL KD，et al. Multi-institutional review of repeat irradiation of chest wall and breast for recurrent breast cancer [J] . Int J Radiat Oncol Biol Phys，2008，70（2）：477-484.

病例4　激素受体阳性、人表皮生长因子受体-2阴性乳腺癌肝转移减瘤术1例

初钊辉*

复旦大学附属华山医院

【关键词】

乳腺癌；肝转移；减瘤术

【病史及治疗】

➢ 患者，女性，46岁，已婚已育，未停经，无乳腺癌和卵巢癌家族史。

➢ 2014-01患者因“右侧乳腺肿物”于外院就诊，影像学检查发现右侧乳腺外上象限见一大小为1.3 cm×0.9 cm的肿物，遂行“右侧乳腺肿物局部切除术”。术后病理显示，高级别导管原位癌，局部可疑浸润。其未行病理复核，术后行全乳放疗，序贯他莫昔芬治疗至2017-07（3.5年）。患者未定期复查。

【病史及治疗续一】

➢ 2019-10患者复查。肿瘤标志物显示，癌胚抗原（CEA）＞100 μg/L，癌抗原15-3（CA15-3）＞300 U/ml。腹部磁共振成像（MRI）显示，肝部见增强影，多发转移癌，肝门区、腹膜后多发肿大淋巴结。^{18}F-氟代脱氧葡萄糖（^{18}F-fluorodeoxglucose，^{18}F-FDG）正电子发射体层成像/计算机体层成像（PET/CT）显示，右侧乳腺外上象限见一最大径为1.1 cm的结节，乳腺癌复发可能性大，右侧乳房皮肤增厚伴^{18}F-FDG摄取轻度增高；左侧锁骨上、左侧腋窝、右侧膈脚后、肝门区和腹膜后多发肿大淋巴结，^{18}F-FDG摄取异常增高，最大标准摄取值（maximum standard uptake value，SUV_{max}）为5.8；肝部见6个转移灶，最大者最大径为6. 3 cm，SUV_{max}为10.2（图4-1）。

➢ 2019-10患者于外院行“右侧乳腺肿物穿刺活检”。术后病理显示，右侧乳腺浸润性癌，分子分型为Luminal B型（HER-2阴性型），病理分期为$cT_4N_3M_1$（肝、淋巴结）。免疫组织化学显示，雌激素受体（ER）（70%，＋＋～＋＋＋），孕激素受体（PR）（10%，＋＋～＋＋＋），Ki-67（30%，＋），人表皮生长因子受体-2（HER-2）（＋）。

【本阶段小结】

对于肝门区和腹膜后有多发肿大淋巴结的患者，尽管既往有乳腺癌病史，且远处淋巴结转移临床并不罕见，但仍需要排除更常见的消化道来源恶性肿瘤，如肠癌和胃癌等。

本例患者右侧乳腺浸润性癌是新发还是右侧乳腺高级别导管原位癌＋局部可疑浸润术后复发，

* 通信作者，邮箱：zhaohuichu5196@qq.com

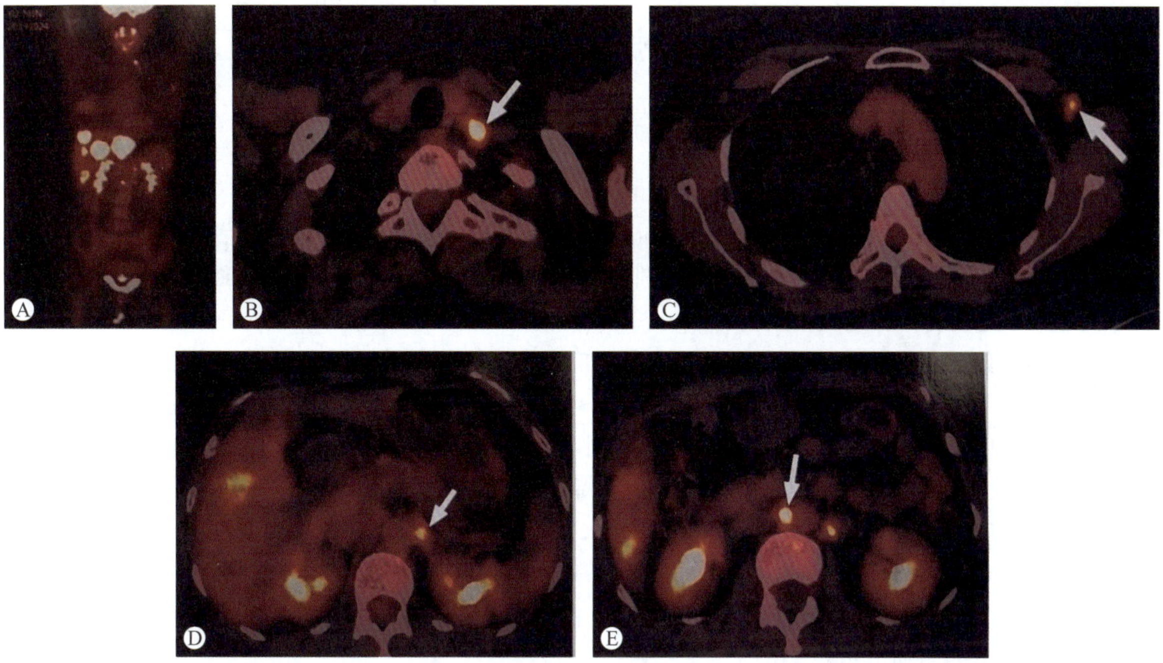

图4-1　2019-10 PET/CT

注：A.全身PET/CT，右侧乳腺、左侧锁骨上、左侧腋窝、右侧膈脚后、肝门区、腹膜后和肝部见^{18}F-FDG摄取异常增高，主要的肿瘤负荷位于肝部；B.左侧锁骨上淋巴结^{18}F-FDG摄取异常增高（箭头所指处）；C.左侧腋窝淋巴结^{18}F-FDG摄取异常增高（箭头所指处）；D～E.腹膜后淋巴结^{18}F-FDG摄取异常增高（箭头所指处）。

需要进行仔细鉴别。若为后者，病理确认非常重要。

【病史及治疗续二】

➢ 2019-11因患者强烈要求，外院给予其“右侧乳腺癌姑息性手术＋特殊肝段切除术＋膈肌修补术”。术中发现，第一肝门多发肿大淋巴结，肝左、右叶多发肿物（最大者大小为6.0 cm×5.0 cm），遂切除肝转移瘤6个，清扫第一肝门和腹腔干周围淋巴结，切除部分膈肌并修补。术后病理显示，右侧乳腺非特殊型浸润性癌，Ⅲ级，内含5%高级别导管原位癌，侵及乳头皮肤基底层，基底切缘（＋），脉管（＋），侵犯乳腺脂肪；右侧腋窝淋巴结（7/14）见转移癌。免疫组织化学显示，ER（60%，＋），PR（60%，＋），Ki-67（20%，＋），HER-2（－）。肝肿瘤形态结合免疫组织化学［GATA结合蛋白3（GATA3）（＋），乳腺珠蛋白（mammaglobin）（＋）］，符合乳腺癌肝转移，腹腔淋巴结（12/12）见转移癌。因术前评估左侧锁骨上淋巴结无法切除和左侧腋窝淋巴结触诊不明显，故这两个部位未行手术。综合诊断为右侧乳腺浸润性导管癌减瘤术后，分子分型为Luminal B型（HER-2阴性型），病理分期为$T_4N_3M_1$。

【本阶段小结】

对于转移性乳腺癌，目前国内外相关指南均推荐首选系统药物治疗。乳腺癌寡转移是转移范围和转移灶数量及其大小均处于低容量转移的状态。《第5版欧洲肿瘤学院（ESO）-欧洲肿瘤内科学会（ESMO）晚期乳腺癌国际共识指南》（简称“ABC5指南”）将乳腺癌寡转移定义为转移灶最多5个，可不在同一个器官内，且具有潜在可通过局部治疗达到完全缓解（complete response，CR）可能的转移状态。对于肝转移灶的局部治疗，ABC5指南提出，临床迫切需要前瞻性的随机对照研究进行尝试，因为现有的证据仅来自高度挑选患者的研究，由于没有随机数据支持对生存的影响，故必须将这一点告知患者。对于肝转移患者，选择局部治疗往往需要满足肿瘤经充分的全身治疗得到控制后、体力状况好、肝受累有限且无肝外病变等条件。至于哪种局部治疗方法（如手术、立体定向放疗和肝内灌注化疗等）疗效较好，目前还没有数据阐明。

【病史及治疗续三】

➢ 2019-11采用下一代测序（next generation sequencing，NGS）技术检测患者肿瘤组织的556个基因，发现*KMT2*基因的外显子8突变，乳腺癌易感基因1/2（breast-cancer susceptibility gene 1/2，*BRCA*1/2）等无突变，肿瘤突变负荷（tumor mutation burden，TMB）为0.7 mut/Mb，微卫星稳定。

➢ 2019-11至2019-12患者术后4天的胸部CT显示，右侧大量胸腔积液伴左侧少量胸腔积液，右侧胸腔闭式引流出淡血性液体，1周后引流量＜20 ml/d，遂拔管。但术后4周的胸部CT再次提示右侧大量胸腔积液（图4-2），患者拒绝行右侧胸腔穿刺以明确胸腔积液内有无肿瘤细胞。

➢ 2019-11至2019-12患者术后化疗（白蛋白紫杉醇260 mg/m^2，每3周1次）2个周期。化疗前、化疗1个周期后、化疗2个周期后，肿瘤标志物水平呈进行性下降（CA15-3 119 U/ml→62U/ml→48 U/ml，CEA 39 μg/L→24 μg/L→21 μg/L）。

➢ 2020-01患者术后10周（2个周期化疗后）的胸部CT显示，右侧胸腔积液基本消失，左侧锁骨上淋巴结未见明显肿大（图4-3）。

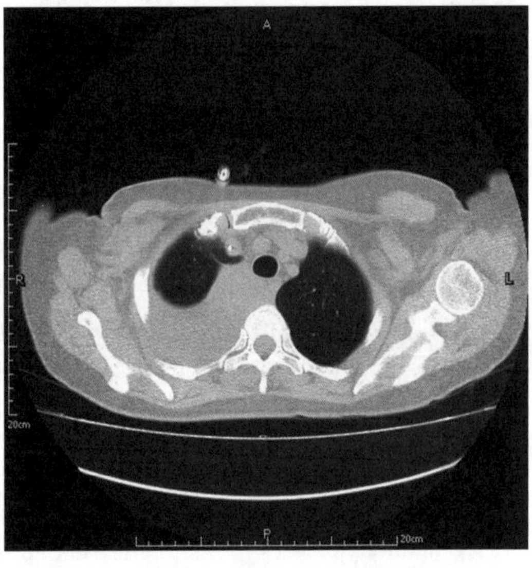

图4-2　2019-12患者术后4周的胸部CT

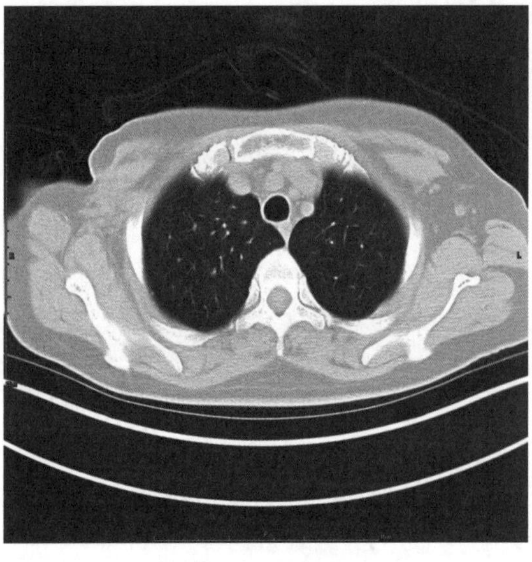

图4-3　2020-01胸部CT

【本阶段小结】

对于无内脏危象的激素受体（HR）阳性、HER-2阴性转移性乳腺癌患者，目前国内外相关指南均推荐首选内分泌治疗联合靶向治疗，如周期蛋白依赖性激酶4/6（CDK4/6）抑制剂或组蛋白脱乙酰酶（histone deacetylase，HDAC）抑制剂。但在减瘤术的围手术期内，为了降低残余肿瘤的快速进展风险，且在右侧胸腔积液不能除外肿瘤转移的情况下，首选化疗可能更合理一些，主要依据为化疗杀伤肿瘤更快。

【病史及治疗续四】

➢ 2020-01至2021-08患者行CDK4/6抑制剂（哌柏西利，125 mg/100 mg/75 mg，每天1次，第1～21天，每4周为1个周期，前3个周期因粒细胞缺乏症减量）＋芳香化酶抑制剂（来曲唑，2.5 mg，每天1次）＋卵巢功能抑制（OFS）治疗。每3个月复查，肿瘤标志物水平较治疗前下降，CA15-3 48 U/ml→45 U/ml→22 U/ml→17 U/ml→23 U/ml→21 U/ml→24 U/ml，CEA 21 μg/L→34 μg/L→10 μg/L→7 μg/L→11 μg/L→16 μg/L→24 μg/L。

➢ 2020-01至2021-08胸部超声显示，左侧锁骨上淋巴结进行性缩小（1.4 cm×0.6 cm→1.1 cm×0.6 cm→0.7 cm×0.4 cm→显示不明显）；左侧腋窝淋巴结未见明显肿大。

➢ 2020-01至2021-08胸部CT显示，未再出现右侧胸腔积液。

➢ 2020-01至2021-08腹部增强MRI显示，肝术后改变，腹腔淋巴结未见明显肿大，疗效评估为疾病稳定（stable disease，SD）。患者的不良反应不明显，虽然出现粒细胞缺乏症，但无发热（图4-4）。

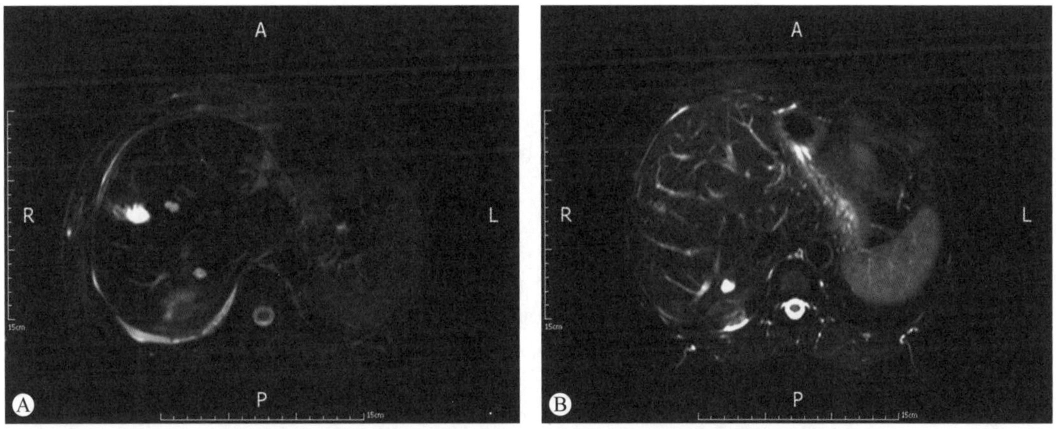

图4-4　2020-01至2021-08治疗前、后腹部增强MRI

注：A.治疗前；B.治疗后。

【本阶段小结】

PALOMA-2研究中，哌柏西利＋来曲唑和来曲唑单药一线治疗HR阳性、HER-2阴性乳腺癌伴肝转移的患者，中位无进展生存（PFS）期分别为13.7个月和8.4个月。本例患者在减瘤术后一线化疗2个周期后序贯哌柏西利＋来曲唑＋OFS治疗，PFS期＞19个月，疗效较为理想。

英国癌症中心回顾性研究196例HR阳性、HER-2阴性晚期乳腺癌患者，发现内脏转移患者的中位总生存（overall survival，OS）期仅为22.8个月，显著低于非内脏转移患者的36.9个月。目前，对于无内脏危象的患者，相关指南推荐可首选CDK4/6抑制剂联合内分泌治疗。对于肝转移患者，MONARCH plus研究显示，阿贝西利＋非甾体芳香化酶抑制剂在肝转移亚组中的PFS期获益与总体人群一致。PALOMA-2研究显示，哌柏西利＋来曲唑一线治疗的中位PFS期为13.7个月。MONARCH3研究显示，阿贝西利＋非甾体芳香化酶抑制剂一线治疗的中位PFS期为15个月。本例患者因个人强烈意愿，解救治疗首选包括原发灶和肝等转移灶最大限度的减瘤术，术后化疗2个周期后序贯CDK4/6抑制剂＋芳香化酶抑制剂＋OFS治疗，目前取得PFS期＞22个月的高质量生存状态，体现了多学科综合治疗的成果。但本病例是偶然现象还是具有潜在研究价值，其治疗方案能否在筛选的患者群体中得以验证，值得进一步探索。

本例患者的疾病诊疗过程见图4-5。

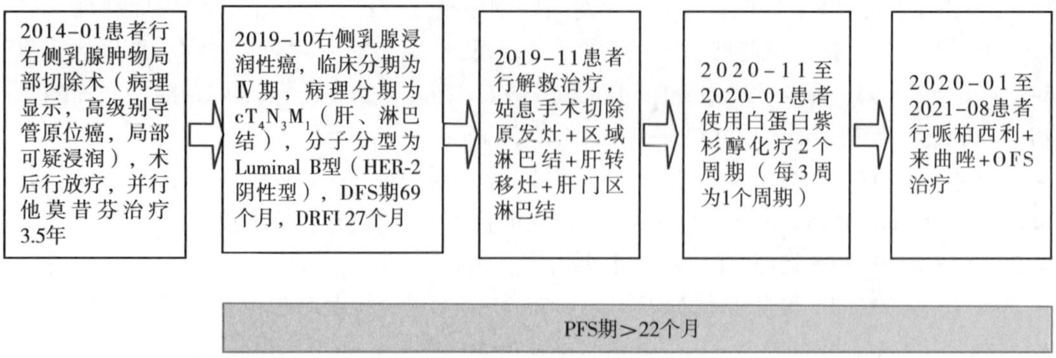

图4-5　本例患者的疾病诊疗过程

注：DFS.无疾病生存；DRFI.无远处复发间期；OFS.卵巢功能抑制；PFS.无进展生存。

【专家点评】

1.关于是新发浸润性乳腺癌还是乳腺原位癌复发的问题　本例患者2019-11术后病理提示右侧浸润性乳腺癌，内含5%高级别导管原位癌成分，且与2014-01乳腺癌局部切除术相隔5年余，存在肝和腹膜后淋巴结转移，考虑新发浸润性乳腺癌可能性大，但2014年的诊断是高级别导管原位癌，局部可疑浸润，未进行病理复核，故不能排除原位癌复发的情况。

2.姑息性手术在晚期乳腺癌中的地位　随着乳腺癌综合治疗的不断进展，部分存在远处转移的Ⅳ期乳腺癌患者也可获得长期生存。越来越多的学者开始探索在此类患者中进行局部姑息性手术切除的价值和意义，两项具有代表性的前瞻性研究分别来自土耳其和印度。土耳其的MF07-01研究提示，肿瘤生物学行为较好的转移性乳腺癌患者（如HR阳性、HER-2阴性、单发骨转移和年龄＜55岁）可以从初始接受手术治疗中得到显著的生存获益。本例患者存在肝和腹膜后淋巴结转移，显然不是行手术治疗的优势人群。印度的研究提示，初诊Ⅳ期乳腺癌患者手术切除组与非手术组的OS期无差异。这两项研究的结果都提示手术并不会改善Ⅳ期乳腺癌患者的生存期，但可能改善这部分患者的生存质量，并取得必要的病理信息和增强这部分患者的治疗信心。因此，对于晚期乳腺癌患者，姑息性手术仍占有一席之地，局部治疗虽然不是常规治疗，但也是一个可选择的重要治疗手段。国内外相关指南均指出，当全身药物治疗取得很好的疗效、其他转移部位无致命危险且原发灶手术切缘干净时，可以考虑行姑息性局部治疗。

3.关于HR阳性、HER-2阴性晚期乳腺癌患者首选化疗还是内分泌治疗的问题　在靶向药物上市前，对于HR阳性、HER-2阴性晚期乳腺癌患者，大多数医师会首选化疗，并对单一内分泌治疗的疗效和起效时间不满意。近10年来，哺乳动物雷帕霉素靶蛋白（mammaliantargetofrapamycin，mTOR）抑制剂、CDK4/6抑制剂、HDAC抑制剂和磷脂酰肌醇3激酶（phosphoinositide-3-kinase，PI3K）抑制剂等靶向药物不断上市，大幅度提高了HR阳性、HER-2阴性晚期乳腺癌患者的生存期。若不涉及内脏危象等情况，相关指南推荐HR阳性、HER-2阴性晚期乳腺癌患者首选内分泌治疗联合靶向治疗。循证医学研究的数据显示，既往内分泌治疗敏感的患者行内分泌治疗联合靶向治疗获益更多，CDK4/6抑制剂早用更好，且CDK4/6抑制剂的使用不影响患者后续化疗的效果，且会使患者整体的OS期获益增加。对于存在内脏危象的患者，相关指南推荐可考虑首选化疗；对于部分内分泌治疗耐药的后线患者，化疗仍有用武之地，且不会因前线CDK4/6抑制剂的使用影响其疗效。

（浙江省肿瘤医院　陈占红）

本例患者为中年女性，起病时仅行左侧乳腺肿物切除术，病理证实为高级别导管原位癌，局部可疑浸润。据报道，如果不及时治疗，将近50%的乳腺导管原位癌患者在10年内可进展为浸润性癌。本例患者术后虽行局部放疗和3.5年他莫昔芬内分泌治疗，可能降低了部分复发转移风险，但5年后仍出现远处转移，这强调了早期规范化诊疗和规律随访的重要性。值得强调的是，若乳腺癌患者的病理提示为导管原位癌，主治医师应重视与病理科的沟通，多点取材切片以明确患者的诊断，高度警惕局部浸润的存在，以免漏诊浸润性癌和延误治疗时机。

2019年，本例患者发现全身多处转移，右侧乳腺肿物穿刺活检病理提示为Luminal B型（HER-2阴性型）乳腺癌，当不能确定远处转移灶的性质时，应积极完善转移灶的穿刺活检病理，一方面可明确远处转移灶的性质和来源，另一方面也可评估是否存在肿瘤异质性，以指导后续治疗方案的制订。

晚期乳腺癌患者的治疗目标是改善生活质量、延长生存期。对于转移性乳腺癌患者，尤其是存在多处转移时，局部治疗是否能带来远期生存获益目前并没有循证医学证据支持。局部治疗应在全身治疗有效的基础上，结合实际情况（如肿瘤破溃或明显占位影响患者的生活质量等）评估最佳治疗方式及其介入时机，虽然尊重患者本人的意愿体现了医学人文精神，但治疗前应与患者充分沟通，在遵循循证医学证据的情况下选择最优方案进行治疗。

对于复发转移性乳腺癌，目前国内外相关指南和专家共识均推荐首选全身治疗。HR阳性、HER-2阴性、转移性乳腺癌患者在无内脏危象的情况下，首选内分泌治疗。对于本例患者，方案优选OFS＋CDK4/6抑制剂＋芳香化酶抑制剂。在内分泌治疗的过程中，医师应兼顾患者的不良反应，在延长患者生存期的同时改善其生活质量。

（湖南省肿瘤医院　田　璨　刘莉萍　欧阳取长）

【指南背景】

1.2022年美国国家综合癌症网络（NCCN）指南（第1版） 对于HR阳性、HER-2阴性且无内脏危象的Ⅳ期或复发乳腺癌患者，可单独使用内分泌治疗或内分泌治疗联合靶向治疗。本指南推荐首选芳香化酶抑制剂＋CDK4/6抑制剂（阿贝西利、哌柏西利、瑞博西利）、选择性雌激素受体下调剂（氟维司群）＋非甾体芳香化酶抑制剂（阿那曲唑、来曲唑）和氟维司群＋CDK4/6抑制剂（阿贝西利、哌柏西利、瑞博西利），其他备选方案有氟维司群单药或非甾体芳香化酶抑制剂单药等。

2.《中国临床肿瘤学会（CSCO）乳腺癌诊疗指南2021》 对于HR阳性、HER-2阴性晚期乳腺癌患者，根据其既往内分泌治疗情况推荐首选内分泌治疗＋靶向治疗，但如果患者具备以下条件之一，可考虑首选化疗：①HR阴性：②存在有症状的内脏转移；③HR阳性，但对内分泌治疗耐药。

3.《中国抗癌协会乳腺癌诊治指南与规范（2021年版）》 对于HR阳性、HER-2阴性晚期乳腺癌患者，根据其既往内分泌治疗情况推荐首选内分泌治疗＋靶向治疗，即便存在内脏转移；内分泌治疗仍是优选治疗方案，除非患者存在内脏危象。

（浙江省肿瘤医院　陈占红）

1.《中国抗癌协会乳腺癌诊治指南与规范（2021年版）》 ①乳腺导管原位癌进展为浸润性癌的危险与患者的年龄、肿瘤体积、切缘状况和组织学分级有关。②粗针穿刺活检和开放性活检都是获取导管原位癌组织进行诊断的手段，但穿刺活检病理提示为导管原位癌的患者需要行完整切除以排除浸润性癌。③在穿刺活检病理结果为导管原位癌的患者中，25%有浸润性癌成分，故建议在穿刺活检后行开放性活检。④导管原位癌的病理诊断推荐完整取材和规范取材。

2.2022年美国NCCN指南 对于HR阳性、HER-2阴性复发或Ⅳ期乳腺癌患者，一线治疗优选AI＋CDK4/6抑制剂，也可以选择雌激素受体下调剂（氟维司群）单药、氟维司群＋非甾体芳香化酶抑制剂（阿那曲唑、来曲唑）和氟维司群＋CDK4/6抑制剂。

3.ABC5指南 对于HR阳性、HER-2阴性、转移性乳腺癌患者，若不存在内脏AI危象，CDK4/6抑制剂＋内分泌治疗（或氟维司群）是优选方案。

4.《中国晚期乳腺癌规范诊疗指南（2020版）》 初诊Ⅳ期乳腺癌患者切除原发灶是否能获益目前尚存在争论，以延长生存期为目的的手术需要谨慎行个体化选择。在转移负荷较小、系统治疗有效的情况下，局部手术有获益趋势的部分患者或因溃疡出血等患者可以考虑行姑息性手术。对于HR阳性、HER-2阴性晚期乳腺癌患者，若不合并内脏危象，可以优选行CDK4/6抑制剂联合内分泌治疗。对于肿瘤迅速进展、内脏转移广泛或症状明显、存在内脏危象且需要快速减轻肿瘤负荷的患者，应用CDK4/6抑制剂联合内分泌治疗的数据有限，应先给予化疗等起效更快、更有效的治疗。一线治疗方案推荐行CDK4/6抑制剂（哌柏西利等）联合内分泌药物（1A类证据）。

（湖南省肿瘤医院　田　璨　刘莉萍　欧阳取长）

【循证背景】

1.Young–PEARL研究 该研究的结果显示，哌柏西利联合依西美坦和亮丙瑞林对比卡培他滨可以改善绝经前转移性乳腺癌患者的PFS期，哌柏西利组的中位PFS期为20.1个月，卡培他滨组为14.4个月，故认为靶向治疗联合内分泌治疗能显著降低34.1%绝经前转移性乳腺癌患者的复发或死亡风险（*P*=0.0235）。

2.PALOMA–3研究 该研究入组521例在内分泌治疗过程中出现疾病进展的HR阳性、HER-2阴性、转移性乳腺癌患者，按2∶1的比例随机分配至哌柏西利＋氟维司群组或安慰剂＋氟维司群组。中位随访73.3个月的结果显示，哌柏西利＋氟维司群组的PFS期优于安慰剂＋氟维司群组（*HR* 0.81，95%*CI* 0.65～0.99）。亚组分析的结果表明，在内分泌治疗的基础上加用哌柏西利在既往晚期阶段接受过化疗的患者中无明显获益（*HR* 0.97，95%*CI* 0.69～1.36，*P*=0.432），但既往使用哌柏西利后疾病进展并不会影响患者后续治疗的疗效（哌柏西利＋氟维司群组和安慰剂＋氟维司群组在试验干预治疗结束后的后续治疗持续时间相似）。

（浙江省肿瘤医院　陈占红）

1.E2108研究 该研究从2011-02-08至2015-07-23期间登记的390例具有完整原发肿瘤的Ⅳ期乳腺癌且接受了最佳系统治疗（OST）的患者中纳入256例符合条件（接受4～8个月OST无进展）的患者，并随机分为两组，一组单独行OST（*n*=131），另一组行OST＋局部治疗（LRT）（*n*=125）。在随机分组治疗后的18个月时，乳腺癌患者生存质量测定量表（FACT-B）提示健康相关生活质量（health-related quality of life，HRQOL）OST＋LRT组显著低于OST组（*P*=0.01），但在6个月和30个月时未观察到差异。在中位随访59个月后，在OS率（*P*=0.63）和PFS率（*P*=0.40）方面，两组无显著差异；OST组的局部复发/进展率显著高于OST＋LRT组（3年复发率：25.6% *vs.* 10.2%，*P*=0.003）。因此认为，对于具有完整原发肿瘤且接受4～8个月OST无进展的Ⅳ期乳腺癌患者，早期局部治疗并不能提高生存率。尽管OST组的局部疾病进展风险是OST＋LRT组的2.5倍，但加用LRT并没有改善HRQOL。

2.PALOMA-2研究（*n*=666） 该研究是一项多中心、国际、双盲、Ⅲ期临床试验，纳入绝经后ER阳性、HER-2阴性晚期乳腺癌患者，按2∶1的比例随机分组，分别接受哌柏西利（125 mg/d，服用3周，休息1周）＋来曲唑（2.5 mg/d，连续使用）和安慰剂＋来曲唑治疗，并对基线特征、PFS期和安全性进行评估。结果显示，哌柏西利＋来曲唑组的中位PFS期为24.8个月，安慰剂＋来曲唑组为14.5个月（*HR* 0.58，*P*＜0.000 001），哌柏西利延长了10.3个月的中位PFS期。

（湖南省肿瘤医院　田　璨　刘莉萍　欧阳取长）

【核心体会】

目前，HR阳性、HER-2阴性晚期乳腺癌正逐渐走向内分泌治疗联合靶向治疗的时代，其治疗效果确定，但该方案耐药后目前没有标准后续治疗方案，需要进一步探究。

（浙江省肿瘤医院　陈占红）

1.乳腺肿物经穿刺活检确诊为导管原位癌时，应积极行进一步的诊断，以明确肿物是否合并浸润性癌成分；在术后大标本的病理处理方面，也应行多层面检测，以及时发现浸润性癌成分，并给予相应的辅助治疗，避免远处转移风险。

2.HR阳性、HER-2阴性、转移性乳腺癌患者首选以全身治疗为主的综合治疗；无内脏危象的患者可首选内分泌治疗（联合靶向治疗），在疾病控制稳定的情况下，结合患者的意愿和多学科会诊结论，决定最佳的局部治疗时机。

3.注重医学人文关怀是医疗实践中非常重要的环节，在每一个医疗决策前，充分的医患沟通是保证患者良好依从性的前提。

（湖南省肿瘤医院　田　璨　刘莉萍　欧阳取长）

参 考 文 献

［1］CARDOSO F，PALUCH-SHIMON S，SENKUS E，et al. 5th ESO-ESMO international consensus guidelines for advanced breast cancer（ABC 5）［J］. Ann Oncol，2020，31（12）：1623-1649.

［2］FINN RS，MARTIN M，RUGO HS，et al. Palbociclib and letrozole in advanced breast cancer［J］. N Engl J Med，2016，375（20）：1925-1936.

［3］ZHANG QY，SUN T，YIN YM，et al. MONARCH plus：abemaciclib plus endocrine therapy in women with HR＋/HER2- advanced breast cancer：the multinational randomized phase III study［J］. Ther Adv Med Oncol，2020，12：1-14.

［4］GOETZ MP，TOI M，CAMPONE M，et al. MONARCH 3：abemaciclib as initial therapy for advanced breast cancer［J］. J Clin Oncol，2017，35（32）：3638-3646.

［5］SORAN A，OZMEN V，OZBAS S，et al. Primary surgery with systemic therapy in patients with de novo stage Ⅳ breast cancer：10-year follow-up；Protocol MF07-01 randomized clinical trial［J］. Journal of the American College of Surgeons，2021，233（6）：742-751.

［6］BADWE R，HAWALDAR R，NAIR N，et al. Locoregional treatment versus no treatment of the primary tumour in metastatic breast cancer：an open-label randomised controlled trial［J］. Lancet Oncol，2015，16（13）：1380-1388.

［7］中国临床肿瘤学会指南工作委员会. 中国临床肿瘤学会（CSCO）乳腺癌诊疗指南2021版［M］. 北京：人民卫生出版社，2021.

［8］中国抗癌协会乳腺癌专业委员会. 中国抗癌协会乳腺癌诊治指南与规范（2021年版）［J］. 中国癌症杂志，2021，31（10）：954-1040.

［9］PARK YH，KIM TY，KIM GM，et al. Palbociclib plus exemestane with gonadotropin-releasing hormone agonist versus capecitabine in premenopausal women with hormone receptor-positive，HER2-negative metastatic breast cancer（KCSG-BR15-10）：a multicentre，open-label，randomised，phase 2 trial［J］. Lancet Oncol，2019，20（12）：1750-1759.

［10］TURNER NC，SLAMON DJ，RO J，et al. Overall survival with palbociclib and fulvestrant in advanced breast cancer［J］. N Engl J Med，2018，379（20）：1926-1936.

［11］国家肿瘤质控中心乳腺癌专家委员会，中国抗癌协会乳腺癌专业委员会，中国抗癌协会肿瘤药物临床研究专业委员会. 中国晚期乳腺癌规范诊疗指南（2020版）［J］. 中华肿瘤杂志，2020，42（10）：781-797.

［12］KHAN SA，ZHAO F，SOLIN LJ，et al. A randomized phase Ⅲ trial of systemic therapy plus early local therapy versus systemic therapy alone in women with de novo stage Ⅳ breast cancer：a trial of the ECOG-ACRIN Research Group（E2108）［J］. Journal of Clinical Oncology，2020，38（18_suppl）：LBA2.

病例5　乳腺纤维腺瘤伴导管原位癌1例

邱　夏　田宝星　汪　洁*

上海交通大学医学院附属同仁医院

【关键词】

乳腺纤维腺瘤；乳腺癌；导管原位癌

【病史及治疗】

➢ 患者，女性，69岁，已绝经，无肿瘤家族史。

➢ 2021-05患者于体格检查时发现“左侧乳腺肿物”。乳腺B型超声显示，左侧乳腺上方腺体深面见实性结节［乳腺影像报告和数据系统（BI-RADS）3级］。乳腺钼靶显示，左侧乳腺中央见一肿物（BI-RADS 4A级），两侧乳腺均可见良性钙化灶（BI-RADS 2级）（图5-1）。

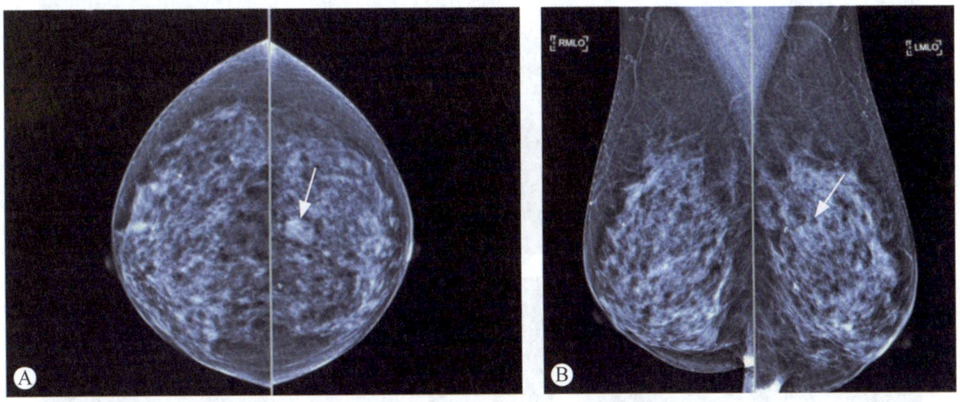

图5-1　2021-05乳腺钼靶

注：A.轴位，箭头指向左侧乳腺中央肿物；B.内外侧斜位，箭头指向左侧乳腺中央肿物。

【病史及治疗续】

➢ 2021-06患者就诊于上海交通大学医学院附属同仁医院。查体发现，左侧乳腺外上象限可触及一大小为2.0 cm×1.0 cm的肿物，质韧，无明显触痛，活动度可，边界清晰，表面光滑，与皮肤无粘连；左侧腋窝未触及明显肿大淋巴结。

➢ 2021-06乳腺超声造影显示，左侧乳腺1点钟方向腺体内可见一低回声肿物，大小为1.44

*通信作者，邮箱：wj4566@shtrhospital.com

cm×0.97 cm，水平位生长，呈椭圆形，边界清晰，分布尚均，内部未见明显钙化灶，肿物后方回声无明显改变，经外周静脉超声造影后呈不均匀高强度灌注，考虑BI-RADS 4A级（图5-2）。

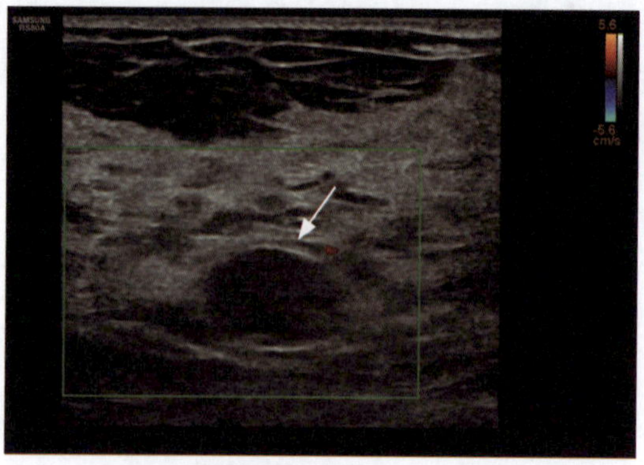

图5-2　2021-06乳腺超声造影

注：箭头指向左侧乳腺肿物。

➢ 2021-06自动乳腺全容积成像（automated breast volume scanning，ABVS）显示，左侧乳腺1点钟方向腺体内可见一低回声肿物，大小为1.44 cm×0.97 cm，形态欠规则，边缘模糊，内部回声不均，未见“火山口”征，未见周围组织相延续［超声BI-RADS（US-BI-RADS）4A级］（图5-3）。

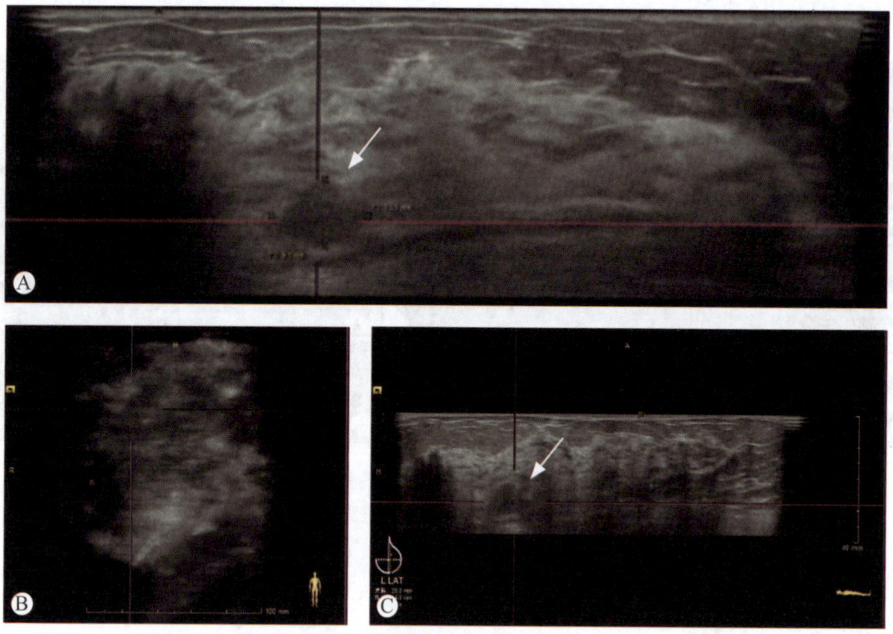

图5-3　2021-06乳腺ABVS

注：A～C.箭头指向左侧乳腺肿物，形态欠规则，边缘模糊，内部回声不均。

➢ 2021-06患者于局部麻醉下行左侧乳腺肿物切除术。术中冷冻病理显示，左侧乳腺纤维腺瘤伴导管原位癌（图5-4）。遂改行全身麻醉下左侧乳腺癌保乳术。术中冷冻病理显示，上、下、内、外和基底切缘均呈阴性，扩大切除样本中未见癌细胞。术后病理显示，左侧乳腺低级别导管原位癌，肿物最大径约0.6 cm，局部伴纤维腺瘤形成，病理分期为$pTisN_0M_0$，临床分期为0期。免疫组织化学显示，雌激素受体（ER）（＞90%，＋），孕激素受体（PR）（＞90%，＋），人表皮生长因子受体-2（HER-2）（－），雄激素受体（androgen receptor，AR）（少量＋），细胞角蛋白5/6（CK5/6）（导管周围＋），*p*63（导管周围＋），上皮钙黏素（E-cad）（＋），P120（膜＋），Ki-67（约2%，＋）。荧光原位杂交（FISH）检测显示阴性。

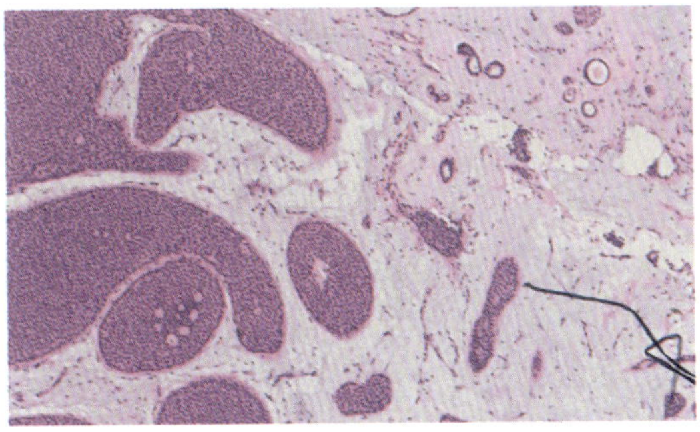

图5-4　2021-06左侧乳腺肿物冷冻切片苏木精–伊红（HE）染色

➢ 2021-06患者术后行内分泌治疗（阿那曲唑1 mg，口服，每天1次）。

【本阶段小结】

乳腺纤维腺瘤内癌（carcinoma within fibroadenoma，CWFA）主要是指纤维腺瘤的上皮成分发生增生，经过非典型增生发展为原位癌，极少数情况下可发展为浸润性癌，包括癌细胞局限在纤维腺瘤包膜内和纤维腺瘤周围正常乳腺组织部分见浸润性癌灶。病理类型主要有小叶原位癌和导管原位癌，其中小叶原位癌占比较高（约占66.9%），浸润性癌占比较低。国外文献也有个别报道其他类型癌，如黏液癌、实性癌、腺样囊性癌和化生癌等。乳腺纤维腺瘤内癌的发病年龄在15～70岁，平均在42.5岁，比良性纤维腺瘤的发病年龄晚10～20岁。乳腺纤维腺瘤极少发生恶变，但部分乳腺纤维腺瘤可伴上皮钙化、硬化性腺病、囊肿或肌上皮广泛增生，可归属于复杂性乳腺纤维腺瘤，癌变风险显著增高。对于中老年女性，临床诊断为良性纤维腺瘤应谨慎，尤其是肿物内存在钙化者。乳腺超声（包括造影和ABVS）、钼靶和增强磁共振成像（MRI）等影像学检查能有效降低乳腺纤维腺瘤内癌的误诊率和漏诊率。

目前，乳腺纤维腺瘤内癌尚无统一的诊治指南，虽然大多数患者预后良好，但仍有一定的复发风险，腋窝淋巴结是否存在转移是影响患者预后的独立危险因素。据文献报道，21%的乳腺纤维腺瘤内癌周围正常乳腺组织经病理检测发现导管原位癌，原则上在保乳术后应追加放疗。CALGB-9343研究将70岁及以上的ER阳性早期乳腺癌患者随机分配至乳腺肿瘤切除术＋5年内分泌治疗±放疗组。结果显示，放疗虽然可显著降低术后的局部区域复发率，但并未显著改善患者的手术切除时间、总生存率或无远处转移率。该研究的作者建议单独使用内分泌治疗作为这类患者辅助治疗的合理选择。因此，是否给予放疗应根据患者的年龄和全身情况等综合考虑。

本例患者为绝经后女性，结合术前乳腺超声、钼靶，明确诊断为左侧乳腺孤立性肿物，无腋窝淋巴结肿大，首选左侧乳腺肿物切除活检，术中冷冻提示为乳腺纤维腺瘤伴导管原位癌，首选改行左侧乳腺癌保乳术＋前哨淋巴结活检。但本例患者因术前低估，未完善乳腺增强MRI。另外，本例患者考虑自身年龄因素，未接受放疗。综合考虑本例患者的年龄、术后病理和免疫组织化学结果，术后予以单药内分泌治疗。

【专家点评】

乳腺纤维腺瘤是一种具有纤维、上皮双向分化特点的乳腺良性肿瘤，乳腺纤维腺瘤内癌是上皮成分的癌变，是一种罕见的恶性肿瘤，但预后良好。本例患者在局部麻醉下行左侧乳腺肿物切除，术中冷冻病理提示乳腺纤维腺瘤伴导管原位癌，遂于全身麻醉下行左侧乳腺癌保乳术，术后病理提示低级别导管原位癌，肿瘤最大径约0.6 cm，伴局部纤维腺瘤形成。本例患者术后口服阿那曲唑内分泌治疗，未行放疗。由于癌组织局限于纤维腺瘤包膜内，故乳腺纤维腺瘤内癌的手术方式推荐保乳术，且建议行前哨淋巴结活检。保乳术后是否有必要行放疗需要结合患者的病情进行个体化选择。

（复旦大学附属中山医院　朱　玮）

【指南背景】

《中国抗癌协会乳腺癌诊治指南与规范（2021年版）》指出，乳腺导管原位癌患者在保乳术后行全乳放疗可以降低约50%的同侧乳腺内复发风险。对于临床医师评估的复发“低”风险患者，可仅行保乳术而不行放疗，如低级别导管原位癌且符合van Nuys预后指数（van Nuys prognostic index，VNPI）低危组的患者可免除术后辅助放疗。但目前仅有回顾性研究支持这一观点，且长期随访的结果显示，按危险度分组仅能筛选出部分复发时间点延迟的患者，而非复发低风险的患者。即便是部分中危或低危患者，放疗后的局部复发率也显著低于未放疗的患者。

（复旦大学附属中山医院　朱　玮）

《中国抗癌协会乳腺癌诊治指南与规范（2021年版）》指出，国外某些学者采用VNPI作为客观指标以协助临床选择乳腺导管原位癌的治疗方式。对于临床医师评估的复发“低”风险患者，可仅行保乳术而不行放疗，如低级别导管原位癌且符合VNPI低危组的患者可免除术后辅助放疗。绝经后的导管原位癌患者术后（包括保乳术和全乳切除术）可考虑通过芳香化酶抑制剂预防并降低对侧乳腺癌的发生风险。

（湖北省肿瘤医院　龚益平）

【循证背景】

1. CALGB 9343研究（*n*=636） 该研究旨在探究70岁以上ER阳性早期乳腺癌保乳术后患者能否从放疗中获益。其入组年龄≥70岁、$T_1N_0M_0$、手术切缘阴性和ER阳性的乳腺癌保乳术后患者，随机分配至单纯他莫昔芬组和术后放疗＋他莫昔芬组（联合组）。结果显示，单纯他莫昔芬组和联合组的5年局部复发率分别为4%和1%，10年局部复发率分别为10%和2%；总生存率和乳腺癌特异性生存率（高达98%和97%）两组无显著差异。

2. PRIME（Ⅱ期）研究（*n*=1326） 该研究入组年龄≥65岁、$T_{1\sim2}$（肿瘤最大径≤3.0 cm）、pN_0M_0、手术切缘阴性和ER阳性的乳腺癌保乳术后患者，随机分配至单纯他莫昔芬组和术后放疗＋他莫昔芬（联合组）。结果显示，单纯他莫昔芬组和联合组的5年局部复发率分别为4.1%和1.3%；5年区域淋巴结复发率、远处转移率和总生存率两组无显著差异。

3.RTOG 9804研究（*n*=636） 该研究旨在探究接受保乳治疗的高危导管原位癌患者在接受全乳放疗后能否获益，并以同侧乳腺复发作为主要临床结局事件。该研究将肿瘤最大径不超过2.5 cm、手术切缘≥0.3 cm、低或中等核分级、接受乳腺癌保乳术的导管原位癌患者随机分配至放疗组和观察组，均可使用他莫昔芬。结果显示，放疗组的15年累计同侧乳腺复发率为7.1%，而观察组为15.1%；放疗组的浸润性乳腺癌同侧复发率为5.4%，而观察组为9.5%。因此认为，放疗显著降低了高危导管原位癌患者同侧乳腺复发和浸润性乳腺癌同侧复发的风险，且该获益可持续15年之久。

（湖北省肿瘤医院　龚益平）

【核心体会】

中老年女性被诊断为乳腺良性纤维腺瘤时应警惕伴发乳腺癌的可能性，需要完善术前影像学检查，建议行乳腺超声、钼靶结合增强MRI。可先行空芯针穿刺活检，再结合术中冷冻病理或术后石蜡病理，行个体化的手术和综合治疗。

（复旦大学附属中山医院　朱　玮）

对于年龄超过50岁的女性，首次诊断乳腺肿物要引起足够重视，术前建议行全面检查，若有必要，先行乳腺肿物粗针穿刺活检，再行下一步治疗。对于行保乳术的乳腺导管原位癌患者，应充分告知其全乳放疗可降低乳腺癌保乳术后长期同侧乳腺癌复发的风险，由患者和医生共同决定是否行放疗。

（湖北省肿瘤医院　龚益平）

参考文献

[1] NASSAR A，VISSCHER DW，DEGNIM AC，et al. Complex fibroadenoma and breast cancer risk：a Mayo Clinic Benign Breast Disease Cohort Study［J］. Breast Cancer Res Treat，2015，153（2）：397-405.

[2] 陈立美，张丽娜，张艳琦，等. 18例乳腺纤维腺瘤癌变患者临床特点与预后分析［J］. 中国肿瘤临床，2014，41（24）：1582-1586.

[3] HUGHES KS，SCHNAPER LA，BELLON JR，et al. Lumpectomy plus tamoxifen with or without irradiation in women age 70 years or older with early breast cancer：long-term follow-up of CALGB 9343［J］. J Clin Oncol，2013，31（19）：2382-2387.

[4] 中国抗癌协会乳腺癌专业委员会. 中国抗癌协会乳腺癌诊治指南与规范（2021年版）［J］. 中国癌症杂志，2021，31（10）：954-1040.

[5] GRADISHAR WJ，MORAN MS，ABRAHAM J，et al. Breast cancer，Version 3.2022，NCCN clinical practice guidelines in oncology［J］. J Natl Compr Canc Netw，2022，20（6）：691-722.

[6] KUNKLER IH，WILLIAMS LJ，JACK WJL，et al. Breast-conserving surgery with or without irradiation in women aged 65 years or older with early breast cancer（PRIME II）：a randomised controlled trial［J］. Lancet Oncol，2015，16（3）：266-273.

[7] MCCORMICK B，WINTER KA，WOODWARD W，et al. Randomized phase III trial evaluating radiation following surgical excision for good-risk ductal carcinoma in situ：long-term report from NRG oncology/RTOG 9804［J］. J Clin Oncol，2021，39（32）：3574-3582.

[8] RODRIGUEZ F. Rosai and Ackerman's surgical pathology，9th ed［J］. American Journal of Surgical Pathology，2004，28（10）：1399-1400.

病例6　人表皮生长因子受体-2阳性晚期乳腺癌合并高钙血症1例

谭　越　李　纲*

复旦大学附属肿瘤医院闵行分院

【关键词】

人表皮生长因子受体-2阳性；乳腺癌；高钙血症

【病史及治疗】

➢ 患者，女性，27岁，已婚未育，未停经。

➢ 2012-07-01患者因“左侧乳腺肿物”行“左侧乳腺癌改良根治术”。术后病理显示，左侧乳腺浸润性导管癌，Ⅱ级，大小为2.0 cm×1.5 cm，淋巴结（0/18）未见转移癌。免疫组织化学显示，雌激素受体（ER）（++），孕激素受体（PR）（++），人表皮生长因子受体-2（HER-2）（+++），Ki-67（约30%，+）。患者术后行FEC（F，氟尿嘧啶；E，表柔比星；C，环磷酰胺）方案化疗6个周期，之后行他莫昔芬内分泌治疗1年。

【本阶段小结】

本例患者为年轻女性，确诊为激素受体（HR）阳性、HER-2阳性乳腺癌，腋窝淋巴结阴性且肿瘤最大径≤2.0 cm。相关指南指出，对于腋窝淋巴结阴性的HR阳性、HER-2阳性乳腺癌患者，需要综合其他危险因素（如肿瘤大小、ER状态等）选择最佳治疗方案，推荐含曲妥珠单抗的治疗方案。本例患者的复发风险为中危，组织学分级为Ⅱ级，HER-2阳性且年轻，辅助内分泌治疗可考虑联合卵巢功能抑制（OFS）。

【病史及治疗续一】

➢ 2013-11-02腹部磁共振成像（MRI）显示，肝多发转移癌。

➢ 2013-11-06患者行HTX（H，曲妥珠单抗；T，多西他赛；X，卡培他滨）方案治疗8个周期，之后维持使用HX（H，曲妥珠单抗；X，卡培他滨）方案治疗至2018-05-30。最佳疗效为部分缓解（PR）。

【本阶段小结】

CHAT研究证实，曲妥珠单抗+多西他赛+卡培他滨的疗效较曲妥珠单抗联+多西他赛更佳，尤其适用于考虑维持治疗的乳腺癌患者。因此，给予本例患者曲妥珠单抗+多西他赛+卡培他滨治

*通信作者，邮箱：13391071510@163.com

疗8个周期，后续维持治疗给予曲妥珠单抗＋卡培他滨。

【病史及治疗续二】

➢ 2018-06-25患者复查，发现肝转移灶增大，同时发现右侧乳腺外上象限新发肿物。

➢ 2018-07-01患者行右侧乳房单纯切除术＋右侧腋窝前哨淋巴结活检。术后病理显示，右侧乳腺导管内癌（中-高级别），右侧腋窝前哨淋巴结（0/1）未见转移癌。免疫组织化学显示，ER（约60%，＋），PR（约70%，＋），HER-2（＋＋），Ki-67（约20%，＋）。

➢ 2018-07-10患者行肝肿物穿刺活检。术后病理显示，乳腺癌肝转移。免疫组织化学显示，ER（70%，＋），PR（70%，＋），HER-2（＋＋＋）。患者术后口服卡培他滨至2020-04-10。

【本阶段小结】

本例患者一线治疗的无进展生存（PFS）期为54个月，疾病进展后因经济原因未行抗HER-2治疗。其在病程中出现右侧乳腺导管内癌，行手术治疗，术后单用卡培他滨治疗，PFS期为21个月。

【病史及治疗续三】

➢ 2020-04-15患者出现胸闷、腹痛。

➢ 2020-04-15胸部计算机体层成像（CT）显示，两肺多发结节，考虑乳腺癌肺转移；右侧胸腔积液；椎体多发骨转移。

➢ 2020-04-15腹部CT显示，肝内多发转移瘤，累及肝包膜，局部肝破裂待排除；胸椎、腰椎、骶骨、两侧髂骨、坐骨和股骨多发骨转移。

➢ 2020-04-16患者行肝动脉造影＋化疗栓塞（表柔比星30 mg）＋右侧胸腔积液穿刺置管引流，并使用唑来膦酸治疗骨转移。

【本阶段小结】

本例患者出现乳腺癌肺、肝和骨转移，未行全身系统治疗，选择行肝局部化疗栓塞＋胸腔积液引流来缓解症状。此外，本例患者乳腺癌骨转移明确，使用骨改良药物（唑来膦酸）治疗。

【病史及治疗续四】

➢ 2020-06-18患者出现肝功能异常、乏力、食欲缺乏、低蛋白血症和高钙血症（血钙3.07 mmol/L）。

➢ 2020-06-18腹部MRI显示，肝、胸椎和腰椎多发转移癌（图6-1）。

➢ 2020-06-18盆腔MRI显示，盆腔多发结节，考虑转移癌；盆腔积液；骨盆多发转移癌（图6-2）。

➢ 2020-06-18胸部CT显示，两肺多发转移癌，右侧胸腔积液（图6-3）。

➢ 2020-06-18骨发射型计算机体层成像（emission computed tomography，ECT）显示，骨多发转移癌（双侧肩关节、双侧肋骨、脊柱、骨盆、双侧股骨上端）（图6-4）。

➢ 2020-06-20患者口服吡咯替尼＋长春瑞滨治疗3个月，同时行降血钙治疗（唑来膦酸、降钙素、水化和利尿）。

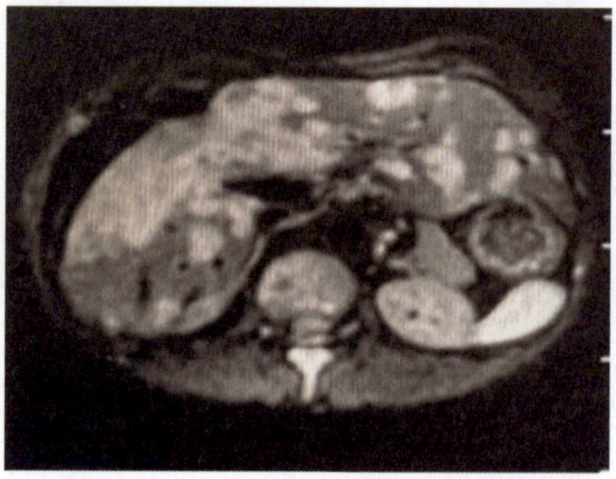

图6-1 2020-06-18腹部MRI

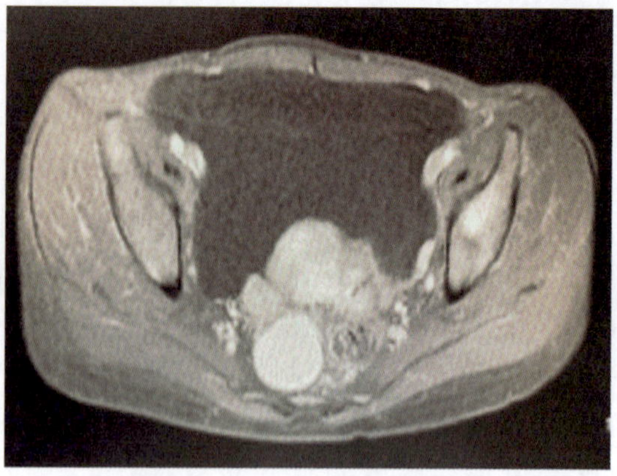

图6-2 2020-06-18盆腔MRI

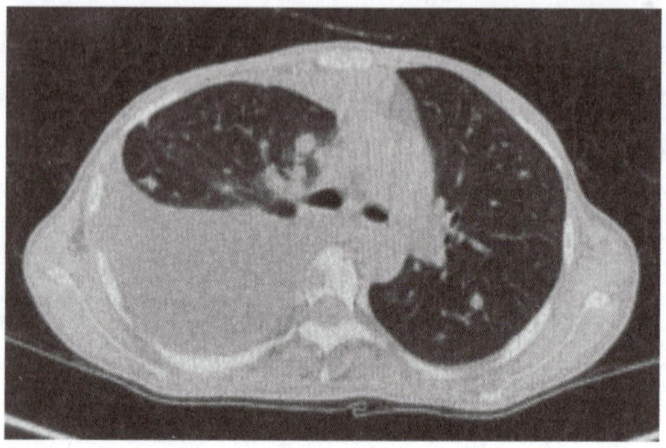

图6-3 2020-06-18胸部CT

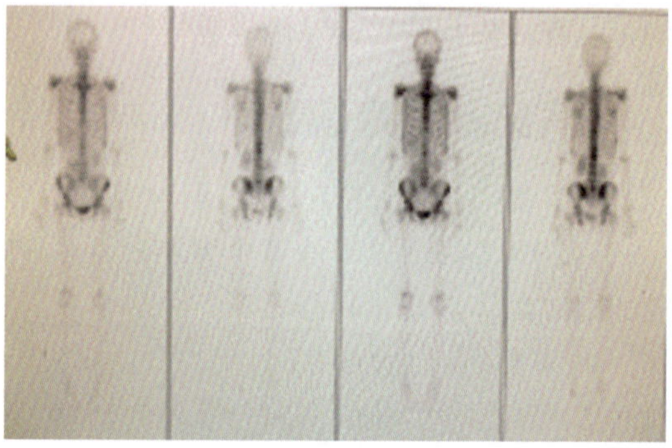

图6-4 2020-06-18骨ECT

【本阶段小结】

本例患者在出现乳腺癌肺、肝和骨转移后未行全身系统治疗，病情进展很快，新发盆腔转移，骨病灶增多，还出现了高钙血症。其后续治疗可考虑曲妥珠单抗-美坦新偶联物（trastuzumab emtansine，T-DM1）、曲妥珠单抗（H）＋帕妥珠单抗（P）双靶向治疗＋化疗、酪氨酸激酶抑制剂（tyrosine kinase inhibitor，TKI）＋化疗。结合其经济原因和口服意愿，且既往曾行卡培他滨治疗，本次给予吡咯替尼＋长春瑞滨治疗。

【病史及治疗续五】

➢ 2020-09-16患者出现血钙进行性增高（4.13 mmol/L），并出现后背痛。

➢ 2020-09-16胸部CT显示，两肺转移灶进展，右侧胸腔积液（图6-5）。

➢ 2020-09-16腹部MRI显示，肝转移灶进展（图6-6）。

➢ 2020-09-16患者要求继续口服剩余的长春瑞滨，故给予曲妥珠单抗＋帕妥珠单抗＋长春瑞滨化疗2个周期，同时行降血钙和镇痛（羟考酮）治疗。

【本阶段小结】

本例患者出现肝、肺病灶进展后，因经济原因要求继续口服剩余的长春瑞滨，在抗HER-2治疗上选择停用TKI，改为应用曲妥珠单抗＋帕妥珠单抗。其血钙进行性升高且伴有后背痛，未进一步完善骨相关检查以明确有无病理性骨折或骨病变进展的可能性。

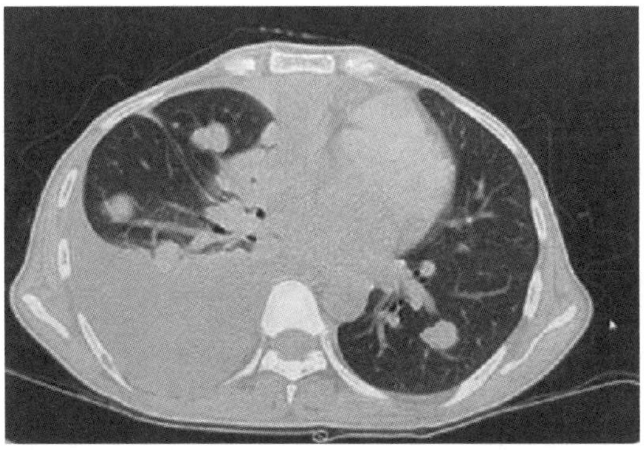

图6-5　2020-09-16胸部CT

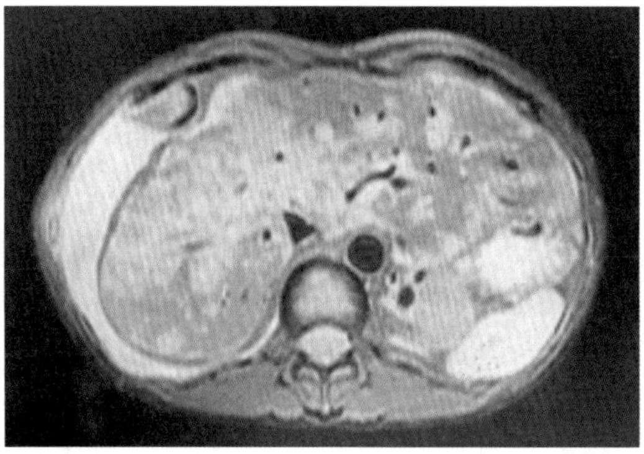

图6-6　2020-09-16腹部MRI

【病史及治疗续六】

➢ 2020-11-18患者血钙为4.13 mmol/L，后背痛加重。

➢ 2020-11-18胸部CT显示，两肺多发转移癌，部分病灶较2020-09-16胸部CT所见增大（图6-7）。

➢ 2020-11-18腹部MRI显示，肝转移灶较2020-09-16腹部MRI所见进展（图6-8）。

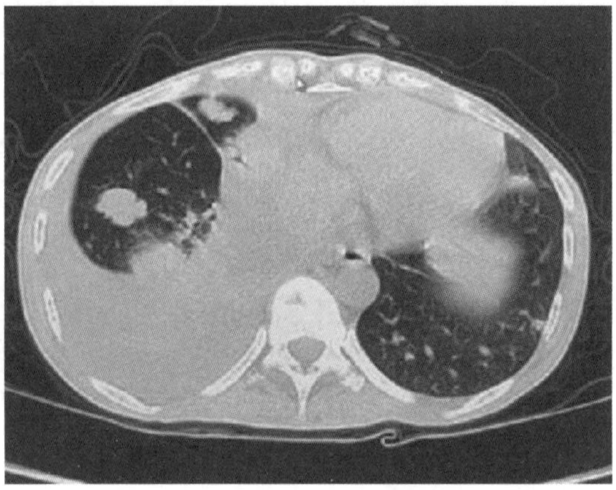

图6-7　2020-11-18胸部CT

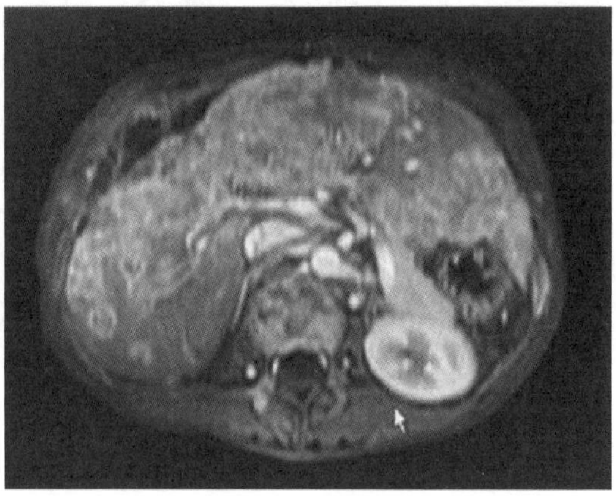

图6-8　2020-11-18腹部MRI

➢ 2020-11-18胸椎MRI显示，胸椎及部分附件多发转移癌，胸5椎体压缩性骨折（图6-9）。

➢ 2020-11-18腰椎MRI显示，腰椎、骶椎及部分附件多发转移癌（图6-10）。

➢ 2020-11-20至2021-07-10患者行T-DM1治疗。治疗期间，患者行胸5椎体转移瘤姑息性放疗（30 Gy/10 Fx），并于局部麻醉下行腰1～2经皮椎体后凸成形术（percutaneous kyphoplasty，PKP）（图6-11）。同时，调整骨改良药物，给予地舒单抗（120 mg，每4周1次）。治疗后，患者血钙水平降至正常，停用镇痛药物。

➢ 2021-06-20胸部CT显示，肺转移灶较2020-11-18胸部CT所见缩小（图6-12）。

➢ 2021-06-20腹部MRI显示，肝转移灶较2020-11-18腹部MRI所见缩小（图6-13）。

➢ 2021-06-20盆腔MRI显示，盆腔病灶较2020-06-18盆腔MRI所见缩小（图6-14）。

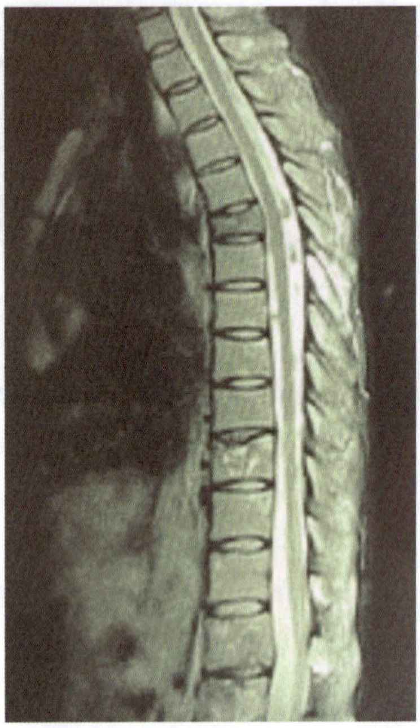

图6-9　2020-11-18胸椎MRI

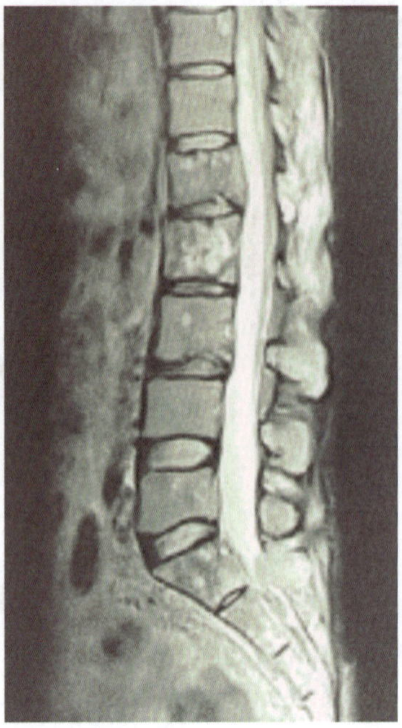

图6-10　2020-11-18腰椎MRI

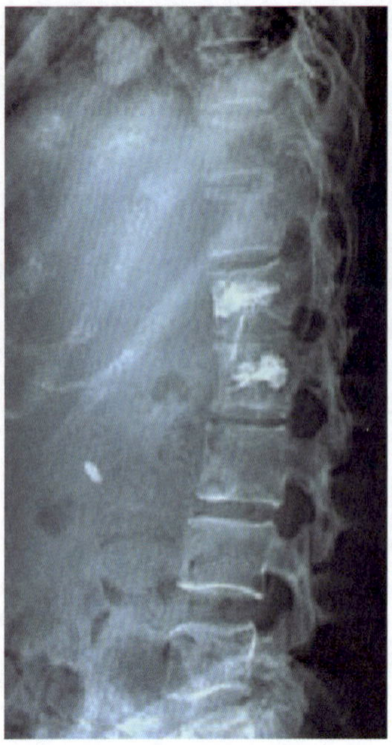

图6-11　2021-05-25腰椎X线平片

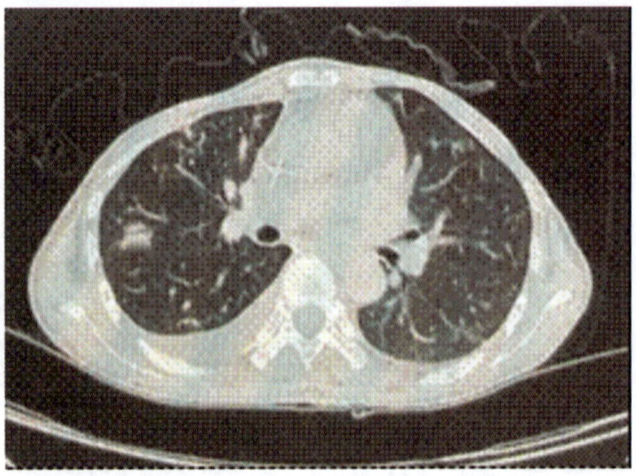

图6-12　2021-06-20胸部CT

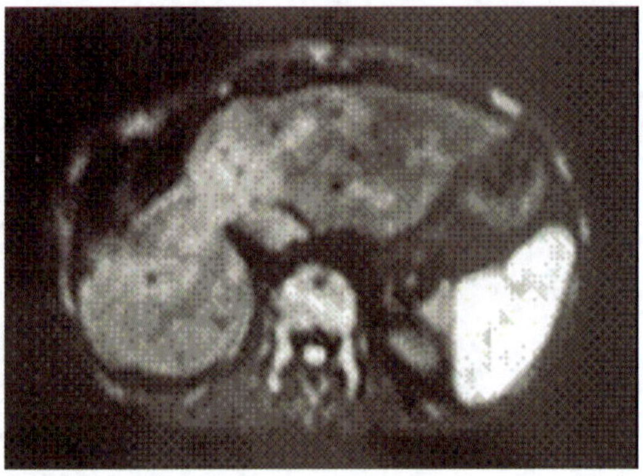

图6-13　2021-06-20腹部MRI

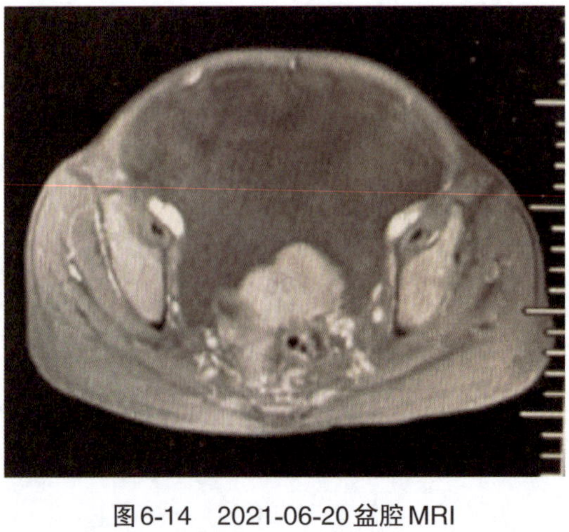

图6-14　2021-06-20盆腔MRI

【本阶段小结】

本例患者为HER-2阳性晚期乳腺癌患者，肝、肺、骨和盆腔广泛转移且伴椎体病理性骨折，既往行曲妥珠单抗＋化疗、吡咯替尼＋化疗和曲妥珠单抗＋帕妥珠单抗＋化疗进展，可考虑选择行抗体-药物偶联物（antibody-drug conjugate，ADC）、其他TKI或曲妥珠单抗跨线治疗。TH3RESA研究显示，T-DM1较医师选择的方案显著延长既往接受≥2种抗HER-2治疗方案患者的PFS期和总生存（OS）期。本例患者应用T-DM1治疗8个月后病灶缩小。

本例患者的疾病诊疗过程见图6-15。

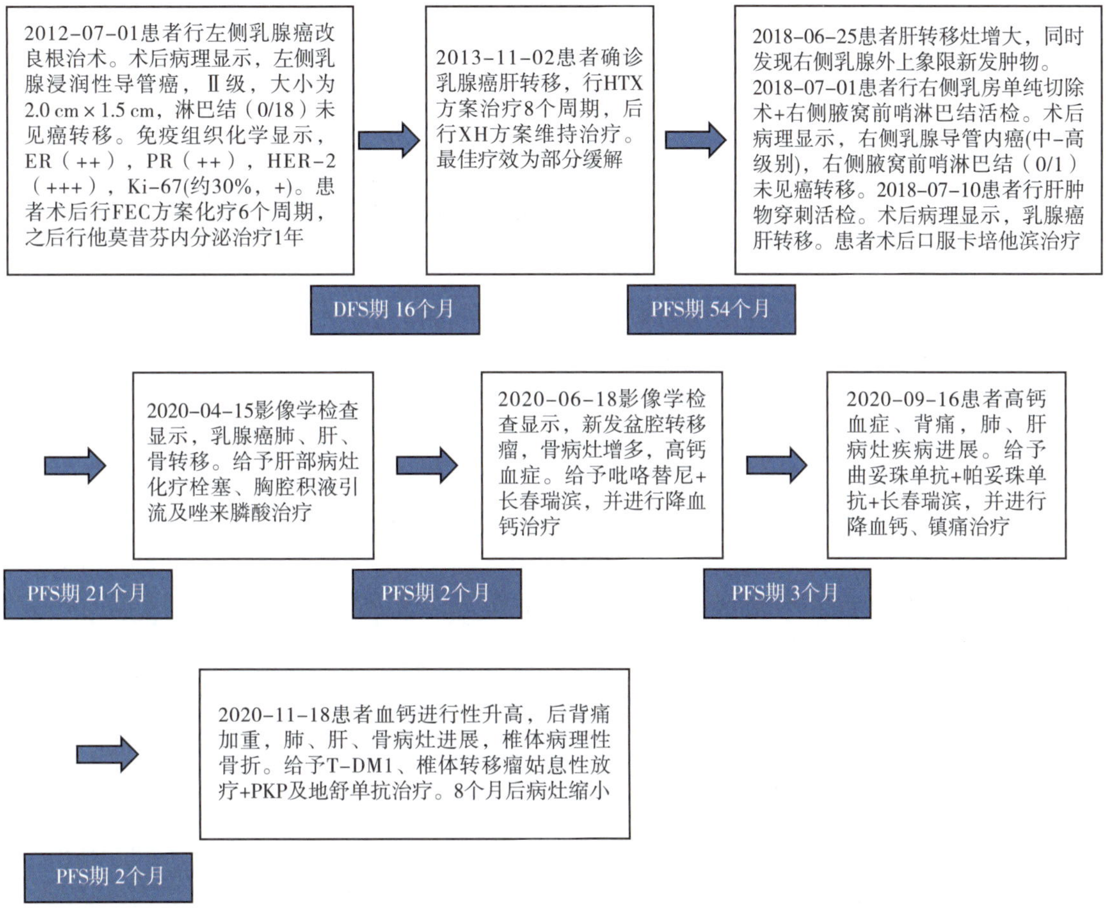

图6-15　本例患者的疾病诊疗过程

注：ER.雌激素受体；PR.孕激素受体；HER-2.人表皮生长因子受体-2；T-DM1.曲妥珠单抗-美坦新偶联物；PKP.经皮椎体后凸成形术；PFS.无进展生存；DFS.无疾病生存。

【专家点评】

HER-2过表达既是乳腺癌预后不良的指标，也是乳腺癌重要的治疗靶点，贯穿着HER-2阳性乳腺癌患者的治疗始终。从局部晚期乳腺癌的新辅助治疗，到术后的辅助治疗，以及复发后的解救治疗，早期全程抗HER-2治疗均具有重要的临床意义。本例患者为年轻的右侧乳腺浸润性导管癌患者（$pT_1N_0M_0$，Ⅰ期），分子分型为HR阳性/HER-2阳性型，临床复发风险属于中风险。术后辅助治疗选择FEC方案化疗序贯他莫昔芬内分泌治疗，推测当时没有选择曲妥珠单抗进行辅助靶向治疗可能与其未纳入国家医保、价格相对昂贵有关。遗憾的是，本例患者化疗停止后12个月、无疾病生存（DFS）期仅16个月就出现疾病进展。该情况再次说明了初始抗HER-2治疗的重要性，抗HER-2治疗可以明显改善HER-2过表达乳腺癌患者的预后。

本例患者出现肝多发转移癌后一线治疗选择TXH方案、维持治疗选择XH方案，至治疗失败时间长达4.5年。对于晚期三阳性乳腺癌患者，全程抗HER-2治疗作为基本共识已被绝大多数医师所接受，但“谁”才是抗HER-2治疗的最佳搭档一直存在争议。国内外相关指南推荐部分不适合化疗或进展缓慢的患者行抗HER-2治疗联合内分泌治疗。临床上，患者的年龄、体力状况评分、是否合并内脏转移、肿瘤进展速度和负荷、再活检ER/PR/HER-2/Ki-67的表达程度和乳腺癌亚型均可能影响医师的选择。目前国际上HER-2阳性晚期乳腺癌的标准一线治疗方案为帕妥珠单抗＋曲妥珠单抗＋多西他赛。帕妥珠单抗已于2018年12月在我国上市，可以考虑给予这部分患者曲妥珠单抗＋帕妥珠单抗联合化疗的方案，以期取得最大的生存获益。本例患者一线治疗采用抗HER-2单靶向治疗联合两药化疗并在部分缓解后维持治疗（CHAT研究中的方案）取得巨大成功，再次确定了抗HER-2治疗的核心地位。

之后本例患者出现对侧乳腺肿物伴肝病灶进展，对侧乳腺和肝病灶的活检病理提示为HR阳性、HER-2阳性、转移性乳腺癌。尽管其手术切除了右侧乳腺病灶，但仍是晚期转移性三阳性乳腺癌，故需要抓住HER-2靶点，选择合适的抗HER-2药物。《中国临床肿瘤学会（CSCO）乳腺癌诊疗指南2018》指出，如果乳腺癌患者在接受以曲妥珠单抗为基础的治疗方案期间复发，临床医师应遵循晚期二线行抗HER-2治疗的原则。遗憾的是，本例患者在二线治疗时选择卡培他滨单药化疗，虽然PFS期长达21个月，但其在应用XH方案过程中出现疾病进展。原则上，此阶段一般需要更换作用机制不同的化疗药物或靶向药物，或选择靶向治疗联合内分泌治疗。

之后本例患者新发肺、骨转移伴肝病灶进展，且一般状况和脏器功能恶化，可选择行曲妥珠单抗＋帕妥珠单抗联合内分泌治疗或抗HER-2的TKI类药物，经济条件允许的患者可选择ADC类药物以期取得最大的生存获益。本例患者的治疗经过证实，多线治疗后换用作用机制不同的抗HER-2药物仍能获得较好的生存获益。

总之，对于HER-2阳性乳腺癌患者，必须明确抗HER-2治疗的持久性，坚持打持久战，同时结合患者的实际情况选择治疗药物和制定治疗策略，最终给患者带来切实的生存获益。

（上海交通大学医学院附属仁济医院　徐迎春）

本例患者为年轻乳腺癌患者，确诊时HR（＋）、HER-2（＋＋＋），辅助治疗中抗HER-2治疗的缺失导致短期内出现复发转移。其复发转移后的治疗受到经济因素限制，虽然没能做到持续抗HER-2治疗，但在间断抗HER-2治疗和化疗序贯中得到了生存获益。其一线、二线和后线用药选择均遵循了循证医学证据，也从治疗中得到了生活质量改善和疾病转归。观察其整个诊治过程，可以学习以下几点。

1.抗HER-2治疗尤其是持续抗HER-2治疗对HER-2阳性乳腺癌患者的重要性　本例患者起病时被诊断为HR（＋）、HER-2（＋＋＋）乳腺癌，因辅助治疗中抗HER-2治疗缺失，短期内出现复发转移。在复发转移的抗HER-2治疗中，本例患者并未行持续的全程抗HER-2治疗，也未能在每线治疗中争取到最长的PFS期获益，是比较遗憾的。其一线、二线和后线治疗分别选择了曲妥珠单抗、吡咯替尼、曲妥珠单抗＋帕妥珠单抗和T-DM1等抗HER-2治疗药物，从各线治疗的PFS期获益上可以看出，其从单抗类药物的治疗中获益更大，这是由个体差异决定的。对于HER-2阳性、转移性乳腺癌，随着DESTINY-Breast03研究结果的公布，DS-8201作为新一代ADC类药物，将成为新的标准二线治疗方案，使晚期HER-2阳性乳腺癌患者取得更好的疾病控制和预后，并成为目前相关指南推荐的优选药物。当然，一些患者可能面临药物可及性和费用等各种问题，但随着相关研究结果的公布和临床应用，HER-2阳性晚期乳腺癌患者的抗HER-2治疗格局将逐渐发生改变，可供选择的药物更多，联合用药方式也多种多样，量体裁衣的个性化治疗也将给这部分患者带来更长的生存获益。

2.乳腺癌患者的定期随访管理助力治疗获益 本例患者在抗肿瘤治疗过程中多次由于就诊不及时，复诊时已然肿瘤负荷重，多项生化指标异常，一旦发生失代偿，则可能因错失治疗机会而导致疾病快速进展。因此，在乳腺癌的全程管理中，加强患者的自我管理意识和提高其随访依从性也是临床医师值得强化和提高的环节。

3.HR（+）/HER–2（+++）乳腺癌患者在信号通路方面可能存在串扰 对于这部分患者，在维持治疗阶段和后线治疗时应兼顾抗HER-2治疗和抗HR（+）通路的双重抑制，从耐药机制角度进行双重阻断，从而达到抗肿瘤目的。结合monarcHER（Ⅱ期）研究的结论，后线采用抗HER-2治疗＋CDK4/6抑制剂＋氟维司群（强化内分泌治疗）也可以带来PFS期获益，降低复发风险和死亡风险。本例患者在使用吡咯替尼＋长春瑞滨方案进展后，保留化疗药物，更换其他抗HER-2治疗，但并未获得更好的获益，这也提示临床医师在判断患者出现治疗耐药时应及时更换其他不同作用机制的治疗方案，以期获得更好的疗效。

4.晚期乳腺癌的全身治疗与局部治疗 晚期乳腺癌患者强调以全身治疗为主，局部治疗旨在减轻局部症状（如骨转移瘤的手术或放疗等）、改善一般状况，以维持全身抗肿瘤治疗的顺利进行。

5.乳腺癌并发症的处理 本例患者后期出现明显的低蛋白血症、高钙血症，这在恶性肿瘤终末期是较为常见的失代偿表现，针对这类患者，除了本身的抗肿瘤治疗和对症治疗之外，应强调全身营养支持治疗，其与抗肿瘤治疗相辅相成，应视为一个整体。

6.年轻乳腺癌患者的生育力保存 流行病学调查的数据显示，年轻乳腺癌的发病率正逐年升高，故年轻乳腺癌患者的生育力保护问题也尤为凸显。自2006年美国临床肿瘤学会（ASCO）和美国生殖医学会（American Society of Reproductive Medicine，ASRM）联合发表肿瘤患者生育力保存指南以来，英国、澳大利亚和日本等国家也先后发表各国肿瘤患者生育力保存指南，旨在通过在肿瘤患者治疗前采取冷冻保存精子、卵母细胞、胚胎和卵巢组织等措施，为肿瘤康复者的生育需求和生殖健康提供保障和希望。尤其对于未育的年轻乳腺癌女性患者来说，生育力保存应在治疗前进行充分评估，在与患者充分沟通的情况下尽早实施生育力保存相关措施。针对早期可治愈的患者，应尽可能减少疾病和相关治疗给患者带来的生育力下降的身心打击。

（湖南省肿瘤医院　田　璨　刘莉萍　欧阳取长）

【指南背景】

1.《中国临床肿瘤学会（CSCO）乳腺癌诊疗指南2020》 HR阳性、HER-2阳性、复发转移性乳腺癌患者优先考虑抗HER-2治疗联合化疗。曲妥珠单抗治疗进展后，推荐这部分患者二线继续行抗HER-2靶向治疗，可考虑吡咯替尼联合其他化疗方案、T-DM1治疗。HER-2靶向治疗联合化疗达到基本稳定的患者在化疗停止后可考虑行HER-2靶向治疗联合内分泌维持治疗。

2.《第5版欧洲肿瘤学院（ESO）–欧洲肿瘤内科学会（ESMO）晚期乳腺癌国际共识指南》（简称“ABC5指南”） 推荐ER阳性、HER-2阳性、复发转移性乳腺癌患者选择化疗联合抗HER-2治疗作为一线治疗方案，有获益的患者在停止化疗后采用内分泌治疗联合抗HER-2治疗作为维持治疗是合理的，尽管该策略尚未在随机试验中得到验证。在基于曲妥珠单抗的一线治疗后，T-DM1在二线治疗（相对于拉帕替尼＋卡培他滨）和其他后线治疗（相对于医师选择的治疗）中提供了优于其他抗HER-2治疗方案的疗效（1A类证据）。对于多线治疗（中位治疗线数为六线）后的患者，DS-8201在一项针对HER-2阳性晚期乳腺癌患者的Ⅱ期临床试验中被证明具有显著疗效（2B类证据）。

（上海交通大学医学院附属仁济医院　徐迎春）

1.美国国家综合癌症网络（NCCN）指南　HER-2阳性晚期乳腺癌的一线治疗推荐方案为曲妥珠单抗联合帕妥珠单抗联合多西他赛或紫杉醇。对于一线治疗失败的患者，优选DS-8201，其他可选择的方案包括T-DM1、图卡替尼＋曲妥珠单抗＋卡培他滨、曲妥珠单抗联合另一种化疗药物、卡培他滨联合曲妥珠单抗或拉帕替尼、曲妥珠单抗联合拉帕替尼、奈拉替尼联合卡培他滨和玛格妥昔单抗（margetuximab）联合化疗等。

2.ABC5指南　HR阳性、HER-2阳性、转移性乳腺癌的一线治疗：在接受≥6个周期紫杉类药物（多西他赛或紫杉醇）＋曲妥珠单抗＋帕妥珠单抗治疗后，行曲妥珠单抗＋帕妥珠单抗＋内分泌维持治疗直至疾病进展。二线治疗：若为非活动性脑转移（无脑转移或稳定性脑转移）患者，优选DS-8201或图卡替尼＋卡培他滨＋曲妥珠单抗治疗。三线治疗：若为非活动性脑转移（无脑转移或稳定性脑转移）患者，优选图卡替尼＋卡培他滨＋曲妥珠单抗或DS-8201或T-DM1，其他可选择的方案有拉帕替尼＋曲妥珠单抗、曲妥珠单抗＋化疗、玛格妥昔单抗＋化疗和奈拉替尼＋化疗。

3.《中国晚期乳腺癌规范诊疗指南（2020版）》　对于HER-2阳性晚期乳腺癌，除非患者存在禁忌证，否则都应尽早开始抗HER-2治疗。抗HER-2治疗联合芳香化酶抑制剂与芳香化酶抑制剂单药相比，可使HR阳性、HER-2晚期乳腺癌患者的PFS期延长。抗HER-2治疗失败的患者，持续抑制HER-2通路可给其带来生存获益，应继续行抗HER-2治疗。

4.《中国临床肿瘤学会（CSCO）乳腺癌诊疗指南2021》　目前国际上HER-2阳性晚期乳腺癌患者的一线治疗推荐方案为曲妥珠单抗＋帕妥珠单抗＋多西他赛；多西他赛（T）＋卡培他滨（X）＋曲妥珠单抗（H）方案（TXH方案）也是1级推荐可选方案之一，对于部分因经济原因拒绝行帕妥珠单抗治疗的患者，可选择TXH方案治疗。曲妥珠单抗治疗失败后的患者可选择吡咯替尼＋卡培他滨、T-DM1、奈拉替尼＋卡培他滨、吡咯替尼单药、TKI＋其他化疗药物和曲妥珠单抗＋其他化疗药物等。HR阳性、HER-2阳性、复发转移性乳腺癌患者应优先考虑行抗HER-2治疗＋化疗，达到疾病稳定的患者在化疗停止后可考虑行HER-2靶向治疗＋内分泌维持治疗。部分患者也可以选择靶向联合“内分泌＋”的治疗策略。

（湖南省肿瘤医院　田　璨　刘莉萍　欧阳取长）

【循证背景】

1.CHAT研究（*n*=222）　该研究入组HER-2阳性、转移性乳腺癌患者，随机分为两组，试验组接受曲妥珠单抗＋多西他赛＋卡培他滨治疗，对照组接受曲妥珠单抗＋多西他赛治疗，主要研究终点为客观缓解率（objective response rate，ORR）。结果显示，两组ORR相仿，试验组和对照组分别为70.5%和72.7%，完全缓解率分别为23.2%和16.4%；试验组的中位PFS期较对照组延长（17.9个月 *vs.* 12.8个月，*P*=0.045）；试验组和对照组的中位疾病进展时间（time to progression，TTP）分别为18.2个月和13.8个月（*P*=0.04）。因此认为，对于HER-2阳性、转移性或局部晚期乳腺癌患者，在标准曲妥珠单抗＋多西他赛方案的基础上联合卡培他滨能显著延长PFS期。

2. PHENIX研究（*n*=350）　这是一项在中国开展的多中心Ⅲ期临床试验，入组既往接受过曲妥珠单抗治疗的患者，按2∶1的比例随机分配至吡咯替尼＋卡培他滨治疗组和安慰剂＋卡培他滨治疗组，主要研究终点为PFS期。结果显示，吡咯替尼相对于安慰剂可以显著延长这部分患者的中位PFS期（11.1个月 *vs.* 4.1个月，*HR* 0.18，*P*＜0.001）。

3. EMILIA研究（*n*=991） 该研究将既往接受过曲妥珠单抗联合一种紫杉类药物治疗的HER-2阳性晚期乳腺癌患者随机分为两组，分别接受T-DM1和拉帕替尼＋卡培他滨治疗。结果显示，在二线治疗中，T-DM1组对比拉帕替尼＋卡培他滨组可显著延长中位PFS期（9.6个月 *vs.* 6.4个月，*HR* 0.65，$P<0.001$）；二次中期分析显示，两组的中位OS期分别为30.9个月和25.1个月（*HR*=0.682，$P<0.001$）。

4. DESTINY-Breast01研究（*n*=184） 这是一项开放标签、单组、多中心的Ⅱ期临床试验，旨在评估DS-8201在经T-DM1治疗后病理确认的HER-2阳性、转移性乳腺癌患者中的疗效和安全性。这些患者全部接受过曲妥珠单抗和T-DM1治疗，65.8%接受过帕妥珠单抗治疗，99.5%接受过全身系统治疗，针对晚期疾病的中位治疗线数为六线。其中，112例（60.9%）患者达到客观缓解，中位PFS期为16.4个月，中位OS期尚未达到。

（上海交通大学医学院附属仁济医院　徐迎春）

1.CLEOPATRA研究（*n*=808） 该研究纳入808例HER-2阳性晚期乳腺癌患者，按1∶1的比例随机分为两组，分别接受帕妥珠单抗＋曲妥珠单抗＋多西他赛（双靶向治疗组）和曲妥珠单抗＋多西他赛＋安慰剂（单靶向治疗组）治疗。结果显示，双靶向治疗组的中位OS期为57.1个月，单靶向治疗组为40.8个月（*HR* 0.69，95%*CI* 0.58～0.82，$P<0.001$）；双靶向治疗组的8年OS率达37%，单靶向治疗组仅为23%。该研究首次证明在曲妥珠单抗联合化疗的基础上增加帕妥珠单抗可以改善HER-2阳性晚期乳腺癌患者的PFS期和OS期，且能保持长期安全性和心脏安全性。国内外相关指南目前均推荐帕妥珠单抗＋曲妥珠单抗＋化疗方案作为HER-2阳性晚期乳腺癌患者的标准一线治疗方案。

2.PHOEBE研究（*n*=266） 该研究纳入既往接受或未接受过曲妥珠单抗治疗的HER-2阳性晚期乳腺癌患者，且既往接受过≤二线解救化疗；入组患者按1∶1的比例随机分配至吡咯替尼＋卡培他滨组和拉帕替尼＋卡培他滨组；主要研究终点为盲态独立中心评估的PFS期。预设的中期分析显示，吡咯替尼＋卡培他滨组和拉帕替尼＋卡培他滨组盲态独立中心评估的中位PFS期分别为12.5个月和6.8个月（*HR* 0.39，$P<0.0001$）；由研究者评估的中位PFS期分别为11.0个月和5.6个月（*HR* 0.42，$P<0.0001$）。亚组分析的结果显示，在各亚组中，接受吡咯替尼治疗均可以使患者的PFS期获益。

3.TH3RESA研究（*n*=602） 该研究纳入既往在≥2种抗HER-2靶向治疗过程中出现疾病进展、接受过紫杉类药物治疗且在曲妥珠单抗和拉帕替尼解救治疗过程中出现疾病进展的HER-2阳性晚期乳腺癌患者，以2∶1的比例随机接受T-DM1和医师选择的治疗方案（80%为含曲妥珠单抗方案）治疗。结果显示，T-DM1组和医师选择治疗方案组患者的中位PFS期分别为6.2个月和3.3个月（*HR* 0.528，$P<0.0001$），疾病进展或死亡风险降低47.2%；中位OS期分别为22.7个月和15.8个月（*HR* 0.68，$P<0.0007$），死亡风险降低32%。对于基线有可测量病灶的患者，T-DM1组的ORR明显高于医师选择治疗方案组（31% *vs.* 9%，$P<0.0001$）。因此认为，T-DM1可作为既往在≥2种抗HER-2靶向治疗方案后出现进展的HER-2阳性晚期乳腺癌患者的治疗选择。

4.Destiny-Breast03研究（*n*=524） 该研究为全球首项在HER-2阳性晚期乳腺癌二线治疗中与T-DM1进行头对头比较并获得具有显著临床意义阳性结果的全球多中心Ⅲ期临床试验。该研究纳入既往接受过曲妥珠单抗和紫杉类药物治疗的HER-2阳性不可切除和/或转移性乳腺癌患者，按1∶1的比例随机分入DS-8201（5.4 mg/kg，每3周1次）组和T-DM1（3.6 mg/kg，每3周1次）组；主要研究终点为盲态独立中心评估的PFS期，次要终点包括研究者评估的PFS期、OS期、ORR、缓解持续时间和安全性等。结果显示，中位随访15个月时，DS-8201组的中位PFS期仍未达到，50%

以上的患者还没有复发；而T-DM1组的中位PFS期为6.8个月，两组间PFS期具有高度显著的统计学差异且具有显著临床意义的改善；DS-8201相比于T-DM1降低疾病复发或死亡风险达72%（*HR* 0.284，95%*CI* 0.2165～0.3727），大幅度革新了HER-2阳性晚期乳腺癌的二线治疗现状。在关键次要终点OS方面，DS-8201组和T-DM1组12个月的预估OS率分别为94.1%和85.9%（*HR* 0.56，95%*CI* 0.36～0.86，*P*=0.007 172），尽管事件数很少，但已显示出明显的OS改善趋势。DS-8201组的ORR接近80%，绝大部分患者都可以获得肿瘤缓解，且有16.1%的患者达到完全缓解，即影像学检查未发现肿瘤病灶；而T-DM1组的ORR与既往数据相似，仅为34%，其中8.7%的患者获得完全缓解。亚组分析显示，无论HR状态、既往是否接受过帕妥珠单抗治疗、内脏转移与否、既往治疗线数和是否发生脑转移，DS-8201组均具有一致的PFS显著获益。

5.monarcHER研究（*n*=237） 该研究是一项多中心、Ⅱ期、三臂、开放的临床试验，A组（*n*=79）接受阿贝西利＋曲妥珠单抗＋氟维司群治疗，B组（*n*=79）接受阿贝西利＋曲妥珠单抗治疗，C组（*n*=79例）接受标准化疗＋曲妥珠单抗治疗。经过19个月的中位随访，结果显示，A组较C组中位PFS期延长2.6个月（8.3个月 *vs.* 5.7个月，*HR* 0.67，*P*=0.051），B组和C组的中位PFS期相同（5.7个月 *vs.* 5.7个月，*HR* 0.94，*P*=0.77）。该研究表明，在HR阳性、HER-2阳性、转移性乳腺癌患者中，阿贝西利＋曲妥珠单抗＋氟维司群与标准化疗＋曲妥珠单抗相比，PFS期显著延长，疾病进展风险或死亡风险降低，患者耐受性较好，可作为这部分患者的替代治疗选择。

（湖南省肿瘤医院　田　璨　刘莉萍　欧阳取长）

【核心体会】

持续抑制HER-2通路可给乳腺癌患者带来生存获益，抗HER-2治疗失败后，乳腺癌患者应继续行抗HER-2治疗。

（上海交通大学医学院附属仁济医院　徐迎春）

应尽早给予HER-2阳性乳腺癌患者足剂量、足周期抗HER-2治疗。复发转移性乳腺癌患者的抗HER-2治疗应持续、不间断，并定期进行疗效评估，根据疗效评估结果及时更换治疗策略，并根据患者的疾病特点，结合既往用药反应，合理“排兵布阵”，改善其生活质量并延长OS期。

（湖南省肿瘤医院　田　璨　刘莉萍　欧阳取长）

参 考 文 献

[1] WARDLEY AM，PIVOT X，MORALES-VASQUEZ F，et al. Randomized phase Ⅱ trial of first-line trastuzumab plus docetaxel and capecitabine compared with trastuzumab plus docetaxel in HER2-positive metastatic breast cancer [J]. J Clin Oncol，2010，28（6）：976-983.

[2] KROP IE，KIM S-B，GONZÁLEZ-MARTÍN A，et al. Trastuzumab emtansine versus treatment of physician's choice for pretreated HER2-positive advanced breast cancer（TH3RESA）：a randomised，open-label，phase 3 trial [J]. Lancet Oncol，2014，15（7）：689-699.

[3] KROP IE，KIM S-B，MARTIN AG，et al. Trastuzumab emtansine versus treatment of physician's choice in patients with previously treated HER2-positive metastatic breast cancer（TH3RESA）：final overall survival results from a randomised open-label phase 3 trial [J]. Lancet Oncol，2017，18（6）：743-754.

[4] 中国临床肿瘤学会指南工作委员会. 中国临床肿瘤学会（CSCO）乳腺癌诊疗指南2020 [M]. 北京：人民卫生出版社，2020.

[5] CARDOSO F，PALUCH-SHIMON S，SENKUS E，et al. 5th ESO-ESMO international consensus guidelines for advanced breast cancer（ABC 5）[J]. Ann Oncol，2020，31（12）：1623-1649.

[6] JIANG Z，YAN M，HU X，et al. Pyrotinib combined with capecitabine in women with HER2＋ metastatic breast cancer previously treated with trastuzumab and taxanes：a randomized phase III study [J] . Journal of Clinical Oncology，2019，37 (15 suppl)：1001.

[7] DIÉRAS V，MILES D，VERMA S，et al. Trastuzumab emtansine versus capecitabine plus lapatinib in patients with previously treated HER2-positive advanced breast cancer (EMILIA)：a descriptive analysis of final overall survival results from a randomised，open-label，phase 3 trial [J] . The Lancet Oncology，2017，18 (6)：732-742.

[8] MODI S，SAURA C，YAMASHITA T，et al. Trastuzumab deruxtecan in previously treated HER2-positive breast cancer [J] . New England Journal of Medicine，2020，382 (7)：610-621.

[9] 梁晓燕，李晶洁. 生育力保存中国专家共识中华医学会生殖医学分会 [J] . 生殖医学杂志，2021，30 (09)：1129-1134.

[10] 国家肿瘤质控中心乳腺癌专家委员会，中国抗癌协会乳腺癌专业委员会，中国抗癌协会肿瘤药物临床研究专业委员会. 中国晚期乳腺癌规范诊疗指南 (2020版) [J] . 中华肿瘤杂志，2020，42 (10)：781-797.

[11] 中国临床肿瘤学会指南工作委员会组织编写. 中国临床肿瘤学会 (CSCO) 乳腺癌诊疗指南2021 [M] . 北京：人民卫生出版社，2021.

[12] BASELGA J，CORTÉS J，KIM SB，et al. Pertuzumab plus trastuzumab plus docetaxel for metastatic breast cancer [J] . N Engl J Med，2012，366 (2)：109-119.

[13] XU B，YAN M，MA F，et al. Pyrotinib plus capecitabine versus lapatinib plus capecitabine for the treatment of HER2-positive metastatic breast cancer (PHOEBE)：a multicentre，open-label，randomised，controlled，phase 3 trial [J] . Lancet Oncol，2021，22 (3)：351-360.

[14] CORTÉS J，KIM S，CHUNG W，et al. LBA1 Trastuzumab deruxtecan (T-DXd) vs trastuzumab emtansine (T-DM1) in patients (Pts) with HER2＋ metastatic breast cancer (MBC)：results of the randomized phase III DESTINY-Breast03 study [J] . Annals of Oncology，2021，32：S1287-S1288.

[15] TOLANEY SM，WARDLEY AM，ZAMBELLI S，et al. Abemaciclib plus trastuzumab with or without fulvestrant versus trastuzumab plus standard-of-care chemotherapy in women with hormone receptor-positive，HER2-positive advanced breast cancer (monarcHER)：a randomised，open-label，phase 2 trial [J] . Lancet Oncol，2020，21 (6)：763-775.

病例7　首诊Ⅳ期男性乳腺癌1例

胡尔维　李志华*

南昌市第三医院

【关键词】

男性乳腺癌；晚期；内分泌治疗

【病史及治疗】

➢ 患者，男性，67岁。

➢ 2019-04患者因"右侧乳腺肿物1年"就诊于南昌市第三医院。查体发现，右侧乳腺中央可触及一大小为4.0 cm×3.0 cm的肿物，质硬，活动度差，边界欠清晰，较固定，无压痛；右侧腋窝可触及一最大径约1.5 cm的肿大淋巴结，左侧腋窝未触及肿大淋巴结；双侧锁骨上、下均未触及肿大淋巴结。

➢ 2019-04乳腺B型超声（简称"B超"）显示，右侧乳腺中央见一低回声结节，大小为3.5 cm×3.0 cm，边界欠清晰，其内见多个细小钙化灶，血流信号Ⅱ级，右侧乳腺癌可能性大［乳腺影像报告和数据系统（BI-RADS）5级］；右侧腋窝见多个低回声结节，较大者大小为0.9 cm×0.7 cm，血流信号稍丰富，乳腺癌转移可能性大。

➢ 2019-04乳腺钼靶显示，右侧乳腺癌可能性大（BI-RADS 4C级）。

➢ 2019-04胸部、上腹部计算机体层成像（CT）显示，右侧乳腺肿物；双肺弥漫性分布多个小结节和粟粒灶，考虑为右侧乳腺恶性占位，且肺内广泛转移；右侧腋窝、纵隔淋巴结显影；胆总管内密度异常合并肝内胆管扩张，炎性病变可能性大；左侧肾上腺区髓样脂肪瘤可能性大。

➢ 2019-04全身骨显像显示，左侧髋臼骨代谢活跃；右侧锁骨局部骨代谢活跃；左侧第6前肋局部骨代谢活跃；胸12椎体右侧见点状稍浓聚灶。

➢ 2019-04颅脑CT显示，脑白质变性，老年脑改变。

➢ 2019-04心电图显示，异位心律，心房颤动。

➢ 2019-04肿瘤标志物显示，癌胚抗原（CEA）4.23 μg/L，糖类抗原19-9（CA19-9）75.16 U/ml，癌抗原12-5（CA12-5）24 U/ml。

➢ 2019-04患者于彩色多普勒超声引导下行右侧乳腺肿物和右侧腋窝淋巴结穿刺活检。术后病理显示，右侧乳腺浸润性癌，右侧腋窝淋巴结转移性低分化癌。免疫组织化学显示，雌激素受体（ER）（100%，＋），孕激素受体（PR）（100%，＋），人表皮生长因子受体-2（HER-2）（＋），Ki-67（60%，＋）。患者因全身状况差和心脏疾病拒绝行全身化疗，故给予内分泌治疗［促黄体激素释放激素类似物（luteinizing hormone releasing hormone analogue，LHRHa）（戈舍瑞林）＋非甾

*通信作者，邮箱：lizhihua005@sina.com

体芳香化酶抑制剂（阿那曲唑）]。

【本阶段小结】

男性乳腺癌患者在整体乳腺癌患者中占比＜1%。目前，大多数乳腺癌患者确诊时临床分期相对较晚。据统计，男性乳腺癌患者的整体预后较女性乳腺癌患者差。早期乳腺癌患者的治疗以手术为主，由于辅助治疗缺乏循证医学证据支持，故目前各大指南对男性乳腺癌患者的治疗尚无统一界定，主要借鉴女性乳腺癌患者的治疗方案及一些回顾性研究和病例报告。

本例患者年龄较大，就诊时已为晚期，加之患有心脏疾病，无法承受麻醉风险，手术治疗已不再是首选，故给予穿刺活检，明确病理诊断和免疫组织化学。其病理显示，右侧乳腺浸润性癌，右侧腋窝淋巴结转移性低分化癌。免疫组织化学显示，ER（100%，＋），PR（100%，＋），HER-2（＋），Ki-67（60%，＋）。2019年美国临床肿瘤学会（ASCO）指南指出，对于激素受体（HR）阳性、HER-2阴性晚期或转移性乳腺癌患者，除非出现内脏危象或病情快速恶化，内分泌治疗应作为一线治疗，可使用他莫昔芬、LHRHa联合芳香化酶抑制剂或氟维司群。TEXT研究和SOFT研究是绝经前HR阳性乳腺癌患者应用芳香化酶抑制剂联合LHRHa进行辅助内分泌治疗的经典试验，且均为优效性设计的前瞻性Ⅲ期随机临床试验。这两项研究联合分析的结果显示，芳香化酶抑制剂联合LHRHa可以改善绝经前HR阳性乳腺癌患者的预后。因此，参照女性乳腺癌患者的治疗，考虑本例患者一般状态较差，可能无法耐受他莫昔芬的不良反应，故内分泌治疗给予LHRHa＋阿那曲唑。

【病史及治疗续一】

➢ 2019-07胸部、上腹部增强CT显示，右侧乳腺肿物，右侧腋窝、纵隔淋巴结较2019-04胸部CT所见明显缩小；双肺多发转移灶较2019-04胸部CT所见明显好转，现大部分未见明显显示；胆总管内密度异常合并肝内胆管扩张同2019-04上腹部CT所见；左侧肾上腺区髓样脂肪瘤可能性大。

➢ 2019-07乳腺B超显示，右侧乳头外上象限至中央区可见一大小为2.7 cm×1.4 cm的低回声团块（BI-RADS 5级），边界欠清晰，其内见多个细小钙化灶，血流信号丰富；右侧腋窝见多个低回声结节，较大者大小为0.8 cm×0.5 cm，血流信号稍丰富。

➢ 2019-07肿瘤标志物显示，CEA 1.9 μg/L，CA19-9 17.71 U/ml，CA12-5 8.2 U/ml。

【本阶段小结】

考虑本例患者行LHRHa＋阿那曲唑治疗效果显著，肺转移灶基本消失，局部乳腺病灶明显缩小，骨转移灶也未出现进展，故继续维持目前的治疗方案。

【病史及治疗续二】

➢ 2021-04患者因“右侧乳腺肿物增大6个月”再次就诊。查体发现，右侧乳腺中央可触及一大小为3.0 cm×3.0 cm的肿物，质硬，活动度差，边界欠清晰，较固定，无压痛；双侧腋窝未触及肿大淋巴结；双侧锁骨上、下未触及肿大淋巴结。

➢ 2021-04乳腺B超显示，右侧乳腺可见一大小为3.0 cm×2.2 cm×2.1 cm的低回声团块（BI-RADS 4C级），边界欠清晰，其内未见钙化灶，左侧乳腺未见占位。

➢ 2021-04颅脑CT显示，脑白质变性，老年脑改变；右侧上颌窦黏膜下囊肿。

➢ 2021-04胸部、上腹部CT显示，右侧乳腺肿物；双肺弥漫性分布多个小结节和粟粒灶，未见明显显示；右侧腋窝、纵隔淋巴结较2019-07胸部增强CT所见缩小；胆总管内密度异常合并肝内胆管扩张同2019-07上腹部增强CT所见；左侧肾上腺区髓样脂肪瘤可能性大；多发胸椎及其附件、肋骨异常密度影，不排除可能为骨转移。

➢ 2021-04肿瘤标志物显示，CEA 16.49 μg/L，CA19-9 634.01 U/ml，CA12-5 65.3 U/ml。

➢ 2021-04将内分泌治疗方案调整为细胞周期蛋白依赖性激酶4/6（CDK4/6）抑制剂（哌柏西利）＋LHRHa（戈舍瑞林）＋甾体芳香化酶抑制剂（依西美坦）。

【本阶段小结】

PALOMA-1研究和PALOMA-2研究表明，与单独接受来曲唑治疗相比，HR阳性乳腺癌患者接受哌柏西利＋来曲唑可以明显延长无进展生存（PFS）期。PALOMA-3研究表明，哌柏西利＋氟维司群较氟维司群单药延长了患者的PFS期并保持良好的生活质量。参照《中国临床肿瘤学会（CSCO）乳腺癌诊疗指南2020》，晚期乳腺癌适合行内分泌治疗的人群包括：①原发灶或复发转移灶HR阳性。②肿瘤进展缓慢。③既往内分泌治疗获益，包括术后辅助治疗足周期结束后进展，或辅助治疗中无疾病生存（DFS）期长（如2年以上），以及复发转移后内分泌治疗曾获益。④已有数据显示，内分泌治疗联合靶向治疗的疾病控制率和PFS期并不亚于化疗，故专家认为，对于一些肿瘤负荷较大的乳腺癌患者（如伴有内脏转移），内分泌治疗联合靶向治疗［如CDK4/6抑制剂、组蛋白去乙酰化酶（HDAC）抑制剂］也可作为治疗选择。复发转移性乳腺癌患者一线选择内分泌治疗时，需要考虑辅助治疗方案、无疾病间期和复发转移的疾病负荷。晚期HR阳性女性乳腺癌患者若使用他莫昔芬治疗失败，可选芳香化酶抑制剂＋CDK4/6抑制剂、芳香化酶抑制剂＋HDAC抑制剂和氟维司群＋CDK4/6抑制剂治疗（绝经前女性患者需联合LHRHa）。

本例患者一线内分泌治疗2年后出现疾病进展，全身状况仍无法承受姑息性手术，参照相关指南和临床研究，更换内分泌治疗方案，选择CDK4/6抑制剂＋LHRHa＋甾体芳香化酶抑制剂方案治疗。

【病史及治疗续三】

➢ 2021-05患者行哌柏西利＋戈舍瑞林＋依西美坦治疗1个周期后，胸部、上腹部CT显示，右侧乳腺肿物较2021-04胸部CT所见稍增大；双肺弥漫性分布多个小结节和粟粒灶，未见明显显示；右侧腋窝淋巴结较2021-04胸部CT所见缩小，纵隔淋巴结同2021-04胸部CT所见；冠状动脉血管钙化；胸椎及其附件、肋骨多发异常密度影，不排除可能为骨转移。

➢ 2021-05乳腺B超显示，右侧乳腺可见一大小为4.2 cm×2.4 cm×1. 8 cm的低回声团块，边缘回声不光整且可见小分叶，其内回声分布不均匀，后方回声稍增强，其内未见钙化灶，血流信号丰富，考虑为乳腺癌治疗后改变（BI-RADS 6级）；右侧腋窝可见偏心靶环状淋巴结，部分皮质偏厚，其内可见少量血流信号，左侧腋窝未见明显异常肿大淋巴结；双侧锁骨上、下未见明显异常肿大淋巴结。

➢ 2021-05腹部彩色多普勒超声显示，肝内可见多个低回声结节，较大者大小为2.6 cm×2. 1 cm，考虑为乳腺癌肝转移；脾未见明显异常；腹部胀气明显，胰腺显示欠理想。患者拒绝行肝病灶穿刺活检，更改内分泌治疗方案为依西美坦＋西达本胺＋戈舍瑞林。

【本阶段小结】

本例患者在行晚期解救治疗的过程中出现疾病进展，肝出现明显的转移灶，骨转移灶较前增多，局部乳腺病灶增大。

《中国临床肿瘤学会（CSCO）乳腺癌诊疗指南2021》指出，对于行非甾体芳香化酶抑制剂治疗失败的患者，可选方案还有甾体芳香化酶抑制剂＋西达本胺、氟维司群＋阿贝西利和氟维司群＋哌柏西利。MONARCH2研究中约有70%的患者经芳香化酶抑制剂治疗进展，结果发现，CDK4/6抑制剂（阿贝西利）联合氟维司群较氟维司群单药明显延长PFS期。MONARCH plus研究纳入绝经后HR阳性、HER-2阴性晚期乳腺癌患者，结果发现，阿贝西利无论是联合非甾体芳香化酶抑制剂还是联合氟维司群，均可显著改善PFS期和客观缓解率（ORR）。基于此，我国国家药品监督管理局批准阿贝西利联合芳香化酶抑制剂作为绝经后乳腺癌患者的初始内分泌治疗，同时批准阿贝西利联合氟维司群用于既往内分泌治疗后进展的患者。将相关治疗方案告知后，本例患者选择行依西美坦＋西达本胺＋戈舍瑞林方案治疗。目前，本例患者仍在随访中。

【专家点评】

男性乳腺癌患者较为罕见，仅占所有乳腺癌患者的1%以下。很少有临床试验专门在男性乳腺癌患者中进行，故其治疗策略通常参考女性乳腺癌患者的临床研究，但内分泌治疗药物应用于两者却不尽相同。一般来说，他莫昔芬在男性乳腺癌患者的治疗中起重要作用，而在这部分人群应用芳香化酶抑制剂时，美国国家综合癌症网络（NCCN）指南推荐同时使用促性腺激素释放激素类似物（gonadotropin-releasing hormone analogue，GnRHa）。虽然氟维司群单药在男性乳腺癌患者中有和女性患者相似的疗效，但目前CDK4/6抑制剂联合芳香化酶抑制剂或氟维司群、哺乳动物雷帕霉素靶蛋白（mTOR）抑制剂和磷脂酰肌醇3激酶催化亚基α（PIK3CA）抑制剂都没有在男性乳腺癌患者中应用的证据。

2019-04-04美国食品药品监督管理局（Food and Drug Administration，FDA）批准了哌柏西利的补充申请，将HR阳性、HER-2阴性晚期或转移性乳腺癌和哌柏西利联合芳香化酶抑制剂或氟维司群的批准适应证扩大到男性，主要的支持来自PALOMA-2研究和PALOMA-3研究的结果及真实世界研究，而数据主要来自患者的电子健康记录、保险索赔数据、哌柏西利全球安全数据库和哌柏西利用于其他实体瘤的研究。一项基于3个独立、回顾性、观察性真实世界数据集的研究分析了美国转移性乳腺癌男性患者使用哌柏西利的情况，37例患者接受哌柏西利联合内分泌治疗，214例患者仅接受单药内分泌治疗。结果显示，一线联合使用哌柏西利患者的中位治疗持续时间为8.5个月，使用单药内分泌治疗的患者为4.3个月。在行二线治疗的男性患者中，哌柏西利联合氟维司群组的中位治疗持续时间为2.7个月，而单药氟维司群组仅为1个月。从数据上看，即使收集了大量真实世界病例，但最终能纳入分析的男性患者数还是十分有限的，且男性患者从CDK4/6抑制剂中得到的获益也并不如该药在女性患者中显著。然而，这项回顾性研究所观察的患者在入组时就是不平衡的，哌柏西利联合内分泌治疗组患者的病情更重且多为难治性患者。此外，通过临床开发、药物作用机制等科学依据，预期该药在男性和女性患者中的有效性没有差异。基于这些推断，美国FDA最终结合来自女性患者的大型随机研究结果才批准了哌柏西利在男性患者中的应用。

除了哌柏西利，另一个CDK4/6抑制剂阿贝西利在其针对早期高危乳腺癌患者的monarchE研究中允许纳入男性乳腺癌患者，共有36例男性患者分别接受了阿贝西利联合内分泌治疗（21例）和单药内分泌治疗（15例）。结果显示，在男性患者中观察到的安全性特征与总体人群中观察到的安全性特征基本一致，其中最常见的不良反应为腹泻、疲劳和中性粒细胞减少症。

有些个案报道显示，在多线内分泌治疗后CDK4/6抑制剂仍能在晚期男性乳腺癌患者中具有疗效。从临床研究的角度出发，研究者们希望有更多类似患者的数据积累，以利于开展中国男性乳腺癌患者的真实世界研究。同时，研究者们也可以关注POLARIS研究（真实世界研究）的结果，其同时纳入了晚期男性乳腺癌患者，在多线治疗和不同亚组患者中观察哌柏西利的疗效及不良反应。

（上海交通大学医学院附属仁济医院　周力恒）

男性乳腺癌患者临床少见，其在我国的发病率约0.4/10万，因发病率低，故既往临床研究极少纳入男性乳腺癌患者，前瞻性数据有限，临床治疗主要参照女性乳腺癌患者。2019年，美国FDA批准了鼓励男性乳腺癌患者纳入临床试验的建议草案，使得更多的男性乳腺癌患者有加入临床试验的机会。2020年，ASCO基于26项描述性和回顾性研究发布了关于男性乳腺癌患者的治疗建议。2021年美国NCCN指南（第1版）也加入了男性乳腺癌患者的内容。这些都意味着男性乳腺癌患者的治疗随着相关临床数据的积累更加有据可循。因为男性乳腺癌患者的基因突变率较高，包括*BRCA*1、*BRCA*2、*CHEK*2和*PALB*2等基因突变，故建议在男性乳腺癌患者就诊时给予相关基因检测。

HR阳性晚期男性乳腺癌一线治疗首选内分泌治疗，除非患者存在内脏危象，可选方案包括他莫昔芬、GnRHa联合芳香化酶抑制剂或氟维司群。既往一项氟维司群研究显示，在23例男性转移性乳腺癌患者中，氟维司群作为一线治疗或二线治疗占40%，三线或以后占60%；内脏转移患者占79%；部分缓解为26.1%，疾病稳定为47.8%；中位PFS期为5个月。2019-04美国FDA基于真实世界数据批准了哌柏西利联合芳香化酶抑制剂或氟维司群用于男性HR阳性、HER-2阴性、转移性乳腺癌患者，故CDK4/6抑制剂联合芳香化酶抑制剂或氟维司群方案也是可选的。

本例患者初诊Ⅳ期，发生右侧乳腺癌肺、淋巴结和多处骨转移，右侧乳腺病灶、腋窝淋巴结穿刺活检病理和免疫组织化学结果为HR（＋）、HER-2（－）。其一线应用戈舍瑞林和阿那曲唑治疗是合理的，疗效评估为部分缓解，获得了较长时间的疾病稳定，PFS期为2年。

本例患者2021-04出现右侧乳腺病灶增大，并出现骨转移，疾病进展。对于一线芳香化酶抑制剂治疗后进展的晚期乳腺癌患者，氟维司群联合CDK4/6抑制剂是首选。根据美国NCCN指南、《中国临床肿瘤学会（CSCO）乳腺癌诊疗指南2021》和《第6版欧洲肿瘤学院（ESO）-欧洲肿瘤内科学会（ESMO）晚期乳腺癌国际共识指南》（简称“ABC6指南”），转移性乳腺癌患者的二次活检和ER、PR、HER-2等生物标志物的再次评估十分重要，可以指导后续治疗。本例患者未行穿刺活检，二线给予CDK4/6抑制剂联合甾体芳香化酶抑制剂和戈舍瑞林治疗，1个周期后进展，出现右侧乳腺病灶持续增大，新发肝转移，但腋窝淋巴结缩小，考虑为肿瘤异质性所致疗效不一致，应行右侧乳腺和肝病灶活检以明确耐药原因。遗憾的是，本例患者再次拒绝行穿刺活检，后续三线进行了西达本胺联合依西美坦和戈舍瑞林治疗。

对于CDK4/6抑制剂治疗后进展的男性乳腺癌患者，根据美国NCCN指南和《中国临床肿瘤学会（CSCO）乳腺癌诊疗指南2022》，参照女性乳腺癌患者的治疗，可以行西达本胺或mTOR抑制剂联合内分泌治疗，或根据基因检测明确是否存在*PIK*3*CA*基因突变或*BRCA*基因突变，给予阿培利司（alpelisib）或多腺苷二磷酸核糖聚合酶［poly（ADP-ribose）polymerase，PARP］抑制剂治疗。SOLAR-1研究和BYLieve研究提示，对于既往行CDK4/6抑制剂治疗进展的患者，在*PIK*3*CA*基因突变的情况下应用阿培利司联合内分泌治疗，中位PFS期为5.5～7.3个月，但阿培利司目前国内不可及。国内开展了西达本胺的多中心、前瞻性、非随机、开放性的真实世界研究，截至2021-03，共收集505例患者，入组患者中有121例既往使用CDK4/6抑制剂，这部分患者使用西达本胺联合内分泌治疗的中位PFS期为5.1个月，6个月PFS率为45%，证明西达本胺联合内分泌治疗的选择是合理的，若患者对芳香化酶抑制剂耐药，应将内分泌治疗更换为不同作用机制的药物，如选择性雌激素受体调节剂（selective estrogen receptor modulator，SERM）、选择性雌激素受体下调剂（selective estrogen receptor degrader，SERD）。而美国一项给予哌柏西利治疗进展后使用依维莫司的真实世界回顾性研究显示，41例既往接受过CDK4/6抑制剂治疗患者的中位PFS期为4.2个月，提示依维莫司也是可选的。而在*BRCA*基因胚系突变、HER-2阴性晚期乳腺癌患者中应用PARP抑制剂的两项Ⅲ期临床试验（OlympiAD研究和EMBRACA研究）的结果均显示，PARP抑制剂组与医师选择的化疗组相比，显著改善了患者的PFS期，但均无显著的OS期获益，故可在后续的治疗中酌情使用

PARP抑制剂。

关于三线之后的治疗，可以选择既往没有使用过的内分泌治疗药物，如氟维司群、他莫昔芬和托瑞米芬，在此基础上可联合依维莫司。由于本例患者HER-2低表达，后续也可选择针对HER-2的抗体-药物偶联物（ADC），如T-DXd和RC48；若患者存在*BRCA*基因胚系致病突变，也可考虑使用PARP抑制剂，但选择这些药物时要注意可及性和超适应证用药的问题。本例患者肺、肝和骨等多发转移，肿瘤负荷较大，为快速缓解肿瘤负荷也可以考虑化疗，但其还存在心房颤动病史，化疗药物需要充分权衡利弊后慎重选择。另外，本例患者也可入组合适的临床试验。

（辽宁省肿瘤医院　孙　涛）

【指南背景】

1.ASCO指南　*HER*-2、*PD*-1、*PIK*3*CA*和*gBRCA*基因突变介导的靶向治疗用于男性晚期或转移性乳腺癌患者时，其适应证和联合方案应类似于女性患者（证据质量：低；推荐强度：中等）。

2.ABC6指南　晚期乳腺癌具有高度时空异质性，患者有可能会出现转移灶和原发灶受体表达不一致的情况。因此，98%的专家赞同患者出现转移灶时至少重新进行一次生物标志物（尤其是ER和HER-2）的评估。

3.《中国临床肿瘤学会（CSCO）乳腺癌诊疗指南2022》　CDK4/6抑制剂治疗失败后，在Ⅱ级推荐中，西达本胺＋内分泌治疗和另一种CDK4/6抑制剂＋内分泌治疗均可作为2A类证据，且参加设计严格的临床试验也是Ⅱ级推荐的一种方案；在Ⅲ级推荐中，孕激素和托瑞米芬均被作为2B类证据进行推荐。

（辽宁省肿瘤医院　孙　涛）

【循证背景】

1.SOLAR-1研究　该研究是一项多中心、随机、双盲、安慰剂对照的Ⅲ期临床试验，纳入572例既往接受芳香化酶抑制剂（联合或不联合CDK4/6抑制剂）治疗过程中或治疗后出现进展的HR阳性、HER-2阴性绝经后女性或男性晚期乳腺癌患者，根据肿瘤组织的*PIK*3*CA*基因突变状态纳入2个队列，每个队列的患者按1∶1的比例随机分配至阿培利司＋氟维司群组和安慰剂＋氟维司群组；主要研究终点是*PIK*3*CA*基因突变患者的PFS期。结果显示，在*PIK*3*CA*基因突变队列中，阿培利司＋氟维司群组的中位PFS期显著优于安慰剂＋氟维司群组（11.0个月 *vs.* 5.7个月，*HR* 0.65，95%*CI* 0.50～0.85，*P*＜0.001），其中含有少数既往行CDK4/6抑制剂治疗进展的患者；*PIK*3*CA*基因突变患者应用阿培利司治疗取得了5.5个月的PFS期。

2.BYLieve研究　该研究是一项多中心、开放标签、分为3个队列的Ⅱ期非比较试验，首次评估阿培利司＋氟维司群（FUL）或来曲唑（LET）用于既往治疗（包括CDK4/6抑制剂）进展后*PIK*3*CA*基因突变、HR阳性、HER-2阴性、转移性乳腺癌患者的疗效。队列A为CDK4/6抑制剂联合AI治疗后进展，行阿培利司联合氟维司群治疗，121例患者的中位PFS期为7.3个月，临床获益率为50.4%；队列B为CDK4/6抑制剂联合氟维司群治疗进展，115例为*PIK*3*CA*基因突变患者，行阿培利司联合AI治疗，6个月无疾病进展率为46.1%，中位PFS期为5.7个月。

3.T-DXd-A-J101研究　该研究是一项探索T-DXd治疗晚期实体恶性肿瘤患者安全性和耐受性的开放标签、非随机、多剂量的Ⅰ期临床试验，纳入54例HER-2低表达［免疫组织化学（IHC）（＋）或IHC（＋＋）/原位杂交（in situ hybridization，ISH）（－）］、无法行标准治疗的晚期乳腺癌患者，每3周接受拓展剂量的T-DXd。结果显示，在中位治疗达7.5线的HER-2低表达患者中，T-DXd治疗组的ORR（研究者评估）可达44.4%，中位PFS期和中位缓解持续时间（duration of response，DoR）分别为8个月和11个月，总体安全性可控。

4.C001和C003合并分析 其是RC48用于HER-2阳性［IHC（+++）或IHC（++）/FISH（+）］和HER-2低表达［（IHC（++）/FISH（－）或IHC（+）］晚期或转移性乳腺癌患者两项研究的汇总分析。C001 CANCER研究是一项剂量递增（0.5 mg/kg、1.0 mg/kg、1.5 mg/kg、2.0 mg/kg和2.5 mg/kg）的Ⅰ期临床试验，目的是评估患者的最大耐受剂量。C003 CANCER研究是一项包括3个剂量（1.5 mg/kg、2.0 mg/kg和2.5 mg/kg）的Ⅰb期试验，目的是确定Ⅱ期临床试验的推荐剂量。汇总分析的结果显示，截至2020-12-31，118例女性乳腺癌患者被纳入并接受RC48治疗，48例（40.7%）为HER-2低表达患者。在HER-2低表达亚组中，确认的ORR和中位PFS期为39.6%和5.7个月。其中，IHC（++）/FISH（－）患者确认的ORR和中位PFS期分别为42.9%（15/35）和6.6个月，IHC（+）患者确认的ORR和中位PFS期分别为30.8%（4/13）和5.5个月。

5. OlympiAD研究 该研究是一项随机、开放标签、Ⅲ期临床试验，旨在评估PARP抑制剂奥拉帕利在*gBRCA*基因突变、接受≤二线解救化疗、HER-2阴性、转移性乳腺癌患者中的疗效和安全性。该研究纳入302例患者，按2∶1的比例随机分配至奥拉帕利单药治疗组和医师选择的标准方案单药化疗组（卡培他滨、艾立布林或长春瑞滨）。结果显示，HR阳性、HER-2阴性患者占50.2%，奥拉帕利组的中位PFS期较医师选择对的标准方案单药化疗组显著改善（7.0个月 *vs*. 4.2个月，*HR* 0.58，95%*CI* 0.43 ～ 0.80，*P*=0.0009）。

6. EMBRACA研究（N=431） 该研究是一项随机、开放标签、Ⅲ期临床试验，旨在*gBRCA*基因突变、HER-2阴性晚期乳腺癌患者中探究PARP抑制剂他拉唑帕利的疗效和安全性。该研究共纳入431例患者，按2∶1的比例随机分配到他拉唑帕利单药组和标准方案单药化疗组（卡培他滨、艾立布林、吉西他滨和长春瑞滨）。结果显示，他拉唑帕利组的中位PFS期较标准方案单药化疗组显著改善（8.6个月 vs. 5.6个月，*HR* 0.54，95%*CI* 0.41 ～ 0.71，*P*＜0.001）；他拉唑帕利组的ORR显著高于标准方案化疗组（62.6% *vs*. 27.2%，*OR* 5.0，95%*CI* 2.9 ～ 8.8，*P*＜0.001）。

（辽宁省肿瘤医院　孙　涛）

【核心体会】

男性乳腺癌患者在一般情况下可参考女性乳腺癌患者的治疗方案进行治疗，内分泌治疗以他莫昔芬为主，若应用芳香化酶抑制剂，建议联合LHRHa。对于内分泌治疗联合的新药，包括氟维司群、CDK4/6抑制剂和西达本胺等，都是合理的选择，但需要进一步的临床研究积累证据。

（上海交通大学医学院附属仁济医院　周力恒）

男性乳腺癌患者因数量较少，缺乏大规模前瞻性临床研究数据，故目前的治疗仍参照女性乳腺癌患者。随着临床试验纳入男性乳腺癌患者，未来数据的更新将更好地指导男性乳腺癌患者的精准治疗。

（辽宁省肿瘤医院　孙　涛）

参 考 文 献

［1］DUMA N，HOVERSTEN KP，RUDDY KJ. Exclusion of male patients in breast cancer clinical trials［J］. JNCI Cancer Spectr，2018，2（2）：18.

［2］HASSETT MJ，SOMERFIELD MR，BAKER ER，et al. Management of male breast cancer：ASCO guideline［J］. J Clin Oncol，2020，38（16）：1849-1863.

［3］MODI S，PARK H，MURTHY RK，et al. Antitumor activity and safety of trastuzumab deruxtecan in patients with

HER2-low-expressing advanced breast cancer: results from a phase Ib study [J]. J Clin Oncol, 2020, 38 (17): 1887-1896.

[4] PAGANI O, REGAN MM, WALLEY BA, et al. Adjuvant exemestane with ovarian suppression in premenopausal breast cancer [J]. N Engl J Med, 2014, 371 (2): 107-118.

[5] REGAN MM, FRANCIS PA, PAGANI O, et al. Absolute benefit of adjuvant endocrine therapies for premenopausal women with hormone receptor-positive, human epidermal growth factor receptor 2-negative early breast cancer: TEXT and SOFT trials [J]. J Clin Oncol, 2016, 34 (19): 2221-2231.

[6] WEDAM S, FASHOYIN-AJE L, BLOOMQUIST E, et al. FDA approval summary: palbociclib for male patients with metastatic breast cancer [J]. Clin Cancer Res, 2020, 26 (6): 1208-1212.

[7] JOHNSTON SRD, HARBECK N, HEGG R, et al. Abemaciclib combined with endocrine therapy for the adjuvant treatment of HR+, HER2−, node-positive, high-risk, early breast cancer (monarchE) [J]. J Clin Oncol, 2020, 38 (34): 3987-3998.

[8] ZATTARIN E, LIGORIO F, NICHETTI F, et al. Prolonged benefit from palbociclib plus letrozole in heavily pretreated advanced male breast cancer: case report [J]. Tumori, 2021, 107 (6): NP15-NP19.

[9] TRIPATHY D, BLUM JL, ROCQUE GB, et al. POLARIS: a prospective, multicenter, noninterventional study assessing palbociclib in hormone receptor-positive advanced breast cancer [J]. Future Oncol, 2020, 16 (31): 2475-2485.

[10] ZAGOURI F, SERGENTANIS TN, CHRYSIKOS D, et al. Fulvestrant and male breast cancer: a pooled analysis [J]. Breast Cancer Res Treat, 2015, 149 (1): 269-275.

[11] ANDRÉ F, CIRUELOS E, RUBOVSZKY G, et al. Alpelisib for -mutated, hormone receptor-positive advanced breast cancer [J]. N Engl J Med, 2019, 380 (20): 1929-1940.

[12] Alpelisib plus letrozole shows promise after CDK 4/6 inhibitor therapy in PIK3CA-mutated HR+/HER2– advanced breast cancer [J]. The Oncologist, 2021, 26 (S2): S15-S16.

[13] TURNER S, CHIA S, KANAKAMEDALA H, et al. Effectiveness of alpelisib+ fulvestrant compared with real-world standard treatment among patients with HR+, HER2−, PIK3CA-mutated breast cancer [J]. The Oncologist, 2021, 26 (7): e1133-e1142.

[14] WANG J, LIU Y, ZHANG Q, et al. RC48-ADC, a HER2-targeting antibody-drug conjugate, in patients with HER2-positive and HER2-low expressing advanced or metastatic breast cancer: a pooled analysis of two studies [J]. Journal of Clinical Oncology, 2021, 39 (15 suppl): 1022.

[15] ROBSON M, IM SA, SENKUS E, et al. Olaparib for metastatic breast cancer in patients with a germline BRCA mutation [J]. N Engl J Med, 2017, 377 (6): 523-533.

[16] LITTON JK, RUGO HS, ETTL J, et al. Talazoparib in patients with advanced breast cancer and a germline BRCA mutation [J]. N Engl J Med, 2018, 379 (8): 753-763.

病例8　转移性三阴性乳腺癌1例

杨　梅　李　纲*

复旦大学附属肿瘤医院闵行分院

【关键词】

妊娠相关性乳腺癌；三阴性乳腺癌；治疗

【病史及治疗】

➢ 患者，女性，29岁，妊娠期。

➢ 2017-06-02患者妊娠7个月余，因“左侧乳腺肿物＋疼痛”就诊于复旦大学附属肿瘤医院闵行分院，行“左侧乳腺肿物穿刺活检”。术后病理显示，左侧乳腺浸润性导管癌，组织学分级为Ⅲ级。免疫组织化学显示，雌激素受体（ER）（－），孕激素受体（PR）（－），人表皮生长因子受体-2（HER-2）（＋），Ki-67（50%，＋）。给予紫杉醇单药新辅助化疗，患者自觉化疗后左侧乳腺肿物缩小（未行相关影像学检查）。

➢ 2017-08-08患者行剖宫产。

【本阶段小结】

《妊娠相关性乳腺癌临床诊治专家共识（2020版）》指出，妊娠相关性乳腺癌（pregnancy-associated breast cancer，PABC）的定义在不同研究中有所区别。多数PABC的定义包括妊娠期确诊的乳腺癌［即妊娠期乳腺癌（breast cancer in pregnancy，BCP）］和分娩后1年内确诊的产后乳腺癌。妊娠13～34周的BCP患者可根据病情实施手术和化疗。终止妊娠的指征可参考正常孕妇的指征，并尽可能在妊娠35周后分娩，可行自然分娩或剖宫产。本例患者为年轻女性，妊娠7个月余确诊乳腺癌，选择继续妊娠＋新辅助化疗（紫杉醇单药），并在诊断2个月后（妊娠35周后）行剖宫产。

【病史及治疗续一】

➢ 2017-09-08患者行左侧乳腺癌改良根治术。术后病理显示，左侧乳腺浸润性导管癌，组织学分级为Ⅲ级（肿物大小为6.0 cm×3.2 cm×2.3 cm），乳头、皮肤、基底和周围象限乳腺组织均未见受累；左侧腋窝淋巴结（0/22）未见转移癌。免疫组织化学显示，ER（－），PR（－），HER-2（＋），Ki-67（20%，＋）。

➢ 2017-09-08至2019-02-04患者术后行紫杉醇（×4）序贯表柔比星＋环磷酰胺（×4）方案化疗；后行左侧锁骨上、下，左侧胸壁，以及左侧内乳区放疗，剂量为50 Gy/25 Fx。

*通信作者，邮箱：13391071510@163.com

【本阶段小结】

本例患者于剖宫产后1个月行左侧乳腺癌改良根治术，确诊为三阴性乳腺癌，病理分期为$ypT_3N_0M_0$，临床分期为ⅡB期，术后选择行紫杉醇（×4）序贯表柔比星＋环磷酰胺（×4）方案化疗，并行术后放疗。

【病史及治疗续二】

➢ 2019-02-05患者出现反复咳嗽。

➢ 2019-02-05胸部计算机体层成像（CT）显示，右肺见散在结节且膨胀不全，右侧胸腔积液，右侧胸膜见结节样增厚。

➢ 2019-02-05骨发射型计算机体层成像（ECT）和椎体CT显示，腰2椎体见转移癌。

➢ 2019-02-05腹部CT和颅脑磁共振成像（MRI）均未见异常。

➢ 2019-02-05患者行右侧胸腔积液穿刺引流，引流出血性胸腔积液共2600 ml。

➢ 2019-02-05至2019-05-06患者一线使用多西他赛治疗2个周期，同时使用骨改良药物唑来膦酸治疗骨转移。

【本阶段小结】

本例患者行辅助治疗17个月后出现乳腺癌骨转移、右侧胸腔积液和右侧胸膜结节。转移性三阴性乳腺癌一线化疗的CBCSG006临床研究显示，与吉西他滨＋紫杉醇比较，吉西他滨＋顺铂获得了更长的无进展生存（PFS）期。GAP研究显示，白蛋白紫杉醇＋顺铂相较于吉西他滨＋顺铂获得了更长的PFS期。本例患者一线治疗选用多西他赛。

【病史及治疗续三】

➢ 2019-05-06患者出现腰部酸痛。

➢ 2019-05-06胸部CT显示，右肺结节，右侧胸膜间见局部结节样增厚，考虑转移癌（图8-1）。

➢ 2019-05-06腹部MRI显示，肝右叶见低密度灶伴结节样强化，考虑转移癌（图8-2）。

➢ 2019-05-06腰椎CT显示，腰2椎体见转移癌伴病理性骨折，累及椎管（图8-3）。

➢ 2019-05-06颅脑MRI显示，左侧顶叶见转移癌（图8-4）。

➢ 2019-05-06至2020-03-04患者二线行吉西他滨＋顺铂治疗11个周期。同时，患者行腰2椎体姑息性放疗，剂量为3000 cGy/10 Fx；并使用骨改良药物唑来膦酸治疗骨转移。二线治疗的最佳疗效为部分缓解（PR）（图8-5至图8-7），不良反应有Ⅳ度血小板减少、Ⅲ度白细胞减少和中度贫血。

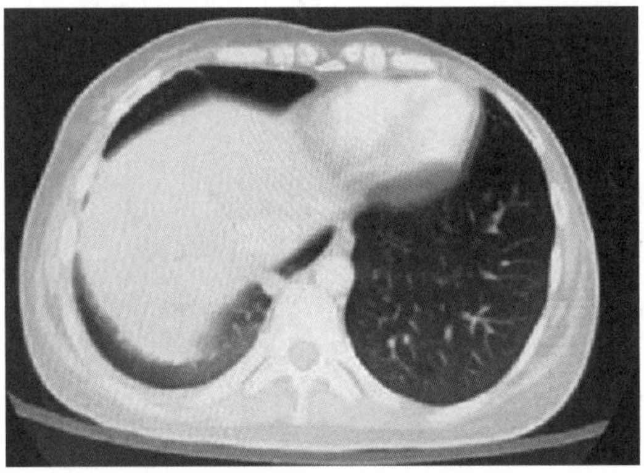

图8-1　2019-05-06胸部CT

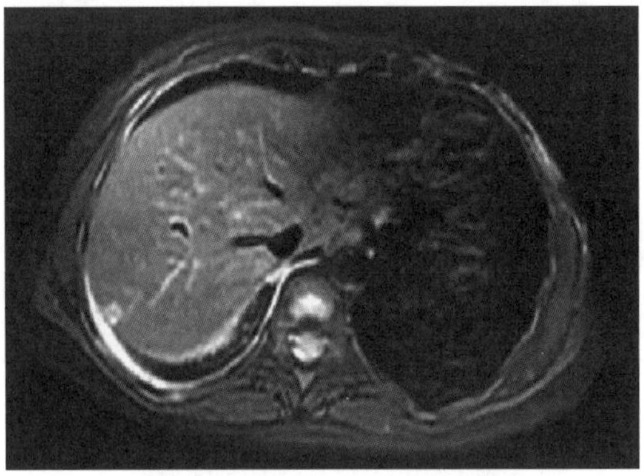

图8-2　2019-05-06腹部MRI

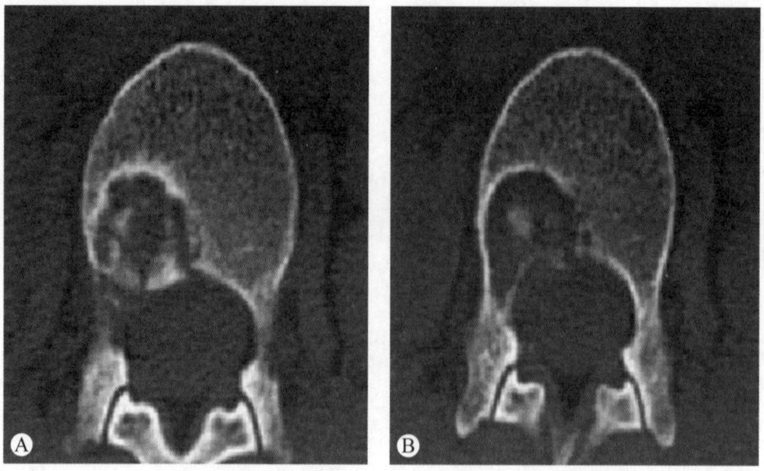

图8-3　2019-05-06腰椎CT

注：A、B. 腰2椎体见转移癌伴病理性骨折，累及椎管。

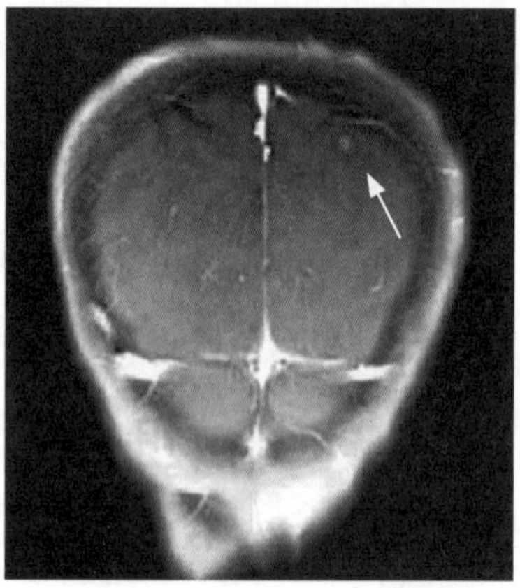

图8-4　2019-05-06颅脑MRI

注：箭头指向左侧顶叶转移瘤。

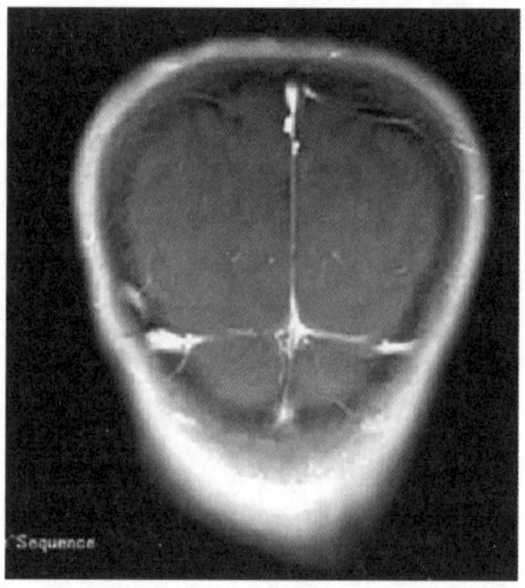

图8-5　2019-08-10颅脑MRI

注：左侧顶叶转移瘤较2019-05-06颅脑MRI所见变化不明显。

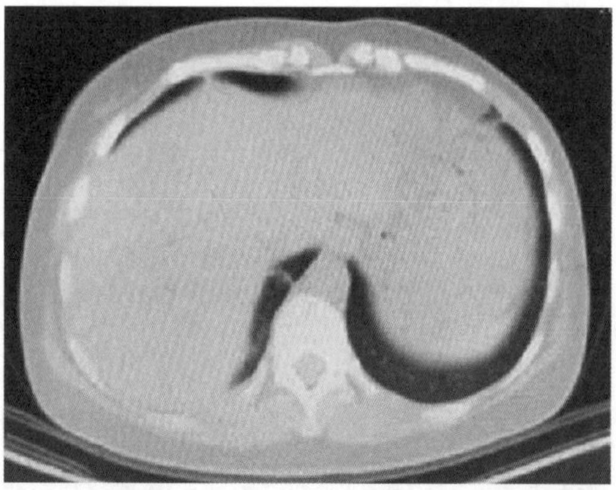

图8-6　2019-12-01胸部CT

注：肺病灶较2019-05-06胸部CT所见缩小。

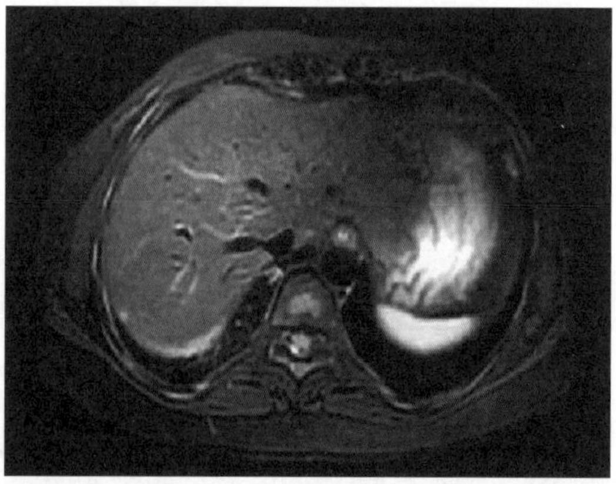

图8-7　2019-12-01腹部MRI

注：肝右叶病灶较2019-05-06腹部MRI所见缩小。

【本阶段小结】

本例患者一线使用多西他赛单药治疗，PFS期达3个月后出现疾病进展，肺、肝、骨和脑见多发转移；二线使用吉西他滨＋顺铂治疗，疗效评估为PR，但出现Ⅳ度骨髓抑制。提示，合理的治疗周期需要权衡药物的疗效、不良反应和患者的生活质量来决定。

【病史及治疗续四】

➢ 2020-03-05腹部MRI显示，肝右叶病灶较2019-12-01腹部MRI所见进展（图8-8）。

➢ 2020-03-05至2020-05-12患者三线行长春瑞滨＋卡培他滨治疗4个周期，治疗期间因Ⅳ度骨髓抑制将卡培他滨改为节拍治疗。三线治疗的疗效评估为肝病灶PR（图8-9，图8-10），不良反应有粒细胞缺乏症、重度贫血和Ⅱ度血小板减少。

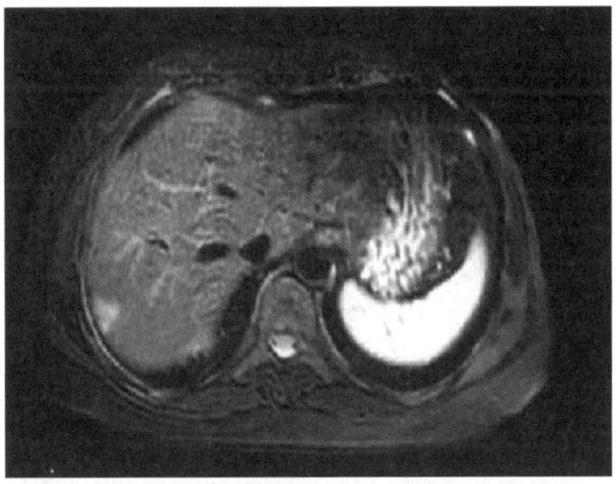

图8-8　2020-03-05腹部MRI

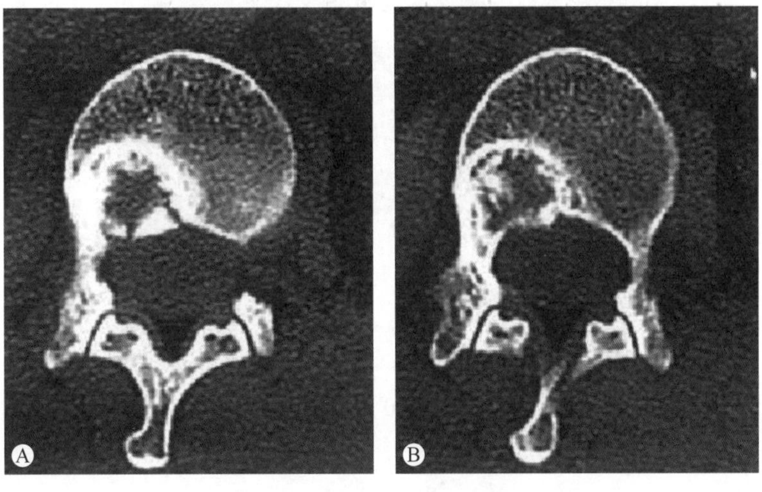

图8-9　2020-04-07腰椎CT

注：A、B.部分骨碎片突入椎管，考虑陈旧性。

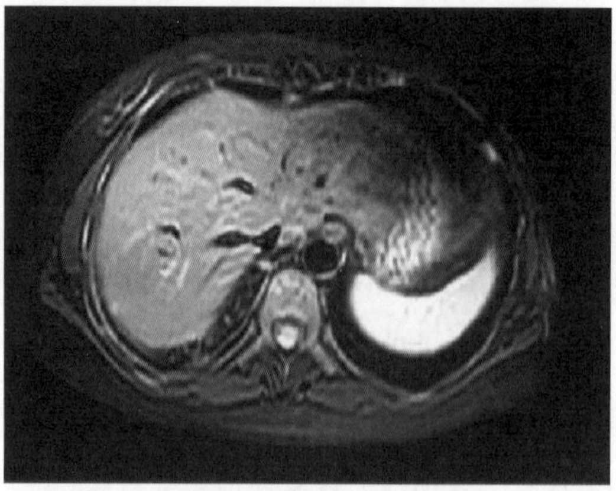

图8-10 2020-05-04腹部MRI

注：肝右叶病灶较2020-03-05腹部MRI所见缩小。

【本阶段小结】

本例患者二线行吉西他滨＋顺铂治疗，PFS期为8个月，出现肝右叶病灶进展后三线行长春瑞滨＋卡培他滨治疗，肝右叶病灶的疗效评估为PR。但本例患者耐受性不佳，治疗期间出现Ⅳ度骨髓抑制，遂将卡培他滨改为节拍治疗。

【病史及治疗续五】

➢ 2020-05-13颅脑MRI显示，新见多发脑转移瘤（图8-11）。

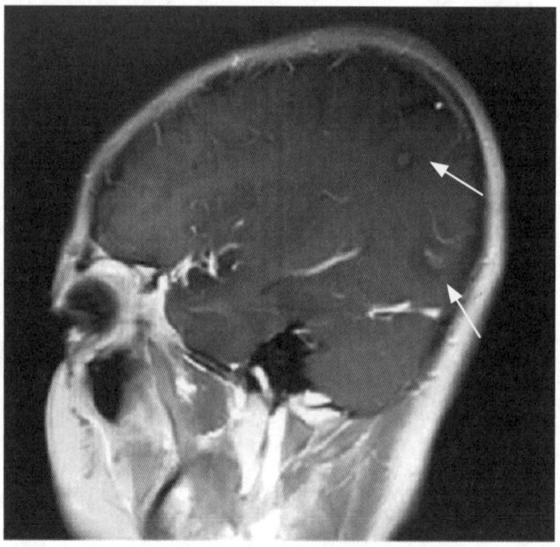

图8-11 2020-05-13颅脑MRI

注：箭头指向新发脑转移瘤。

➢ 2020-05-13患者行全脑放疗，剂量为30 Gy/10 Fx，放疗期间癫痫发作2次。

➢ 2020-05-13患者四线行贝伐珠单抗＋卡培他滨治疗；治疗期间患者行乳腺癌易感基因（*BRCA*）检测，发现*BRCA2*基因突变（表8-1）。四线治疗的疗效评估为PR（图8-12至图8-15）。

表8-1　2020-06-20 *BRCA2* 基因检测

基因	转录本/外显子	变异	杂合/纯合	致病性	相关的癌症综合征/遗传方式
BRCA2	NM_00059.3exon2	c.36delT（p.Phe12Leufs）	杂合	致病	遗传性乳腺癌-卵巢癌综合征（HBOC）/常染色体显性遗传（AD）

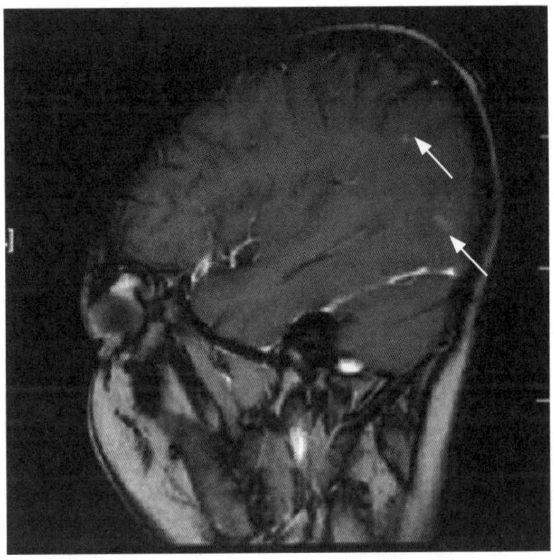

图8-12　2020-09-08 颅脑MRI

注：脑转移瘤较2020-05-13颅脑MRI所见缩小。

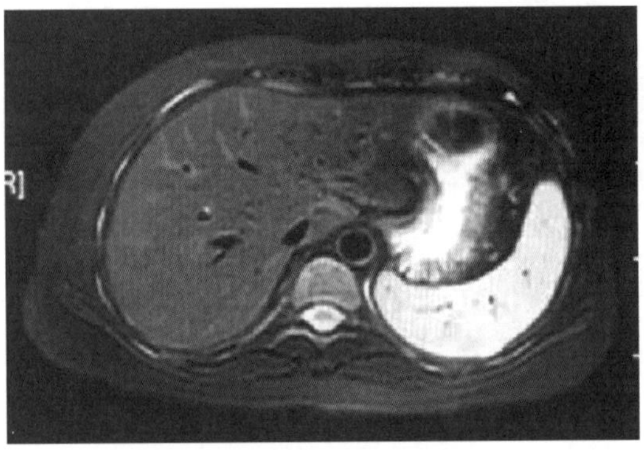

图8-13　2020-09-08 腹部MRI

注：肝右叶转移灶较2020-05-04腹部MRI变化不明显。

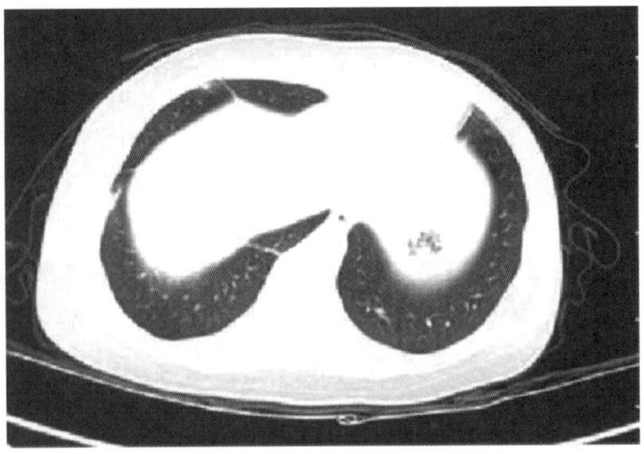

图8-14　2020-09-08 胸部CT

注：肺转移灶不明显。

【本阶段小结】

本例患者在出现颅脑病灶进展后行颅脑放疗，考虑其颅外病灶稳定，四线治疗保留卡培他滨，并联合贝伐珠单抗治疗，骨髓耐受性尚可，疗效评估为PR。患者在四线治疗中行*BRCA*基因检测，发现*BRCA2*基因突变，为后续治疗提供参考。

本例患者的疾病诊疗过程见图8-16。

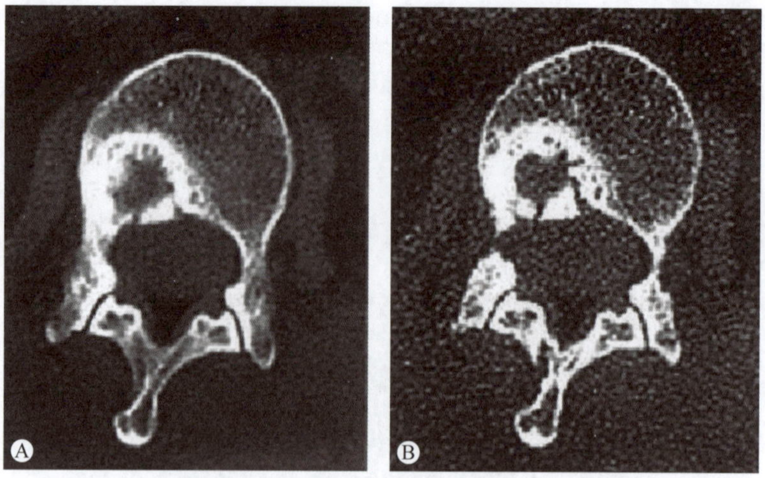

图8-15　2020-09-08腰椎CT

注：A、B.与2020-04-07腰椎CT所见相仿。

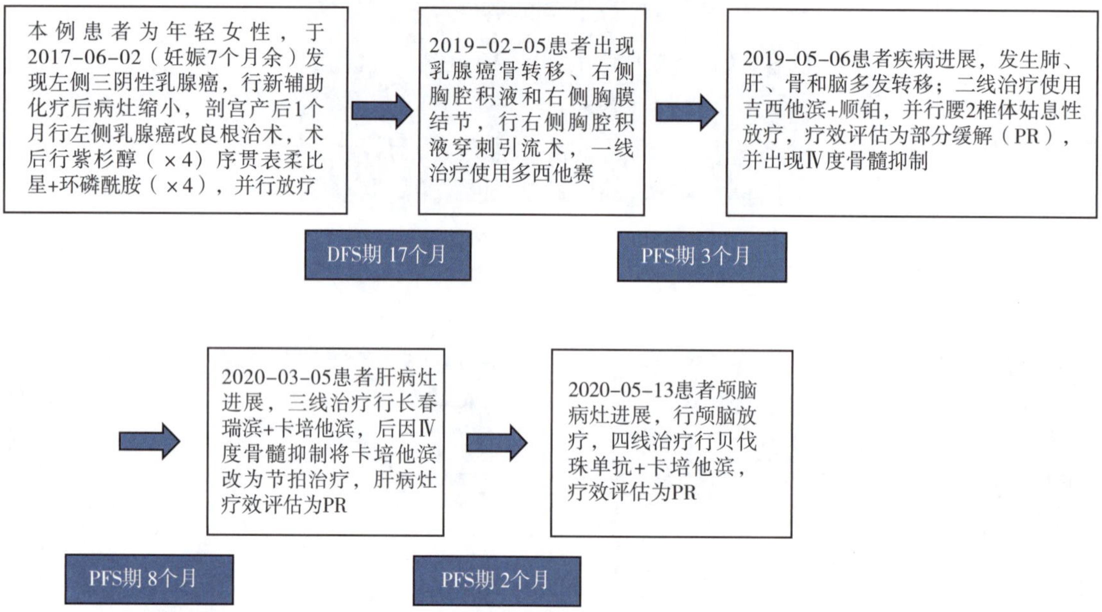

图8-16　本例患者的疾病诊疗过程

注：DFS.无疾病生存；PFS.无进展生存。

【专家点评】

本例患者为年轻女性，初诊为妊娠期乳腺癌（ⅡB期，三阴性）。妊娠相关性乳腺癌发病率低，占妊娠总次数的3/10 000～1/30 000，占所有乳腺癌的0.2%～3.8%。研究表明，终止妊娠不能改善孕周≥13周妊娠期乳腺癌患者的预后，与产后再进行病情评估和治疗相比，在母胎安全的前提下，妊娠期间接受任何有效治疗均可使妊娠期乳腺癌患者受益。对于不能行R0切除的中晚期患者，应给予综合治疗。对于计划行化疗的妊娠期乳腺癌患者，化疗应于妊娠中晚期进行，于妊娠34周后暂停，以避免增加分娩后患者和新生儿感染、出血的风险。目前，辅助化疗在妊娠期乳腺患者中的数据均来源于小样本回顾性研究，故哪种化疗方案在妊娠期更安全尚不明确，其中蒽环类药物应用较为广泛，紫杉类药物获得了欧洲肿瘤内科学会（ESMO）指南批准。环磷酰胺和铂类药物均有致畸风险。结合实际情况，本例患者确诊三阴性乳腺癌，给予继续妊娠、紫杉醇单药新辅助化疗，并于妊娠35周后行剖宫产，是合理的选择。

依据相关指南，年轻三阴性乳腺癌患者应完善*BRCA*基因检测。由于本例患者新辅助治疗后未达病理完全缓解（pathologic complete reponse，pCR），故需要后续行辅助强化治疗。依据CREATE-X研究的结果和国内外相关指南，三阴性乳腺癌患者术后继续行卡培他滨强化治疗是合理的选择。若患者存在*gBRCA*基因致病突变，依据OlympiA研究的结果，行奥拉帕利治疗1年也是可行的，但要注意该药在国内暂未获批。

本例患者于术后17个月出现复发转移。对于晚期三阴性乳腺癌患者，一线治疗国内指南仍首推化疗，含铂类药物的联合化疗方案具有一定优势，可以优先考虑。在一线联合化疗方案中，吉西他滨联合顺铂比吉西他滨联合紫杉醇有更长的PFS期；白蛋白紫杉醇联合铂类药物比吉西他滨联合铂类药物有更高的客观缓解率（ORR）和更长的PFS期。因此，含铂类药物的化疗方案是优选方案，但这些方案之间的总生存（OS）期均没有显著差异。KEYN0TE-355研究中，肿瘤表达程序性死亡蛋白配体-1（programmed death ligand-1，PD-L1）且综合阳性评分（comprehensive positive score，CPS）≥10分的晚期三阴性乳腺癌患者在化疗的基础上联合PD-1单抗（帕博利珠单抗）显著延长了PFS期和OS期，改变了晚期三阴性乳腺癌的治疗格局，但由于其在国内尚未获批，故在后续的治疗中可以尝试使用。本例患者在后续的检查中进一步完善了*BRCA*1/2基因检测，结果提示存在致病突变。依据OlympiAD研究的结果，对于存在*gBRCA*基因突变的患者，奥拉帕利相较于化疗可显著延长PFS期。值得关注的是，亚组分析中有含铂类药物方案化疗史的患者的生存获益并不显著。针对糖蛋白Trop2的抗体-药物偶联物（ADC）戈沙妥珠单抗在三阴性乳腺癌患者的三线及后续治疗中，相较于单纯化疗，不仅可以提高有效率、延长PFS期，更重要的是延长OS期，可作为后续治疗的选择。

（辽宁省肿瘤医院　孙　涛）

【指南背景】

1.《中国临床肿瘤学会（CSCO）乳腺癌诊疗指南2022》 三阴性乳腺癌辅助治疗新增后续强化内容：基于SYSUCC-001的研究结果，建议化疗后序贯卡培他滨；基于OlympiA研究的结果，建议*gBRCA*基因突变患者化疗后序贯奥拉帕利。

2.《妊娠相关性乳腺癌临床诊治专家共识（2020版）》 终止妊娠不能改善孕周≥13周妊娠期乳腺癌患者的预后，与产后再进行病情评估和治疗相比，在母胎安全的前提下，妊娠期间接受的任何有效治疗均可使妊娠期乳腺癌患者受益。

（辽宁省肿瘤医院　孙　涛）

1.《2022中国妊娠期与哺乳期乳腺癌临床实践指南》 乳腺癌改良根治术是妊娠期乳腺癌患者的标准手术方式。紫杉烷类化疗药物治疗妊娠期乳腺癌已获得ESMO的许可，但2020年美国NCCN指南指出尚无足够的安全性证据支持推荐妊娠期间常规使用紫杉醇。本例患者在妊娠期结束后再行乳腺癌改良根治术，并行术后化疗，符合各项指南的规定。

2.《中国临床肿瘤学会（CSCO）乳腺癌诊疗指南2021》和2022年美国NCCN指南（第1版）

在三阴性乳腺癌中，对于肿瘤最大径＞2.0 cm的患者，术后应行AC-T（A，蒽环类药物；C，环磷酰胺；T，紫杉类药物）方案化疗。本例患者肿瘤最大径＞6.0 cm，给予术后AC-T方案治疗。AC-T方案中的蒽环类药物以多柔比星为主。但考虑药物的可及性，并结合我国现状，蒽环类药物可以选择多柔比星，也可选择吡柔比星或表柔比星。本例患者选择紫杉醇序贯表柔比星＋环磷酰胺方案治疗，符合相关指南和循证要求。

3.《中国临床肿瘤学会（CSCO）乳腺癌诊疗指南》 蒽环类药物和紫杉类药物辅助治疗失败是指辅助治疗结束后12个月内发生复发转移。本例患者在治疗后17个月发生复发转移，故不属于蒽环类药物和紫杉类药物辅助治疗失败，首选化疗方案包括单药化疗或联合化疗。本例患者治疗中应用的多西他赛在《中国临床肿瘤学会（CSCO）乳腺癌诊疗指南》中是Ⅰ级推荐，2A类证据，治疗规范合理。

本例患者使用多西他赛单药治疗后出现疾病进展，属于紫杉类药物解救治疗失败，目前无标准的治疗方案，可以考虑使用卡培他滨、长春瑞滨、吉西他滨、铂类和艾立布林等治疗。本例患者二线使用吉西他滨＋顺铂治疗规范合理。

（中国医学科学院肿瘤医院　袁　芃）

【循证背景】

1.KEYNOTE-355（*n*=847） 该研究是一项随机、安慰剂对照、双盲、Ⅲ期临床试验，主要评估PD-1单抗帕博利珠单抗＋化疗一线治疗三阴性乳腺癌的疗效和安全性。该研究纳入847例转移性三阴性乳腺癌患者，按照2∶1的比例随机接受帕博利珠单抗（每3周200 mg）＋化疗和安慰剂＋化疗治疗，其中化疗方案为白蛋白结合型紫杉醇、紫杉醇、吉西他滨/卡铂方案中的任意一种；主要研究终点为PFS期和肿瘤表达PD-L1且CPS≥10分患者、肿瘤表达PD-L1且CPS≥1分患者及意向性治疗（intention to treatment，ITT）人群的OS期，次要研究终点包括ORR、缓解持续时间（DoR）、疾病控制率（disease control rate，DCR）和安全性等。在肿瘤表达PD-L1且CPS≥10分的患者中，帕博利珠单抗＋化疗组和安慰剂＋化疗组的中位PFS期分别为9.7个月和5.6个月（*HR* 0.65，95%*CI* 0.49～0.86，*P*=0.0012）；帕博利珠单抗＋化疗组和安慰剂＋化疗组的中位OS期分别为23.0个月和16.1个月（*HR* 0.73，95%*CI* 0.55～0.95，*P*=0.0185）。

2. CREATE-X研究（*n*=901） 该研究是一项多中心、开放标签的Ⅲ期随机临床试验，主要目的是评估在标准新辅助化疗后（蒽环类药物、紫杉类药物或两者兼有）病理提示仍残留浸润性癌的HER-2阴性乳腺癌患者加用卡培他滨辅助治疗的疗效和安全性。该研究入组901例完成新辅助化疗后乳腺仍有浸润性癌残留或腋窝淋巴结阳性的HER-2阴性乳腺癌患者，随机分为卡培他滨强化辅助治疗6～8个周期组（卡培他滨强化组）和对照组。结果显示，卡培他滨强化组的5年DFS率为74.1%，对照组为67.6%（*HR* 0.70，*P*=0.01）；卡培他滨强化组的5年OS率为89.2%，对照组为83.6%（*HR* 0.59，*P*=0.01）。亚组分析中，各个亚组均有获益。尤其在三阴性乳腺癌亚组中，卡培他滨强化组的5年DFS率为69.8%，对照组为56.1%（*HR* 0.58）；卡培他滨强化组的5年OS率为78.8%，对照组为70.3%（*HR* 0.52）；且卡培他滨强化组的安全性好，不良反应可耐受。

3. IMMU-132-01（NCT01631552）研究（*n*=108） 该研究是一项单臂、多中心的Ⅰ/Ⅱ期临床试验，主要目的是评估戈沙妥珠单抗在多线治疗后转移性三阴性晚期乳腺癌患者中的疗效和安全性。该研究纳入至少接受过2次抗肿瘤治疗的晚期三阴性乳腺癌患者，接受戈沙妥珠单抗（10 mg/kg）治疗，直至疾病进展或无法耐受不良反应。结果显示，所有患者的ORR为33.3%，其中3例达完全缓解，33例达部分缓解，中位DoR为7.7个月，DCR为45.4%，中位PFS期为5.5个月。

（辽宁省肿瘤医院　孙　涛）

1. BCIRG005研究 该研究是一项多中心、国际、开放标签、随机、Ⅲ期临床试验，目的是比较AC-T方案与TAC方案在淋巴结阳性、无HER-2扩增、可手术治疗的乳腺癌患者中的疗效和安全性。该研究将入组患者随机分为两组，分别接受4个周期多柔比星（A）联合环磷酰胺（C）序贯

4个周期多西他赛（T）方案治疗或6个周期TAC方案治疗。经过65个月的中位随访，结果显示，AC-T方案与TAC方案在DFS期获益和OS期获益上无明显差异，但AC-T方案的血液学毒性显著低于TAC方案。因此，优先推荐高危患者行AC-T方案辅助治疗。

2. CBCSG006研究 该研究是一项开放标签、随机对照、Ⅲ期临床试验，目的是评估顺铂联合吉西他滨方案对于转移性三阴性乳腺癌患者是否不劣于或优于紫杉醇联合吉西他滨方案。该研究纳入既往未接受过解救化疗、组织学证实的转移性三阴性乳腺癌患者，随机接受顺铂联合吉西他滨治疗和紫杉醇联合吉西他滨治疗，前者的中位随访时间为16.3个月，后者的中位随访时间为15.9个月。结果显示，顺铂联合吉西他滨组的中位PFS期为7.73个月，紫杉醇联合吉西他滨组的中位PFS期为6.47个月（*HR* 0.692，非劣效性检验$P < 0.0001$，优效性检验$P=0.009$）。因此认为，顺铂联合吉西他滨方案非劣效且优效于紫杉醇联合吉西他滨方案，提示铂类药物在三阴性晚期乳腺癌患者中具有较高的有效率。

3. SYSUCC–001研究 该研究是一项开放标签、多中心、随机、Ⅲ期临床试验，目的是探究早期三阴性乳腺癌患者在接受标准治疗（包括乳房改良根治性切除术或保乳术、新辅助/辅助化疗和放疗）后继续或不继续行1年低剂量卡培他滨维持治疗的疗效和安全性。结果显示，卡培他滨组的5年DFS率明显优于对照组（82.8% *vs.* 73.0%，*HR* 0.64，$P=0.03$），其无远处疾病生存（distant disease-free survival，DDFS）率也明显优于对照组（85.8% *vs.* 75.8%，*HR* 0.60，$P=0.02$），但两组的OS率差异无显著的统计学意义（85.5% *vs.* 81.3%，*HR* 0.75，$P=0.22$）。因此，对于此类患者，在标准辅助治疗后应结合具体情况考虑是否给予卡培他的维持治疗。

4. OlympiAD研究 该研究是一项随机、开放标签、Ⅲ期临床试验，主要目的是探究奥拉帕利治疗HER-2阴性且具有*gBRCA*基因突变患者的疗效和安全性。结果显示，对于存在*gBRCA*1/2基因突变的HER-2阴性晚期乳腺癌患者，奥拉帕利相较于标准化疗可显著改善中位PFS期（7.0个月 *vs.* 4.2个月，*HR* 0.58，95%*CI* 0.43～0.80，$P < 0.001$），但在OS上并无统计学差异。

5. IMpassion130研究 该研究旨在不可切除的局部晚期或转移性三阴性乳腺癌患者中探究一线治疗时在白蛋白紫杉醇的基础上加用阿替利珠单抗是否可以提高疗效。该研究将不可切除的局部晚期或转移性三阴性乳腺癌患者随机分为两组，分别接受白蛋白紫杉醇联合PD-L1抑制剂阿替利珠单抗和安慰剂联合白蛋白紫杉醇治疗。结果显示，阿替利珠单抗联合白蛋白紫杉醇较安慰剂联合白蛋白紫杉醇一线治疗可显著改善转移性或不可切除的局部晚期三阴性乳腺癌患者的中位PFS期（7.2个月 *vs.* 5.5个月，*HR* 0.80，95%*CI* 0.69～0.92，$P=0.002$）；特别是在PD-L1阳性患者中，阿替利珠单抗联合白蛋白紫杉醇相比于安慰剂联合白蛋白紫杉醇，有2.5个月的中位PFS期绝对获益（7.5个月 *vs.* 5.0个月，*HR* 0.62，95%*CI* 0.49～0.78，$P < 0.001$）。在ITT人群中，在中位OS期方面未观察到统计学获益（21.3个月 *vs.* 17.6个月，*HR* 0.84，95%*CI* 0.69～1.02，$P=0.08$）；但在PD-L1阳性患者中，两组的中位OS期分别为25.0个月和15.5个月（*HR* 0.62，95%*CI* 0.45～0.86）。因此，在晚期三阴性乳腺癌患者的治疗中，可考虑完善以上靶向标志物检测。

（中国医学科学院肿瘤医院　袁　芃）

【核心体会】

妊娠期乳腺癌复发转移率高，患者治疗后应密切随诊，及时跟踪病情变化。对于年轻三阴性乳腺癌患者，应尽早完善*BRCA*1/2基因检测，以利于制订个体化诊疗方案。

（辽宁省肿瘤医院　孙　涛）

本例患者为避免化疗可能对胎儿的影响，选择在剖宫产后再行改良根治术，并行术后辅助化疗，既保证了母体的规范治疗，又同时兼顾了对胎儿的保护。另外，在其后续治疗中，治疗方案紧跟相关指南要求；在多线治疗后，也完善了*BRCA*基因检测，为后续治疗提供了更多选择。另外，在颅脑病灶的处理中，兼顾多学科治疗策略，及时给予颅内靶病灶放疗，改善了患者的生活质量。

（中国医学科学院肿瘤医院　袁　芃）

参 考 文 献

[1] 中华医学会外科学分会乳腺外科学组. 中国妊娠期与哺乳期乳腺癌临床实践指南（2022版）[J]. 中国实用外科杂志，2022，42（2）：146-150.

[2] AMANT F，LOIBL S，NEVEN P，et al. Breast cancer in pregnancy [J]. Lancet，2012，379（9815）：570-579.

[3] HU XC，ZHANG J，XU BH，et al. Cisplatin plus gemcitabine versus paclitaxel plus gemcitabine as first-line therapy for metastatic triple-negative breast cancer（CBCSG006）：a randomised，open-label，multicentre，phase 3 trial [J]. Lancet Oncol，2015，16（4）：436-446.

[4] EIERMANN W，PIENKOWSKI T，CROWN J，et al. Phase Ⅲ study of doxorubicin/cyclophosphamide with concomitant versus sequential docetaxel as adjuvant treatment in patients with human epidermal growth factor receptor 2-normal，node-positive breast cancer：BCIRG-005 trial [J]. J Clin Oncol，2011，29（29）：3877-3884.

[5] WANG X，WANG SS，HUANG H，et al. Effect of capecitabine maintenance therapy using lower dosage and higher frequency vs observation on disease-free survival among patients with early-stage triple-negative breast cancer who had received standard treatment：the SYSUCC-001 randomized clinical trial [J]. JAMA，2021，325（1）：50-58.

[6] MASUDA N，LEE SJ，OHTANI S，et al. Adjuvant capecitabine for breast cancer after preoperative chemotherapy[J]. N Engl J Med，2017，376（22）：2147-2159.

[7] LLUCH A，BARRIOS CH，TORRECILLAS L，et al. Phase Ⅲ trial of adjuvant capecitabine after standard neo-/adjuvant chemotherapy in patients with early triple-negative breast cancer（GEICAM/2003-11_CIBOMA/2004-01）[J]. J Clin Oncol，2020，38（3）：203-213.

[8] MARK ROBSON SAI，ELŻBIETA S，BINGHE X，et al，Pierfranco conte. Olaparib for metastatic breast cancer in patients with a germline BRCA mutation [J]. N Engl J Med，2017，377（17）：1700.

[9] SCHMID P，ADAMS S，RUGO HS，et al. Atezolizumab and nab-paclitaxel in advanced triple-negative breast cancer [J]. N Engl J Med，2018，379（22）：2108-2121.

[10] SULEMAN K，OSMANI AH，AL HASHEM H，et al. Behavior and outcomes of pregnancy associated breast cancer [J]. Asian Pac J Cancer Prev，2019，20（1）：135-138.

[11] YU HH，CHEUNG PS，LEUNG RC，et al. Current management of pregnancy-associated breast cancer [J]. Hong Kong Med J，2017，23（4）：387-394.

[12] PADMAGIRISON R，GAJJAR K，SPENCER C. Management of breast cancer during pregnancy [J]. The Obstetrician &Gynaecologist，2010，12：186-192.

[13] PECCATORI FA，AZIM HA，ORECCHIA R，et al. Cancer，pregnancy and fertility：ESMO Clinical Practice Guidelines for diagnosis，treatment and follow-up [J]. Ann Oncol，2013，24（Suppl 6）：160-170.

[14] YUAN P，HU X，SUN T，et al. Eribulin mesilate versus vinorelbine in women with locally recurrent or metastatic breast cancer：a randomised clinical trial [J]. Eur J Cancer，2019，112：57-65.

[15] YARDLEY DA，COLEMAN R，CONTE P，et al. Nab-paclitaxel plus carboplatin or gemcitabine versus gemcitabine plus carboplatin as first-line treatment of patients with triple-negative metastatic breast cancer：results from the tnacity trial [J]. Ann Oncol，2018，29（8）：1763-1770.

[16] HU X，WANG B，ZHANG J，et al. 282MO–Abraxane plus cisplatin compared with gemcitabine plus cisplatin as first-line treatment in patients with metastatic triple-negative breast cancer（GAP）：a multicenter，randomized，open-label，phase Ⅲ trial [J]. Annals of Oncology，2020，31（Suppl 4）：S354.

[17] CORTES J，CESCON DW，RUGO HS，et al. Pembrolizumab plus chemotherapy versus placebo plus

chemotherapy for previously untreated locally recurrent inoperable or metastatic triple-negative breast cancer (KEYNOTE-355): a randomised, placebo-controlled, double-blind, phase 3 clinical trial [J]. Lancet, 2020, 396 (10265): 1817-1828.

[18] CORTES J, RUGO HS, CESCON DW, et al. Pembrolizumab plus chemotherapy in advanced triple-negative breast cancer [J]. N Engl J Med, 2022, 387 (3): 217-226.

[19] BARDIA A, HURVITZ SA, TOLANEY SM, et al. Sacituzumab govitecan in metastatic triple-negative breast cancer [J]. N Engl J Med, 2021, 384 (16): 1529-1541.

[20] ETTL J, QUEK RGW, LEE KH, et al. Quality of life with talazoparib versus physician's choice of chemotherapy in patients with advanced breast cancer and germline BRCA1/2 mutation: patient-reported outcomes from the EMBRACA phase Ⅲ trial [J]. Ann Oncol, 2018, 29 (9): 1939-1947.

[21] CORTES J, RUGO HS, CESCON DW, et al. Pembrolizumab plus chemotherapy in advanced triple-negative breast cancer [J]. N Engl J Med, 2022, 387 (3): 217-226.

[22] 中华医学会外科学分会乳腺外科学组. 妊娠相关性乳腺癌临床诊治专家共识（2020版）[J]. 中华临床医师杂志（电子版），2022，14（5）：321-325.

病例9　人表皮生长因子受体-2阳性晚期乳腺癌肝、肺、骨和脑转移1例

李雪莲　李　纲*

复旦大学附属肿瘤医院闵行分院

【关键词】

HER-2阳性；乳腺癌；脑转移

【病史及治疗】

➢ 患者，女性，53岁，已绝经。

➢ 2018-08-02患者发现“左侧乳腺肿物”。

➢ 2019-03-02患者出现咳嗽，逐渐加重，且活动后发生气促。

➢ 2019-06-05正电子发射体层成像/计算机体层成像（PET/CT）显示，左侧乳腺见高代谢灶，最大径为2.79 cm，未侵犯胸壁；左侧腋窝多发淋巴结转移，较大者最大径为1.92 cm；内乳和右侧乳腺未见转移癌（图9-1）。双肺多发转移癌，较大者最大径为1.69 cm（图9-2）。骨多发转移癌（颅骨、右侧肱骨、左侧胸廓、右侧肩胛骨、脊柱、左侧髋臼、双侧髂骨、双侧耻骨上支和股骨），腰2～4椎体见病理性骨折（图9-3）。肝多发转移，较大者最大径分别为3.11 cm和2.31 cm，最大标准摄取值（SUV_{max}）为7.9（图9-4）。

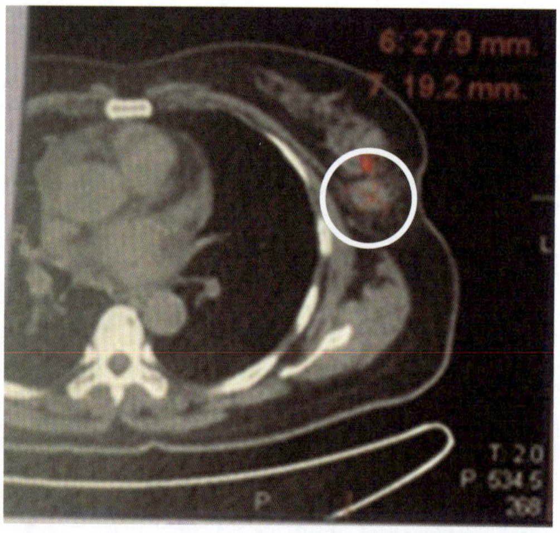

图9-1　2019-06-05乳腺PET/CT

注：图中圆圈标记为病灶。

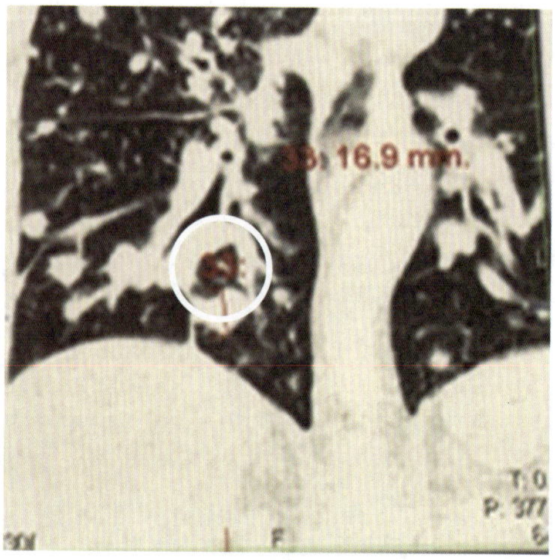

图9-2　2019-06-05肺PET/CT

注：图中圆圈标记为病灶。

*通信作者，邮箱：13391071510@163.com

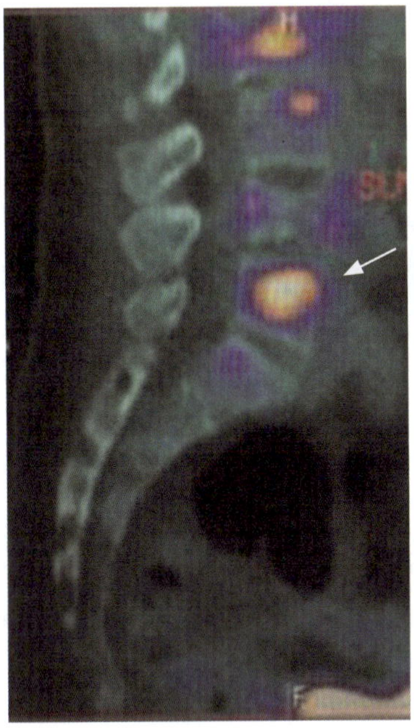

图9-3　2019-06-05骨PET/CT

注：箭头指向病灶。

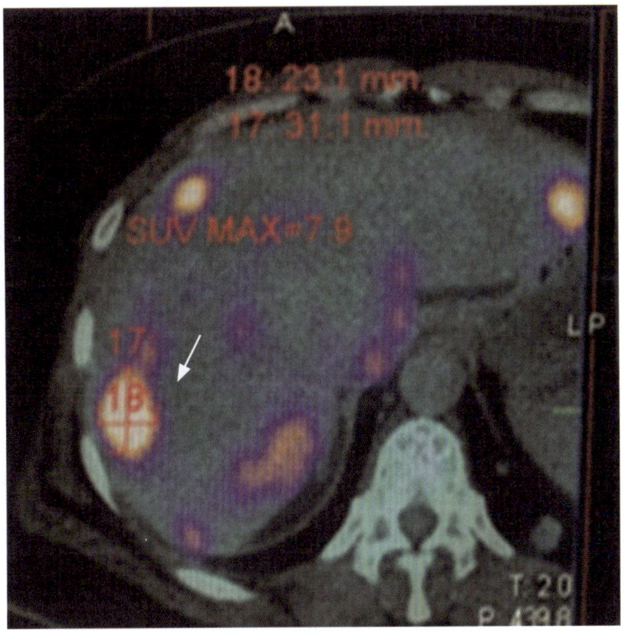

图9-4　2019-06-05肝PET/CT

注：箭头指向病灶。

➢ 2019-06-05患者行左侧乳腺肿物穿刺活检。术后病理显示，左侧乳腺癌。免疫组织化学显示，雌激素受体（ER）(－)，孕激素受体（PR）(－)，人表皮生长因子受体-2（HER-2）(＋＋＋)。

➢ 2019-06-05颅脑磁共振成像（MRI）显示，脑多发转移癌。

➢ 2019-06-05乳腺MRI显示，左侧乳腺见一肿物（图9-5）。

➢ 2019-06-05腹部计算机体层成像（CT）显示，肝多发转移癌。

➢ 2019-06-05胸部CT显示，双肺多发转移癌。

➢ 2019-06-05椎体MRI显示，椎体多发转移癌。

➢ 2019-06-16至2019-11-01患者行曲妥珠单抗（H）＋帕妥珠单抗（P）＋多西他赛（T）方案治疗7个周期。2019-07-01患者行腰椎放疗，剂量为30 Gy/10 Fx，同时使用骨改良药物双膦酸盐治疗骨转移。2019-07-02患者出现头晕、呕吐。2019-08-02患者行脑病灶伽马刀治疗，中心剂量为

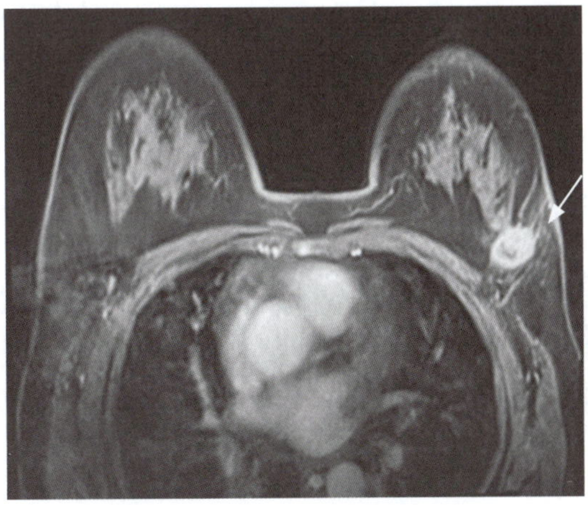

图9-5　2019-06-05乳腺MRI

注：箭头指向病灶。

17.1 ～ 27.7 Gy，周边剂量为12 ～ 18 Gy（65% ～ 70%等剂量曲线）。此次治疗的最佳疗效为疾病稳定［乳腺病灶（图9-6）、肝病灶和颅脑病灶较前缩小，肺病灶稳定］，患者腰痛、头晕和呕吐症状缓解。

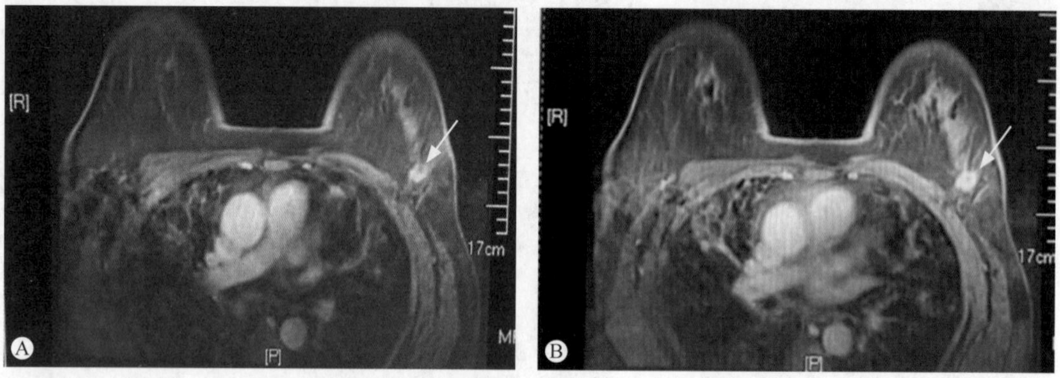

图9-6　2019-08-02乳腺MRI和2019-10-02乳腺MRI

注：A.2019-08-02乳腺MRI，病灶（箭头所指处）较2019-06-05乳腺MRI所见缩小；B.2019-10-02乳腺MRI，病灶（箭头所指处）继续缩小。

【本阶段小结】

本例患者初诊为Ⅳ期（晚期）乳腺癌，合并肝、肺和骨转移，免疫组织化学提示HER-2过表达，基线检查发现无症状脑转移。《中国临床肿瘤学会（CSCO）乳腺癌诊疗指南2019》指出，对于脑转移灶数量有限且无症状的HER-2阳性患者，可先给予全身治疗。CLEOPATRA研究（一项Ⅲ期随机对照研究）中位随访8年的结果显示，对于HER-2阳性、转移性乳腺癌患者，一线多西他赛＋曲妥珠单抗＋帕妥珠单抗双靶向治疗较多西他赛＋曲妥珠单抗单靶向治疗获益显著，两组中位无进展生存（PFS）期分别为18.7个月和12.4个月（*HR* 0.69，95%*CI* 0.59 ～ 0.81，$P < 0.0001$）；两组中位总生存（OS）期分别为57.1个月和40.8个月（*HR* 0.69，95%*CI* 0.58 ～ 0.82，$P < 0.0001$）。PUFFIN研究为CLEOPATRA研究的中国桥接研究，与CLEOPATRA研究一致，同样证实一线多西他赛＋曲妥珠单抗＋帕妥珠单抗双靶向治疗可以使中国患者的疾病进展风险降低31%。基于上述结果，美国国家综合癌症网络（NCCN）指南和《中国临床肿瘤学会（CSCO）乳腺癌诊疗指南2019》均推荐多西他赛＋曲妥珠单抗＋帕妥珠单抗方案为HER-2阳性晚期乳腺癌患者的标准一线治疗方案。本例患者接受多西他赛＋曲妥珠单抗＋帕妥珠单抗方案化疗，疗效评估为疾病稳定（乳腺病灶、肝病灶和脑病灶缩小，肺病灶稳定）。本例患者多发骨转移，且腰2 ～ 4椎体发生病理性骨折，故在综合治疗（肿瘤控制）的基础上联合腰椎放疗和双膦酸盐治疗，之后腰痛症状缓解。针对本例患者的头晕、呕吐症状，给予脑部伽马刀局部治疗，之后症状好转。

【病史及治疗续一】

➢ 2019-11-22至2019-12-01患者肺病灶进展，乳腺病灶（图9-7）、肝病灶和骨病灶稳定。

➢ 2019-12-02至2020-09-09患者行吡咯替尼＋卡培他滨方案治疗。最佳疗效为肺部分病灶和肝部分病灶缓解，脑病灶和乳腺病灶（图9-8）稳定。

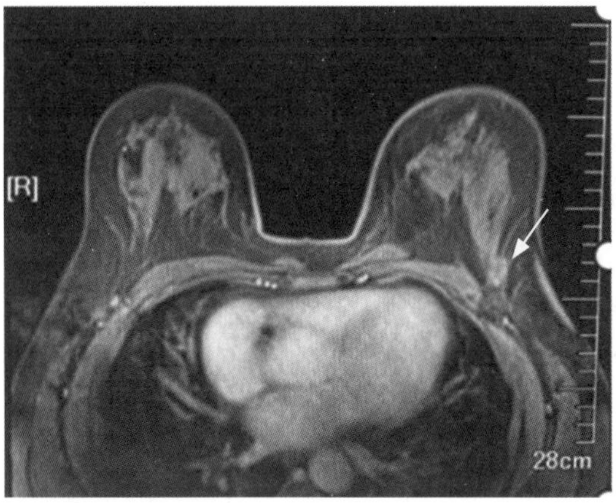

图9-7 2019-11-22乳腺MRI

注：箭头指向病灶。

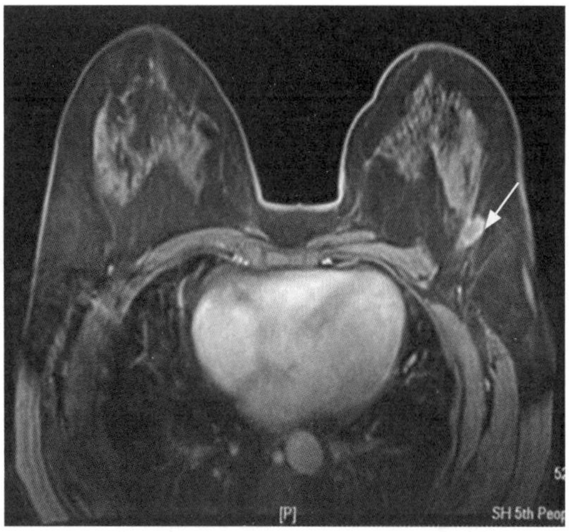

图9-8 2020-02-03乳腺MRI

注：箭头指向病灶。

【本阶段小结】

晚期乳腺癌患者使用曲妥珠单抗治疗进展后，持续抑制HER-2通路能够继续带来生存获益，推荐二线继续行抗HER-2靶向治疗。一项基于吡咯替尼＋卡培他滨治疗HER-2阳性晚期乳腺癌的Ⅱ期研究、PHENIX（Ⅲ期）研究和PHOEBE（Ⅲ期）研究的结果显示，吡咯替尼＋卡培他滨方案患者生存获益明显。上述研究奠定了吡咯替尼＋卡培他滨方案在中国HER-2阳性晚期乳腺癌患者中的标准二线治疗地位。《中国临床肿瘤学会（CSCO）乳腺癌诊疗指南2019》推荐将吡咯替尼＋卡培他滨方案用于既往曲妥珠单抗和紫杉类药物治疗失败的患者（1A类证据，Ⅰ级推荐）。EMILIA研究证实，相较于拉帕替尼＋卡培他滨，曲妥珠单抗-美坦新偶联物（T-DM1）单药可显著延长中位PFS期（6.4个月 *vs*. 9.6个月，$P<0.001$）和中位OS期（25.1个月 *vs*. 30.9个月，$P<0.001$）。该研究确立了T-DM1在晚期乳腺癌患者中的标准二线治疗地位。根据《中国临床肿瘤学会（CSCO）乳腺癌诊疗指南2019》，本例患者二线行吡咯替尼＋卡培他滨方案治疗，最佳疗效为肺部分病灶和肝部分病灶缓解，乳腺病灶、骨病灶和脑病灶稳定。

【病史及治疗续二】

➢ 2020-07-02患者出现左眼视物模糊、恶心和呕吐等症状。

➢ 2020-07-05颅脑MRI显示，脑病灶进展（图9-9），遂行脑病灶伽马刀治疗，中心剂量为32.7 Gy，周边剂量为18 Gy（55%等剂量曲线）。

➢ 2020-09-02颅脑MRI显示，脑病灶继续进展（图9-10）。

➢ 2020-09-10至2020-12-01患者行贝伐珠单抗＋吡咯替尼＋卡培他滨方案治疗。

➢ 2020-11-02颅脑MRI显示，脑病灶继续进展（图9-11），遂行全脑放疗，剂量为30 Gy/10 Fx。

➢ 2020-12-02患者开始行吡咯替尼＋卡培他滨＋贝伐珠单抗＋曲妥珠单抗方案治疗。疗效评估为疾病稳定［肺病灶、骨病灶和乳腺病灶（图9-12）稳定，脑病灶（图9-13）较前缩小］。

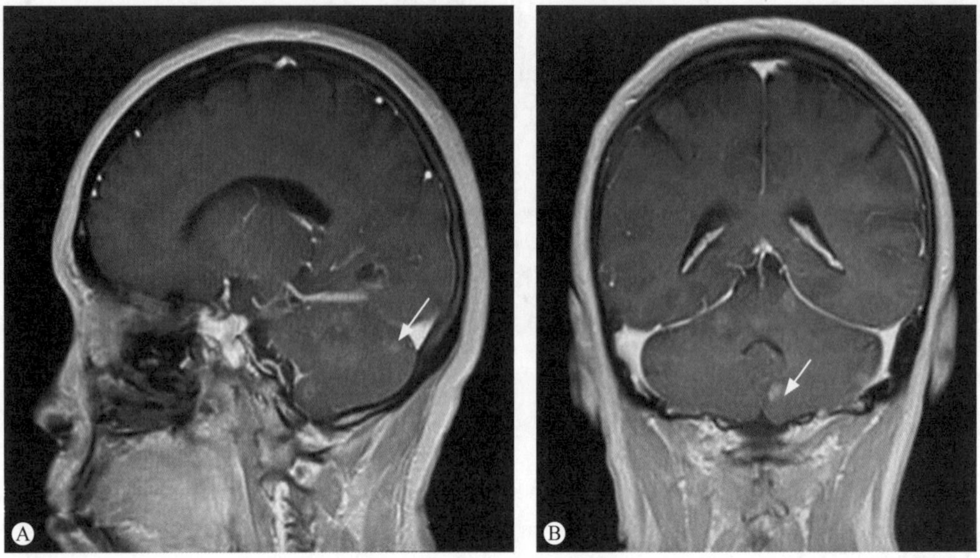

图9-9　2020-07-05颅脑MRI

注：A.侧位，箭头指向病灶；B.后位，箭头指向病灶。

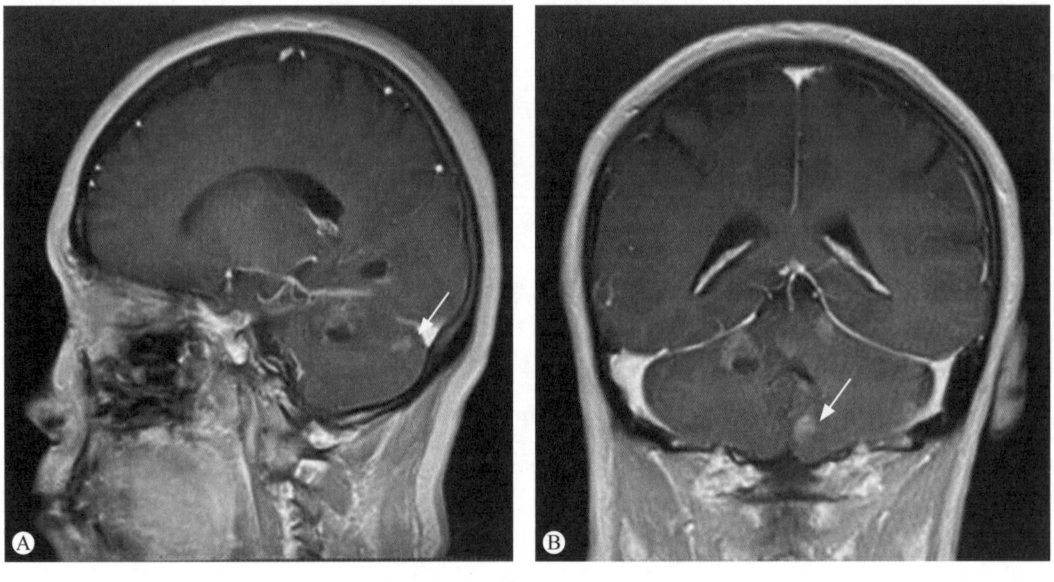

图9-10　2020-09-02颅脑MRI

注：A.侧位，箭头指向病灶；B.后位，箭头指向病灶。

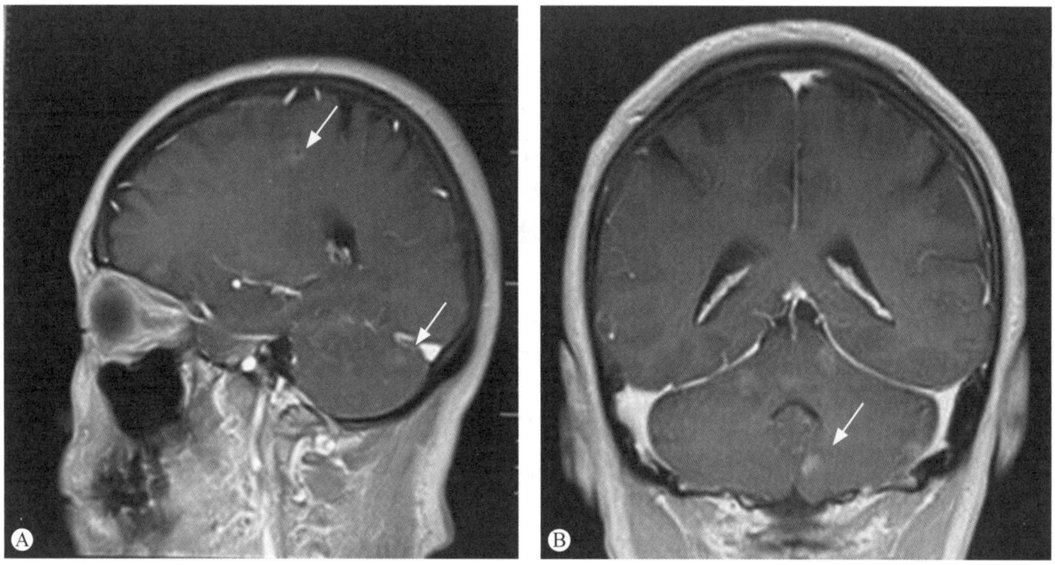

图9-11　2020-11-02颅脑MRI

注：A.侧位，箭头指向病灶；B.后位，箭头指向病灶。

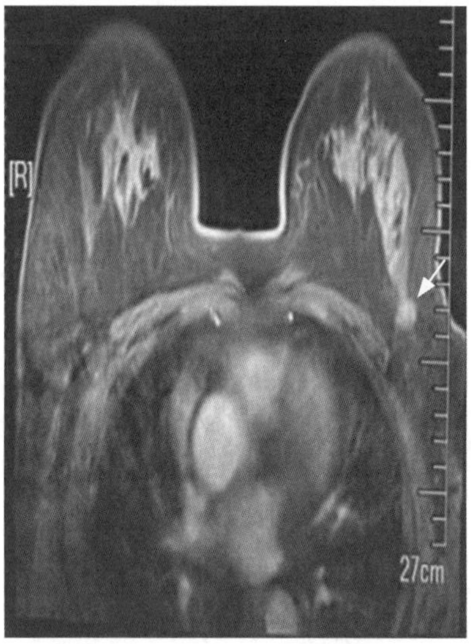

图9-12　2021-02-03乳腺MRI

注：箭头指向病灶。

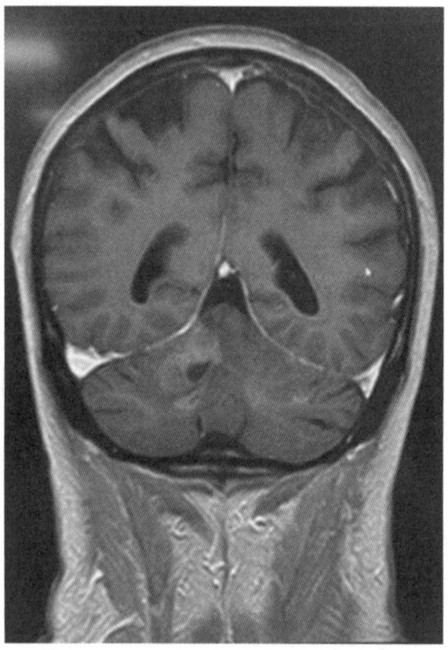

图9-13　2021-02-03颅脑MRI

【本阶段小结】

晚期乳腺癌患者的颅外病灶稳定、颅内病灶进展该如何处理？乳腺癌脑转移的总体治疗原则是在充分评估全身情况的前提下，优先考虑针对脑转移灶的手术和/或放疗，同时合理考虑全身治疗。对于不需要手术的患者，可直接给予立体定向放疗；对于弥漫性脑转移灶，给予全脑放疗；除了脑部的局部治疗外，有临床研究显示，抗血管靶向治疗药物贝伐珠单抗可在脑转移灶中达到一定浓度，发挥其抗血管生成效应，从而对脑转移瘤的增殖起明显的抑制作用；贝伐珠单抗可降低与血管内皮生长因子表达相关的血管通透性，由此减轻肿瘤周围水肿，降低潜在严重并发症的发生风险。综上所述，贝伐珠单抗既可针对肿瘤的生长机制，又可缓解脑水肿，不失为一种选择。

抗HER-2的小分子酪氨酸激酶抑制剂（TKI）吡咯替尼、奈拉替尼对乳腺癌脑转移也有一定疗效。HER2CLIMB研究显示，脑转移患者使用图卡替尼联合曲妥珠单抗和卡培他滨方案治疗的中位OS期达21.9个月。KAMILLA研究则进一步证实T-DM1治疗HER-2阳性乳腺癌脑转移的疗效，43%患者的脑部靶病灶减少≥30%。但本例患者治疗时图卡替尼在我国不可及，同时其因经济原因拒绝使用T-DM1。因此，给予本例患者全脑放疗（30 Gy/10 Fx）和吡咯替尼＋卡培他滨＋贝伐珠单抗＋曲妥珠单抗方案治疗。疗效评估为疾病稳定（肺病灶、骨病灶和乳腺病灶稳定，脑病灶较前缩小）。

本例患者的疾病诊疗过程见图9-14。

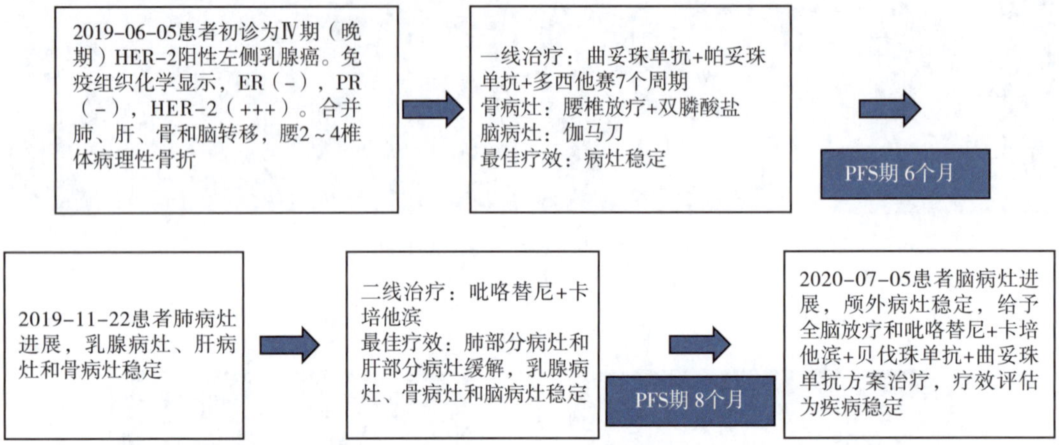

图9-14　本例患者的疾病诊疗过程

注：ER.雌激素受体；PR.孕激素受体；HER-2.人表皮生长因子受体-2；PFS.无进展生存。

【专家点评】

1.对于HER-2阳性、转移性乳腺癌，THP（曲妥珠单抗＋帕妥珠单抗＋多西他赛）方案是国内外各大指南推荐的首选一线治疗方案，但本例患者的PFS期仅6个月，明显低于CLEOPATRA研究的中位PFS期（18.7个月），提示可能存在曲妥珠单抗和帕妥珠单抗耐药。本例患者的二线治疗根据国内指南选择吡咯替尼联合卡培他滨方案。该方案的最新进展来自2022年发表在《新英格兰医学杂志》上的DESTINY- Breast03研究。其结果显示，T-Dxd（5.4mg/kg，每3周1次）较T-DM1可显著改善既往接受过曲妥珠单抗和紫杉类药物治疗的HER-2阳性患者的PFS期（中位PFS：未达到 *vs*. 6.8个月，*HR* 0.28，95%*CI* 0.22～0.37，$P < 0.001$）。

2.本例患者颅外转移灶部分进展，提示可能存在肿瘤异质性，包括两个方面，即HER-2表达的异质性或存在抗HER-2耐药突变。对于进展的肺病灶，可行穿刺活检明确有无HER-2表达的异质性。在患者经济能力可承受的情况下，可对肺活检组织和血循环肿瘤细胞DNA行下一代测序技术（NGS）检测，明确有无抗HER-2耐药突变发生及局部和全身是否存在不一致，从而寻求更精准的治疗。

3.本例患者的脑转移灶经吡咯替尼治疗失败后在立体定向放疗和全脑放疗的加持下可作为治疗方案组成的一部分继续加入跨线治疗，主要是因为小分子TKI在脑转移方面占据优势。2020年，在《临床肿瘤杂志》上发表的HER2CLIMB研究的结果显示，既往接受过曲妥珠单抗、帕妥珠单抗或T-DM1治疗的患者行图卡替尼＋曲妥珠单抗＋卡培他滨方案治疗，活动性脑转移患者的中位PFS期达9.5个月，稳定性脑转移患者的中位PFS期可长达13.9个月，显著优于安慰剂组中这两组人群的中位PFS期（4.1个月，$P < 0.000\ 01$；5.6个月，$P=0.002$）。2021年，圣安东尼奥乳腺癌大会（San

Antonio Breast Cancer Symposium，SABCS）公布了DESTINY-Breast03研究的最新结果，发现在基线稳定性脑转移患者中，T-DXd（5.4 mg/kg，每3周1次）组的中位PFS期可达15个月，显著优于T-DM1组的5.7个月。

4.若脑转移灶在立体定向放疗后进展，需要明确是治疗部位进展还是新发脑转移灶。若是前者，提示患者对放疗存在抵抗；若是后者，提示目前的系统治疗方案不能有效预防新发脑转移。

5.对于HER-2阳性乳腺癌脑转移患者，在全脑放疗后大分子单抗等相对不容易到达脑组织的药物仍可考虑联合使用。本例患者将全脑放疗前“失效”的曲妥珠单抗、吡咯替尼和卡培他滨在全脑放疗后重新组合，仍显示出对脑转移的控制作用。

6.贝伐珠单抗可以降低乳腺癌肿瘤细胞的血管内皮生长因子（VEGF）表达，除了减轻脑转移导致的脑水肿，还可协同抗肿瘤药物起效。一项乳腺癌脑转移的Ⅱ期单臂临床试验的数据显示，贝伐珠单抗（15 mg/kg，第1天）＋卡铂（AUC5，第8天，每3周1次）治疗9例HER-2阴性和29例HER-2阳性乳腺癌脑转移患者，总体客观缓解率（ORR）达63%，中位PFS期达5.62个月，中位OS期达14.1个月。因此认为，无论是HER-2阳性还是HER-2阴性乳腺癌脑转移，均可能从含贝伐珠单抗的方案中获益。

（复旦大学附属华山医院　初钊辉）

本例患者是一例初诊Ⅳ期左侧乳腺癌患者，伴有脑、肝、肺和骨转移，左侧乳腺病灶穿刺活检病理的免疫组织化学提示HER-2过表达。其一线全身治疗选择THP方案，并结合腰椎放疗、脑转移灶伽马刀治疗，颅内、颅外病灶均取得不错的疗效，PFS期达6个月。本例患者因肺转移灶进展（其他病灶均稳定，肝转移灶甚至持续缩小），二线全身治疗行吡咯替尼＋卡培他滨方案同样取得了相当不错的疗效，肺、肝转移灶缩小，其余转移灶（乳腺、骨、脑）稳定，PFS期达8个月。2020-07患者出现颅内多个病灶进展，由于颅外病灶稳定，故使用全脑放疗和吡咯替尼＋卡培他滨＋贝伐珠单抗＋曲妥珠单抗方案治疗，再次取得脑转移病灶稳定，目前已达1年。

本例患者的一个特点是颅内、颅外病灶对治疗的反应不一致。对于颅内病灶，总体治疗原则是在评估全身情况的基础上优先考虑脑转移灶的立体定向放疗、全脑放疗和手术治疗，其次是药物治疗。在治疗药物的选择上，总体而言疗效不理想。有研究显示，化疗药物中的卡培他滨、拓扑替康和替莫唑胺等对乳腺癌脑转移有一定疗效。小分子TKI由于分子量小，理论上更容易透过血-脑脊液屏障。既往HER2CLIMB研究和TBCRC 022研究已经分别证实了图卡替尼＋曲妥珠单抗＋卡培他滨方案和奈拉替尼＋卡培他滨方案在HER-2阳性乳腺癌脑转移患者中具有良好的治疗效果。2022-02公布的PERMEATE研究也证实在既往未接受脑部放疗的乳腺癌脑转移患者中，吡咯替尼＋卡培他滨方案可以达到74.6%的中枢神经系统ORR和11.3个月的中位PFS期。但对于脑转移患者，由于血-脑脊液屏障的完整性受损，导致局部通透性增加，故大分子蛋白也可能进入颅内发挥抗肿瘤作用。EMILIA研究的探索性分析显示，脑转移患者中T-DM1组的中位OS期达26.8个月。KAMILLA研究的探索性分析显示，43%患者的脑部靶病灶减少≥30%，证实T-DM1对脑转移灶同样具有不错的效果。在2021-12召开的SABCS上，DESTINY-Breast03研究的亚组分析结果更新，特别值得一提的是，无论患者基线伴或不伴脑转移，T-DXd对比T-DM1都表现出更佳的疗效。在82例基线伴有脑转移的患者中，T-DXd组的中位PFS期为15个月，T-DM1组为3个月（*HR* 0.25，95%*CI* 0.31 ～ 0.45）；T-DXd组和T-DM1组的ORR分别为67.4%和20.5%。因此证明，T-DXd在脑转移患者中同样具有非常优异的表现。

（湖南省肿瘤医院　刘斌亮　刘莉萍　欧阳取长）

【指南背景】

《中国临床肿瘤学会（CSCO）乳腺癌诊疗指南2022》指出，HER-2阳性乳腺癌脑转移患者若脑转移灶数量有限且无症状，可先给予全身药物治疗。

（复旦大学附属华山医院　初钊辉）

1.《中国抗癌协会乳腺癌诊治指南与规范（2021年版）》 HER-2阳性、转移性乳腺癌患者的一线治疗首选THP方案；吡咯替尼＋卡培他滨也是可选方案，尤其对于存在脑转移的患者，TKI也可以优先选择。二线治疗推荐T-DM1或吡咯替尼＋卡培他滨方案。

2.《中国临床肿瘤学会（CSCO）乳腺癌诊疗指南2022》 乳腺癌脑转移的治疗应贯彻多学科诊疗模式，目的是控制转移灶、改善患者的症状、提高患者的生活质量和最大限度地延长患者的生存期。乳腺癌脑转移的治疗手段包括手术、放疗、药物治疗和对症支持治疗。总体治疗原则是在充分评估全身情况的前提下，优先考虑针对脑转移的手术和/或放疗，同时合理考虑全身治疗。放疗主要包括全脑放疗和立体定向放疗。对于脑转移灶数量有限且无症状的HER-2 阳性乳腺癌患者，也可先给予全身药物治疗。

（湖南省肿瘤医院　刘斌亮　刘莉萍　欧阳取长）

【循证背景】

1.CLEOPATRA研究（*n*=808） 该研究是一项双盲、随机、安慰剂对照的Ⅲ期临床试验，在25个国家的204家医学中心进行，旨在比较曲妥珠单抗＋帕妥珠单抗＋多西他赛与安慰剂＋曲妥珠单抗＋多西他赛治疗HER-2阳性、转移性乳腺癌患者的疗效和安全性。该研究将初治晚期HER-2阳性乳腺癌患者按1∶1的比例随机分配至曲妥珠单抗＋帕妥珠单抗＋多西他赛组（*n*=402）和安慰剂＋曲妥珠单抗＋多西他赛组（*n*=406）；主要研究终点为PFS期。中位随访8年的结果显示，曲妥珠单抗＋帕妥珠单抗＋多西他赛组较安慰剂＋曲妥珠单抗＋多西他赛组显著获益，两组的中位PFS期分别为18.7个月和12.4个月（*HR* 0.69，95%*CI* 0.59 ～ 0.81，*P*＜0.001）；两组的中位OS期分别为57.1个月和40.8个月（*HR* 0.69，95%*CI* 0.58 ～ 0.82，*P*＜0.001）。该研究证实在曲妥珠单抗联合多西他赛一线治疗的基础上加用帕妥珠单抗可显著改善HER-2阳性晚期乳腺癌患者的预后。

2.PERMEATE研究（*n*=78） 该研究是一项在全国8家医学中心开展的多中心、单臂、双队列、Ⅱ期临床试验，旨在探索吡咯替尼联合卡培他滨治疗HER-2阳性乳腺癌脑转移的疗效和安全性。该研究纳入的患者均为HER-2阳性乳腺癌伴活动性脑转移患者，分为队列A和队列B（队列A：未经放疗患者，*n*=59；队列B：放疗后进展患者，*n*=19）；主要研究终点为中枢神经系统的ORR。结果显示，队列A的中枢神经系统ORR为74.6%，中位PFS期为11.3个月；队列B的中枢神经系统ORR为42.1%，中位PFS期为5.6个月。因此认为，吡咯替尼联合卡培他滨在HER-2阳性乳腺癌脑转移患者中对脑转移灶的疗效良好且安全性可耐受。

3.HER2CLIMB研究（*n*=612） 该研究是一项国际、多中心、双盲的Ⅲ期随机对照临床试验，旨在评估图卡替尼＋曲妥珠单抗＋卡培他滨对比安慰剂＋曲妥珠单抗＋卡培他滨在既往接受曲妥珠单抗、帕妥珠单抗、T-DM1治疗的HER-2阳性转移性乳腺癌患者中的疗效和安全性。该研究无论患者脑转移与否均可入组，按2∶1的比例随机分配至图卡替尼或安慰剂联合曲妥珠单抗＋卡培他滨治疗组（图卡替尼组和对照组）；主要研究终点为前480例随机患者的PFS期。结果显示，在291例既往有脑转移或基线筛查时有脑转移的患者中，1年中枢神经系统（CNS）-PFS率在图卡替尼组为40.2%，对照组为0，图卡替尼组的颅内进展或死亡风险下降68%（*HR* 0.32，95%*CI* 0.22 ～ 0.48，

P＜0.0001）；中位CNS-PFS期图卡替尼组为9.9（8.0～13.9）个月，对照组为4.2（3.6～5.7）个月。1年OS率图卡替尼组为70.1%，对照组为46.7%，图卡替尼组的死亡风险降低42%（*HR* 0.58，95%*CI* 0.40～0.85，*P*=0.005）；中位OS期图卡替尼组为18.1个月，对照组为12个月。该研究证实，对于HER-2阳性乳腺癌脑转移患者，在曲妥珠单抗和卡培他滨中加入图卡替尼对控制颅内病灶和预后效果显著。

4.DESTINY-Breast03研究（*n*=524） DESTINY-Breast03研究是一项多中心、开放标签的Ⅲ期随机对照临床试验，目的是比较T-DXd和T-DM1在既往接受曲妥珠单抗和紫杉类药物治疗的HER-2阳性晚期乳腺癌中的疗效和安全性；主要研究终点为盲态独立中央评审委员会（BICR）评估的PFS期，次要研究终点为OS期。2021年，SABCS公布了该研究的亚组分析结果，提示在82例基线伴有脑转移的患者中，T-DXd组和T-DM1组的中位PFS期分别为15个月和3个月（*HR* 0.25，95%*CI* 0.13～0.45）；T-DXd组和T-DM1组的ORR分别为67.4%和20.5%；T-DXd组和T-DM1组的颅内完全缓解率分别为27.8%和2.8%，部分缓解率分别为36.1%和30.6%。说明在HER-2阳性乳腺癌脑转移患者中，T-DXd比T-DM1在控制颅内病灶方面具有更佳的疗效。

（湖南省肿瘤医院　刘斌亮　刘莉萍　欧阳取长）

【核心体会】

得益于小分子TKI、大分子单抗和抗体-药物偶联物（ADC）的发展，以及立体定向放疗和全脑放疗的加持，HER-2阳性乳腺癌脑转移患者的生存期不断延长。

（复旦大学附属华山医院　初钊辉）

本例患者的全身治疗与局部治疗相得益彰，各线治疗的PFS期均较长，取得了较好的肿瘤控制。颅内病灶与颅外病灶对同一化疗方案的不同反应是临床工作中的挑战之一。脑转移的治疗需要多学科参与，对于实体瘤伴脑转移患者，应通过肿瘤内科、肿瘤外科、放疗科和神经外科等多学科的密切配合，来实现患者治疗获益的最大化。

（湖南省肿瘤医院　刘斌亮　刘莉萍　欧阳取长）

参考文献

［1］中国临床肿瘤学会指南工作委员会. 中国临床肿瘤学会（CSCO）乳腺癌诊疗指南2022［M］. 北京：人民卫生出版社，2022.

［2］SWAIN SM，MILES D，KIM SB，et al. Pertuzumab，trastuzumab，and docetaxel for HER2-positive metastatic breast cancer（CLEOPATRA）：end-of-study results from a double-blind，randomised，placebo-controlled，phase 3 study［J］. The Lancet Oncology，2020，21（4）：519-530.

［3］DIÉRAS V，MILES D，VERMA S，et al. Trastuzumab emtansine versus capecitabine plus lapatinib in patients with previously treated HER2-positive advanced breast cancer（EMILIA）：a descriptive analysis of final overall survival results from a randomised，open-label，phase 3 trial［J］. The Lancet Oncology，2017，18（6）：732-742.

［4］MURTHY RK，LOI S，OKINES A，et al. Tucatinib，trastuzumab，and capecitabine for HER2-positive metastatic breast cancer［J］. The New England Journal of Medicine，2020，382（7）：597-609.

［5］MONTEMURRO F，DELALOGE S，BARRIOS CH，et al. Trastuzumab emtansine（T-DM1）in patients with HER2-positive metastatic breast cancer and brain metastases：exploratory final analysis of cohort 1 from KAMILLA，a single-arm phase Ⅲb clinical trial［J］. Annals of Oncology，2020，31（10）：1350-1358.

［6］CORTÉS J，KIM SB，CHUNG WP，et al. Trastuzumab deruxtecan versus trastuzumab emtansine for breast cancer［J］. The New England Journal of Medicine，2022，386（12）：1143-1154.

[7] LEONE JP，EMBLEM KE，WEITZ M，et al. Phase Ⅱ trial of carboplatin and bevacizumab in patients with breast cancer brain metastases [J] . BCR，2020，22 (1) : 131.

[8] FREEDMAN RA，GELMAN RS，ANDERS CK，et al. TBCRC 022: a phase Ⅱ trial of neratinib and capecitabine for patients with human epidermal growth factor receptor 2-positive breast cancer and brain metastases [J] . Journal of Clinical Oncology，2019，37 (13) : 1081-1089.

[9] YAN M，OUYANG Q，SUN T，et al. Pyrotinib plus capecitabine for patients with human epidermal growth factor receptor 2-positive breast cancer and brain metastases (PERMEATE) : a multicentre，single-arm，two-cohort，phase 2 trial [J] . The Lancet Oncology，2022，23 (3) : 353-361.

[10] 中国抗癌协会乳腺癌专业委员会. 中国抗癌协会乳腺癌诊治指南与规范（2021年版）[J] .中国癌症杂志. 2021，31（10）: 954-1040.

[11] 中国临床肿瘤学会指南工作委员会.中国临床肿瘤学会（CSCO）乳腺癌诊疗指南2019 [M] .北京：人民卫生出版社，2019.

[12] 中国抗癌协会乳腺癌专业委员会.中国抗癌协会乳腺癌诊治指南与规范（2019年版）[J] .中国癌症杂志，2019，29（8）: 609-679.

病例10　激素受体阳性、人表皮生长因子受体-2阴性晚期乳腺癌多发转移1例

闫　石　蔡　莉*

哈尔滨医科大学附属肿瘤医院

【关键词】

激素受体阳性；人表皮生长因子受体-2阴性；乳腺癌多发转移；内分泌治疗

【病史及治疗】

➢ 患者，女性，57岁，已绝经，否认高血压、糖尿病等病史，否认肿瘤家族史。

➢ 2010-04患者行"左侧乳腺癌仿根治术"，肿物大小为2.1 cm×1.8 cm。术后病理显示，左侧乳腺浸润性导管癌，组织学分级为Ⅱ级；左侧腋窝淋巴结（0/13）未见转移癌。免疫组织化学显示，雌激素受体（ER）（＋＋），孕激素受体（PR）（＋＋），人表皮生长因子受体-2（HER-2）（＋～＋＋），Ki-67（30%，＋）。荧光原位杂交（FISH）未见HER-2扩增。患者被诊断为左侧乳腺癌术后，临床分期为ⅡA期，病理分期为$pT_2N_0M_0$，分子分型为Luminal B型（HER-2阴性型）。

➢ 2010-05患者行ET（E，表柔比星，90 mg，第1天；T，紫杉醇，180 mg，第1天）方案化疗4个周期。

➢ 2010-09患者开始口服他莫昔芬治疗，但其于2016-07自行停药。

【病史及治疗续一】

➢ 2017-06患者因"左侧卧位胸闷3天"就诊。

➢ 2017-06外院胸部计算机体层成像（CT）显示，左侧血性胸腔积液，行排液治疗，胸腔积液脱落细胞见癌细胞（未提供免疫组织化学）。

➢ 2017-06外院正电子发射体层成像/计算机体层成像（PET/CT）显示，左侧胸膜乳腺癌转移可能性大。无疾病生存（DFS）期达86个月。

➢ 2017-06患者被诊断为左侧乳腺癌术后，临床分期为ⅡA期，病理分期为$pT_2N_0M_0$，分子分型为Luminal B型（HER-2阴性型），乳腺癌胸膜转移，血性胸腔积液。

➢ 2017-06患者行氟维司群（500 mg，肌内注射，第1、15、29天，后续每28天为1个周期）治疗。

*通信作者，邮箱：caiwenxin76@163.com

【本阶段小结】

本例患者初诊为Luminal B型（HER-2阴性型）乳腺癌，病理分期为$pT_2N_0M_0$，Ki-67（30%，＋），相对低危。放在目前，建议行21基因检测或短程化疗。当时给予其ET方案辅助化疗和他莫昔芬（TAM）内分泌治疗。86个月后，本例患者出现乳腺癌胸膜转移，属于内分泌治疗敏感型。根据PALOMA-2研究，首选哌柏西利＋来曲唑方案治疗。根据China CONFIRM研究，可选择行氟维司群治疗。2017年，哌柏西利在国内尚未上市，故首选氟维司群治疗。

【病史及治疗续二】

➢ 2019-03患者被诊断为左侧乳腺癌术后，乳腺癌胸膜、左侧第3肋骨转移。无进展生存（PFS）期为21个月。

➢ 2019-03患者开始行哌柏西利（125 mg，每天1次，第1～21天，每28天为1个周期，口服）＋来曲唑（2.5 mg，每天1次，口服）＋唑来膦酸（4 mg，每28天为1个周期，静脉滴注）治疗。

➢ 2019-08至2020-09患者左侧第3肋骨病灶未见明显进展（图10-1）。

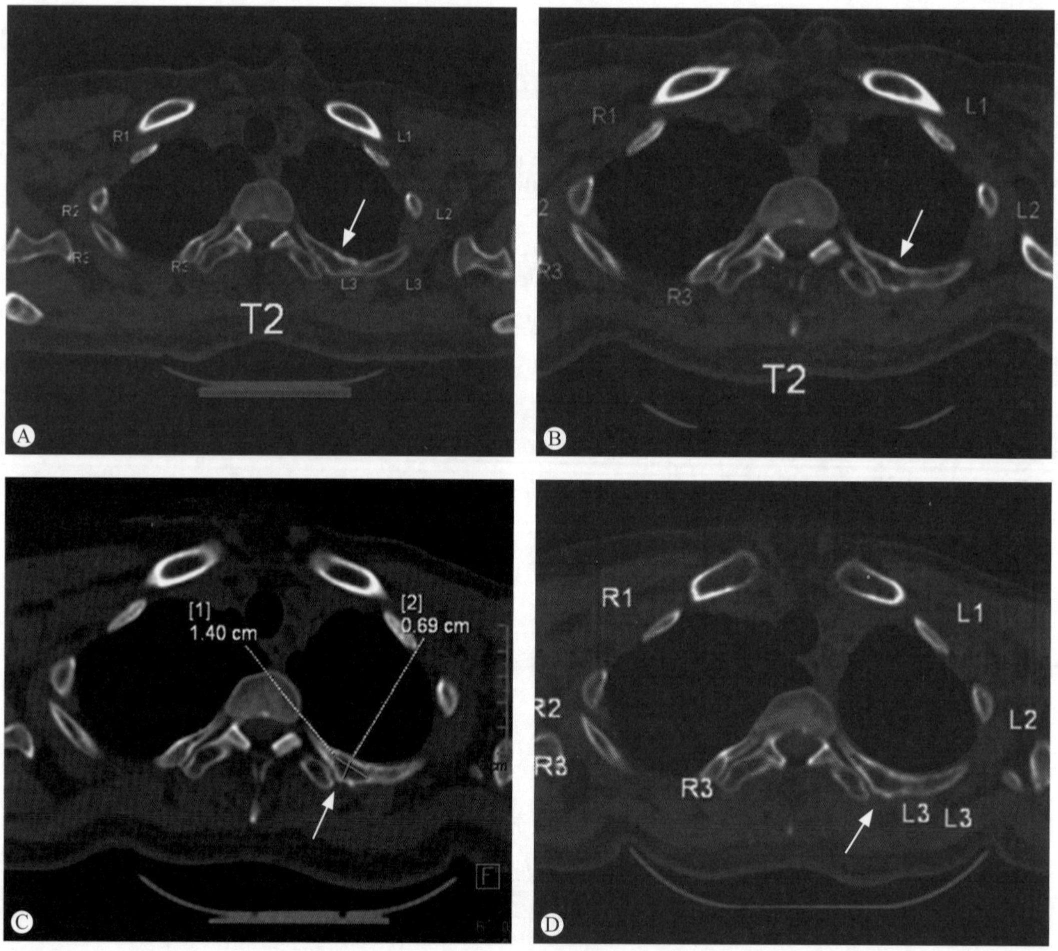

图10-1 2019-08至2020-09肋骨CT

注：A.2019-08肋骨CT，箭头指向病灶；B.2019-12肋骨CT，箭头指向病灶；C.2020-06肋骨CT，箭头指向病灶；D.2020-09肋骨CT，箭头指向病灶。

【本阶段小结】

本例患者行氟维司群单药治疗的PFS期为21个月，属于继发性内分泌治疗耐药，二线治疗首选内分泌治疗。根据相关指南，乳腺癌患者晚期二线内分泌治疗的选择应结合既往内分泌治疗的用药情况和治疗反应情况，尽量不重复使用辅助治疗或复发转移内分泌治疗使用过的药物。2019年，哌柏西利已在国内上市，故首选哌柏西利＋来曲唑治疗。

【病史及治疗续三】

➢ 2020-12腹部增强磁共振成像（MRI）显示，肝S3段见结节影，中心呈明显强化，边缘呈轻度强化，病灶长径约0.9 cm，考虑乳腺癌转移（图10-2）。PFS期为21个月。

➢ 2020-12超声科会诊，认为患者不宜行穿刺活检。

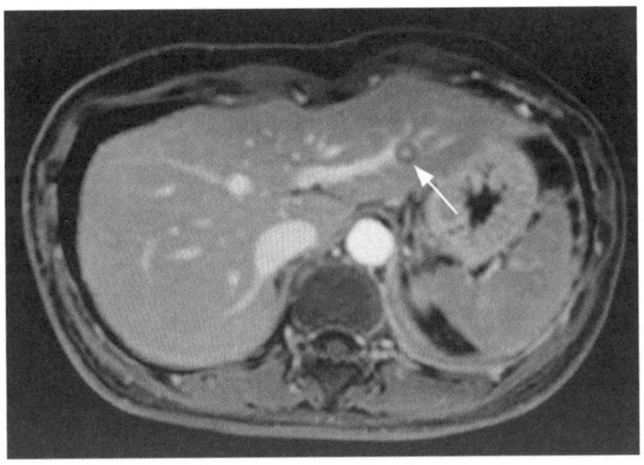

图10-2　2020-12腹部增强MRI

注：箭头指向病灶。

➢ 2020-12患者被诊断为左侧乳腺癌术后，乳腺癌胸膜、左侧第3肋骨和肝转移。

➢ 2020-12至2021-04患者行TX（T，白蛋白紫杉醇，350 mg，第1天，静脉滴注；X，卡培他滨，1500 mg，每天2次，第1～14天；每21天为1个周期）方案化疗6个周期。患者每2个周期复查，肝病灶持续缩小（图10-3）。

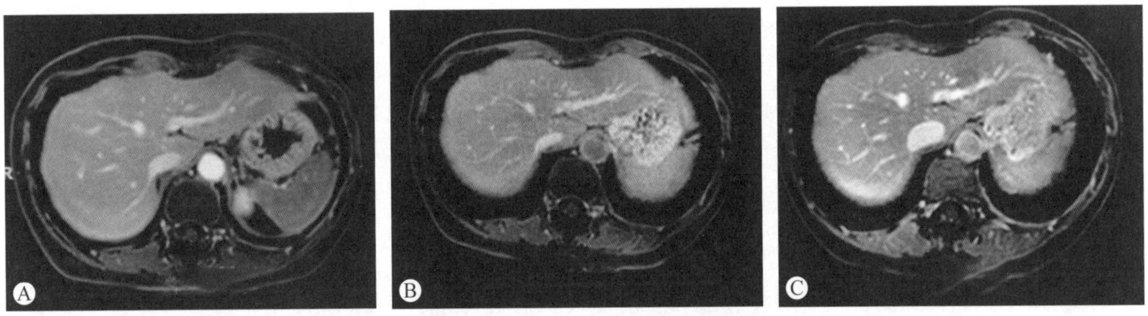

图10-3　2020-12至2021-04腹部增强MRI

注：A.治疗2个周期后；B.治疗4个周期后；C.治疗6个周期后。

➢ 2021-05患者因西达本胺有新的赠药政策改行西达本胺（30 mg，每周2次）＋依西美坦（25 mg，每天1次）方案治疗。疗效评估为疾病稳定（图10-4）。

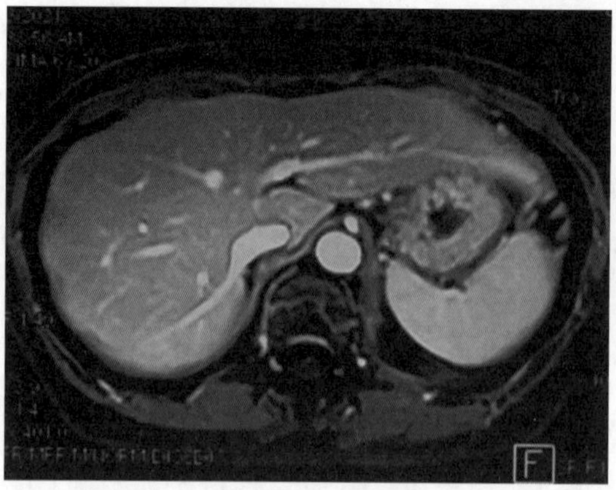

图10-4　2021-07腹部增强MRI

【本阶段小结】

本例患者新发肝转移，肿瘤负荷小，美国东部肿瘤协作组（Eastern Cooperative Oncology Group，ECOG）评分1分。二线行哌柏西利＋来曲唑方案治疗，PFS期达21个月，发生继发性耐药，但其对内分泌治疗敏感，可再次选择内分泌治疗。根据ACE研究的结果，西达本胺＋依西美坦方案是优选方案。本例患者经济条件有限，可考虑行化疗，化疗后可行内分泌治疗作为维持治疗。

本例患者的疾病诊疗过程见图10-5。

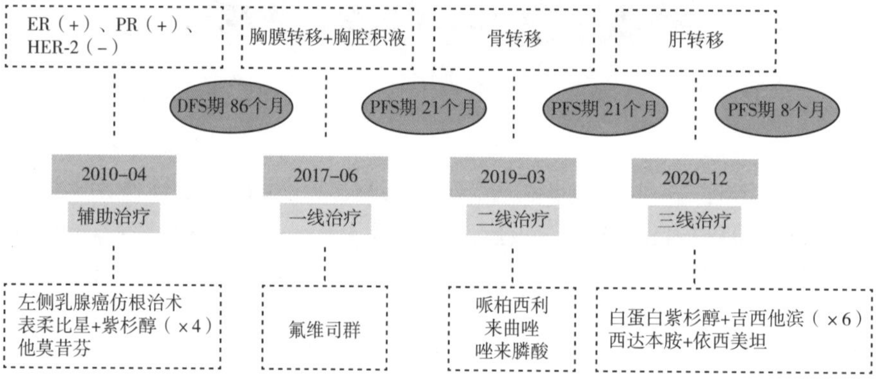

图10-5　本例患者的疾病诊疗过程

注：ER.雌激素受体；PR.孕激素受体；HER-2.人表皮生长因子受体-2；DFS.无疾病生存；PFS.无进展生存。

【专家点评】

纵览本例患者的整个诊治过程，发现对于HR阳性乳腺癌患者来说，除了提高5年DFS率，进一步降低长期复发转移风险尤为重要。虽然HR阳性早期乳腺癌患者行传统单药内分泌治疗获益明显，但部分患者仍需要行强化治疗以进一步改善预后。

本例患者起病时属于绝经前人群，尽管国内外各大指南对于延长内分泌治疗和联合卵巢功能抑制（OFS）的策略选择和人群细分有不同规定，但均强调了中高危乳腺癌患者行强化治疗的必要性。除了按照常规临床病理学特征分层治疗，在临床实践中针对独立个体，多基因预测工具如乳腺癌指数（breast cancer index，BCI）和STEPP分析（即根据患者7个临床病理学特征建模并综合分析复发风险）可为临床医师实现精准化、个体化治疗提供更多线索。目前认为，淋巴结阳性、肿物最大径≥2.0 cm、需要接受辅助化疗和他莫昔芬治疗2～3年或治疗5年后的患者是延长内分泌治疗的获益人群，而有辅助化疗指征、中高复发风险和STEPP分析评分较高的患者是联合OFS的获益人群。在细胞周期蛋白依赖性激酶4/6（CDK4/6）抑制剂治疗早期乳腺癌的探索中，以哌柏西利为代表的PALLAS研究、PENELOPE-B研究的阴性结果和以阿贝西利为代表的monarchE研究的阳性结果给予了临床医师更多启示。除了不同CDK4/6抑制剂本身存在差异之外，高危患者的特征筛选也是重要的考量因素。

本例患者发生复发转移后经历了三线内分泌治疗，均取得不错的获益，尤其是一线治疗和二线治疗都获得21个月的PFS期。这进一步佐证了对激素敏感的HR阳性乳腺癌患者即使合并内脏转移（非内脏危象），解救内分泌治疗仍能获益。本例患者先后选择了氟维司群单药方案、哌柏西利＋来曲唑方案和西达本胺＋依西美坦方案治疗。期间，针对肝转移灶选择了TX（白蛋白紫杉醇＋吉西他滨）方案化疗，至2021-07肝病灶基本消失。当然，结合其既往内分泌治疗的获益情况和肿瘤负荷，继续选择内分泌治疗也可能是一个不错的选择。

随着CDK4/6抑制剂相关研究结果的公布，内分泌治疗联合靶向治疗逐渐改变了解救内分泌治疗的传统理念，但最佳的治疗顺序尚不明确。总体上，治疗顺序需要兼顾既往治疗、药物获益、肿瘤负荷、患者特征、药物可及性和可支付性等因素综合考虑。根据临床研究数据和当下医保政策，随着更多CDK4/6抑制剂纳入医保，CDK4/6 抑制剂＋内分泌治疗策略已成为一线内分泌治疗的首选策略。值得注意的是，芳香化酶抑制剂（AI）和氟维司群都是CDK4/6 抑制剂的优选搭档。如PARSIFAL研究所示，基于现有证据难以判断是AI还是氟维司群更胜一筹。而根据MONARCH-2、PALOMA-3和DAWNA-1等研究，对于内分泌治疗耐药患者，氟维司群联合CDK4/6抑制剂较氟维司群单药有更好的PFS期获益。

鉴于本例患者的实际情况，随着CDK4/6抑制剂的普及应用，CDK4/6抑制剂耐药后的治疗选择将成为下一个难题。《中国临床肿瘤学会（CSCO）乳腺癌诊疗指南2022》就这方面进行了分层讨论，Ⅰ级推荐空缺，Ⅱ级推荐包括西达本胺＋内分泌治疗或另一种CDK4/6抑制剂＋内分泌治疗。但如美国国家综合癌症网络（NCCN）指南所述，目前在二线治疗阶段和后续治疗阶段，支持换用另一种CDK4/6抑制剂的数据有限。回顾ACE研究，组蛋白脱乙酰酶（HDAC）抑制剂西达本胺联合依西美坦在既往接受过内分泌治疗的复发转移性乳腺癌患者中存在PFS期获益，且伴有内脏转移的患者获益明显。该研究为CDK4/6抑制剂耐药后的治疗选择提供了更多参考，期待后续有更多的临床研究可以为临床决策提供依据。此外，在临床实践中，疾病进展后进行肿瘤活检、基因组测序和分子标志物分析也十分重要。如果乳腺癌患者携带*PIK3CA*基因突变，可考虑选择使用阿培利司；若没有携带*PIK3CA*基因突变，则可以考虑选择使用依维莫司等药物。

除了内分泌治疗，回溯本例患者初始手术病理的免疫组织化学结果，HER-2（＋～＋＋）/FISH未见HER-2扩增，属于HER-2低表达人群，抗体-药物偶联物（ADC）也可作为其后续治疗策略之一。得益于T-DXd等ADC类药物的重要突破，HER-2低表达已成为一种新的乳腺癌亚型受到临床重点关注。T-DXd的Ⅰ期研究显示，对于HER-2低表达晚期乳腺癌患者，中位既往治疗7.5线后使用T-DXd可获得37%的客观缓解率，中位PFS期达11.1个月。在此基础上开展的Ⅲ期研究DESTINY-Breast04和DESTINY-Breast06进一步探索了HER-2低表达晚期乳腺癌患者使用T-DXd的疗效和安全性。2022-02-21 DESTINY-Breast04研究重磅宣布达到了主要研究终点，即与化疗方案相比，无论HR状态如何，T-DXd在PFS和OS方面均显著获益。此外，我国自主研发的RC48（ADC类药物）在HER-2低表达人群中也展现出巨大潜力，客观缓解率和中位PFS期分别为

39.6%和5.7个月。此外，《中国临床肿瘤学会（CSCO）乳腺癌诊疗指南2021》和《中国抗癌协会乳腺癌诊治指南与规范（2021年版）》首次纳入HER-2低表达，为我国HER-2低表达的精准定义和治疗提出了规范性指导。随着研究者在HER-2低表达领域的不断探索，HR阳性乳腺癌或三阴性乳腺癌将会被更加精细地分类，未来可期。

（中国科学技术大学附属第一医院　潘跃银）

本例患者2010年确诊乳腺癌时为绝经前女性，病理分期为$pT_2N_0M_0$，分级为G_2，Ki-67（30%，＋），属于中复发风险人群，按照目前的诊疗常规，其术后内分泌治疗方案可考虑OFS＋他莫昔芬。其术后86个月复发，胸膜转移为软组织转移，符合HR阳性乳腺癌的生物学行为，若分期较早，可长期生存。本例患者2016-07自行停用他莫昔芬，2017-06首次复发，无治疗间期（TFI）接近1年，处于内分泌治疗敏感和继发性内分泌治疗耐药的临界点，由于辅助内分泌治疗药物为他莫昔芬，故可归属于对AI和氟维司群敏感人群（对他莫昔芬的再应用一定要非常慎重）。对内分泌治疗敏感的晚期乳腺癌患者行AI联合CDK4/6抑制剂治疗与AI治疗相比，不仅能显著改善PFS期，还能延长OS期，已成为国内外各大指南的首推治疗方案和现阶段的标准治疗方案。但当时国内CDK4/6抑制剂没有上市，对内分泌治疗敏感的晚期乳腺癌患者的标准治疗方案仍是AI单药或氟维司群。FIRST研究证实，氟维司群相较于AI能显著延长PFS期和OS期。本例患者一线内分泌治疗选择氟维司群，得到了21个月的PFS期。

本例患者2019年新发骨转移，为继发性内分泌治疗耐药。对于该类人群的治疗，可在更换内分泌治疗药物的基础上联合或不联合靶向治疗。鉴于联合治疗的PFS期获益优于单药治疗，且联合CDK4/6抑制剂不仅显著延长了PFS期，还显著延长了OS期。《第4版欧洲肿瘤学院（ESO）-欧洲肿瘤内科学会（ESMO）晚期乳腺癌国际共识指南》（简称“ABC4指南”）和《中国临床肿瘤学会（CSCO）乳腺癌诊疗指南2019》均将CDK4/6抑制剂为基础的联合方案作为首选方案。本例患者二线内分泌治疗选择了哌柏西利联合来曲唑方案，获得长达21个月的PFS期。

2020-12本例患者出现单发肝转移，但病灶小，无法行二次活检。由于其一线和二线内分泌治疗都取得了相当长的PFS期，故三线仍可优选内分泌治疗。《中国临床肿瘤学会（CSCO）乳腺癌诊疗指南2020》提出，晚期乳腺癌患者行内分泌治疗联合靶向治疗的疾病控制率和PFS期并不亚于化疗；即使对于一些肿瘤负荷较大的乳腺癌患者（如伴有内脏转移），内分泌治疗联合靶向治疗（CDK4/6抑制剂、HDAC抑制剂）也可作为治疗选择。而本例患者由于经济原因选择了化疗。虽然单药化疗的有效率低于联合化疗，但不良反应较轻，耐受性较好，远期生存与联合化疗相似，在疾病控制的同时患者还有较好的生活质量。本例患者疾病进展较慢，肿瘤负荷小，无明显症状，首选单药化疗，根据其既往用药情况，紫杉类药物是优选。

临床对CDK4/6抑制剂耐药后的内分泌治疗选择有限，单药内分泌治疗缓解时间很短，联合靶向治疗有PFS期获益的优势，但缺少大样本Ⅲ期随机对照研究的数据支持，可优选进入临床试验。靶向治疗的选择包括磷脂酰肌醇3激酶（PI3K）抑制剂（仅针对*PIK3CA*基因突变人群）、HDAC抑制剂和哺乳动物雷帕霉素靶蛋白（mTOR）抑制剂。目前国内可及的药物是依维莫司和西达本胺，可尝试应用。而CDK4/6抑制剂（主要是阿贝西利）的跨线使用也有一些小样本回顾性研究数据支持，中位缓解时间约5个月，但不能作为常规用药的依据。西达本胺的国内真实世界研究包含了一部分既往应用过CDK4/6抑制剂的患者，中位PFS期为5.1个月，故本例患者在化疗后转行西达本胺联合依西美坦维持治疗是可行的。

（辽宁省肿瘤医院　孙　涛）

【指南背景】

1.《中国抗癌协会乳腺癌诊治指南与规范（2021年版）》 绝经前乳腺癌患者行辅助内分泌治疗有3种选择，即他莫昔芬、OFS＋他莫昔芬、OFS＋第3代AI。OFS推荐用于高复发风险患者，具体用药需要综合考量患者的年龄、肿物大小、淋巴结状态、组织学分级和Ki-67等，亦可采用STEPP分析。高危患者应用他莫昔芬5年后若处于绝经后状态，可继续使用AI 5年，未绝经状态可继续使用他莫昔芬满10年。对于存在4枚及以上阳性淋巴结的ER阳性乳腺癌患者，无论处于绝经前或绝经后，均可考虑在标准辅助内分泌治疗的基础上加用CDK4/6抑制剂阿贝西利强化治疗2年。

2. 2022年美国NCCN指南（第2版） 在辅助内分泌治疗中，HR阳性、HER-2阴性高危乳腺癌患者［即存在4枚及以上阳性淋巴结，或1～3枚阳性淋巴结伴以下一项或多项：组织学分级3级、肿瘤最大径≥5 cm或Ki-67≥（20%，＋）］可以考虑接受阿贝西利辅助治疗2年联合内分泌治疗。

对于ER和/或PR阳性乳腺癌复发患者或Ⅳ期乳腺癌患者的全身治疗，首选一线方案包括AI＋CDK4/6抑制剂（阿贝西利、哌柏西利和瑞博西利，1类证据）、选择性雌激素受体下调剂（SERD）＋非甾体芳香化酶抑制剂（NSAI）（1类证据）和SERD＋CDK4/6抑制剂（阿贝西利、哌柏西利和瑞博西利，1类证据）。据报道，瑞博西利＋内分泌治疗在一线治疗的Ⅲ期随机对照试验中显示出总体生存获益；在二线治疗和后续治疗方面，既往未使用过CDK4/6抑制剂的此类患者，首选SERD＋CDK4/6抑制剂治疗；其他治疗方案还有PI3K抑制剂和依维莫司＋内分泌治疗（依西美坦、氟维司群和他莫昔芬）。

3.《中国临床肿瘤学会（CSCO）乳腺癌诊疗指南2022》 该指南在绝经后HR阳性晚期乳腺癌患者的解救内分泌治疗中新增CDK4/6抑制剂治疗失败分层。Ⅰ级推荐空缺，Ⅱ级推荐包括西达本胺＋内分泌治疗（2A类证据）、另一种CDK4/6抑制剂＋内分泌治疗（2A类证据）和参加设计严格的临床研究，Ⅲ级推荐为孕激素（2B类证据）和托瑞米芬（2B类证据）。

（中国科学技术大学附属第一医院　潘跃银）

1.《中国早期乳腺癌卵巢功能抑制临床应用专家共识（2021年版）》 推荐绝经前HR阳性早期乳腺癌中高危患者或STEPP分析较高风险患者行OFS联合AI治疗，OFS联合SERM治疗也是合理的选择。

2.ABC4指南 对于既往接受过内分泌治疗但未接受过CDK4/6抑制剂治疗的患者，CDK4/6抑制剂联合AI可明显延长中位PFS期（1A类证据）。二线治疗也可选择依维莫司联合AI，研究发现，该方案可延长PFS期，但总生存（OS）期方面尚无显著获益，需综合考虑（1B类证据）。

3.《中国临床肿瘤学会（CSCO）乳腺癌诊疗指南2019》 绝经后HR阳性晚期乳腺癌患者的内分泌治疗策略：他莫昔芬或AI治疗失败后，CDK4/6抑制剂联合治疗是Ⅱ级推荐。

4.《中国临床肿瘤学会（CSCO）乳腺癌诊疗指南2020》 晚期乳腺癌患者行内分泌治疗联合靶向治疗的疾病控制率和PFS期并不亚于化疗；即使是一些肿瘤负荷较大的乳腺癌患者（如伴有内脏转移），内分泌治疗联合靶向治疗（CDK4/6抑制剂、HDAC抑制剂）也可作为治疗选择；而对于有内脏转移、既往对内分泌治疗耐药或无最佳内分泌治疗选择的患者，首选解救化疗。

（辽宁省肿瘤医院　孙　涛）

【循证背景】

1.monarchE研究 该研究共纳入5637例HR阳性、HER-2阴性早期高危乳腺癌患者，分为两个队列，队列1纳入存在4枚及以上阳性淋巴结或1～3枚阳性淋巴结且同时满足以下条件之一（组织学分级3级或肿瘤最大径≥5.0 cm）的患者，队列2纳入存在1～3枚阳性淋巴结且Ki-67≥（20%，＋）的患者，按1∶1的比例随机分配至阿贝西利联合标准内分泌治疗组（试验组）和单纯标准内分泌治疗组（对照组）。结果显示，在HR阳性、HER-2阴性、淋巴结阳性、高临床复发风险且Ki-67≥（20%，＋）的早期乳腺癌患者的辅助治疗中，与标准内分泌治疗相比，阿贝西利联合标准内分泌治疗显著降低了37%的复发风险（*HR* 0.63，95%*CI* 0.49～0.80，*P*=0.0002），3年无侵袭性疾病生存率的绝对获益达7.1%；同时，阿贝西利联合标准内分泌治疗也显著降低了40%的远处转移风险，3年无远处复发生存（distant relapse free survival，DRFS）率的绝对获益达5.2%。

2.PALOMA-2研究　该研究共纳入666例绝经后ER阳性、HER-2阴性且既往未接受过解救治疗的晚期乳腺癌患者，按2∶1的比例随机分配至哌柏西利联合来曲唑治疗组（试验组）和安慰剂联合来曲唑治疗组（对照组）。结果显示，试验组的中位PFS期为27.6个月，对照组为14.5个月（*HR* 0.56，95%*CI* 0.46～0.69，*P*＜0.0001）。亚组分析显示，无论患者是否存在内脏转移和骨转移，哌柏西利联合来曲唑均可带来广泛的生存获益，其中仅骨转移患者的生存获益更为显著。

3.ACE研究　该研究共纳入365例绝经后HR阳性、HER-2阴性且既往在辅助治疗或解救内分泌治疗后出现复发或疾病进展的晚期乳腺癌患者，按2∶1的比例随机分配至西达本胺联合依西美坦治疗组（试验组）和安慰剂联合依西美坦治疗组（对照组）。结果显示，试验组较对照组显著改善中位PFS期（7.4个月 *vs.* 3.8个月，*HR* 0.75，95%*CI* 0.58～0.98，*P*＝0.033），且试验组的客观缓解率和临床获益率均优于对照组。

4.DS8201-A-J101研究　该研究共纳入54例HER-2低表达［免疫组织化学（IHC）（＋）或（＋＋）/原位杂交（ISH）（－）］患者且接受T-DXd治疗，经中位7.5线的治疗后，独立审查委员会评估的客观缓解率为37%，疾病控制率为87%，中位缓解持续时间和中位PFS期分别为10.4个月和11.1个月。其中，IHC（＋）和IHC（＋＋）亚组患者的客观缓解率分别为35.7%和38.5%。

（中国科学技术大学附属第一医院　潘跃银）

1.FIRST研究　该研究共纳入205例绝经后ER阳性、局部晚期或转移性乳腺癌且既往未行全身治疗的患者，按1∶1的比例随机分配至氟维司群治疗组（试验组）和阿那曲唑治疗组（对照组）。结果显示，500 mg氟维司群较阿那曲唑一线治疗绝经后复发转移性乳腺癌患者的疾病进展时间（TTP）延长了10.3个月（23.4个月 *vs.* 13.1个月，*HR* 0.66，95%*CI* 0.47～0.92，*P*=0.01），OS期延长了5.7个月（54.1个月 *vs.* 48.4个月，*HR* 0.70，95%*CI* 0.50～0.98，*P*=0.04）。

2.BOLERO-2研究　该研究共纳入724例绝经后HR阳性、HER-2阴性且使用非甾体AI治疗耐药的乳腺癌患者，按2∶1的比例随机分配至依维莫司联合依西美坦治疗组（试验组）和安慰剂联合依西美坦治疗组（对照组）。结果显示，试验组较对照组显著延长PFS期（研究者评估的中位PFS期：6.9个月 *vs.* 2.8个月，*HR* 0.43，95%*CI* 0.35～0.54，*P*＜0.001；中心评估的中位PFS期：10.6个月 *vs.* 4.1个月，*HR* 0.36，95%*CI* 0.27～0.47，*P*＜0.001）；两组次要研究终点OS期没有显著差异。

（辽宁省肿瘤医院　孙　涛）

【核心体会】

中高危HR阳性早期乳腺癌患者需要行强化治疗以进一步改善预后，解救内分泌治疗中“西达本胺＋内分泌治疗”可作为CDK4/6抑制剂治疗失败后的可选策略之一。

（中国科学技术大学附属第一医院　潘跃银）

在HR阳性、HER-2阴性晚期乳腺癌患者中，内分泌治疗优势人群可从内分泌治疗中持续得到生存获益。而晚期复发转移性乳腺癌患者经化疗获得疾病控制后，转行内分泌维持治疗也是合理的选择。

（辽宁省肿瘤医院　孙　涛）

参 考 文 献

[1] NOORDHOEK I，TREUNER K，PUTTER H，et al. Breast cancer index predicts extended endocrine benefit to individualize selection of patients with HR early-stage breast cancer for 10 years of endocrine therapy [J] . Clinical Cancer Research，2021，27（1）：311-319.

[2] PAGANI O，FRANCIS PA，FLEMING GF，et al. Absolute improvements in freedom from distant recurrence to tailor adjuvant endocrine therapies for premenopausal women：results from TEXT and SOFT [J] . Journal of Clinical Oncology，2020，38（12）：1293-1303.

[3] JOHNSTON SRD，HARBECK N，HEGG R，et al. Abemaciclib combined with endocrine therapy for the adjuvant treatment of HR＋，HER2-，node-positive，high-risk，early breast cancer（monarchE）[J] . Journal of Clinical Oncology，2020，38（34）：3987-3998.

[4] FINN RS，MARTIN M，RUGO HS，et al. Palbociclib and letrozole in advanced breast cancer [J] . The New England Journal of Medicine，2016，375（20）：1925-1936.

[5] JIANG Z，LI W，HU X，et al. Tucidinostat plus exemestane for postmenopausal patients with advanced，hormone receptor-positive breast cancer（ACE）：a randomised，double-blind，placebo-controlled，phase 3 trial [J] . The Lancet Oncology，2019，20（6）：806-815.

[6] RUGO HS，FINN RS，DIÉRAS V，et al. Palbociclib plus letrozole as first-line therapy in estrogen receptor-positive/human epidermal growth factor receptor 2-negative advanced breast cancer with extended follow-up [J] . Breast Cancer Research and Treatment，2019，174（3）：719-729.

[7] ROBERTSON JF，LLOMBART-CUSSAC A，ROLSKI J，et al. Activity of fulvestrant 500 mg versus anastrozole 1 mg as first-line treatment for advanced breast cancer：results from the FIRST study [J] . Journal of Clinical Oncology，2009，27（27）：4530-4535.

[8] UNTCH M，WÜRSTLEIN R，MARSCHNER N，et al. 4th International consensus conference on advanced breast cancer（ABC4），Lisbon，November 4，2017：ABC4 consensus：assessment by a panel of german experts [J] . Geburtshilfe Und Frauenheilkunde，2018，78（5）：469-480.

[9] BASELGA J，CAMPONE M，PICCART M，et al. Everolimus in postmenopausal hormone-receptor-positive advanced breast cancer [J] . The New England Journal of Medicine，2012，366（6）：520-529.

[10] 中国抗癌协会乳腺癌专业委员会.中国早期乳腺癌卵巢功能抑制临床应用专家共识（2021年版）[J] .中国癌症杂志，2022，32（2）：1-15.

[11] 中国临床肿瘤学会指南工作委员会.中国临床肿瘤学会（CSCO）乳腺癌诊疗指南2019 [M] . 北京：人民卫生出版社，2019.

[12] 中国临床肿瘤学会指南工作委员会.中国临床肿瘤学会（CSCO）乳腺癌诊疗指南2020. [M] . 北京：人民卫生出版社，2020.

病例11　激素受体阳性、人表皮生长因子受体-2阳性晚期乳腺癌1例

聂芳芳　郭兆娇　严　俊*

上海市嘉定区中心医院

【关键词】

晚期乳腺癌；人表皮生长因子受体-2阳性；激素受体阳性

【病史及治疗】

➢ 患者，女性，68岁，已绝经。

➢ 2009-01-15患者因“左侧乳腺癌”于当地医院行“左侧乳腺癌根治术”。术后病理显示，左侧乳腺浸润性导管癌。免疫组织化学显示，雌激素受体（ER）（++），孕激素受体（PR）（++），人表皮生长因子受体-2（HER-2）（+++），Ki-67（10%，+）。未做荧光原位杂交（FISH）检测。患者术后行化疗（2个周期）和放疗，具体方案不详，未行内分泌治疗和靶向治疗。

【病史及治疗续一】

➢ 2016-01-27患者因“左侧胸壁肿物”于外院行穿刺活检。术后病理显示，左侧胸壁恶性肿瘤，结合病史考虑为转移性浸润性导管癌。免疫组织化学显示，ER（+++），PR（-），HER-2（+++），Ki-67（15%，+）。未做FISH检测。

➢ 2016-01-29外院骨扫描显示，颅骨，右侧肩胛骨，胸骨，右侧第3前肋和第5后肋，第10、12胸椎，第1、2、4腰椎，以及左侧髂骨见放射性异常浓聚灶。

➢ 2016-01-29患者被诊断为左侧乳腺浸润性导管癌术后胸壁复发、骨转移，临床分期为Ⅳ期，分子分型为激素受体（HR）阳性、HER-2阳性型。无疾病生存（DFS）期约7年。

➢ 2016-01-29外院给予患者表柔比星（100 mg，第1天）+环磷酰胺（0.8 g，第1天）（×4）序贯多西他赛（120 mg，第1天）（×4）方案治疗，同时给予唑来膦酸治疗骨转移。患者化疗后间断服用他莫昔芬（内分泌治疗），但未规律复查。

➢ 2017-01-20患者改行来曲唑治疗（内分泌治疗）。

➢ 2017-10-19患者因骨痛明显于外院行颈4～5、胸4和胸11至腰3椎体放疗。

➢ 2018-10-30患者行胸8～10椎体姑息性放疗。

【病史及治疗续二】

➢ 2019-04-05患者左侧胸壁手术切口附近再次出现结节样新生物，伴皮肤糜烂，遂于外院行

*通信作者，邮箱：yanjun1040@126.com

活检。病理显示，左侧胸壁手术切口附近皮肤的鳞状上皮下见肿瘤细胞，呈小巢状排列，浸润性生长，结合病史，考虑为乳腺癌复发。免疫组织化学显示，ER（90%，+），PR（－），HER-2（+++），GATA结合蛋白3（GATA3）（+++），囊泡病液体蛋白15（gross cystic disease fluid protein 15，GCDFP-15）（－），Ki-67（约10%，+），P120（膜+），*p*63（－），细胞角蛋白（CK）5/6（－）。未做FISH检测。

➤ 2019-05-20外院肿瘤标志物显示，癌胚抗原（CEA）72.41 μg/L，癌抗原15-3（CA15-3）37.90 U/ml。

➤ 2019-05-22外院胸部计算机体层成像（CT）显示，左侧乳房切除术后+放疗后改变，左下颈部淋巴结肿大，右侧胸膜肥厚钙化。

➤ 2019-05-22外院腹部增强CT、颅脑增强磁共振成像（MRI）均未见异常。

➤ 2019-05-22患者被诊断为左侧乳腺浸润性导管癌术后胸壁复发、淋巴结和骨转移，临床分期为Ⅳ期，分子分型为HR阳性、HER-2阳性型。无进展生存（PFS）期为3年。

➤ 2019-05-28至2019-12-10外院给予患者吡咯替尼（400 mg，每天1次；患者因腹泻严重，第3个周期起减量至320 mg，每天1次）+卡培他滨（1000～1500 mg，第1～14天）方案治疗共8个周期（每21天为1个周期）。治疗后患者的左侧胸壁皮肤糜烂明显消退。治疗期间的不良反应有呕吐伴腹泻（每天5～6次）、口腔黏膜炎、骨髓抑制（Ⅲ度白细胞和Ⅱ度中性粒细胞下降）。吡咯替尼减量后患者的腹泻和口腔黏膜炎好转。

➤ 2019-07-12患者就诊于上海市嘉定区中心医院。

➤ 2019-07-16至2019-12-28肿瘤标志物显示，CEA从51.24 μg/L降至15.34 μg/L，CA15-3从29.6 U/ml降至17.3 U/ml。

➤ 2019-08-05患者的左下肢和左侧臀部出现皮疹伴疼痛，枕部出现皮疹，皮肤科诊断为带状疱疹，患者使用伐昔洛韦等药物对症治疗后好转。

➤ 2019-08-21、2019-11-04、2019-12-30患者复查，乳腺及全身浅表淋巴结超声、胸部CT、颅脑MRI和腹部CT均未见明显肿瘤进展（表11-1）。疗效评估为疾病稳定，PFS期为7个月。

表11-1　2019-08、2019-11、2019-12各影像学检查结果

项目	2019-08-21治疗3个周期后评估	2019-11-04治疗6个周期后评估	2019-12-30治疗8个周期后评估
乳腺及全身浅表淋巴结超声	左侧颈部可见低回声团块，较大者大小为1.4 cm×1.9 cm，血流信号较丰富。右侧腋窝见数枚肿大淋巴结，较大者大小为0.6 cm×1.2 cm。双侧腹股沟区可见数枚肿大淋巴结，右侧较大者大小为0.5 cm×1.0 cm，左侧较大者大小为0.6 cm×1.5 cm	左侧颈部可见低回声团块，较大者大小为1.1 cm×2.0 cm，血流信号较丰富	左侧锁骨上窝可见数枚肿大淋巴结，较大者大小为1.6 cm×1.4 cm；双侧腋窝见数枚肿大淋巴结，左侧较大者大小为0.6 cm×0.5 cm，其内结构不清；右侧较大者大小为1.0 cm×0.4 cm，其内结构尚可。双侧腹股沟区可见数枚肿大淋巴结，其内结构尚可，右侧较大者大小为1.5 cm×0.5 cm，左侧较大者大小为1.5 cm×0.6 cm
胸部CT	未见复发、转移	未见复发、转移	未见复发、转移
颅脑MRI	未见复发、转移	未见复发、转移	未见复发、转移
腹部CT	未见复发、转移	未见复发、转移	未见复发、转移

注：CT.计算机体层成像；MRI.磁共振成像。

➤ 2020-01至2020-07患者行吡咯替尼（320 mg，每天1次）+来曲唑（2.5 mg，每天1次）方案治疗。

【病史及治疗续三】

➢ 2020-03-10至2020-07-21肿瘤标志物显示，CEA从9.52 μg/L持续升至78.20 μg/L，CA15-3从14.3 U/ml持续升至44.8 U/ml。

➢ 2020-03-10、2020-05-21乳腺及全身浅表淋巴结超声、胸部CT、颅脑MRI和腹部CT均显示骨转移灶增多（表11-2）。

表11-2　2020-03-10、2020-05-21各影像学检查结果

项目	2020-03-10评估	2020-05-21评估
乳腺及全身浅表淋巴结超声	左侧乳腺切除术后，右侧乳腺病，BI-RADS 2级。左侧锁骨上窝见数枚肿大淋巴结，较大者大小为1.8 cm×1.0 cm。双侧腋窝见数枚肿大淋巴结，右侧较大者大小为1.1 cm×0.5 cm，结构尚清晰；左侧较大者大小为0.7 cm×0.5 cm，结构不清晰。左侧腹股沟区可见数枚肿大淋巴结，较大者大小为1.3 cm×0.5 cm，结构尚清晰	左侧乳腺切除术后，右侧乳腺病，BI-RADS 2级。左侧颈部可见低回声团块，较大者大小为1.2 cm×1.9 cm，边界欠清晰，形态欠规则，内部回声不均匀
胸部CT	胸骨、部分胸椎及其附件、右侧第5肋骨局部骨密度增高。肺内未见转移癌	胸骨，右侧第4、5、7肋骨，左侧第11肋骨，胸5、8～10椎体及其附件骨密度不均匀增高，骨皮质局部吸收。肺内未见转移癌
颅脑MRI	见转移癌	见转移癌
腹部CT	见转移癌	见转移癌

注：BI-RADS.乳腺影像报告和数据系统；CT.计算机体层成像；MRI.磁共振成像。

➢ 2020-07-22外院正电子发射体层成像/计算机体层成像（PET/CT）显示，全身多发骨质异常［包括右侧肩胛骨、胸骨、肋骨（多处）、脊椎及其附件（多处）和盆骨等，以成骨为主］伴 ^{18}F-氟代脱氧葡萄糖（^{18}F-FDG）摄取增高，最大标准摄取值（SUV_{max}）为16.1；左侧乳腺癌综合治疗后，左侧乳房缺如，术区皮肤不均匀增厚伴相邻皮下斑结灶，^{18}F-FDG摄取增高，SUV_{max}为5.1；双侧锁骨上窝和右侧腋窝见肿大淋巴结伴 ^{18}F-FDG摄取增高，SUV_{max}为8.5，较大者短径约0.9 cm（图11-1）。

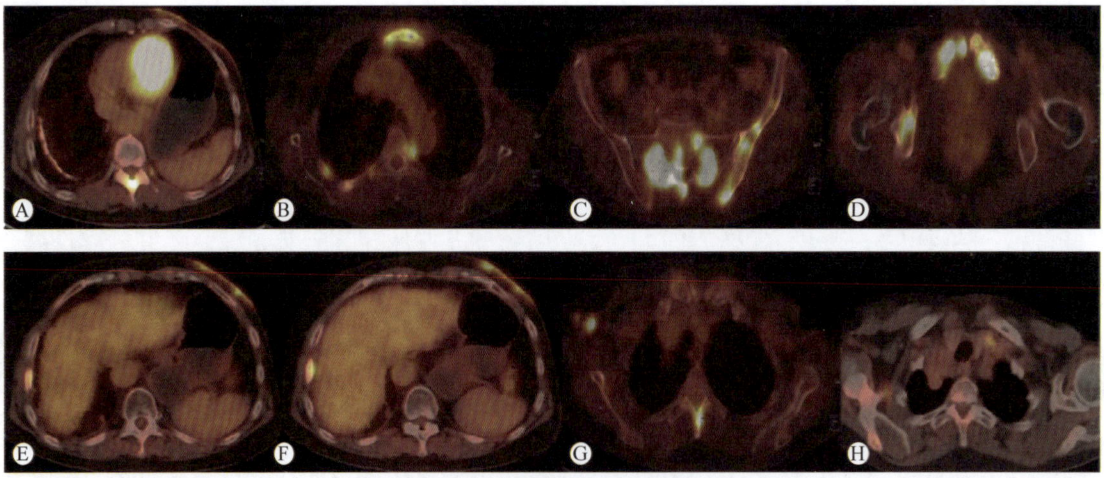

图11-1　2020-07-22 PET/CT

注：A.左侧胸壁和胸椎病灶（亮处）；B.胸骨和右侧肋骨病灶（亮处）；C.盆骨病灶（亮处）；D.耻骨和右侧髋关节病灶（亮处）；E、F.左侧胸壁和右侧肋骨病灶（亮处）；G.右侧腋窝淋巴结和胸骨病灶（亮处）；H.左侧锁骨下淋巴结病灶（亮处）。

➢ 2020-07-22患者被诊断为左侧乳腺浸润性导管癌术后胸壁复发、淋巴结和骨多发转移，临床分期为Ⅳ期，分子分型为HR阳性、HER-2阳性型。疗效评估为左侧胸壁、骨病灶疾病进展，PFS期为7个月。

➢ 2020-07-22患者行基线心脏超声，左心收缩功能显示，射血分数（ejection fraction，EF）为61%；左心舒张功能显示，舒张功能减退（1级）。

➢ 2020-07-27至2020-12-16上海市嘉定区中心医院给予患者曲妥珠单抗＋帕妥珠单抗＋多西他赛方案治疗共6个周期，多西他赛自第2个周期开始在第1次的基础上减量20%。

➢ 2020-12-17至2021-03-21患者行曲妥珠单抗＋帕妥珠单抗方案治疗共4个周期。第1个周期后患者出现血压升高，对症给予降压治疗。约1周后患者出现粒细胞缺乏症伴一过性发热，给予重组人粒细胞刺激因子注射液（特尔津）对症升白细胞等治疗后好转。患者于第2个周期后使用长效升白细胞针剂，无明显骨髓抑制等不良反应。

【本阶段小结】

目前，对于HER-2阳性、复发转移性乳腺癌，综合治疗的原则为：①复发转移性乳腺癌患者应尽可能复核HER-2状态，在未明确时慎行抗HER-2治疗。②对于HER-2状态明确为阳性的患者，在无禁忌证的情况下应尽快行抗HER-2治疗。③辅助治疗阶段应用过曲妥珠单抗的晚期乳腺癌患者仍应行抗HER-2治疗。但若停药时间到明确复发时间≤12个月，推荐二线治疗选用抗HER-2治疗；而停药时间到明确复发时间＞12个月，二线治疗可选择曲妥珠单抗＋帕妥珠单抗＋细胞毒性药物治疗（化疗药物还可以选择长春瑞滨、卡培他滨、吉西他滨和脂质体蒽环类药物）。④对于HR阳性、HER-2阳性晚期乳腺癌患者，优先选择抗HER-2治疗＋化疗；对于部分疾病进展缓慢、不适合行化疗的患者，可考虑行抗HER-2治疗＋内分泌治疗（如芳香化酶抑制剂）。HR阳性、HER-2阳性晚期乳腺癌患者若一线治疗行化疗＋抗HER-2治疗获益且疾病稳定，可以考虑行内分泌治疗＋抗HER-2治疗作为维持治疗。⑤曲妥珠单抗治疗进展后，持续抑制HER-2通路能带来生存获益。因此，一线曲妥珠单抗治疗后疾病进展，推荐二线继续使用抗HER-2靶向治疗。

本例患者于2009-01-15行“左侧乳腺浸润性导管癌根治术”。免疫组织化学显示，ER（＋＋），PR（＋＋），HER-2（＋＋＋），Ki-67（10%，＋）。未做FISH检测。术后行辅助化疗和放疗，未行内分泌治疗和靶向治疗。2016-01-27患者乳腺癌局部复发伴淋巴结和骨转移。穿刺活检的病理显示，左侧胸壁转移性浸润性导管癌。免疫组织化学显示，ER（＋＋＋），PR（－），HER-2（＋＋＋），Ki-67（15%，＋）。未做FISH检测。考虑经济原因或其他原因，针对一线治疗，当地医院最终给予表柔比星＋环磷酰胺（×4）序贯多西他赛（×4）方案化疗，同时给予唑来膦酸治疗骨转移，化疗后患者间断服用他莫昔芬内分泌治疗。2017-01-20患者改行来曲唑内分泌治疗。2017-10-19患者因骨痛明显行局部放疗。2019-05-22患者一线治疗进展后，当地医院给予其抗HER-2为主的二线治疗，考虑经济原因，最终选用吡咯替尼＋卡培他滨方案治疗。8个周期后，患者疾病稳定。《中国晚期乳腺癌规范诊疗指南（2020版）》和《中国临床肿瘤学会（CSCO）乳腺癌诊疗指南2021》指出：①HR阳性、HER-2阳性晚期乳腺癌患者若可以耐受化疗，优先考虑行抗HER-2治疗联合化疗。②对于高度选择的HR阳性、HER-2阳性晚期乳腺癌患者，若适合行内分泌治疗，可选用双靶向治疗（曲妥珠单抗＋帕妥珠单抗）和/或单靶向治疗（曲妥珠单抗或帕妥珠单抗）联合内分泌治疗。③对于HR阳性、HER-2阳性晚期乳腺癌患者，若选择一线化疗＋抗HER-2治疗获益且疾病稳定，可以考虑行内分泌治疗＋抗HER-2治疗作为维持治疗。本例患者应用吡咯替尼＋卡培他滨方案治疗后不良反应较大、耐受性较差，出现呕吐伴腹泻、口腔黏膜炎、Ⅲ度骨髓抑制和皮疹等不良反应。2020-07-22本例患者二线治疗进展，考虑其既往未使用过大分子靶向治疗，且根据CLEOPATRA研究的结果（曲妥珠单抗＋帕妥珠单抗＋化疗的中位OS期达57.1个月，对照组为40.8个月，两组的8年OS率分别为37%和23%，该研究奠定了曲妥珠单抗＋帕妥珠单抗＋多西他赛一线治疗晚期HER-2阳性乳腺癌的地位），2020-07-27至2020-12-16三线行曲妥珠单抗＋帕妥珠单抗＋多西他赛方案治疗共6个周期，2020-12-16至2021-03-21行曲妥珠单抗＋帕妥珠单抗方案治疗共4个周期，直至疾病进展。

【病史及治疗续四】

➢ 2020-07-27至2021-03-21肿瘤标志物显示，CEA、CA15-3先明显下降，后再次持续升高（图11-2）。

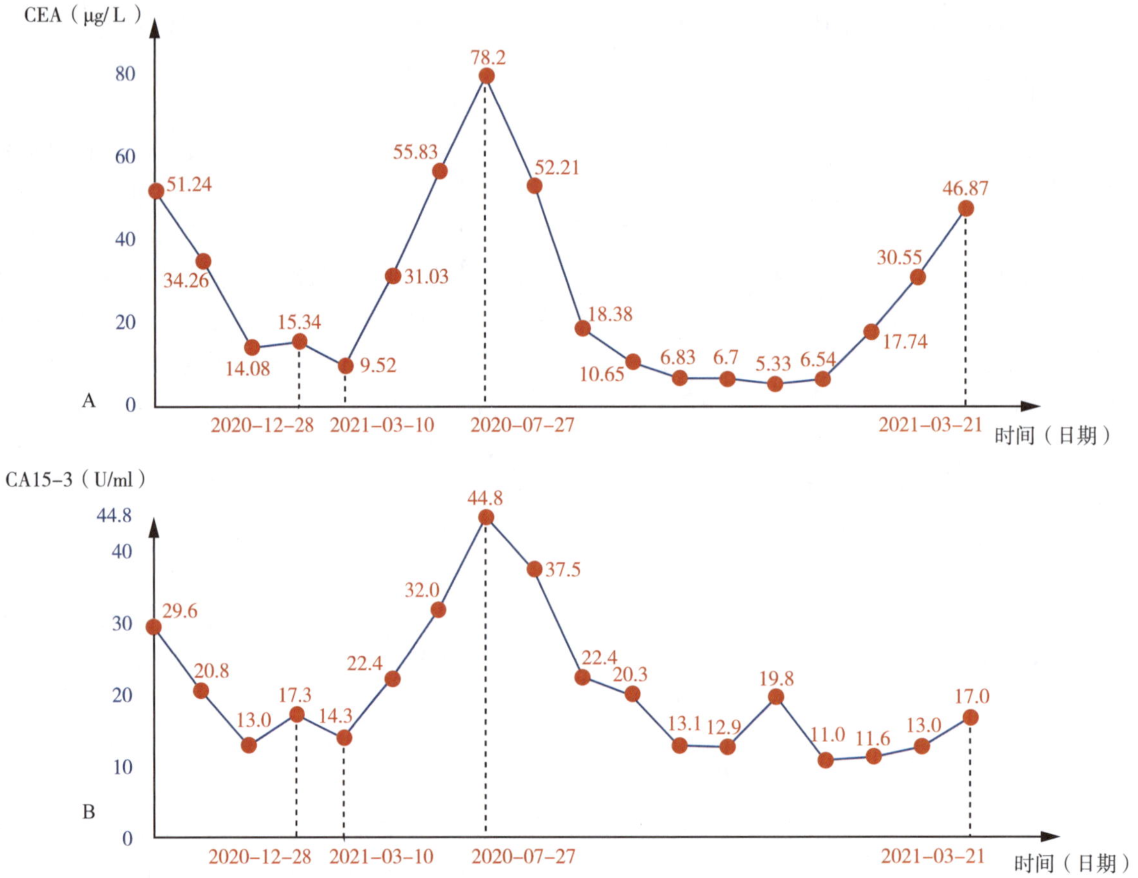

图11-2　2020-07-27至2021-03-21肿瘤标志物的变化趋势

注：A.CEA，癌胚抗原；B.CA15-3，癌抗原15-3。

➢ 2020-10-26、2021-01-07、2021-03-25胸部CT显示，左侧胸壁转移灶逐渐增厚（图11-3）。

➢ 2020-10-26、2021-01-07、2021-03-25乳腺及全身浅表淋巴结超声、颅脑MRI、腹部CT和心脏超声均未见明显疾病进展（表11-3）。

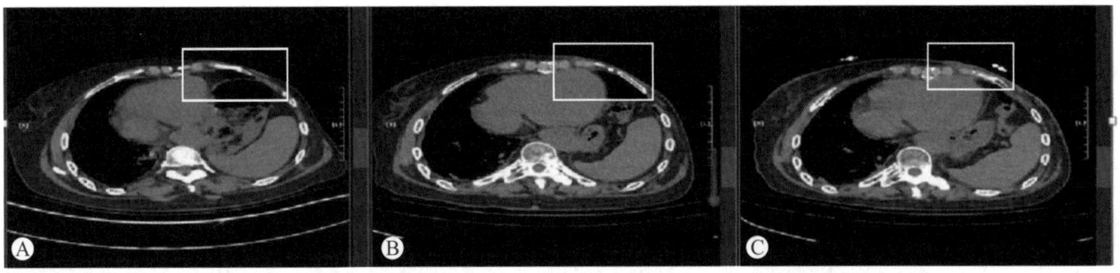

图11-3 2020-10-26、2021-01-07、2021-03-25胸部CT

注：A.2020-10-26，方框处为左侧胸壁转移灶；B.2021-01-07，方框处为左侧胸壁转移灶；C.2021-03-25，方框处为左侧胸壁转移灶。

表11-3 2020-10-26、2021-01-07、2021-03-25各项影像学检查结果

项目	2020-10-26曲妥珠单抗＋帕妥珠单抗＋多西他赛治疗4个周期后评估	2021-01-07曲妥珠单抗＋帕妥珠单抗治疗1个周期后评估	2021-03-25曲妥珠单抗＋帕妥珠单抗治疗4个周期后评估
乳腺及全身浅表淋巴结超声	左侧颈部可见数个低回声团块，较大者大小为0.9 cm×1.7 cm。右侧腋窝可见淋巴结回声，较大者大小为0.6 cm×1.0 cm	左侧颈部可见数个低回声团块，较大者大小为0.9 cm×1.0 cm。左侧腋窝见数枚淋巴结回声，较大者大小为0.9 cm×0.4 cm	右侧锁骨上可见淋巴结回声，较大者大小为0.9 cm×0.5 cm，其内结构不清晰；左侧锁骨上可见低回声团块，较大者大小为1.5 cm×1.2 cm，其内结构不清晰，回声不均匀，可见强回声。右侧腋窝可见淋巴结回声，较大者大小为1.3 cm×0.9 cm，其内结构不清晰。双侧腹股沟可见淋巴结回声，右侧较大者大小为1.1 cm×0.5 cm，左侧较大者大小为0.7 cm×0.4 cm
颅脑MRI	未见转移癌	未见转移癌	未见转移癌
腹部CT	未见转移癌	未见转移癌	未见转移癌
心脏超声	左心收缩功能：EF为54% 左心舒张功能：舒张功能减退（1级）	左心收缩功能：EF为50% 左心舒张功能：舒张功能减退（1级）	左心收缩功能：EF为61% 左心舒张功能：舒张功能减退（1级）

注：EF.射血分数；CT.计算机体层成像；MRI.磁共振成像。

➢ 2021-04-02患者于上海市嘉定区中心医院行右侧腋窝淋巴结穿刺活检。术后病理显示，右侧腋窝淋巴结转移性癌，结合临床和免疫组织化学［ER（＞90%，＋＋），PR（10%，＋），HER-2（＋＋），CK（＋），CK5/6（－），GATA3（＋），雄激素受体（AR）（－），Ki-67（30%，＋）；FISH（－）］，符合乳腺浸润性导管癌转移。

➢ 2021-04-15外院PET/CT显示，术区左侧前胸壁和左侧腋窝皮肤不规则增厚伴^{18}F-FDG摄取增高（SUV_{max}为5.1），右侧腋窝、右上胸膜肌间隙内、双侧锁骨上窝和左侧颈根部多发淋巴结转移（SUV_{max}为16.7）；右侧枕骨、双侧肱骨、双侧肩胛骨、双侧锁骨、胸骨、脊椎、双侧肋骨、双侧盆骨和双侧股骨上段可见多发成骨性、溶骨性骨质破坏，局部^{18}F-FDG摄取增高（SUV_{max}为11.6）（图11-4）。患者病情较三线治疗前明显进展。

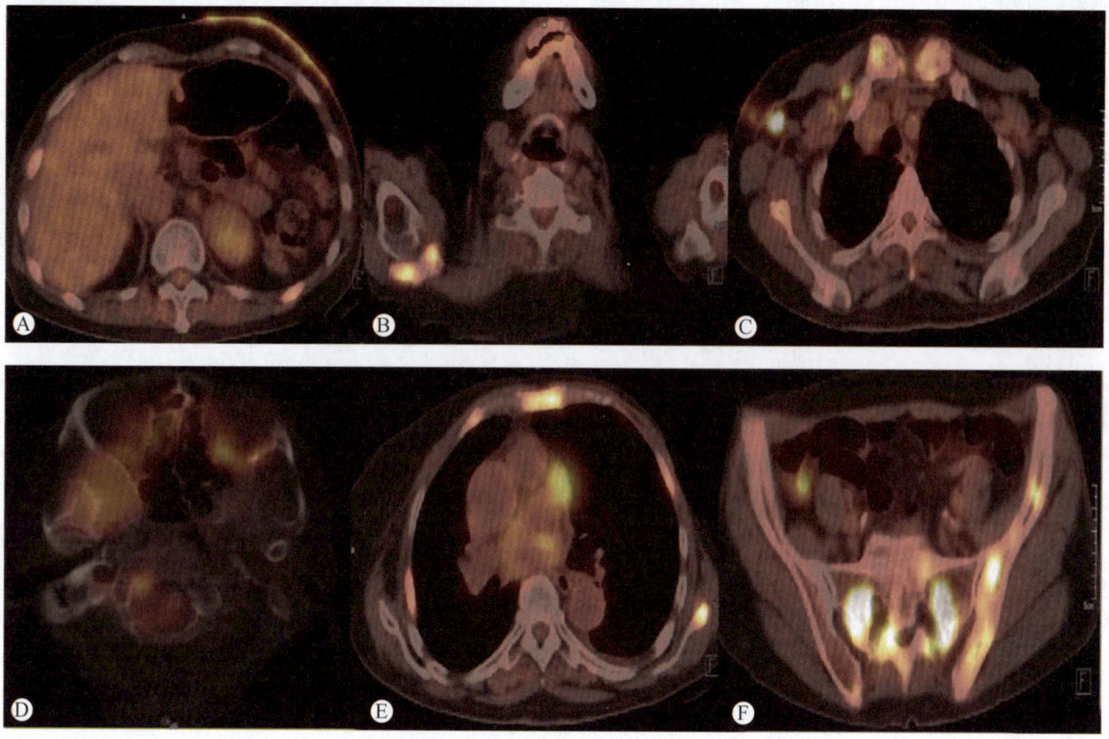

图11-4　2021-04-15 PET/CT

注：A.左侧胸壁和肋骨病灶（亮处）；B.右侧腋窝淋巴结病灶（亮处）；C.右上胸膜肌间隙内病灶（亮处）；D.颅骨转移灶（亮处）；E.胸骨和左侧肩胛骨病灶（亮处）；F.盆骨病灶（亮处）。

➤ 2021-04-15外院血基因检测显示，未见明显的基因突变（表11-4）。

表11-4　2021-04-15血基因检测结果

级别	个数	内容
一级变异	0个	—
二级变异	4个	*ESRI p.Y537S*［1.19%（血浆）］ *KIT*拷贝数增加［*n*=4.58（血浆）］ *KRAS*拷贝数增加［*n*=2.61（血浆）］ *PIGF*拷贝数增加［*n*=2.76（血浆）］
三级变异	14个	*NTRK3-OAZ2*（*N*13；*O*2）融合 *ATM p.L599R*　*AURKA*拷贝数增加　*CTCF p.N109Y* *DAXX p.E558K*　*ERBB3 p.N1039T*　*FAT1 p.V2482I* *GATA3 p.P426Afs**82　*GNAS*拷贝数增加　*JAK2 p.A835D* *MDC1 p.R1811C*　*N0TCH2 p.C401**　*PDGFRA*拷贝数增加 *PTPRD p.D76N*

注：—.本项无内容。

➤ 2021-05-19上海市嘉定区中心医院会诊，参考患者2019-04-05外院左侧胸壁结节样新生物的活检病理结果，结合病史、组织学形态和免疫组织化学，诊断为乳腺浸润性导管癌复发。

➤ 2021-05-20患者于上海市嘉定区中心医院行局部麻醉下左侧胸壁活检。病理显示，左侧胸壁皮肤结节，梭形皮肤1.6 cm×0.7 cm，皮下灰白、质中，结节不明显，符合乳腺浸润性导管癌转移。免疫组织化学显示，ER（90%，＋），PR（－），HER-2（＋＋），Ki-67（15%，＋），GATA3（＋），CK5/6（－），CD31和D2-40（脉管＋，未查见癌栓）。FISH检测显示，*HER*-2基因状态（－），无扩增。

➢ 2021-05-20患者被诊断为左侧乳腺浸润性导管癌术后胸壁复发、多发淋巴结和骨转移，临床分期为Ⅳ期，分子分型为HR阳性、HER-2阴性型，目前疾病进展（胸壁病灶、淋巴结和骨病灶）。PFS期为9个月。

➢ 2021-05-22上海市嘉定区中心医院给予患者氟维司群（500 mg，第1、15、29天，肌内注射，后续每4周为1个周期）＋哌柏西利（125 mg，每天1次，服用3周停1周）方案治疗。患者定期服用因卡膦酸二钠以保护骨。

【本阶段小结】

本例患者在抗HER-2治疗失败后再次行组织活检。2021-04-02患者行右侧腋窝淋巴结穿刺活检。病理显示，右侧腋窝淋巴结转移性癌，结合临床和免疫组织化学，符合乳腺浸润性导管癌转移。2021-04-15外院血基因检测显示，未见明显的基因突变。2021-05-19上海市嘉定区中心医院会诊，参考患者2019-04-05外院左侧胸壁结节样新生物的活检病理结果，结合病史、组织学形态和免疫组织化学，诊断为乳腺浸润性导管癌复发。考虑肿瘤的异质性，2021-05-20患者再次行左侧胸壁活检。病理显示，左侧胸壁皮肤结节符合乳腺浸润性导管癌转移。本例患者之前多次活检均未行FISH检测，*HER*-2基因状态有待考证。目前，本例患者HR阳性、HER-2阴性。后续治疗将根据HR阳性晚期乳腺癌的治疗原则进行。本例患者既往已行芳香化酶抑制剂治疗，疾病进展后根据PALOMA-3研究的结果（乳腺癌患者既往内分泌治疗进展后，氟维司群联合哌柏西利较氟维司群单药可显著改善PFS期，中位OS期绝对获益达6.9个月），2021-05-22至2021-08-15患者行氟维司群联合哌柏西利方案治疗。

【专家点评】

本例患者初诊时为HER-2阳性早期乳腺癌，术后辅助化疗未联合抗HER-2靶向治疗，术后7年出现复发转移，多次治疗均未行抗HER-2靶向治疗。

对于HR阳性、HER-2阳性晚期乳腺癌，国内相关指南优先推荐的治疗方案仍为化疗联合抗HER-2治疗。如果此类患者未使用过曲妥珠单抗或使用过但未耐药，一线抗HER-2治疗首选曲妥珠单抗联合帕妥珠单抗。目前也有一些探索晚期一线应用内分泌治疗联合抗HER-2治疗的临床研究。SYSUCC-002研究探索HR阳性、HER-2阳性晚期乳腺癌患者的优选一线治疗方案，发现抗HER-2单靶向治疗联合内分泌治疗的PFS期和OS期均不劣于抗HER-2单靶向治疗联合化疗。PERTAIN研究发现，在未接受诱导化疗的晚期乳腺癌患者中，双靶向治疗联合芳香化酶抑制剂一线治疗的中位PFS期达21.72个月，与既往双靶向治疗联合化疗的数据相当，但目前仍缺少双靶向治疗联合化疗与联合内分泌治疗的头对头研究数据。相关指南指出，对于不能耐受化疗的患者或疾病进展缓慢的患者，内分泌治疗联合靶向治疗或许可作为化疗后的维持治疗。本例患者在术后辅助应用来曲唑的过程中出现疾病进展，提示来曲唑治疗耐药，后续应用吡咯替尼联合内分泌治疗作为维持治疗时应换用其他内分泌治疗药物，与芳香化酶抑制剂作用机制不同的氟维司群是首选。

本例患者在疾病进展后多次行病理活检，并重新复核既往病理，及时发现了HER-2状态发生改变，为后续治疗提供了新的依据。多项研究均发现，乳腺癌原发灶和转移灶的分子分型不一致。CALGB 40601研究观察到在抗HER-2靶向治疗联合化疗的选择性压力下，大部分残存肿瘤呈Luminal A亚型，其特点是增殖相关基因表达较低，HR信号相关基因表达较高。本例患者再次活检的病理结果显示HER-2转阴，提示存在HER-2异质性，但是否为靶向治疗后的亚克隆选择尚无法明确，需要同时考虑其他因素。其在HER-2转阴的同时行基因检测发现*ESR*1基因变异，该变异与芳香化酶抑制剂耐药相关，后续选择氟维司群作为内分泌治疗是合理的。

在晚期乳腺癌患者的诊疗过程中，肿瘤标志物的动态变化可作为判断病情变化的辅助指标。开始行新的治疗方案后，肿瘤标志物水平一过性升高可能是肿瘤进展的表现，也可能是治疗有效的表现；而肿瘤标志物水平持续升高或先降低后升高则可能是肿瘤进展的表现。需要注意的是，单纯的肿瘤标志物升高不能作为更改治疗方案的依据。本例患者均依据影像学变化来调整治疗方案，符合诊疗规范。

（辽宁省肿瘤医院　鄂　颖　孙　涛）

本例患者病史较长，2009年手术至今约13年，2016年胸壁复发、骨转移至今也已达6年，目前仍以胸壁、局部淋巴结和骨转移为主，没有发生内脏转移，整体病程较长、治疗效果较好。遗憾的是，本例患者2009年手术后和第1次胸壁复发后活检的病理均提示为HR阳性、HER-2阳性亚型，但均未行抗HER-2靶向治疗。本例患者一线治疗进展后，二线治疗行抗HER-2靶向治疗，但因经济原因没有选择曲妥珠单抗＋帕妥珠单抗方案，而是选择了吡咯替尼＋卡培他滨方案，获得疾病控制后行吡咯替尼＋来曲唑方案维持治疗；疾病再进展后改行曲妥珠单抗＋帕妥珠单抗双靶向治疗联合化疗，获得疾病缓解后再换成曲妥珠单抗＋帕妥珠单抗方案维持治疗；四线治疗再活检的病理显示HER-2转阴，变成HR阳性、HER-2阴性亚型，遂给予哌柏西利联合内分泌治疗至今。

本病例有几点值得讨论，具体如下。

1.HER–2（＋＋＋）行FISH检测的必要性　本例患者的免疫组织化学多次显示HER-2（＋＋＋），但未行FISH检测。《中国临床肿瘤学会（CSCO）乳腺癌诊疗指南2021》指出，HER-2阳性的定义为免疫组织化学结果（＋＋＋）或FISH阳性，故HER-2（＋＋＋）为HER-2阳性；而HER-2（＋＋）被认为是结果不确定，应进一步通过FISH检测确定*HER*-2基因状态；HER-2（＋）/（0）则被认为是HER-2阴性。《中国抗癌协会乳腺癌诊治指南与规范（2021年版）》对HER-2状态的确定参考《乳腺癌HER2检测指南（2019版）》，阳性定义同上。个人认为，对于本例患者的HER-2（＋＋＋）情况，原则上不需要额外进行FISH检测，除非对免疫组织化学的准确性存在质疑时，进一步检测可以提供更多信息。

2.HER–2或HR检测结果不一致的决策依据　在浸润性乳腺癌中，*HER*-2基因表达或扩增可能存在异质性。虽然目前*HER*-2基因异质性的临床意义尚不明确，但其可导致免疫组织化学和原位杂交、原发灶和转移灶、穿刺标本和手术切除标本的检测结果不一致。如果转移灶中的肿瘤生物学结果与原发性肿瘤不同，如存在HR或HER-2表达不一致时，《第5版欧洲肿瘤学院（ESO）-欧洲肿瘤内科学会（ESMO）晚期乳腺癌国际共识指南》（简称“ABC5指南”）中尚不明确规定依据哪种结果给予治疗决策。由于难以开展解决该问题的临床试验，故建议在至少一次活检中HER-2呈阳性时考虑使用针对性治疗（内分泌治疗和/或抗HER-2治疗）。当然，对于具体病例，还需结合患者的肿瘤特点、既往治疗情况和治疗反应来综合决策。

3.HR阳性、HER–2阳性乳腺癌的首选治疗方案和维持治疗方案　对于HR阳性、HER-2阳性晚期乳腺癌患者，多项研究证实选择抗HER-2治疗联合化疗不仅可以带来DFS期获益，还可带来OS期获益。《中国临床肿瘤学会（CSCO）乳腺癌诊疗指南2021》指出，对于HR阳性、HER-2阳性、复发转移性乳腺癌，优先考虑抗HER-2治疗联合化疗，部分不适合行化疗的患者或疾病进展缓慢的患者如果考虑联合内分泌治疗，可在抗HER-2靶向治疗的基础上联合内分泌治疗。ABC5指南也指出，一线抗HER-2治疗联合内分泌治疗只针对高度选择性的患者，包括存在化疗禁忌证或拒绝化疗的患者，或DFS期长、疾病负荷低（尤其是在内脏受累方面）和/或ER/PR高表达的患者。抗HER-2治疗联合化疗应作为HR阳性、HER-2阳性晚期乳腺癌患者的一线治疗，抗HER-2治疗联合内分泌治疗可作为抗HER-2治疗联合化疗有效后的维持治疗。2022年美国NCCN指南（第2版）同样首推抗HER-2治疗联合化疗，在化疗停止后，内分泌治疗可以加入作为维持治疗。尽管国内外相关指南均推荐HR阳性、HER-2阳性晚期乳腺癌患者首选抗HER-2治疗联合化疗，但也有一些研究进行一线抗HER-2治疗联合化疗和抗HER-2治疗联合内分泌治疗的比较。

SYSUCC-002研究是一项开放、非劣效的Ⅲ期随机对照试验，旨在HR阳性、HER-2阳性晚期乳腺癌患者中明确一线行曲妥珠单抗联合内分泌治疗是否与曲妥珠单抗联合化疗同样有效且毒性更低。该研究在中国9家医院进行，结果表明，对于HR阳性、HER-2阳性晚期乳腺癌患者，一线行曲妥珠单抗联合内分泌治疗的疗效非劣效于曲妥珠单抗联合化疗，且患者的耐受性更好。但该研究对入组人群进行了限定，即HR表达水平必须在10%以上，且DFS期在12个月以上，这在一定程度上保证了入组患者对内分泌治疗的敏感性。而其探索性亚组分析结果也证实了DFS期在24个月以上的患者接受内分泌治疗策略更有利，而DFS期24个月往往也是早期乳腺癌患者原发性内分泌治疗耐药的时间判断节点。因此，临床上如果要采用内分泌治疗优先的策略，还是需要先评估乳腺癌患者对内分泌治疗的敏感性。

本例患者在一线治疗时未采用抗HER-2治疗，二线治疗采用抗HER-2治疗联合化疗，但因为经济原因没有选择曲妥珠单抗＋帕妥珠单抗方案，而是选择了吡咯替尼＋卡培他滨方案，获得疾病控制后行吡咯替尼＋来曲唑方案维持治疗；疾病进展后三线治疗改行曲妥珠单抗＋帕妥珠单抗联合化疗，获得缓解后再换成曲妥珠单抗＋帕妥珠单抗维持治疗，非常符合国内外相关指南对HR阳性、HER-2阳性晚期乳腺癌的治疗推荐。值得商榷的是，若三线治疗缓解后的维持治疗选择曲妥珠单抗＋帕妥珠单抗联合内分泌治疗（如氟维司群）而非曲妥珠单抗＋帕妥珠单抗治疗，效果是否会更好，需要进一步探索。

4.一线未使用的曲妥珠单抗＋帕妥珠单抗双靶向治疗方案在后线的应用价值 对于HER-2阳性晚期乳腺癌患者，一线治疗采用曲妥珠单抗＋帕妥珠单抗方案具有目前最强的循证医学证据。CLEOPATRA研究已证实，曲妥珠单抗＋帕妥珠单抗＋多西他赛一线治疗方案可显著增加HER-2阳性晚期乳腺癌患者的生存获益：曲妥珠单抗＋帕妥珠单抗＋多西他赛组的中位OS期为57.1个月，安慰剂＋曲妥珠单抗＋多西他赛组为40.8个月，提高了16.3个月；曲妥珠单抗＋帕妥珠单抗＋多西他赛组37%的患者达到8年生存，显著高于安慰剂＋曲妥珠单抗＋多西他赛组的23%。因此，到目前为止，国内外相关指南一致推荐曲妥珠单抗＋帕妥珠单抗联合化疗作为HER-2阳性晚期乳腺癌患者的标准一线治疗方案。对于二线治疗，目前国际相关指南推荐的是DS-8201和曲妥珠单抗-美坦新偶联物（T-DM1）；国内有研究显示，吡咯替尼联合卡培他滨方案在二线治疗中亦是可选方案。后线治疗目前没有统一的标准，可以选择DS-8201、图卡替尼、玛格妥昔单抗、拉帕替尼、奈拉替尼和T-DM1等。但究竟选择哪种治疗，还需要更多的循证医学证据支持。值得注意的是，ABC4指南指出，对于一线治疗没有使用过曲妥珠单抗＋帕妥珠单抗的患者，在后线可给予选择这种治疗的机会。

本例患者在首次抗HER-2靶向治疗中因为经济原因没有选择曲妥珠单抗＋帕妥珠单抗方案，而是选择了吡咯替尼＋卡培他滨方案，并在治疗中出现呕吐、腹泻和口腔黏膜炎等不良反应；疾病再次进展后改行曲妥珠单抗＋帕妥珠单抗联合化疗，仍取得了较好的疾病控制，通过预防性升白细胞后患者的整体不良反应较轻、耐受性较好，可以说本病例也反映了在临床实践中，经济因素及由此带来的患者意愿仍在很大程度上影响临床决策。

5.其他 本病例整体治疗规范、细致，很好地综合了循证医学证据和真实世界中的诊疗考虑，也反映了医疗团队的深入思考和治疗中以人为本的理念，如果再纳入多学科意见和更多思考会更好，如本例患者胸壁和区域淋巴结多次复发，是否可在全身治疗中再次考虑局部放疗？骨转移灶除了给予骨改良药物外，是否有其他学科的介入价值？另外，下一代测序技术（NGS）提示*ESR*1基因突变、*NTRK*3基因融合，这些是否具有一定的临床指导意义和治疗价值？这些问题均值得进一步探索。

（西安国际医学中心医院肿瘤医院　薛　妍）

【指南背景】

1.2022年美国NCCN指南和《中国临床肿瘤学会（CSCO）乳腺癌诊疗指南2022》 对于HER-2阳性、转移性乳腺癌患者，既往未使用过曲妥珠单抗或曾经使用过曲妥珠单抗但符合再使用的标准时，优先推荐使用曲妥珠单抗＋帕妥珠单抗的联合抗HER-2治疗。曲妥珠单抗治疗失败后可选择使用酪氨酸激酶抑制剂（TKI）＋卡培他滨、曲妥珠单抗-美坦新偶联物（T-DM1）等治疗。

2.《中国抗癌协会乳腺癌诊治指南与规范（2021版）》 对于既往未使用过曲妥珠单抗或符合曲妥珠单抗再使用条件（曲妥珠单抗辅助治疗结束后超过1年以上复发转移）的乳腺癌患者，应首选以曲妥珠单抗±帕妥珠单抗为基础的一线治疗，优选联合紫杉类药物。对于HR阳性、HER-2阳性乳腺癌患者，若不能耐受化疗或拒绝化疗和化疗后维持治疗，可以选用内分泌治疗＋抗HER-2（单靶或双靶）治疗，但无明确证据显示能改善OS期。

3.《中国临床肿瘤学会（CSCO）乳腺癌诊疗指南2021》 对于HR阳性、HER-2阳性、复发转移性乳腺癌患者，优先考虑抗HER-2治疗联合化疗；部分不适合行化疗或疾病进展缓慢的患者如果考虑联合内分泌治疗，可在抗HER-2靶向治疗的基础上联合内分泌治疗。

（辽宁省肿瘤医院　鄂　颖　孙　涛）

【循证背景】

1.CLEOPATRA研究（*n*=808） 该研究入组HER-2阳性、局部复发且不可切除或转移性乳腺癌患者，在晚期阶段未接受过化疗或抗HER-2靶向治疗，按1∶1的比例随机分配至曲妥珠单抗＋帕妥珠单抗＋多西他赛治疗组（试验组）和安慰剂＋曲妥珠单抗＋多西他赛治疗组（对照组）。结果显示，与对照组相比，试验组的中位PFS期（18.5个月*vs.* 12.4个月）和中位OS期（57.1个月*vs.* 40.8个月）明显改善，使得曲妥珠单抗＋帕妥珠单抗双靶向治疗方案成为HER-2阳性乳腺癌患者一线治疗的首选方案。

2.EMILIA研究（*n*=991） 该研究入组HER-2阳性、既往接受过曲妥珠单抗＋一种紫杉类药物治疗的晚期乳腺癌患者，按1∶1的比例随机分配至T-DM1组和拉帕替尼＋卡培他滨组。结果显示，T-DM1组在PFS期（9.6个月*vs.* 6.4个月）和OS期（30.9个月*vs.* 25.1个月）上都优于拉帕替尼＋卡培他滨组，且具有统计学意义。

3.PHOEBE研究（*n*=267） 该研究入组HER-2阳性、既往接受过曲妥珠单抗联合紫杉类药物和/或蒽环类药物治疗的转移性乳腺癌患者，按1∶1的比例随机分配至吡咯替尼＋卡培他滨治疗组（吡咯替尼组）和拉帕替尼＋卡培他滨治疗组（拉帕替尼组）。结果显示，吡咯替尼组的中位PFS期显著优于拉帕替尼组（12.5个月*vs.* 6.8个月），且具有统计学意义。

4.SYSUCC-002研究（*n*=392） 该研究入组既往未接受过解救治疗的HR阳性、HER-2阳性、转移性乳腺癌患者，按1∶1的比例随机分配至曲妥珠单抗＋内分泌治疗组（ET组）和曲妥珠单抗＋化疗治疗组（CT组）。结果显示，中位随访30.2个月后，ET组和CT组的中位PFS期分别为19.2个月和14.8个月（*HR* 0.88，95%*CI* 0.71～1.09，$P<0.0001$）；与ET组相比，CT组的毒性反

应发生率显著升高。

5.PERTAIN研究（*n*=258） 该研究入组转移性或局部晚期乳腺癌患者，且在晚期阶段除内分泌治疗外未接受过其他全身治疗，先评估是否接受紫杉类药物化疗，之后按1∶1的比例随机分配至曲妥珠单抗＋帕妥珠单抗±诱导化疗＋芳香化酶抑制剂组（A组）和曲妥珠单抗±诱导化疗＋芳香化酶抑制剂组（B组），芳香化酶抑制剂为来曲唑或阿那曲唑，A组和B组中未接受诱导化疗的例数分别为54例和58例。结果显示，在未接受诱导化疗的患者中，接受帕妥珠单抗＋曲妥珠单抗＋芳香化酶抑制剂治疗患者的中位PFS期为21.72 个月，接受曲妥珠单抗＋芳香化酶抑制剂治疗患者的中位PFS期为12.45 个月，前者较后者获益显著延长（*HR* 0.55，95%*CI* 0.34～0.88，*P*=0.0111）。

（辽宁省肿瘤医院　鄂　颖　孙　涛）

【核心体会】

鼓励对复发转移性乳腺癌患者的转移灶行再次甚至多次活检，必要时可重新复核既往病理，明确疾病的动态变化，分析耐药原因并为后续治疗提供依据。

（辽宁省肿瘤医院　鄂　颖　孙　涛）

参 考 文 献

[1] SWAIN SM，MILES D，KIM SB，et al. Pertuzumab，trastuzumab，and docetaxel in HER2-positive metastatic breast cancer［J］. The New England Journal of Medicine，2015，372（8）：724-734.

[2] CRISTOFANILLI M，TURNER NC，BONDARENKO I，et al. Fulvestrant plus palbociclib versus fulvestrant plus placebo for treatment of hormone-receptor-positive，HER2-negative metastatic breast cancer that progressed on previous endocrine therapy（PALOMA-3）：final analysis of the multicentre，double-blind，phase 3 randomised controlled trial［J］. The Lancet Oncology，2016，17（4）：425-439.

[3] HUA X，BI XW，ZHAO JL，et al. Trastuzumab plus endocrine therapy or chemotherapy as first-line treatment for patients with hormone receptor-positive and HER2-positive metastatic breast cancer（SYSUCC-002）［J］. Clinical Cancer Research，2022，28（4）：637-645.

[4] RIMAWI M，FERRERO JM，DE LA HABA-RODRIGUEZ J，et al. First-line trastuzumab plus an aromatase inhibitor，with or without pertuzumab，in human epidermal growth factor receptor 2-positive and hormone receptor-positive metastatic or locally advanced breast cancer（PERTAIN）：a randomized，open-label phase Ⅱ trial［J］. Journal of Clinical Oncology，2018，36（28）：2826-2835.

[5] CAREY LA，BERRY DA，CIRRINCIONE CT，et al. Molecular heterogeneity and response to neoadjuvant human epidermal growth factor receptor 2 targeting in CALGB 40601，a randomized phase Ⅲ trial of paclitaxel plus trastuzumab with or without lapatinib［J］. Journal of Clinical Oncology，2016，34（6）：542-549.

[6] DIÉRAS V，MILES D，VERMA S，et al. Trastuzumab emtansine versus capecitabine plus lapatinib in patients with previously treated HER2-positive advanced breast cancer（EMILIA）：a descriptive analysis of final overall survival results from a randomised，open-label，phase 3 trial［J］. The Lancet Oncology，2017，18（6）：732-742.

[7] XU B，YAN M，MA F，et al. Pyrotinib plus capecitabine versus lapatinib plus capecitabine for the treatment of HER2-positive metastatic breast cancer（PHOEBE）：a multicentre，open-label，randomised，controlled，phase 3 trial［J］. The Lancet Oncology，2021，22（3）：351-360.

病例12　激素受体阳性乳腺癌术后1年余骨转移1例

林晓洁　许　锐*

广东省中医院大学城医院

【关键词】

激素受体阳性；原发性内分泌治疗耐药；细胞周期蛋白依赖性激酶4/6抑制剂

【病史及治疗】

➢ 患者，女性，37岁，未停经，Karnofsky功能状态评分（Karnofsky performance scale，KPS）为90分。

➢ 2018-04-19患者因"左侧乳腺肿物"就诊。

➢ 2018-04-19乳腺彩色多普勒超声显示，左侧乳腺多发低回声团块（5个，最大者长径为5.3 cm），乳腺影像报告和数据系统（BI-RADS）5级；左侧腋窝淋巴结肿大（最大者长径为3.2 cm），左侧锁骨下多发肿大淋巴结（最大者长径为0.9 cm），乳腺癌转移可能性大（图12-1）。

➢ 2018-04-19乳腺钼靶显示，左侧乳腺外上象限见多个肿物，且多发针尖样钙化灶；左侧腋窝淋巴结转移，邻近皮肤受累增厚，BI-RADS 5级（图12-2）。

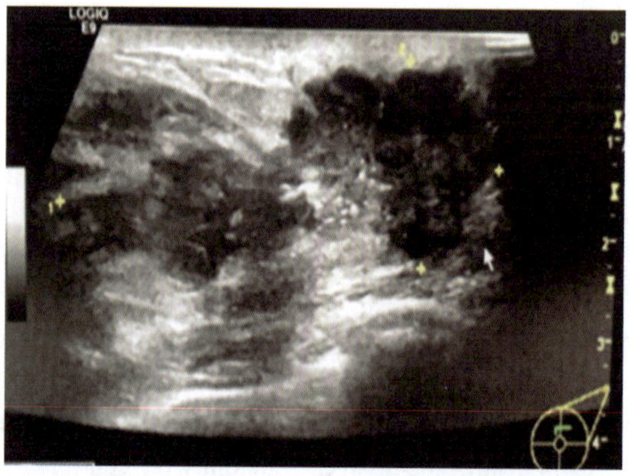

图12-1　2018-04-19乳腺彩色多普勒超声

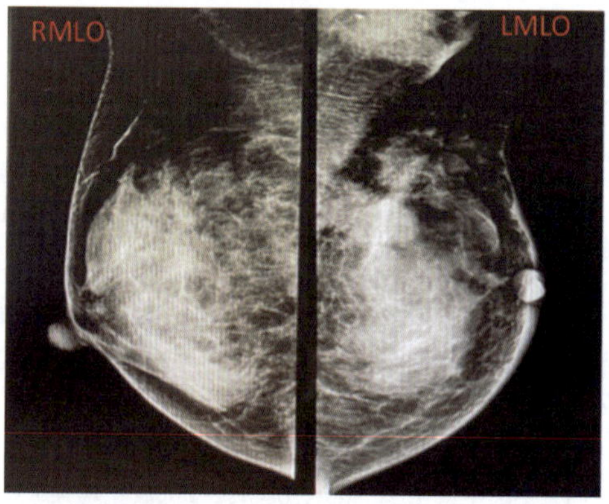

图12-2　2018-04-19乳腺钼靶

➢ 2018-04-20胸、腹部计算机体层成像（CT）显示，左侧乳腺多发占位（最大者长径为5.3 cm）；左侧腋窝淋巴结肿大（最大者长径为3.2 cm）；肝、肺未见转移癌（图12-3）。患者因骨折曾

*通信作者，邮箱：catdoctor007@163.com

行钢钉内固定术，故未行乳腺磁共振成像（MRI）。

➢ 2018-04-20骨发射型计算机体层成像（ECT）显示，未见远处转移。

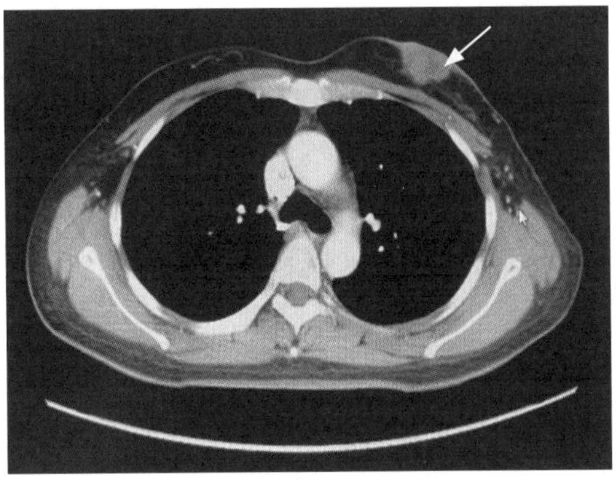

图12-3　2018-04-20胸、腹部CT

注：箭头指向左侧乳腺病灶。

➢ 2018-04-21患者行左侧乳腺肿物穿刺活检。术后病理显示，左侧乳腺浸润性导管癌，组织学分级为G_1级；左侧腋窝、左侧锁骨下淋巴结均可见癌细胞。免疫组织化学显示，雌激素受体（ER）（90%，＋），孕激素受体（PR）（95%，＋），人表皮生长因子受体-2（HER-2）（＋），Ki-67（30%，＋）。诊断为左侧乳腺浸润性导管癌，病理分期为$cT_4N_3M_0$。

➢ 2018-04-21至2018-09-09患者行新辅助化疗，方案为TEC（T，多西他赛；E，表柔比星；C，环磷酰胺），共6个周期。

➢ 2018-09-10患者复查，胸、腹部CT显示，左侧乳腺多发占位性病变缩小（最大者长径为1.3 cm）；左侧腋窝淋巴结缩小（最大者长径为1.4 cm）；未见肝、肺转移（图12-4）。疗效评估为部分缓解（PR）。

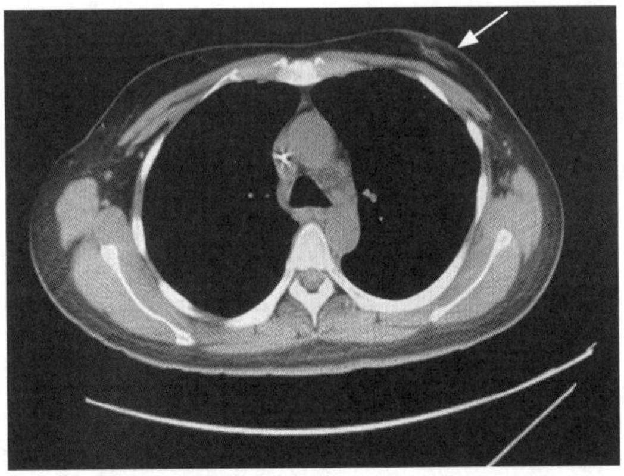

图12-4　2018-09-10胸、腹部CT

注：箭头指向左侧乳腺病灶。

【病史及治疗续一】

➢ 2018-09-13患者行左侧乳腺癌改良根治术＋背阔肌肌皮瓣转移＋假体植入乳房重建术。术后病理显示，左侧乳腺浸润性导管癌，Miller-Payne分级为2级，组织学分级为G_1级，多个病灶长径分别为2.8 cm、2.5 cm和0.9 cm；左侧腋窝淋巴结（11/14）见转移癌。免疫组织化学显示，ER（95%，＋），PR（80%，＋），HER-2（－），Ki-67（10%，＋），淋巴管血管侵犯（＋），表皮、乳头侵犯（＋）。诊断为左侧乳腺浸润性癌（CPS-EG评分为4分），临床分期为ⅢC期，新辅助化疗前的病理分期为$cT_4N_3M_0$，新辅助化疗后的病理分期为$ypT_4N_3M_0$（多灶）。

➢ 2018-09-15患者术后放疗25次，同时行卵巢功能抑制（OFS）＋芳香化酶抑制剂（AI）内分泌治疗［阿那曲唑（1 mg，每天1次，口服）＋戈舍瑞林（3.6 mg，每28天为1个周期）］。

【本阶段小结】

局部晚期乳腺癌患者行蒽环类药物联合紫杉类药物新辅助化疗后，若残留肿瘤负荷较大，则复发风险高，术后建议行强化治疗。CREATE-X研究建议后续行卡培他滨强化治疗。但CREATE-X研究的亚组分析提示，激素受体（HR）阳性乳腺癌患者使用卡培他滨未能改善生存期。此外，既往有meta分析显示，卡培他滨加入标准治疗后未能改善HR阳性乳腺癌患者的生存期。因此，2018年美国国家综合癌症网络（NCCN）指南和《中国临床肿瘤学会（CSCO）乳腺癌诊疗指南2018》并不推荐高危的HR阳性乳腺癌患者使用卡培他滨强化治疗。据此，2018年本例患者的系统治疗仅行OFS＋AI方案是合理的。但该方案不免令人担心“强度不足”。以当前视角和临床证据进行回顾性探讨，随着越来越多研究数据的公布，如POTENT研究［S1（替吉奥）强化］、monarchE研究（阿贝西利强化）和2021年《新英格兰医学杂志》最新发布的OlympiA研究（奥拉帕利强化），均证实HR阳性乳腺癌辅助强化治疗的方案选择越来越多样化，包括在标准辅助内分泌治疗方案的基础上加用S1、奥拉帕利或细胞周期蛋白依赖性激酶4/6（CDK4/6）抑制剂进行强化。随之而来的问题是医师在临床实践中该如何取舍？目前尚无优选方案，但可能更倾向于使用CDK4/6抑制剂（阿贝西利）强化。分析如下：①不首先考虑行S1强化治疗。POTENT研究是上述3个强化方案随访时间最长的研究（5年），但纳入人群的特征不符合本例患者和目前的临床实践，其纳入临床分期为Ⅰ～ⅢB期的患者，而本例患者的临床分期为ⅢC期。另外，在POTENT研究中，绝经前患者的占比为40%，这部分患者均使用他莫昔芬或托瑞米芬±OFS治疗，在高危人群中，该内分泌治疗方案可能疗效欠佳；淋巴结阳性患者的占比为63%，却有高达45%的比例未行化疗［未行21基因检测（Oncotype Dx）］，这些因素可能放大了S1的效果。②不首先考虑行奥拉帕利强化治疗。如果HR阳性乳腺癌患者存在*gBRCA1/2*基因突变，可以考虑使用该药，但OlympiA研究中三阴性乳腺癌患者居多，HR阳性乳腺癌患者的占比仅为18.2%，且奥拉帕利在HR阳性亚组中无明显获益趋势（可能是样本量少等原因导致的），故奥拉帕利在HR阳性乳腺癌患者中的获益仍需要进一步验证。③可考虑行阿贝西利强化治疗。不同CDK4/6抑制剂的强化作用在辅助治疗领域有不同表现，PENELOPE-B研究和PALLAS研究均使用哌柏西利并获得阴性结果，而monarchE研究使用阿贝西利并获得阳性结果，这可能与不同研究纳入人群的复发转移风险不同、药物使用时长不同和停药率不同等因素相关。总体来说，本例患者为高危患者，符合monarchE研究的入组条件，且ER、PR均高表达，预估内分泌治疗敏感性较高，建议可在OFS＋AI的基础上加用阿贝西利强化治疗2年。在实际的临床用药中，尚需要根据患者既往化疗的敏感性、基因突变情况、经济情况和药物可及性选择用药。

【病史及治疗续二】

➢ 2019-11-05患者复诊，主诉左侧髋部疼痛。无疾病间期（disease-free interval，DFI）为14个月。

➢ 2019-11-06胸、腹部CT显示，左侧第8肋骨、左侧髂骨、耻骨和坐骨多发转移癌；双肺、肝等未见占位性病变（图12-5）。

➢ 2019-11-06骨ECT显示，左侧第8肋骨腋段、左侧坐骨、髋臼和耻骨联合见骨质破坏，代谢增高，考虑多发骨转移癌（溶骨性为主）（图12-6）。

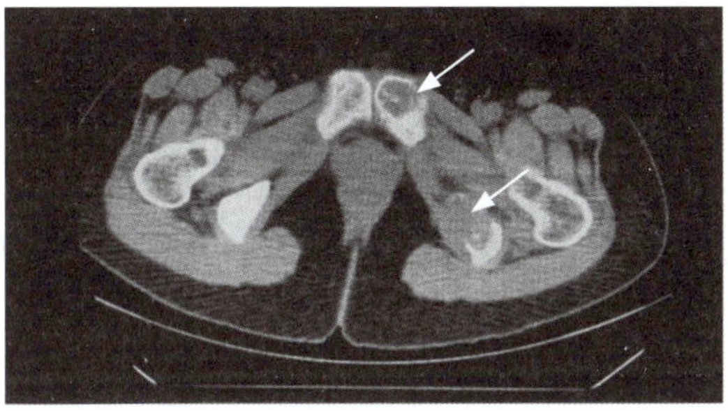

图12-5　2019-11-06胸、腹部CT

注：箭头指向耻骨联合、左侧坐骨病灶。

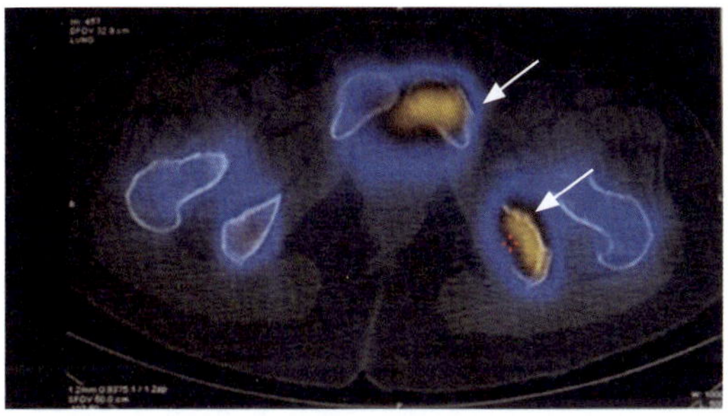

图12-6　2019-11-06骨ECT

注：箭头指向耻骨联合、左侧坐骨病灶。

【病史及治疗续三】

➢ 2019-11-10患者行哌柏西利（125 mg，每天1次，口服，第1～21天，每28天为1个周期）＋氟维司群（500 mg，第1、15、29天，肌内注射，之后每28天1次）方案治疗。同时使用骨保护药物唑来膦酸（静脉滴注，每28天1次）治疗骨转移癌。治疗1个周期后，患者的髋部疼痛症状缓解。之后每3个月行疗效评估，总体疗效为疾病稳定（SD）。截至2021-05-18，患者的无进展生存（PFS）期达18个月。

➢ 2021-05-18胸、腹部CT显示，骨转移灶出现不同程度的修复硬化（图12-7）。

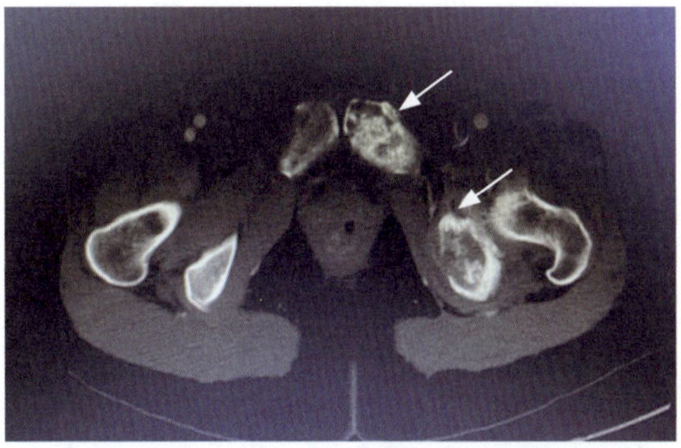

图12-7　2021-05-18胸、腹部CT

注：箭头指向耻骨联合、左侧坐骨病灶。

【本阶段小结】

本例患者在辅助AI治疗不足2年后出现疾病进展，符合原发性内分泌治疗耐药。对于HR阳性、HER-2阴性晚期乳腺癌患者，若仅有骨转移（无内脏危象），各大指南［包括美国NCCN指南、《第5版欧洲肿瘤学院（ESO）-欧洲肿瘤内科学会（ESMO）晚期乳腺癌国际共识指南》（简称“ABC5指南”）和《中国抗癌协会乳腺癌诊治指南与规范（2021年版）》等］均一致推荐内分泌治疗是首选方案。但针对首次发现的原发性内分泌治疗耐药，是否还优选内分泌治疗？在内分泌治疗联合靶向治疗时代，答案是肯定的，优选CDK4/6抑制剂＋氟维司群方案。理由是，在一线内分泌治疗失败的二线内分泌治疗研究中也包含了原发性内分泌治疗耐药人群。在PALOMA-3研究中，原发性内分泌治疗耐药人群的占比为21.3%，结果显示，总体人群和原发性内分泌治疗耐药人群均可从加用哌柏西利的治疗中获得更长的PFS期。在MONARCH2研究中，原发性内分泌治疗耐药人群的占比为24.9%，结果显示，总体人群和原发性内分泌治疗耐药人群均可从加用阿贝西利（abemaciclib）的治疗中获得更长的PFS期和OS期，原发性内分泌治疗耐药亚组的中位PFS期长达16.3个月。由此看来，CDK4/6抑制剂对于原发性内分泌治疗耐药人群亦有明确的获益，至少在一线、二线内分泌治疗中证据是比较确切的。

以上讲述的是内分泌治疗加或不加CDK4/6抑制剂的疗效比较，那么CDK4/6抑制剂＋内分泌治疗与化疗又孰优孰劣呢？Young PEARL研究纳入更多的是对内分泌治疗敏感的绝经前患者，结果显示，哌柏西利＋依西美坦方案的疗效明显优于卡培他滨方案。但纳入超过30%原发性内分泌治疗耐药人群的PEARL研究则显示，哌柏西利＋氟维司群方案并不优于卡培他滨方案。这可能与该研究纳入人群的既往治疗线数较多等因素有关。该研究的结果提示，原发性内分泌治疗耐药人群在多线治疗后，内分泌治疗联合靶向治疗带来的获益是有限的。在临床实践中，医师需要结合患者既往治疗的线数、治疗的敏感性和耐受性及经济情况等因素综合考量，制订个体化方案。

本例患者一线治疗选择哌柏西利＋氟维司群方案，获得了长达18个月的PFS期。

本例患者的疾病诊疗过程见图12-8。

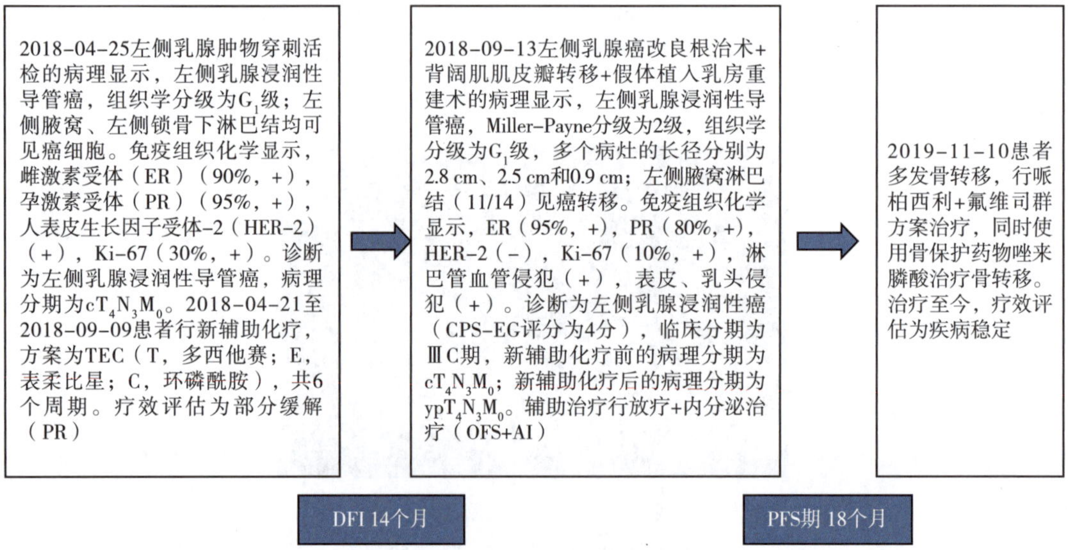

图12-8　本例患者的疾病诊疗过程

注：DFI.无疾病间期；PFS.无进展生存；OFS.卵巢功能抑制；AI.芳香化酶抑制剂。

【专家点评】

本例患者确诊Luminal B型（HER-2阴性型）乳腺癌，术后14个月发生单纯骨转移，一线内分泌治疗持续有效20个月未进展。在其诊疗过程中，有几个知识点值得关注。

第一，关于《美国癌症联合会（AJCC）癌症分期手册》（第7版）中乳腺癌TNM分期中T_4的定义。本例患者的彩色多普勒超声检查显示肿物最大径为5.3 cm，T_3明确。乳腺钼靶提示邻近皮肤受累增厚，鉴于这个发现，要不要把T的分类上升至T_4？根据《AJCC癌症分期手册》（第7版），与本例患者相关的信息集中在T_{4b}，无论是临床体格检查还是影像学发现，皮肤受累就是T_{4b}。但对于皮肤受累，具体情况分3种，即溃疡、皮下结节和水肿（包括橘皮样变），除此以外的皮肤情况，即便是酒窝样变或乳头凹陷，均不属于T_{4b}。回到本例患者的病理分期，当看到乳腺钼靶显示邻近皮肤受累增厚时，需不需要去重新核实相应部位是否有皮肤水肿的表现？如果有，那需不需要和炎性乳腺癌相鉴别？毕竟受累范围累计超过乳房面积的1/3，就要做出炎性乳腺癌的诊断，当然炎性乳腺癌也属于T_4范畴。

第二，本例患者初诊时因N_{3a}确定，归属于不可手术的局部晚期乳腺癌，行TEC方案新辅助化疗6个周期后乳腺肿物的最大径从5.3 cm缩小到1.3 cm，腋窝淋巴结的最大径从3.5 cm缩小到1.4 cm，按照实体瘤疗效评估标准（response evaluation criteria in solid tumor，RECIST）1.1，靶病灶达部分缓解。关于新辅助治疗的疗效评估，《中国临床肿瘤学会（CSCO）乳腺癌诊疗指南2018》进行了细节化描述，原则上每个周期应进行查体和B型超声评估肿瘤大小，建议每2个周期通过乳腺MRI比较肿瘤的大小变化。本例患者的这部分内容没有展现出来。此外，本例患者锁骨下淋巴结在初诊的分期评估中已确定为转移性癌，虽然是非靶病灶，但新辅助化疗后未见任何描述。同时，在MRI评估不可行的前提下，CT能否替代，彩色多普勒超声检查是否更为合适，都是值得商榷的问题。在诊疗过程中引发更多思考的是，及时的动态评估是否可以更早发现使用常规方案疗效不好的患者？如果发现，有没有更好的干预措施去改变结局？GeparTrio研究将紫杉类药物联合蒽环类药物（TAC）新辅助治疗2个周期后无效的患者随机分为继续TAC方案化疗4个周期组或更换为长春瑞滨联合卡培他滨（NX）方案组。结果提示，及早更改方案并不能增加病理完全缓解（pCR）率，但对患者的长期预后来说仍有获益。本例患者最终术后的病理评估Miller-Payne分级为2级，提示癌细胞减少不超过30%，暗示后期预后不良。

第三，按照《中国抗癌协会乳腺癌诊治指南与规范（2018年版）》和《中国临床肿瘤学会（CSCO）乳腺癌诊疗指南2018》，DFI 14个月属于原发性内分泌治疗耐药人群，下一步的治疗既可以考虑二线内分泌治疗方案，也可以考虑转为化疗。本例患者的内分泌治疗方案出自PALOMA 3研究。在该研究中，哌柏西利联合氟维司群对比氟维司群单药，在DFI≤24个月的亚组中，两者没有统计学差异（*HR* 1.3，95%*CI* 0.72～2.26）。但CONFIRM研究提示，对AI耐药的患者使用500 mg氟维司群的中位PFS期仅有6.5个月。临床缺乏的是单纯骨转移患者的PFS数据，仅凭临床经验而言，18个月的PFS期应该还是来源于CDK4/6抑制剂的助力。反过来是否可以挑战一下DFI＜24个月就一定是原发性内分泌治疗耐药，仍需进一步的数据积累。

（南昌大学附属第一医院　陈文艳）

本例患者初诊为局部晚期Luminal B型乳腺癌，肿物体积偏大，有皮肤侵犯和锁骨下淋巴结转移证据，在经历了紫杉类药物、蒽环类药物联合新辅助化疗后，从影像学角度评估似乎达到了降期和转换为可手术的结论，但从术后病理分析，Miller-Payne分级为2级，同时仍有淋巴结（11/14）转移，yp分期并未真正达到理想的降低。因此，本例患者术后短期出现复发转移并不令人意外。目前，针对类似患者的强化辅助治疗，基于monarchE研究的结果，阿贝西利治疗早期乳腺癌的适应证在中国正式获批。如果本例患者的手术是在现在而不是2018年，可以考虑在术后辅助内分泌治疗的同时联合使用阿贝西利强化治疗。

另外，本例患者发病时较年轻，仅37岁。2021年底我国发布的《中国年轻乳腺癌共识》指出，与国外乳腺癌主要发生在绝经后人群中相比，中国乳腺癌患者的发病年龄平均年轻16岁左右，中位年龄为48岁，35岁以下新发患者占8%～10%，20多岁也有不少，且国内患者*BRCA*基因突变的位点更分散，大多数患者没有明确家族史。同时，《中国乳腺癌患者*BRCA*1/2基因检测与临床应用专家共治（2018年版）》和《基于下一代测序技术的*BRCA*1/2基因检测指南（2019版）》共同推荐年龄≤40岁的乳腺癌患者行*BRCA*1/2基因检测。基于2022年美国NCCN指南，本例患者为HR阳性、HER-2阴性新辅助化疗后淋巴结转移≥4枚、CPS-EG评分＞3分的乳腺癌患者，如果基因检测为*gBRCA*1/2基因突变，也可以考虑在术后行辅助内分泌治疗的同时联合奥拉帕利强化治疗。

本例患者为HR阳性、HER-2阴性、单纯骨转移乳腺癌患者，辅助内分泌治疗获益时间短，属于原发性内分泌治疗耐药，晚期一线行抗肿瘤治疗，各大指南一致推荐给予CDK4/6抑制剂联合内分泌治疗。早期上市的3个CDK4/6抑制剂联合氟维司群用于内分泌治疗耐药患者的临床研究包括PALOMA-3研究、MONARCH-2研究和MONALESSA-3研究。在这3项研究中，CDK4/6抑制剂联合氟维司群组的中位PFS期分别为11.2个月、16.4个月和20.5个月，显著优于氟维司群单药组，且OS期也均较氟维司群单药组显著延长，故本例患者晚期一线应用OFS联合CDK4/6抑制剂和氟维司群是合理的选择。但以上3项临床研究的亚组分析显示，针对原发性内分泌治疗耐药人群，阿贝西利联合氟维司群有更好的OS期获益。DAWNA-1研究显示，国内研发的CDK4/6抑制剂达尔西利联合氟维司群在继发性内分泌治疗耐药患者中达到了15.7个月的中位PFS期，显著优于氟维司群单药的7.2个月（*HR* 0.42），为这部分人群提供了新的治疗选择。

骨转移是晚期乳腺癌常见的并发症之一，约70%的患者会发生骨转移，特别是HR阳性乳腺癌患者。较早的一项研究检测了102例Ⅰ～Ⅲ期乳腺癌患者的骨髓微转移率，其表达阳性率为38.2%。骨髓微转移率与肿物较大、临床分期晚、组织分化程度差和淋巴结阳性呈正相关。这从一定程度上解释了本例患者术后短期内出现以骨为首发疾病进展部位的原因。既然本例患者存在极大的可能性出现骨转移，那么是否可以在术后辅助治疗中加入骨改良药物以预防骨转移的发生？较为确定的是，2022年美国NCCN指出，对于淋巴结阴性的高危乳腺癌患者或淋巴结阳性乳腺癌患者，辅助治疗使用双膦酸盐3～5年可以降低远处转移风险。《早期乳腺癌女性患者的骨健康管理中国专家共识（2022年版）》推荐，在有效的全身治疗基础上，骨改良药物的应用可进一步降低骨转移风险，并可能带来生存获益。这一指南的推荐基于多项临床研究（包括ZO-FAST研究、AZURE研究、ABCSG-12研究和EBCTCG荟萃分析）的结果，皆提示了唑来膦酸的抗肿瘤作用和无疾病生存（DFS）期获益，故本例患者在术后辅助治疗中应考虑加用唑来膦酸。本例患者出现疾病进展后表现为左侧髋部疼痛，针对疼痛较重亟需改善生活质量的患者，除使用唑来膦酸外，也可使用负荷剂量伊班膦酸治疗，有助于快速改善骨痛症状。另外，《中国临床肿瘤学会（CSCO）乳腺癌诊疗指南2021》同时推荐核因子κB受体激活蛋白配体（receptor activator of NF-κB ligand，RANKL）抑制剂地舒单抗作为乳腺癌骨转移治疗可选择的药物。该药物与临床长期使用的膦酸盐类骨改良药物相比对骨转移的作用机制不同，且不经过肾代谢，为患者提供了更多治疗选择。

（辽宁省肿瘤医院　孙　涛）

【指南背景】

1.《中国临床肿瘤学会（CSCO）乳腺癌诊疗指南2018》 使用乳腺钼靶、B型超声和MRI在治疗前后对肿瘤进行测量和评价。

2.《中国抗癌协会乳腺癌诊治指南与规范（2019年版）》和《中国临床肿瘤学会（CSCO）乳腺癌诊疗指南2021》 两者都明确了原发性内分泌治疗耐药的概念。《中国抗癌协会乳腺癌诊治指南与规范（2019年版）》指出，敏感复发的人群为初治Ⅳ期或未经内分泌治疗的复发转移性患者，若曾接受过辅助内分泌治疗，则结束一定时间后（如1年以上）才会出现复发转移；原发性内分泌治疗耐药是指术后辅助内分泌治疗2年内出现复发转移，或转移性乳腺癌内分泌治疗6个月内出现疾病进展；继发性内分泌治疗耐药是指术后辅助内分泌治疗2年后出现复发转移，或在完成辅助内分泌治疗12个月内出现复发转移，或针对转移的一线内分泌治疗≥6个月出现疾病进展。《中国临床肿瘤学会（CSCO）乳腺癌诊疗指南2021》指出，原发性内分泌治疗耐药是指辅助内分泌治疗2年内复发，或晚期一线内分泌治疗6个月内出现疾病进展；继发性（获得性）内分泌治疗耐药是指辅助内分泌治疗大于2年且于停药后1年内复发，或晚期一线内分泌治疗≥6个月出现疾病进展。

（南昌大学附属第一医院　陈文艳）

1.《中国年轻乳腺癌共识》 中国乳腺癌患者的平均发病年龄要比国外年轻16岁左右，中位年龄为48岁，35岁以下新发患者占8%～10%，20多岁也有不少，且国内患者*BRCA*基因突变的位点更分散，大多数没有明确家族史。因此，建议年轻乳腺癌患者行*BRCA*1/2基因突变检测。

2. 2022年美国NCCN指南 对于淋巴结阴性的高危乳腺癌患者或淋巴结阳性的乳腺癌患者，辅助双膦酸盐治疗3～5年可以降低远处转移风险。HR阳性、HER-2阴性乳腺癌患者在新辅助化疗后若淋巴结≥4枚转移，且基因检测发现*BRCA*1/2基因突变，可以考虑术后辅助行内分泌治疗联合奥拉帕利治疗1年。

3.《乳腺癌骨转移临床诊疗专家共识》 该共识提出，溶骨性骨转移可能的形成机制为转移瘤细胞作为循环的起始，促进成骨细胞等过度释放RANKL，进而促进破骨细胞的分化和活化，加速骨质的溶解过程。同时，骨质内储存了大量可以促进肿瘤细胞生长的因子，骨溶解的加速可促进这些细胞因子的释放和活化，加速了骨质破坏的过程，促进骨转移瘤进展。

4.《早期乳腺癌女性患者的骨健康管理中国专家共识（2022年版）》 针对早期乳腺癌患者的骨转移预防措施：①有效的全身治疗是早期乳腺癌患者预防骨转移的重要方式。在有效的全身治疗基础上，骨改良药物的应用可进一步降低骨转移风险，并可能带来生存获益（专家共识度为100%）。②目前，唑来膦酸的循证医学证据最充分。唑来膦酸不仅可用于HR阳性乳腺癌患者（专家共识度为100%），还可以用于其他分子分型处于低雌激素水平的乳腺癌患者（专家共识度为32%）。建议用药方式：唑来膦酸4 mg，每3～6个月1次，持续2～5年（专家共识度为61%）。

5.《中国临床肿瘤学会（CSCO）乳腺癌诊疗指南2021》 ①根据分类治疗原则决定全身抗肿瘤药物治疗方案；②合理利用骨改良药物，包括唑来膦酸或伊班膦酸、地舒单抗和其他膦酸盐类药物。用药注意事项包括：①重点关注血肌酐、血钙、磷酸盐和镁；②补充钙和维生素D；③关注下颌骨坏死风险。

（辽宁省肿瘤医院　孙　涛）

【循证背景】

1. monarchE研究（*n*=5637） 该研究是一项随机、开放标签、多中心、Ⅲ期临床试验，纳入5637例淋巴结阳性的HR阳性、HER-2阴性高危早期乳腺癌患者，术后接受辅助标准内分泌治疗≥5年±阿贝西利强化治疗2年。数据截至2021-04-01，经过27个月的中位随访，意向性治疗（ITT）人群的无侵袭性疾病生存（invasive disease free survival，iDFS）持续获益，阿贝西利＋

标准内分泌治疗组与单药内分泌治疗组相比，iDFS风险减少30%（*HR* 0.70，95%*CI* 0.59～0.82，*P*＜0.0001），且各亚组的iDFS获益一致。阿贝西利＋标准内分泌治疗组对比单药内分泌治疗组，2年iDFS绝对获益为2.7%（92.7% *vs.* 90.0%），3年iDFS绝对获益为5.4%（88.8% *vs.* 83.4%），呈持续增加趋势。

2.PALOMA-3研究（*n*=521） 该研究是一项随机、双盲、安慰剂对照的Ⅲ期临床试验，纳入521例HR阳性、HER-2阴性晚期或转移性乳腺癌患者，按2∶1的比例随机分配至哌柏西利＋氟维司群治疗组（联合组）和安慰剂＋氟维司群治疗组（对照组）。结果显示，联合组的PFS期较对照组显著延长；中位随访时间超过6年后，联合组的生存获益持续，两组的中位OS期分别为34.8个月和28个月，联合组的死亡风险降低19%（*HR* 0.81，95%*CI* 0.65～0.99，*P*=0.0221）；而在111例既往内分泌治疗耐药的患者中，联合组和对照组的中位OS期分别为26.2个月和19.9个月（*HR* 0.97，95%*CI* 0.62～1.50，*P*=0.440）。

3.MONARCH2研究（*n*=669） 该研究是一项随机、双盲、Ⅲ期试验，纳入669例内分泌治疗进展后的HR阳性、HER-2阴性晚期乳腺癌患者，以2∶1的比例随机分配至阿贝西利＋氟维司群治疗组（联合组）和安慰剂＋氟维司群治疗组（安慰剂组）。结果显示，联合组的中位PFS期为16.4个月，安慰剂组为9.3个月（*HR* 0.553，95%*CI* 0.449～0.681，*P*＜0.0001）；两组的中位OS期分别为46.7个月和37.3个月（*HR* 0.757，95%*CI* 0.606～0.945，*P*=0.0137）。亚组分析显示，原发性内分泌治疗耐药患者接受阿贝西利＋氟维司群方案的中位OS期达38.7个月，接受安慰剂＋氟维司群方案的中位OS期为31.5个月（*HR* 0.686，95%*CI* 0.451～1.043）；继发性内分泌治疗耐药人群接受阿贝西利＋氟维司群方案的中位OS期达48.8个月，接受安慰剂＋氟维司群方案的中位OS期为40.7个月（*HR* 0.787，95%*CI* 0.606～1.021）。

4.MONALESSA-3研究（*n*=726） 该研究是一项双盲、安慰剂对照、Ⅲ期临床试验，纳入726例HR阳性、HER-2阴性晚期或转移性且接受过一线或二线治疗的男性或绝经后女性乳腺癌患者，随机分配至瑞博西利＋氟维司群治疗组（联合组）和安慰剂＋氟维司群治疗组（安慰剂组）。结果显示，联合组的中位PFS期显著优于安慰剂组（20.5个月 *vs.* 12.8个月，*HR* 0.60，95%*CI* 0.480～0.732，*P*＜0.001）；联合组的中位OS期也为显著优于安慰剂组（未达到 *vs.* 40.0个月，*HR* 0.72，*P*=0.005）。亚组分析提示，在内分泌治疗耐药人群中，联合组和安慰剂组的中位OS期分别为35.6个月和31.7个月（*HR* 0.815，95%*CI* 0.451～1.473）。

5.DAWNA-1研究（*n*=361） 该研究是一项随机、双盲、Ⅲ期临床试验，纳入361例内分泌治疗耐药的HR阳性、HER-2阴性晚期乳腺癌患者，按2∶1的比例随机分配至达尔西利＋氟维司群组（联合组）和安慰剂＋氟维司群组（安慰剂组）。结果显示，联合组和安慰剂组的中位PFS期分别为15.7个月和7.2个月，联合组的进展或死亡风险降低58%（*HR* 0.42，95%*CI* 0.31～0.58，*P*=0.000 000 02）。在亚组分析中，无论患者年龄大小、绝经与否、是否存在内脏转移、既往是否行内分泌治疗及其线数和既往是否行挽救化疗，联合组的PFS期与安慰剂组相比均显著延长。

6.ZO-FAST研究（*n*=1065） 该研究是一项开放标签、多中心、随机、Ⅲ期临床试验，纳入1065例绝经后HR阳性、骨密度T值大于-2.0的早期乳腺癌患者。所有患者接受2.5 mg /d来曲唑治疗5年，并随机分配至立即接受和延迟接受（在T值降至-2.0以下或发生非创伤/无症状骨折后接受）唑来膦酸（每6个月1次，每次4 mg）治疗5年组。结果表明，与延迟治疗相比，立即治疗可使接受来曲唑初始治疗的绝经后HR阳性乳腺癌患者的复发风险降低34%（*HR* 0.66，95%*CI* 0.44～0.97，*P*=0.0375），死亡风险降低31%（*HR* 0.69，95%*CI* 0.42～1.14，*P*=0.1463）。

7.AZURE研究（*n*=3360） 该研究是一项前瞻性、开放标签、国际多中心Ⅲ期、随机对照试验，纳入3360例Ⅱ和Ⅲ期乳腺癌患者，旨在探索早期乳腺癌患者加用唑来膦酸是否有生存获益。

按1∶1的比例将所有患者随机分配至联合治疗组（标准治疗联合唑来膦酸组）和非联合治疗组（标准治疗组）。中位随访时间为84个月的结果显示，两组的DFS期（*HR* 0.94，95%*CI* 0.82～1.06，*P*=0.30）和iDFS期（*HR* 0.93，95%*CI* 0.82～1.05，*P*=0.22）无显著差异，但在标准治疗的基础上加用唑来膦酸可显著降低骨转移的发生率（骨转移作为首发事件：*HR* 0.78，95%*CI* 0.63～0.96，*P*=0.020；随访过程中任何时间出现的骨转移：*HR* 0.81，95% *CI* 0.68～0.97，*P*=0.022），并改善绝经5年以上患者的iDFS期（*HR* 0.77，95%*CI* 0.63～0.96）。后期的研究数据表明，雌激素水平越低，唑来膦酸的协同作用越高。

8.ABCSG-12研究（*n*=1803） 该研究是一项开放、多中心、Ⅲ期临床试验，纳入1803例绝经前HR阳性、Ⅰ/Ⅱ期乳腺癌患者，并随机分为4组，在戈舍瑞林（3.6 mg/28 d）的基础上随机加用他莫昔芬（20 mg/d）或阿那曲唑（1 mq/d）联合或不联合唑来膦酸（4 mg/6个月，持续3年）治疗。中位随访94.4个月的结果显示，联合唑来膦酸可使患者的DFS率和OS率分别提高3.4%（88.4% *vs.* 85.0%）和2.2%（96.7% *vs.* 94.5%）；加用阿那曲唑治疗患者的OS期劣于接受他莫昔芬治疗的患者（*HR* 1.63，95%*CI* 1.05～1.45，*P*=0.030）。

9.EBCTCG荟萃分析（*n*=18 766） 该研究共纳入26项临床研究（均为随机对照临床研究），包括18 766例早期乳腺癌患者，随机分为两组，一组为任何类型、剂量和治疗周期的唑来膦酸治疗组，另一组为对照组（开放标签或安慰剂）。结果显示，联合双膦酸盐在降低绝经后患者的疾病复发率（*HR* 0.86，95%*CI* 0.78～0.94，*P*=0.002）、远处转移率（*HR* 0.82，95%*CI* 0.74～0.92，*P*=0.0003）和骨转移发生率（*HR* 0.72，95%*CI* 0.60～0.86，*P*=0.0002）方面均有获益；同时，联合双膦酸盐在降低绝经后患者的死亡率（*HR* 0.82，95%*CI* 0.73～0.93，*P*=0.002）方面也有明显获益。

（辽宁省肿瘤医院　孙　涛）

【核心体会】

Luminal B型（HER-2阴性型）局部晚期乳腺癌患者新辅助化疗的pCR率偏低，后续强化治疗需要进一步积累临床资料。在CDK4/6抑制剂更加可及的现在，新辅助内分泌治疗联合CDK4/6抑制剂能否成为更加优选的方案，并改善Luminal B型（HER-2阴性型）局部晚期乳腺癌患者的临床结局，值得进一步探索。

（南昌大学附属第一医院　陈文艳）

针对高复发风险的HR阳性、HER-2阴性乳腺癌患者，术后辅助治疗应尽可能加入减少远处转移风险的预防性手段，包括强化辅助治疗和规律双膦酸盐治疗。

（辽宁省肿瘤医院　孙　涛）

参 考 文 献

[1] 中国抗癌协会乳腺癌专业委员会.中国抗癌协会乳腺癌诊治指南与规范（2019年版）[J]. 中国癌症杂志，2019，29（8）：609-680.

[2] 中国临床肿瘤学会指南工作委员会.中国临床肿瘤学会（CSCO）乳腺癌诊疗指南2020[M].北京：人民卫生出版社，2020.

[3] JOHNSTON SRD，HARBECK N，HEGG R，et al. Abemaciclib combined with endocrine therapy for the adjuvant treatment of HR＋，HER2-，node-positive，high-risk，early breast cancer（monarchE）[J]. J Clin Oncol，2020，38（34）：3987-3998.

[4] TOI M，IMOTO S，ISHIDA T，et al. Adjuvant S-1 plus endocrine therapy for oestrogen receptor-positive，HER2-negative，primary breast cancer：a multicentre，open-label，randomised，controlled，phase 3 trial [J] . Lancet Oncol，2021，22（1）：74-84.

[5] 中国医师协会精准治疗委员会乳腺癌专业委员会，中华医学会肿瘤学分会乳腺肿瘤学组，中国抗癌协会乳腺癌专业委员会. 中国乳腺癌患者*BRCA*1/2基因检测与临床应用专家共识（2018年版）[J] . 中国癌症杂志，2018，28（10）：787-800.

[6] 张剑，李恒宇. 早期乳腺癌女性患者的骨健康管理中国专家共识（2022年版）[J] . 中国癌症杂志，2022，32（3）：274-286.

[7] CRISTOFANILLI M，RUGO HS，IM SA，et al. Overall survival with palbociclib and fulvestrant in women with HR＋/HER2- ABC：updated exploratory analyses of PALOMA-3，a double-blind，phase Ⅲ randomized study [J] . Clin Cancer Res，2022，28（16）：3433-3442.

[8] SLAMON DJ，NEVEN P，CHIA S，et al. Phase Ⅲ randomized study of ribociclib and fulvestrant in hormone receptor-positive，human epidermal growth factor receptor 2-negative advanced breast cancer：MONALEESA-3 [J] . J Clin Oncol，2018，36（24）：2465-2472.

[9] SLEDGE GW，TOI M，NEVEN P，et al. The effect of abemaciclib plus fulvestrant on overall survival in hormone receptor-positive，ERBB2-negative breast cancer that progressed on endocrine therapy-MONARCH 2：a randomized clinical trial [J] . JAMA Oncol，2020，6（1）：116-124.

[10] XU B，ZHANG Q，ZHANG P，et al. Dalpiciclib or placebo plus fulvestrant in hormone receptor-positive and HER2-negative advanced breast cancer：a randomized，phase 3 trial [J] . Nat Med，2021，27（11）：1904-1909.

[11] EARLY BREAST CANCER TRIALISTS' COLLABORATIVE GROUP. Adjuvant bisphosphonate treatment in early breast cancer：meta-analyses of individual patient data from randomised trials [J]. Lancet，2015，386（10001）：1353-1361.

[12] COLEMAN R，CAMERON D，DODWELL D，et al. Adjuvant zoledronic acid in patients with early breast cancer：final efficacy analysis of the AZURE（BIG 01/04）randomised open-label phase 3 trial [J] . Lancet Oncol，2014，15（9）：997-1006.

[13] COLEMAN R，DE BOER R，EIDTMANN H，et al. Zoledronic acid（zoledronate）for postmenopausal women with early breast cancer receiving adjuvant letrozole（ZO-FAST study）：final 60-month results [J] . Ann Oncol，2013，24（2）：398-405.

[14] GNANT M，MLINERITSCH B，STOEGER H，et al. Zoledronic acid combined with adjuvant endocrine therapy of tamoxifen versus anastrozol plus ovarian function suppression in premenopausal early breast cancer：final analysis of the Austrian Breast and Colorectal Cancer Study Group Trial 12 [J] . Ann Oncol，2015，26（2）：313-320.

[15] 中国临床肿瘤学会指南工作委员会. 中国临床肿瘤学会（CSCO）乳腺癌诊疗指南2021 [M] . 北京：人民卫生出版社，2021.

病例13　老年三阴性乳腺癌甲状腺、肺和淋巴结多发转移1例

袁敏佳　盛佳钰*

上海中医药大学附属岳阳中西医结合医院

【关键词】

三阴性乳腺癌；老年乳腺癌；多发转移；治疗

【病史及治疗】

➤ 患者，女性，79岁，已绝经，既往曾发生脑梗死（具体情况不详），后恢复，有肠癌家族史。

➤ 2015-03患者因“左侧乳腺肿物”行“左侧乳腺癌改良根治术”。术后病理显示，左侧乳腺浸润性导管癌，组织学分级为Ⅲ级，肿物大小为2.0 cm×1.5 cm×1.5 cm，淋巴结（2/18）见转移癌。免疫组织化学显示，雌激素受体（ER）(－)，孕激素受体（PR）(－)，人表皮生长因子受体-2（HER-2）(＋＋)。荧光原位杂交（FISH）检测显示（－）。患者因高龄拒绝行化疗，仅行放疗，术后定期复查、随访。

【病史及治疗续一】

➤ 2018-01患者自觉左侧头颈部鼓胀不适，遂就诊。

➤ 2018-01甲状腺超声显示，左侧甲状腺和峡部见较大低回声区，边界不清晰，边缘模糊，内部回声不均匀且见稀疏血流信号，提示恶性可能性大。

➤ 2018-01颈部超声显示，左侧颈前皮肤局限性增厚，双侧颈部和双侧锁骨见数个低回声区，部分形态稍饱满，淋巴门结构消失，提示乳腺癌淋巴结转移可能性大。

➤ 2018-01颈部计算机体层成像（CT）显示，甲状腺左叶见较大占位性病变，累及峡部和甲状腺右叶，符合恶性改变；双侧颈部、双侧锁骨、右侧腋窝和上纵隔多发肿大淋巴结，考虑乳腺癌转移；左侧颈前胸壁皮肤局限性增厚（图13-1）。

➤ 2018-01胸部CT显示，两肺多发转移癌，胸膜转移可能性大；右侧腋窝和纵隔内多发肿大淋巴结，乳腺癌转移可能性大（图13-2）。

➤ 2018-01患者行左侧甲状腺肿物穿刺活检。术后病理显示，低分化癌。免疫组织化学显示，细胞角蛋白［CK（AE1/AE3）］(＋)，GATA结合蛋白3（GATA3）(＋)，降钙素（calcitonin）(－)，ER（－），囊泡病液体蛋白15（GCDFP-15）(－)，HER-2（＋），乳腺球蛋白（mammaglobin）(－)，核转录因子PAX-8（－），PR（－），甲状腺球蛋白（thyroglobulin，TG）(－)，甲状腺转录因子1（thyroid transcription factor-1，TIF-1）(－)。结合免疫组织化学和病史，患者符合左侧乳腺癌术后，

*通信作者，邮箱：sjy1983sh@126.com

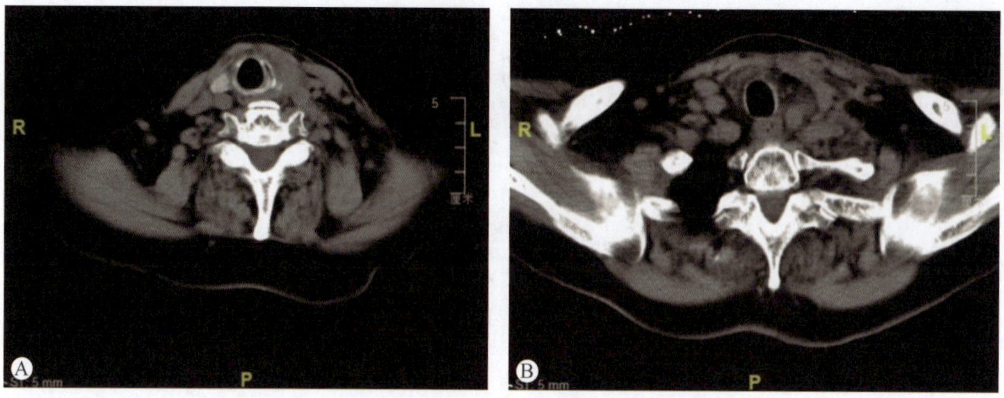

图13-1　2018-01颈部CT

注：A.甲状腺左叶见占位性病变；B.双侧锁骨和上纵隔淋巴结肿大。

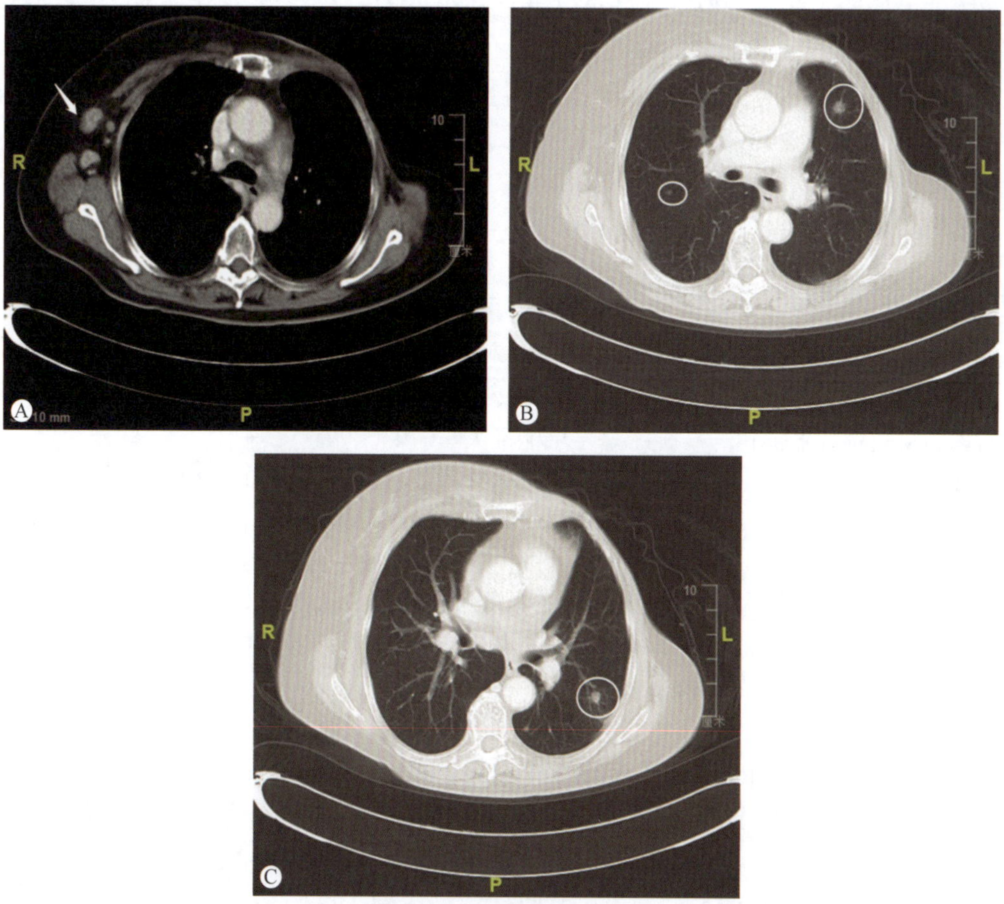

图13-2　2018-01胸部CT

注：A.箭头指向右侧腋窝淋巴结；B、C.圆圈示肺转移。

多发甲状腺、肺和淋巴结转移。

➢ 2018-03至2018-05患者完成白蛋白紫杉醇单药静脉化疗（125 mg/m^2，第1、8、15天，每28天为1个周期，共3个周期），化疗期间发生Ⅱ度骨髓抑制。

➢ 2018-05患者于外院复查，胸部CT显示，两肺多发转移癌，右侧腋窝和纵隔多发肿大淋巴结缩小，疗效评估为部分缓解（PR）。患者自觉无法耐受化疗，不愿继续行静脉化疗，遂更换为卡培他滨（1250 mg/m^2，每天2次，口服14天，休息7天，每21天为1个周期）维持治疗。每3个月定期复查随访，至2020-02，患者的疗效评估为疾病稳定（SD）。

【本阶段小结】

三阴性乳腺癌（triple negative breast cancer，TNBC）具有侵袭性高、复发快和转移早的特点，常见的首次复发部位依次为骨（50%）、肺（20%）、肝（15%）和脑（15%），其全身治疗以化疗和免疫治疗为主。甲状腺转移癌临床罕见，仅占甲状腺肿瘤的1.4%～3.0%，根据国内报道，其中来源于乳腺癌的甲状腺癌仅占9%。目前，对于TNBC患者，化疗仍是主要的治疗手段，本例患者由于高龄无法耐受化疗，只行放疗，术后3年发生甲状腺、肺和淋巴结多发转移。对于复发转移的TNBC患者，白蛋白紫杉醇有较好的疗效。根据《中国临床肿瘤学会（CSCO）乳腺癌诊疗指南2019》，考虑本例患者耐受性较差，联合化疗的不良反应较大且生存获益有限，故采取单药化疗，白蛋白紫杉醇单药静脉化疗较为合适。3个周期后，本例患者的疗效评估为PR，由于其无法耐受白蛋白紫杉醇单药静脉化疗的不良反应，遂考虑选取相对不良反应更低、便于长期使用且单药治疗有效的药物，故给予本例患者口服卡培他滨维持治疗。

【病史及治疗续二】

➢ 2020-05患者自觉胸闷、气急，遂就诊。

➢ 2020-05肿瘤标志物显示，癌抗原12-5（CA12-5）1399 U/ml。

➢ 2020-05胸部CT显示，左肺斑片影和小叶间隔明显增大，肺癌性淋巴管炎待排除，左侧胸腔积液（图13-3）。

➢ 2020-05根据上述检查结果，判定患者疾病进展（PD），遂再次行白蛋白紫杉醇单药静脉化疗（125 mg/m^2，第1、8、15天，每28天为1个周期）。

➢ 2020-10患者出现头晕、视物模糊、下肢麻木加重，伴下尿路感染，患者无法耐受化疗的不良反应，遂暂停化疗。

➢ 2020-11胸部CT显示，左肺斑片影和小叶间隔缩小，双肺散在小结节影缩小，左侧叶间隔胸膜结节，左侧胸腔积液部分吸收（图13-4）。疗效评估为PR。

➢ 2020-11调整患者治疗方案为长春瑞滨（40 mg，每周2次）节拍治疗，偶感手足麻木，一般耐受性好。

➢ 2021-06患者自觉胸闷、气急症状加重，临床考虑疾病进展，但患者及其家属拒绝行进一步的检查和化疗，寻求中医药对症支持治疗。

【本阶段小结】

本例患者复查发现疾病进展，根据《中国临床肿瘤学会（CSCO）乳腺癌诊疗指南2019》，由于其白蛋白紫杉醇解救治疗有效，且白蛋白紫杉醇3个周期解救治疗过程中未发生疾病进展，仍考虑行白蛋白紫杉醇单药化疗。目前，TNBC患者在临床上最常使用的药物是蒽环类药物、紫杉类药物，联合方案［如环磷酰胺＋多柔比星＋5-氟尿嘧啶（CAF）、多西他赛＋多柔比星＋环磷酰

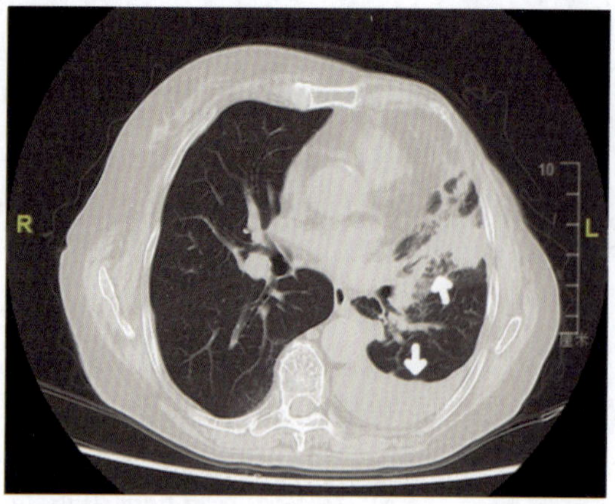

图13-3　2020-05胸部CT

注：箭头指向左侧胸腔积液和斑片影。

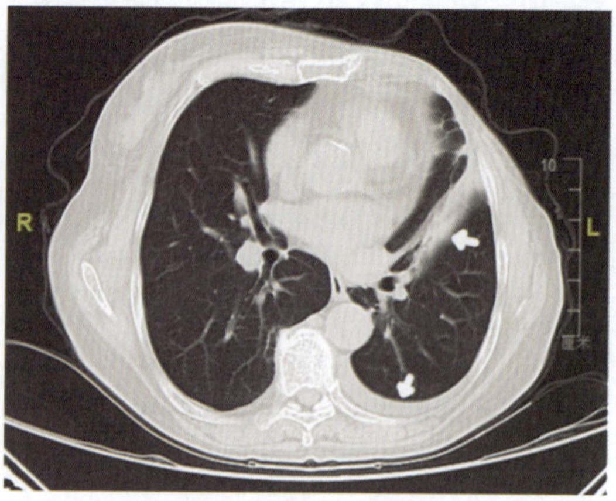

图13-4　2020-11胸部CT

注：箭头指向左侧胸腔积液和斑片影。

胺（TAC）、多柔比星联合环磷酰胺序贯紫杉醇或多西他赛（AC-T/P）等］的效果好，且剂量密集方案会带来更好的预后。但老年患者合并症多，身体一般状况差，联合方案往往不良反应较大。白蛋白紫杉醇单药化疗方案尽管具备较高的安全性，但本例患者高龄，仍无法耐受不良反应。考虑更换节拍治疗，通过低剂量、高频率、短间歇的给药方式，长时间维持药物在较低但有效的浓度范围，可减少药物的不良反应，增加患者的耐受性。一项晚期乳腺癌一线治疗临床研究显示，使用长春瑞滨单药化疗，34例老年患者的中位无进展生存（PFS）期为7.7个月。本例患者在服用长春瑞滨7个月后疾病再次进展，符合一般治疗效果。综上所述，为TNBC老年患者提供低毒、可耐受的化疗方案仍是目前临床需要解决的问题。

本例患者的疾病诊疗过程见图13-5。

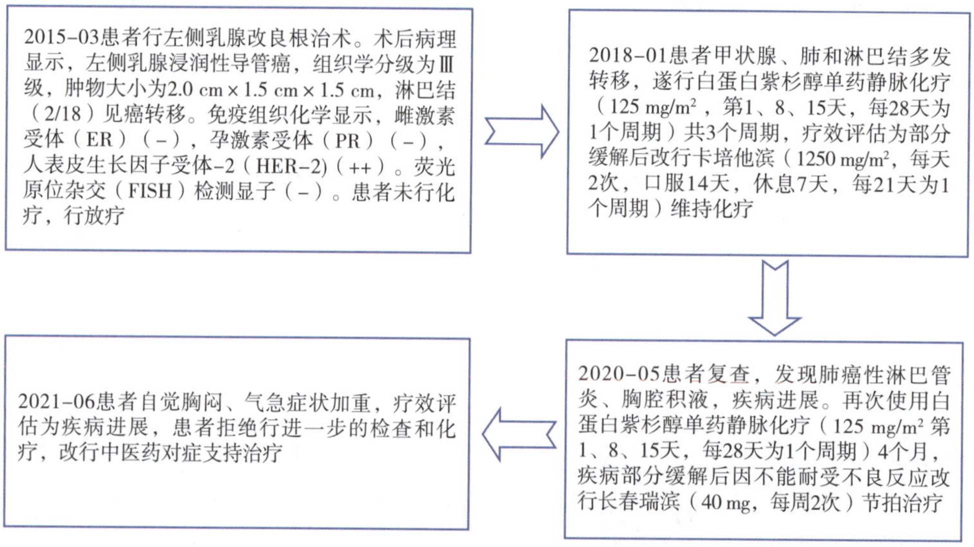

图13-5　本例患者的疾病诊疗过程

【专家点评】

随着我国逐渐步入老龄化社会，年龄≥70岁的老年乳腺癌患者比例增加，医学界对其最佳的治疗决策非常关注。此类人群基础疾病多，肝、肾功能储备差，最重要的是，临床试验和循证医学数据通常将此类人群排除在外。因此，对于此类患者的全身治疗，需要更多地结合患者的实际情况和循证医学证据。本例患者高龄，耐受性较差，在诊疗过程中需要根据其具体耐受情况、家庭情况等多因素综合调整化疗方案，并为此类患者的治疗提供一定实践经验。

1.耐受性较差的患者应选择合适的化疗方案、剂量和治疗周期 关于晚期三阴性乳腺癌的解救治疗，《中国临床肿瘤学会（CSCO）乳腺癌诊疗指南2021》指出，联合化疗的毒性较大且生存获益有限，故仅需要使肿瘤迅速缩小或症状迅速缓解的患者才选择联合化疗，而以耐受性和生活质量作为优先考虑因素的患者首选单药化疗。

根据《中国临床肿瘤学会（CSCO）乳腺癌诊疗指南2021》，针对三阴性晚期乳腺癌患者的解救治疗，白蛋白紫杉醇单药治疗为1A类推荐。同时，该指南也指出标准的药物剂量基于临床研究的有效性和安全性数据，故专家组建议应选择标准药物剂量，而不要随意降低开始使用剂量。但也要注意，临床实践中患者的具体情况如年龄、一般状况、既往用药和目前身体指标与纳入临床研究的受试者不同，选择治疗方案时要注意患者是否能耐受标准剂量，而且所有临床研究都有严格的方案调整和减量原则，故在临床实践中一定要密切观察每例患者的疗效和不良反应，并根据疗效和不良反应及时合理地调整治疗方案，以确保安全、有效。

关于老年乳腺癌患者的用药推荐，欧洲乳腺癌专家学会（European Society of Breast Cancer Specialists，EUSOMA）和国际老年肿瘤学会（International Society of Geriatric Oncology，SIOG）于2021年对《老年乳腺癌患者管理推荐意见》进行了更新：①对于ER阴性、转移性乳腺癌患者，建议进行化疗；②单药化疗和联合口服化疗是老年患者可行的选择；③对于老年患者，剂量减少和更改用药周期存在争议，但应根据药理学或既往循证医学数据调整用药方案。应特别注意避免与治疗相关的不良反应，对于老年患者，单药化疗优于联合化疗，原则上所有可用的化疗药物均可用于老年患者。白蛋白紫杉醇的过敏反应发生率低，不需要糖皮质激素预处理。既往研究显示，白蛋白紫杉醇对65岁以上的乳腺癌患者安全、有效。而对于既往接受过蒽环类药物和紫杉类药物治疗的老年乳腺癌患者，既往研究提示，无论年龄大小，艾立布林的疗效和不良反应相似，对老年病评估参数或生活质量没有影响。因此，白蛋白紫杉醇和艾立布林单药均是老年患者的推荐用药。

本例患者在一线和二线治疗时使用白蛋白紫杉醇单药单周静脉化疗（125 mg/m^2，第1、8和15天），均达到了部分缓解，且不良反应相对可控，是老年晚期三阴性乳腺癌患者可以借鉴的化疗方案。

2.维持治疗 《中国晚期乳腺癌维持治疗专家共识》指出，维持治疗是指接受规范一线化疗（通常6～8个周期）后达到疾病控制（包括完全缓解、部分缓解和疾病稳定）的晚期乳腺癌患者通过延长药物治疗时间来达到控制肿瘤进展、缓解症状、改善生活质量和提高PFS期的目的。有研究表明，维持治疗能使晚期乳腺癌患者获益。一项基于11项随机对照研究的荟萃分析显示，延长一线化疗时间能提高晚期乳腺癌患者的PFS期和总生存（OS）期。另外，有研究表明，维持治疗直至疾病进展能提高晚期乳腺癌患者的生活质量。

三阴性乳腺癌患者可以考虑行口服卡培他滨单药维持治疗。卡培他滨是一种新型氟尿嘧啶类化疗药物，在人体内经过三步酶链反应，最终被胸苷磷酸化酶（TP）转化成5-氟尿嘧啶（5-FU）而发挥作用。卡培他滨具有口服方便、抗肿瘤活性高且不良反应发生率低等特点。多项回顾性分析显示，与不行维持治疗相比，行卡培他滨单药维持治疗可以显著延长晚期乳腺癌患者的PFS期和

OS期。

本例患者一线化疗后选择口服卡培他滨单药维持治疗，PFS期达26个月，提示在选择乳腺癌维持治疗药物时可以优先考虑卡培他滨口服治疗。

3. 长春瑞滨节拍化疗 在单药化疗中，长春瑞滨因其有效性和易预见的毒性而得到广泛使用。节拍化疗是近年来兴起的一种全新化疗模式，是指利用低剂量、多次不间断给药的方式，通过持续抑制肿瘤新生血管生成，达到缩小肿瘤体积、控制肿瘤生长、减少相关药物不良反应、提高疗效和减少药物耐药性的目的。

2010年发表的一项老年晚期乳腺癌一线治疗的临床试验纳入34例晚期乳腺癌患者（中位年龄74岁，年龄范围70～84岁），接受口服长春瑞滨治疗，剂量为每周70 mg/m^2，于第1、3和5天分次服用。结果显示，34例老年患者的客观缓解率为38%，中位PFS期为7.7个月，中位OS期为15.9个月；仅有的3级不良反应是中性粒细胞减少（6%）和手足综合征（15%）。这也首次证明了长春瑞滨节拍化疗是耐受性良好且可行的化疗方案。在后续开展的针对老年晚期乳腺癌患者的Ⅱ期临床试验中，长春瑞滨单药口服30 mg隔天给药，疾病控制率（disease control rate，DCR）达87.4%，无3级和4级不良反应，再次证实了长春瑞滨的有效性和安全性。

本例患者在二线白蛋白紫杉醇单周化疗达部分缓解后使用长春瑞滨节拍治疗，一般耐受性好，PFS期达7个月，为临床决策提供了可靠的实践经验。

（空军军医大学西京医院　李南林）

本例患者属于典型的老年乳腺癌患者。事实上，老年（年龄≥70岁）乳腺癌患者很少被临床研究所覆盖，同时老年人伴发的疾病往往非常复杂，由于多数治疗依据均来自回顾性资料分析，且往往是一般年龄人群数据的拓展应用，故临床实践中老年乳腺癌患者的治疗存在较多争议和不确定性。

1. 初始治疗（2015年） 根据推算，本例患者初始诊断时年龄约73岁，结合其出现复发转移时尚能接受单药化疗，推测其初始治疗略不足，这也导致了其短期出现全身多处转移。结合2015年美国国家综合癌症网络（NCCN）指南和《中国抗癌协会乳腺癌诊治指南与规范（2015年版）》，对于三阴性乳腺癌，术后辅助化疗方案应首选含紫杉类药物和蒽环类药物的AC-T（多柔比星＋环磷酰胺＋紫杉醇）方案或剂量密集方案。考虑本例患者的年龄和耐受性，也可以酌情考虑行TC（紫杉醇＋环磷酰胺）方案或单药卡培他滨治疗。

2. 首次进展（2018年） 对于三阴性乳腺癌患者的解救化疗，《中国临床肿瘤学会（CSCO）乳腺癌诊疗指南2018》指出，首选方案包括单药化疗或联合化疗；与单药化疗相比，联合化疗通常有更高的客观缓解率和更长的PFS期，但联合化疗的毒性较大且生存获益有限。考虑本例患者高龄，耐受性和生活质量均应作为优先考虑因素，故首选单药化疗，而单药紫杉醇方案在晚期乳腺癌中的有效性早已被证实，本例患者最终也确实获得了部分缓解。但由于其无法耐受化疗的不良反应，后更换为相对容易维持的口服卡培他滨单药治疗，最终实现了共计超过2年的PFS期。

3. 再次进展（2020年） 本例患者再次出现疾病进展后，面临的选择有两个：一个是更换其他化疗药物，另一个是再次应用既往有效的化疗药物。本例患者选择了后者，第2次使用白蛋白紫杉醇单周治疗，结果也证实仍然有效，但其之后再次因为无法耐受不良反应而更换为长春瑞滨单药化疗。《中国临床肿瘤学会（CSCO）乳腺癌诊疗指南2020》将单药长春瑞滨作为紫杉类药物治疗失败后的Ⅰ级推荐（2A类证据），本例患者最终使用长春瑞滨直至疾病进展，于2021-06终止治疗。

（复旦大学附属肿瘤医院　王碧芸）

【指南背景】

1.《中国临床肿瘤学会（CSCO）乳腺癌诊疗指南2021》 关于三阴性乳腺癌的解救治疗，首选化疗方案包括单药化疗或联合化疗，但联合化疗的毒性较大且生存获益有限，因此，仅需要使肿瘤迅速缩小或症状迅速缓解的患者才选择联合化疗，而以耐受性和生活质量作为优先考虑因素的患者首先选择单药化疗。

2.《中国晚期乳腺癌维持治疗专家共识》 维持治疗是指接受规范一线化疗（通常6～8个周期）后达到疾病控制（包括完全缓解、部分缓解和疾病稳定）的晚期乳腺癌患者通过延长药物治疗时间来达到控制肿瘤进展、缓解症状、改善生活质量和提高PFS期的目的。

3.EUSOMA和SIOG联合发布的《老年乳腺癌患者管理推荐意见》 单药化疗和联合口服化疗是老年乳腺癌患者可行的选择。对于老年患者，应根据药理学或既往循证医学数据调整用药方案，特别需要注意避免与治疗相关的毒性。白蛋白紫杉醇和艾立布林单药均是老年乳腺癌患者的推荐方案。

（空军军医大学西京医院　李南林）

【循证背景】

1.EFFECT研究 该研究是一项随机Ⅱ期临床试验，评估2种不同剂量白蛋白结合型紫杉醇方案用于老年晚期乳腺癌患者的疗效。该研究纳入160例年龄≥65岁的晚期乳腺癌女性患者，按1∶1的比例随机分配接受100 mg/m^2（A组）和125 mg/m^2（B组）白蛋白结合型紫杉醇治疗，在每28天为1个周期的第1、8和15天给药。中位随访32.6个月后，A组的中位无事件生存（EFS）期为8.2个月，而B组为8.3个月；两组的PFS期、OS期和反应率相似；B组由不良反应导致的剂量减少和停药的比例更高；最常报道的非血液学不良反应是疲劳（A组和B组发生2～3级毒性反应的概率分别为43%和51%）和周围神经病变（A组和B组发生2～3级毒性反应的概率分别为19%和38%）。因此，虽然EFS期在两组中相似，但A组患者的耐受性明显更好，神经毒性相关反应更少发生，可推荐给老年晚期乳腺癌患者。

2.ERIBE研究 该研究是一项由意大利老年肿瘤学组织发起的多中心试验，对50例老年晚期乳腺癌患者进行观察，以评估艾立布林的疗效和耐受性。经过12个月的中位随访，47例接受艾立布林治疗的患者中24例显示出临床获益，中位PFS期为4.49个月，中位OS期为7.31个月。该治疗仅显示与轻度毒性有关。

3.SEGURA-GONZÁLEZ M等进行的一项回顾性研究 该研究于2007-01-01至2012-12-21共纳入77例晚期乳腺癌患者，并记录了其中接受卡培他滨治疗患者的临床数据。结果发现，与未接受维持化疗的患者相比，使用卡培他滨进行维持化疗延长了OS期（21.03个月 *vs.* 29个月，P=0.015）和PFS期（6.6个月 *vs.* 18.1个月，$P < 0.001$），并具有良好的毒性特征。

4.2010年发表的一项老年晚期乳腺癌一线治疗的临床试验 该研究于2004-10至2007-03共纳入34例晚期乳腺癌患者（中位年龄74岁，年龄范围70～84岁），接受口服长春瑞滨治疗，剂量为每周70 mg/m^2，于第1、3和5天分次服用。结果显示，34例老年患者的客观缓解率为38%，中位PFS期为7.7个月，中位OS期为15.9个月；仅有的3级不良反应是中性粒细胞减少（6%）和手足综合征（15%）。

（空军军医大学西京医院　李南林）

1.CALGB 9344研究（*n*=3121，淋巴结阳性） 该研究是一项对术后辅助化疗方案进行优效性检验的多中心临床试验，将3121例淋巴结阳性乳腺癌患者随机分为两组，一组术后接受多柔比星＋环磷酰胺（AC）序贯紫杉醇方案，另一组术后接受AC方案。结果表明，AC序贯紫杉醇组的无疾病生存（DFS）期（*P*=0.0023）和OS期（*P*=0.0064）均显著优于AC组，证实AC序贯紫杉类药物方案优于单纯AC方案。

2.CALGB 9741研究（*n*=2005，淋巴结阳性） 该研究是一项探索药物的剂量密度是否能改善DFS期和OS期的临床试验，将2005例淋巴结阳性乳腺癌患者随机分配接受以下辅助化疗方案之一：①连续多柔比星（A）（×4）→紫杉醇（T）（×4）→环磷酰胺（C）（×4），每3周1次；②连续A（×4）→T（×4）→C（×4）每2周1次，使用非格列司汀；③每3周AC（×4）→T（×4）；④每2周AC（×4）→T（×4）。结果证实，含蒽环类药物和紫杉类药物的每2周1次剂量密集化疗方案较每3周1次的标准化疗方案可显著改善患者的DFS期（*RR* 0.74，*P*=0.010）和OS期（*RR* 0.69，*P*=0.013），两组的4年DFS率分别为82%和75%。该研究证实，辅助化疗采用剂量密集方案更有利于改善腋窝淋巴结阳性早期乳腺癌患者的预后。

3.US Oncology 9735研究（*n*=1016） 该研究是一项对术后不同辅助化疗方案进行优效性检验的临床试验，将1016例乳腺癌患者（其中16%的患者年龄≥65岁）随机分为两组，一组接受4个周期AC方案，另一组接受4个周期TC方案。结果显示，TC（×4）方案相较于AC（×4）方案降低了26%的复发风险（81% *vs.* 75%，*HR* 0.74，95%*CI* 0.56～0.98，*P*=0.033），降低了31%的死亡风险（87% *vs.* 82%，*HR* 0.69，95%*CI* 0.50～0.97，*P*=0.032）；且无论是在老年患者（年龄≥65岁）还是年轻患者（年龄＜65岁）中，TC方案均较AC方案更优。该研究证实4个周期TC方案的效果优于标准AC方案，且老年患者和年轻患者均能耐受。

4.CALGB 49907研究（*n*=633，年龄≥65岁） 该研究是一项关注老年群体、对术后辅助化疗方案进行非劣效性检验的临床试验，旨在探索老年乳腺癌患者应用卡培他滨辅助化疗不劣于传统化疗方案。该研究纳入633例年龄≥65岁的早期乳腺癌患者，并将所有患者随机分为标准辅助化疗组（医师选择的环磷酰胺、甲氨蝶呤、氟尿嘧啶或环磷酰胺和多柔比星）和卡培他滨治疗组。中位随访11.4年的结果显示，接受标准化疗和卡培他滨治疗患者的10年无复发生存（relapse free survival，RFS）率分别为56%和50%（*HR* 0.80，*P*=0.03），10年乳腺癌特异性生存（breast cancer specific survival，BCSS）率分别为88%和82%（*HR* 0.62，*P*=0.03），10年OS率分别为62%和56%（*HR* 0.84，*P*=0.16）。该研究证实，老年乳腺癌患者应用卡培他滨作为辅助化疗的疗效和预后不如标准辅助化疗方案。

（复旦大学附属肿瘤医院　王碧芸）

【核心体会】

本例患者为老年三阴性乳腺癌患者，在制订治疗方案时需要结合耐受性、合并症和家庭社会影响等多方面因素进行周密考虑。在患者耐受力较差的情况下，可以考虑单药减量治疗，或改用口服制剂。

（空军军医大学西京医院　李南林）

老年患者的自然年龄与生物学年龄往往不一致，故临床医师需要通过自然年龄、体能状态、伴随疾病和认知状态综合评判患者的预期生存期和治疗耐受性。而对于老年三阴性乳腺癌患者，更要进行充分的个体化评估，如果患者身体条件允许，仍应将包含蒽环类药物/紫杉类药物的标准方案作为其初始治疗方案。

（复旦大学附属肿瘤医院　王碧芸）

参 考 文 献

[1] 中国临床肿瘤学会指南工作委员会. 中国临床肿瘤学会（CSCO）乳腺癌诊疗指南2021［M］. 北京：人民卫生出版社，2021.

[2] BIGANZOLI L，BATTISTI NML，WILDIERS H，et al. Updated recommendations regarding the management of older patients with breast cancer：a joint paper from the European Society of Breast Cancer Specialists（EUSOMA）and the International Society of Geriatric Oncology（SIOG）［J］. The Lancet Oncology，2021，22（7）：e327-e340.

[3] BIGANZOLI L，CINIERI S，BERARDI R，et al. EFFECT：a randomized phase Ⅱ study of efficacy and impact on function of two doses of nab-paclitaxel as first-line treatment in older women with advanced breast cancer［J］. BCR，2020，22（1）：83.

[4] LEO S，ARNOLDI E，REPETTO L，et al. Eribulin mesylate as third or subsequent line chemotherapy for elderly patients with locally recurrent or metastatic breast cancer：a multicentric observational study of GIOGer（Italian Group of Geriatric Oncology）-ERIBE［J］. Oncologist，2019，24（6）：e232-e240.

[5] 徐兵河，王树森，江泽飞，等. 中国晚期乳腺癌维持治疗专家共识［J］. 中华普通外科学文献（电子版），2018，12（1）：1-5.

[6] SEGURA-GONZÁLEZ M，QUINTANA-QUINTANA M. Systemic treatment with capecitabine as maintenance therapy in patients with recurring or metastatic breast cancer：experience in the Oncology Hospital，National Medical Center Siglo XXI，Mexican Social Security Institute［J］. Med Oncol，2015，32（4）：93.

[7] DONG G，JIA Y，WANG X，et al. The comparison of maintenance treatment with capecitabine（CMT）and non-maintenance treatment with capecitabine（non-CMT）in patients with metastatic breast cancer［J］. Int J Clin Exp Med，2015，8（5）：8283-8287.

[8] LIANG X，DI L，SONG G，et al. Capecitabine maintenance therapy for XT chemotherapy-sensitive patients with metastatic triple-negative breast cancer［J］. Chin J Cancer Res，2014，26（5）：550-557.

[9] ADDEO R，SGAMBATO A，CENNAMO G，et al. Low-dose metronomic oral administration of vinorelbine in the first-line treatment of elderly patients with metastatic breast cancer［J］. Clinical Breast Cancer，2010，10（4）：301-306.

[10] DE IULIIS F，SALERNO G，TAGLIERI L，et al. On and off metronomic oral vinorelbine in elderly women with advanced breast cancer［J］. Tumori，2015，101（1）：30-35.

[11] HENDERSON IC，BERRY DA，DEMETRI GD，et al. Improved outcomes from adding sequential Paclitaxel but not from escalating doxorubicin dose in an adjuvant chemotherapy regimen for patients with node-positive primary breast cancer［J］. Journal of Clinical Oncology，2003，21（6）：976-983.

[12] CITRON ML，BERRY DA，CIRRINCIONE C，et al. Randomized trial of dose-dense versus conventionally scheduled and sequential versus concurrent combination chemotherapy as postoperative adjuvant treatment of node-positive primary breast cancer：first report of Intergroup trial c9741/cancer and leukemia group B trial 9741［J］. Journal of Clinical Oncology，2003，21（8）：1431-1439.

[13] JONES S，HOLMES FA，O' SHAUGHNESSY J，et al. Docetaxel with cyclophosphamide is associated with an overall survival benefit compared with doxorubicin and cyclophosphamide：7-year follow-up of us oncology research trial 9735［J］. Journal of Clinical Oncology，2009，27（8）：1177-1183.

[14] MUSS HB，POLLEY MYC，BERRY DA，et al. Randomized trial of standard adjuvant chemotherapy regimens versus capecitabine in older women with early breast cancer：10-year update of the CALGB 49907 trial［J］. Journal of Clinical Oncology，2019，37（26）：2338-2348.

病例14　1例激素受体阳性年轻乳腺癌患者多发转移后的治疗选择

李晓菲　盛佳钰*

上海中医药大学附属岳阳中西医结合医院

【关键词】

激素受体阳性；年轻乳腺癌；转移

【病史及治疗】

➢ 患者，女性，34岁，未停经。

➢ 2016-12患者因“左侧乳腺癌”行“左侧乳腺癌单纯切除术＋左侧腋窝前哨淋巴结穿刺活检”。术后病理显示，左侧乳腺浸润性导管癌，组织学分级为Ⅱ级，肿物大小为1.8 cm×1.5 cm×1.5 cm，前哨淋巴结（sentinel lymph node，SLN）(0/2）未见转移癌。免疫组织化学显示，雌激素受体（ER)(90%，＋)，孕激素受体（PR)(80%，＋)，Ki-67（65%，＋)，人表皮生长因子受体-2（HER-2)(－)。

➢ 2016-12患者术后行TC（T，多西他赛，75 mg; C，环磷酰胺，600 mg；每3周为1个周期，静脉给药）方案化疗。4个周期后，患者出现胸腔积液，考虑结核性胸膜炎，遂暂停化疗，行利福平治疗1年，结核性胸膜炎控制尚可。

➢ 2017-03患者化疗结束后行内分泌治疗，口服他莫昔芬（TAM）治疗3个月后改行卵巢功能抑制（OFS）＋来曲唑治疗，一直定期随访。

【病史及治疗续一】

➢ 2020-03患者自行发现“左侧腋窝肿物”，但未就诊。

➢ 2020-07正电子发射体层成像/计算机体层成像（PET/CT）显示，左侧腋窝、锁骨上、纵隔、腹膜后、盆腔淋巴结、腰3椎体、右肺和肝门区多发肿大淋巴结，乳腺癌转移可能性大。

➢ 2020-07患者行左侧腋窝淋巴结空芯针穿刺活检。术后病理显示，转移性乳腺癌。免疫组织化学显示，ER（30%，＋），PR（－），Ki-67（80%，＋），HER-2（＋＋＋）。荧光原位杂交技术（FISH）检测显示（－）。另行基因检测，提示*BRCA2*基因突变。

➢ 2020-08患者于外院行白蛋白紫杉醇（125 mg，每周1次，共12次）静脉化疗＋骨修复治疗（伊班膦酸钠6 mg，每月1次）。患者治疗期间一般情况尚可。

*通信作者，邮箱：sjy1983sh@126.com

【辅助检查】

➢ 2020-12胸部CT显示，左侧乳腺癌术后，左侧腋窝稍大淋巴结未改变；两侧叶间胸膜明显增厚；左肺散在条片影未改变，右肺可能存在少许炎症；下胸椎致密性结节未改变（图14-1）。疗效评估为疾病稳定（SD）。

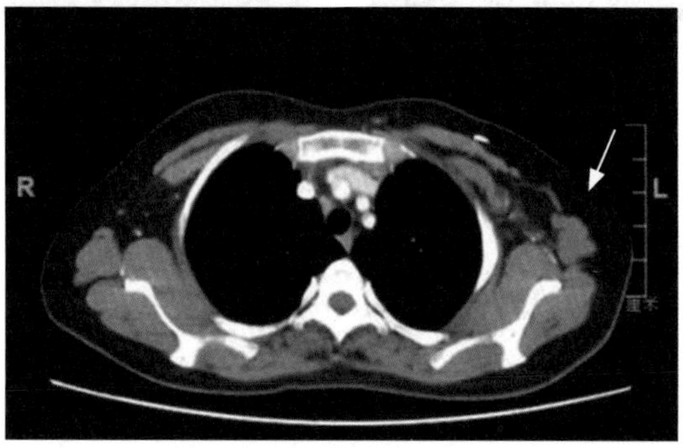

图14-1　2020-12胸部CT

注：箭头指向左侧腋窝淋巴结。

【本阶段小结】

《第5版欧洲肿瘤学院（ESO）-欧洲肿瘤内科学会（ESMO）晚期乳腺癌国际共识指南》（简称“ABC5指南”）指出，内分泌治疗是激素受体（HR）阳性晚期乳腺癌患者的首选治疗方案，且未出现内脏危象的患者首选内分泌治疗。本例患者在术后内分泌治疗3年余出现乳腺癌多发软组织转移，但行穿刺活检后发现和3年余前相比ER由90%阳性降为30%强阳性，PR由80%阳性变为阴性，出现了较严重的HR丢失现象。有研究表明，晚期乳腺癌患者的复发转移灶与原发灶的受体表达存在一定差异，其中ER、PR、HER-2和Ki-67的变化率分别为27.3%、34.3%、11.8%和15.1%，且PR在复发转移过程中丢失现象严重，常表现为由阳转阴。转移灶的ER表达状态与患者的无疾病生存（DFS）期相关，ER阳性患者的复发转移风险较阴性患者降低42.6%。本例患者内分泌治疗靶点表达强度的减弱和丢失预示内分泌治疗的疗效可能有限。

【病史及治疗续二】

➢ 2021-02患者开始行氟维司群（500 mg，第1、15、29天，后每28天1次，肌内注射）＋细胞周期蛋白依赖性激酶4/6（CDK4/6）抑制剂（哌柏西利，125 mg，每天1次，口服3周，休息1周，每28天为1个周期）方案治疗。

【辅助检查】

➢ 2021-04胸部CT显示，左侧乳腺癌术后，左侧腋窝淋巴结伴周围脂肪间隙模糊未改变；左肺散在条片影，两侧叶间胸膜增厚，均未改变；右肺新增小结节；下胸椎致密性结节未改变（图14-2）。

➢ 2021-04上腹部磁共振成像（MRI）显示，肝多发结节，部分增大，部分新见，乳腺癌转移可能性大；部分腰椎强化结节减轻（图14-3）。疗效评估为疾病进展（PD）。

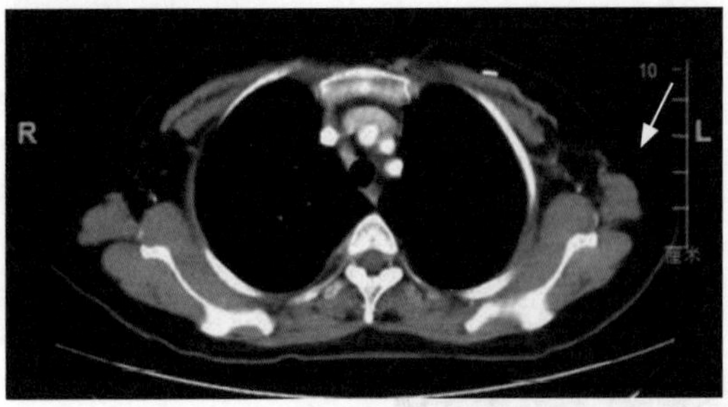

图14-2　2021-04胸部CT

注：箭头指向左侧腋窝淋巴结。

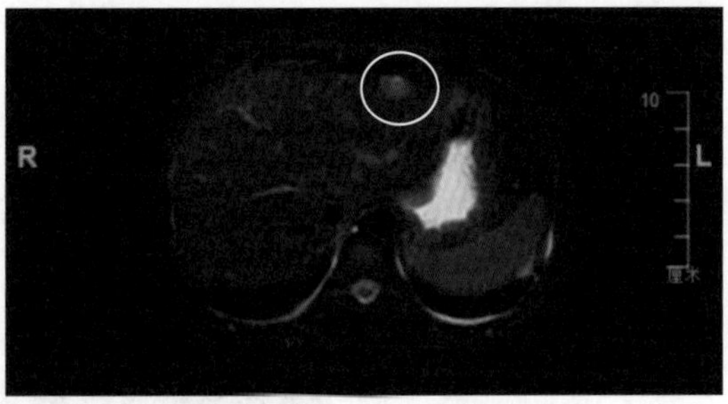

图14-3　2021-04上腹部MRI

注：圆圈内为肝转移灶。

【本阶段小结】

内分泌治疗耐药分为原发性内分泌治疗耐药和继发性内分泌治疗耐药。乳腺癌患者行辅助内分泌治疗2年内出现复发转移或晚期一线内分泌治疗6个月内出现疾病进展为原发性内分泌治疗耐药；内分泌治疗2年后在辅助内分泌治疗期间出现复发转移或内分泌治疗完成后1年内出现复发转移或复发转移性乳腺癌一线内分泌治疗6个月后出现疾病进展为继发性内分泌治疗耐药。本例患者2017年行内分泌治疗，3年余出现复发转移，故判断其为继发性内分泌治疗耐药。内分泌治疗耐药的机制包括*ESR*1基因突变、表观遗传学调控、细胞信号通路异常和细胞周期调控异常等多种情况。其中，*ESR*1基因突变在原发性乳腺癌患者中阳性率＜1%，至少经历过一次芳香化酶抑制剂（AI）内分泌治疗患者的阳性率＞20%，突变后的*ESR*1基因对AI完全耐药，但对TAM和氟维司群部分敏感，且氟维司群联合CDK4/6抑制剂用于初始内分泌治疗进展的HR阳性患者为美国国家综合癌症网络（NCCN）指南的1类推荐，故选择氟维司群联合CDK4/6抑制剂治疗。但2020-07患者的空芯针穿刺活检病理结果提示其已经出现HR丢失现象，内分泌治疗的敏感性下降，预测再次行内分泌治疗的疗效可能不佳。本例患者曾于外院行单药化疗，4个周期（12次单周白蛋白紫杉醇）化疗结束后疗效评估为疾病稳定，且本例患者采用内分泌治疗加靶向治疗2个月后疾病持续进展，右肺和肝出现转移灶，已提示内分泌治疗效果不佳。

【病史及治疗续三】

➢ 2021-04患者改行多腺苷二磷酸核糖聚合酶（PARP）抑制剂（奥拉帕利 300 mg，每天2次，口服）治疗。

【辅助检查】

➢ 2021-06上腹部MRI显示，肝多发转移灶缩小、减少；部分腰椎强化结节缩小（图14-4）。

➢ 2021-08上腹部MRI显示，肝多发转移灶继续缩小、减少（图14-5）。

【本阶段小结】

本例患者在经历数次内分泌治疗和化疗均无效后，开始考虑从基因层面进行靶向治疗。目前，国内外相关指南一致推荐PARP抑制剂用于晚期HER-2阴性且携带*gBRCA*1/2基因突变的乳腺癌患者。其中，2021年美国NCCN指南（第4版）推荐PARP抑制剂为所有复发转移性乳腺癌患者*gBRCA*1/2基因突变的候选药物；《中国临床肿瘤学会（CSCO）乳腺癌诊疗指南2021》提出，对于

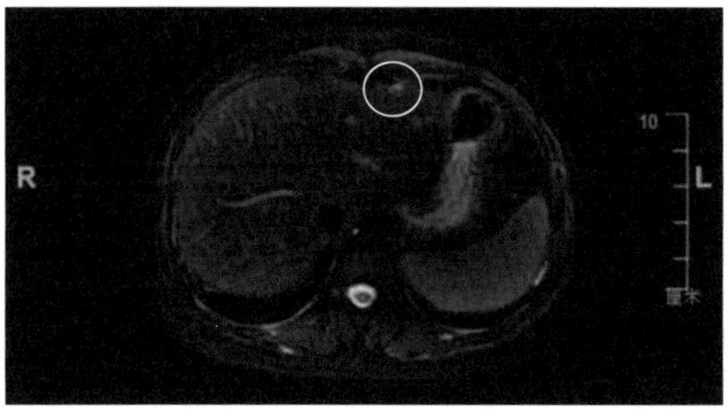

图14-4 2021-06上腹部MRI

注：圆圈内为肝转移灶。

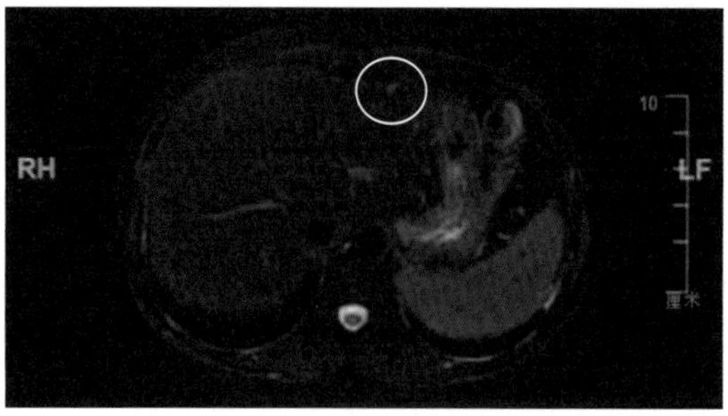

图14-5 2021-08上腹部MRI

注：圆圈内为肝转移灶。

存在*BRCA*基因突变的HER-2阴性晚期乳腺癌患者，奥拉帕利较化疗可显著延长无进展生存（PFS）期;《中国抗癌协会乳腺癌诊治指南与规范（2019年版）》也指出，*gBRCA*1/2基因突变患者可优先选择PARP抑制剂（奥拉帕利/他拉唑帕利）和铂类药物治疗。乳腺癌不同分型的*BRCA*基因突变率有所差异，其中三阴性乳腺癌（TNBC）为11.16%（最高），Luminal A型乳腺癌为5.3%，Luminal B型乳腺癌为3.8%，HER-2阳性型乳腺癌为1.67%。本例患者于2020-07行基因检测发现*BRCA*2基因突变，符合相关指南提出的用药标准，故在出现二次复发转移时选择PARP抑制剂治疗，且使用该方案2个月后肝转移灶开始缩小、减少，说明PARP抑制剂有效且疗效稳定，可抑制肿瘤细胞扩散。本例患者使用PARP抑制剂治疗至今，疗效评估为部分缓解（PR）。

本例患者的疾病诊疗过程见图14-6。

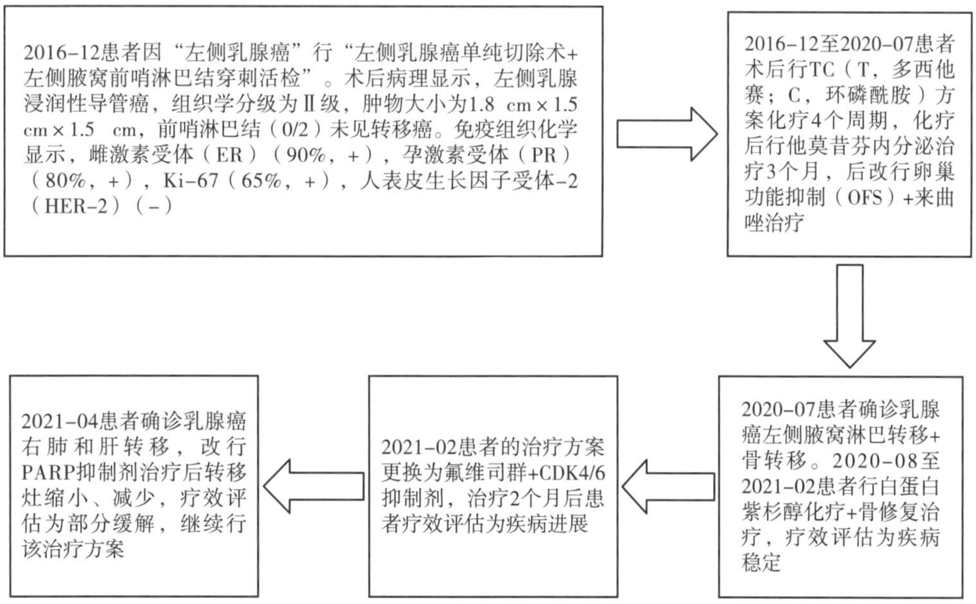

图14-6 本例患者的疾病诊疗过程

注：CDK4/6.细胞周期蛋白依赖性激酶4/6；PARP.多腺苷二磷酸核糖聚合酶。

【专家点评】

本例患者行辅助内分泌治疗3年余出现多处淋巴结和骨转移，转移灶穿刺活检病理显示ER和PR均有不同程度丢失，从病史描述推测无内脏危象，选择化疗还是继续内分泌治疗需要考虑患者的临床特征，如DFS期长短、肿瘤负荷大小、是否存在内脏危象、是否有严重症状和身体状况等。

鉴于本例患者DFS期3年余，转移灶穿刺活检病理的ER为30%强阳性、PR阴性，转移部位较多，单药化疗也不失为一种选择。随着CDK4/6抑制剂的问世，既往内分泌治疗进展的乳腺癌患者行CDK4/6抑制剂联合内分泌治疗取得了PFS期和OS期双重获益，特别是对于原发性内分泌治疗耐药患者，氟维司群联合阿贝西利获益证据相对充分，但本例患者在行单药白蛋白紫杉醇治疗后疗效评估为疾病稳定的前提下，转换到内分泌治疗（哌柏西利联合氟维司群）仅2个月就出现肝转移，提示其无法从哌柏西利联合氟维司群方案中获益。目前，临床能预测CDK4/6抑制剂疗效的标志物尚未明确，虽然临床前研究做了大量探讨，但目前唯一明确的标志物只有ER（＋），期待今后的研究进一步验证。

本例患者行辅助内分泌治疗3年后出现复发转移，分子分型为HR阳性、HER-2阴性型，同时检测到*BRCA2*基因突变，铂类药物化疗或PAPR抑制剂是否可以优先考虑？鉴于本例患者继发性内分泌治疗耐药，非内分泌治疗敏感人群，优先选择铂类药物或PAPR抑制剂似乎更为合理。目前，国内外指南均认为CDK4/6抑制剂＋内分泌治疗是HR阳性、HER-2阴性、转移性乳腺癌的标准一线治疗方案，但一线内分泌治疗失败后若患者出现*PIK3CA*、*BRCA1/2*基因突变，则应优选相应的靶向药物。

（安徽医科大学第二附属医院　李烦繁）

本例患者是非常年轻（年龄＜35岁）的HR阳性晚期乳腺癌患者，初诊术后病理分期为$pT_1N_0M_0$，分型为Lumina B型/（HER-2阴性型），完成术后辅助化疗和内分泌治疗后，DFS期 3年余出现疾病进展；一线治疗行白蛋白紫杉醇化疗4个周期，疗效评估为疾病稳定后改行氟维司群联合CDK4/6抑制剂维持治疗2个月，疗效评价为疾病进展，一线治疗的PFS期达 8个月；本例患者检测到*BRCA2* 基因突变，二线治疗使用PARP抑制剂，目前疗效评估为PR，PFS期4个月并继续维持。本例患者取得了很好的疗效，体现了主治医师对疾病的全程管理。基于本例患者的病情（既往治疗史和病理结果等），结合2022年美国NCCN指南（第2版）和《中国临床肿瘤学会（CSCO）乳腺癌诊疗指南2021》，对本例患者的诊疗过程有如下思考。

1.回顾本例患者的术后病理，肿物大小为1.8 cm×1.5 cm×1.5 cm，组织学分级为Ⅱ级，SLN（0/2）未见转移癌；免疫组织化学显示，ER（90%，＋），PR（80%，＋），Ki-67（65%，＋），HER-2（－）。TEXT&SOFT联合分析指出，组织学分级在Ⅱ级及以上、存在4枚及以上阳性淋巴结和年龄＜35岁是与复发风险密切相关的因素，根据相关指南的判断标准，本例患者属于术后中、高复发风险人群，而目前国内外相关指南和共识一致推荐OFS＋AI方案作为中高复发风险、绝经前、HR阳性、HER-2阴性早期乳腺癌的标准辅助治疗方案。因此，本例患者采用OFS＋AI强化内分泌治疗方案可以降低复发风险。考虑本例患者年龄＜35岁，Ki-67高，若没有出现复发，可以考虑延长内分泌治疗时间。

2.本例患者出现第1次疾病进展后对转移灶重新行穿刺活检，这是非常值得肯定的。此时虽然发现骨、淋巴结和肺转移，但再次穿刺活检的结果仍为HR阳性，且本例患者症状较轻，之前DFS期3年余，既往内分泌治疗获益，是否可继续行内分泌治疗？ 2022年美国NCCN指南（第2版）和《中国临床肿瘤学会（CSCO）乳腺癌诊疗指南2021》均推荐HR阳性、DFS期较长、不伴有内脏危象的晚期乳腺癌患者首选内分泌治疗。但本例患者再次穿刺活检的病理结果显示ER由90%阳性降为30%强阳性，PR由80%阳性变为阴性，且Ki-67升高，提示肿瘤生物学行为向三阴性转化。主治医师根据本例患者的分子分型变化，没有完全遵循指南，而是个体化地选择了化疗。事实也证明了这个决策的正确性，后期本例患者回到居住地使用氟维司群＋CDK4/6抑制剂治疗2个月就快速进展，表现出对内分泌治疗抵抗。

3.对于年轻的HER-2阴性、转移性乳腺癌患者，相关指南推荐尽早考虑进行遗传咨询，以指导后续治疗。在乳腺癌患者中，5%～6%携带*gBRCA*1/2基因突变。携带*gBRCA*1/2基因突变的女性通常在较年轻时出现乳腺癌，尤其是*BRCA*1基因突变的女性。有研究报道，*BRCA*1基因突变携带者40岁时患乳腺癌的累积风险为24%，*BRCA*2基因携带者为13%。*BRCA*1基因阳性突变多发生于三阴性乳腺癌，而*BRCA*2基因阳性突变多见于ER阳性乳腺癌。OlympiAD研究证实，在*gBRCA*1/2基因突变的HER-2阴性晚期乳腺癌患者中，奥拉帕利相较于化疗可显著延长PFS期，将疾病进展或死亡风险降低42%（*HR* 0.58，95%*CI* 0.43～0.80，*P*=0.0009）。存在可测量病灶的患者服用奥拉帕利后客观缓解率（ORR）达52%，而化疗组的ORR仅23%。此外，奥拉帕利组患者的完全缓解率为7.8%，而化疗组仅为1.5%。《中国临床肿瘤学会（CSCO）乳腺癌诊疗指南2021》正式将其写入Ⅲ级推荐中。本例患者检测出*BRCA*2基因突变，主治医师遵循相关指南给予PARP抑制剂治疗，且取得了非常理想的疗效，体现了其治疗理念的先进性。

（华中科技大学同济医学院附属协和医院　赵艳霞）

【指南背景】

1.《中国抗癌协会乳腺癌诊治指南与规范（2021年版）》 一线内分泌治疗失败后，无内脏危象的乳腺癌患者仍可以选择二线内分泌治疗±靶向治疗。对于尚未使用过CDK4/6抑制剂的乳腺癌患者，氟维司群联合CDK4/6抑制剂（哌柏西利、阿贝西利和瑞博西利）方案是绝经后（自然绝经或手术去势）或绝经前但经药物去势后HR阳性、HER-2阴性乳腺癌患者二线内分泌治疗的优先选择。多项研究已证实，氟维司群联合CDK4/6抑制剂方案可显著改善此类患者的PFS期和OS期。本指南已将原发性或继发性内分泌治疗耐药的复发转移性乳腺癌患者后续接受的内分泌治疗解救方案定义为二线治疗。

此外，对于伴有*gBRCA*1/2基因突变或体细胞突变的晚期或复发转移性乳腺癌患者，制订化疗方案时可以优先考虑铂类药物，也可选择PARP抑制剂（如奥拉帕利）作为化疗的替代药物。

2. 2022年美国NCCN 指南（第2版） 专家组推荐存在*BRCA*1/2基因突变的复发转移性乳腺癌患者使用奥拉帕利或他拉唑帕利。对于三阴性和*gBRCA*1/2基因突变的复发转移性乳腺癌患者，专家组推荐使用铂类药物（顺铂和卡铂）。但临床尚缺乏铂类药物和PAPR抑制剂比较的数据。

（安徽医科大学第二附属医院　李烦繁）

【循证背景】

1.OlympiAD（Ⅲ期）临床研究 该研究将302例既往接受过蒽环类药物和紫杉类药物（HR阳性患者还应接受至少1种内分泌治疗）治疗且存在*gBRCA*基因突变的三阴性或HER-2阴性、ER/PR阳性、转移性乳腺癌患者以2∶1的比例随机分配至奥拉帕利组和医师选择治疗方案组（TPC，即紫杉醇＋顺铂＋卡培他滨）。结果显示，奥拉帕利组的ORR优于医师选择治疗方案组（59.9% *vs.* 28.8%），奥拉帕利显著延长了中位PFS期（7.0个月 *vs.* 4.2个月，*HR* 0.58，95%*CI* 0.43～0.80，*P*＜0.001）。

2.TNT研究 该研究是一项在三阴性或存在*BRCA*1/2基因突变的晚期乳腺癌患者中开展的Ⅲ期临床试验，目的是比较多西他赛和卡铂在上述人群中的疗效。共376例（43例*gBRCA*1/2基因突变）患者满足入组条件后被随机分为两个单药（卡铂和多西他赛）治疗组。结果显示，在*gBRCA*1/2基因突变亚组中，应用卡铂者的ORR优于多西他赛（68.0% *vs.* 33.3%，*P*=0.03），两组的中位PFS期差异也有统计学意义（6.8个月 *vs.* 4.4个月，*P*=0.002）。

3.MONARCH 2研究 该研究是针对内分泌治疗进展后HR阳性、HER-2阴性晚期乳腺癌患者的一项Ⅲ期、双盲、随机对照试验，共纳入669例患者，按2∶1的比例随机分配至阿贝西利＋氟维司群组和安慰剂＋氟维司群组。结果显示，阿贝西利＋氟维司群组较安慰剂＋氟维司群组可显著改善中位PFS期（16.4个月 *vs.* 9.3个月，*HR* 0.553，95%*CI* 0.449 ～ 0.681，*P*＜0.0001）和中位OS期（46.7个月 *vs.* 37.3个月，*HR* 0.757，*P*=0.0137），且显著延长原发性内分泌治疗耐药患者的中位PFS期（16.3个月 *vs.* 7.9个月，*HR* 0.447，95%*CI* 0.315 ～ 0.635）。

4.PALOMA-3研究 该研究在HR阳性、HER-2阴性且内分泌治疗耐药的晚期乳腺癌患者中比较哌柏西利联合氟维司群和安慰剂联合氟维司群的疗效。中位随访8.9个月后，哌柏西利＋氟维司群组的中位PFS期为9.5个月，而安慰剂＋氟维司群组的中位PFS仅4.6个月。中位随访73.3个月后，哌柏西利＋氟维司群组的中位OS期为34.8个月，安慰剂＋氟维司群组为28个月，差异有统计学意义（*HR* 0.81，95%*CI* 0.65 ～ 0.99，单侧*P*=0.0221）；5年OS率两组分别为23.3%和16.8%。

（安徽医科大学第二附属医院　李烦繁）

【核心体会】

*gBRCA*1/2基因突变或体细胞突变的晚期或复发转移性乳腺癌患者优先考虑行铂类药物或PARP抑制剂治疗。

（安徽医科大学第二附属医院　李烦繁）

参 考 文 献

［1］CARDOSO F，PALUCH-SHIMON S，SENKUS E，et al. 5th ESO-ESMO international consensus guidelines for advanced breast cancer（ABC5）［J］. Ann Oncol，2020，31（12）：1623-1649.

［2］袁渊，胡赛男，高津，等.乳腺癌原发灶和转移灶中雌激素受体孕激素受体人表皮生长因子受体2和Ki-67的表达变化［J］.中华肿瘤杂志，2019，41（9）：681-685.

［3］中国抗癌协会乳腺癌专业委员会.中国抗癌协会乳腺癌诊治指南与规范（2019年版）［J］.中国癌症杂志，2019，29（8）：609-680.

［4］ZUNDELEVICH A，DADIANI M，KAHANA-EDWIN S，et al. ESR1 mutations are frequent in newly diagnosed metastatic and loco-regional recurrence of endocrine-treated breast cancer and carry worse prognosis［J］. Breast Cancer Res，2020，22（1）：16.

［5］DE SANTO I，MCCARTNEY A，MIGLIACCIO I，et al. The emerging role of ESR1 mutations in luminal breast cancer as a prognostic and predictive biomarker of response to endocrine therapy［J］. Cancers（Basel），2019，11（12）：1894.

［6］陈茜，张频.乳腺癌内分泌治疗耐药机制及临床研究进展［J］.中华肿瘤防治杂志，2021，28（8）：555-561.

［7］中国临床肿瘤学会指南工作委员会.中国临床肿瘤学会（CSCO）乳腺癌诊疗指南2021［M］.北京：人民卫生出版社，2021.

病例15 Luminal B型（人表皮生长因子受体-2阳性型）晚期乳腺癌维持治疗1例

张馨月 薛晓红*

上海中医药大学附属岳阳中西医结合医院

【关键词】

Luminal B型乳腺癌；人表皮生长因子受体-2阳性；晚期乳腺癌；吡咯替尼

【病史及治疗】

➤ 患者，女性，64岁，身高163 cm，体重70 kg，体表面积1.73 m^2，肌酐61 μmol/L，Karnofsky功能状态评分（KPS）100分，已绝经。

➤ 2018-10-11患者因“左侧乳腺肿物”行“左侧乳腺肿物穿刺活检”。术后病理显示，左侧乳腺浸润性导管癌。免疫组织化学显示，雌激素受体（ER）（100%，＋），孕激素受体（PR）（10%，＋），人表皮生长因子受体-2（HER-2）（＋＋＋），Ki-67（50%，＋）。

【辅助检查】

➤ 2018-10-12乳腺钼靶显示，两侧乳腺影像报告和数据系统（BI-RADS）3级，呈纤维囊性和斑片状改变，内部多发类结节影；左侧乳腺外侧见一肿物，大小为3.0 cm×2.6 cm，见分叶、毛刺，中央密度不均匀，伴沙砾样和粗大钙化，上方腺体呈不均匀密度增高，结构紊乱，内侧见2个结节伴粗大钙化，左侧乳房皮肤广泛增厚，右侧乳腺中央见细点状钙化，两乳头未见明显异常；两侧腋窝多发淋巴结影，左侧腋窝见肿大淋巴结影（图15-1）。诊断：左侧乳腺外侧钙化肿物伴内乳结节灶和左侧腋窝肿大淋巴结影，考虑为恶性占位伴内乳和左侧腋窝淋巴结转移癌；右侧乳腺见类结节样改变，BI-RADS 3级，右侧乳腺中央见细点状钙化，BI-RADS 2级。

➤ 2018-10-15乳腺磁共振成像（MRI）显示，两侧乳腺呈多量腺体型，左侧乳腺外侧见一不规则占位性病变，最大截面为3.8 cm×3.9 cm，边界不清晰，T1WI呈等信号，T2WI呈稍高信号，抑脂信号增高，表观扩散系数（apparent diffusion coefficient，ADC）减低，内部信号不均匀，动态增强呈明显不均匀强化，信号强度-时间曲线呈速升缓降型，病灶周围可见卫星灶，右侧乳腺未见异常信号影；左侧胸肌前见不规则水肿区，左侧腋窝见数枚肿大淋巴结（图15-2）。诊断：左侧乳腺外侧占位，BI-RADS 4C级，乳腺癌可能性大；左侧腋窝淋巴结转移癌可能性大。

➤ 2018-10-16胸部计算机体层成像（CT）显示，左侧乳腺肿物伴左侧腋窝多枚肿大淋巴结，胸廓对称，纵隔、气管影居中，纵隔内未见明显肿大淋巴结影；两肺纹理增多，两肺见散在性多发大小不一结节影，最大者大小为0.8 cm×1.0 cm，边界清晰，密度较均匀；心脏和大血管影未见异

*通信作者，邮箱：xiaohong_xue@126.com

常；两侧胸腔未见明显积液（图15-3）。诊断：左侧乳腺肿物伴左侧腋窝多枚肿大淋巴结；两肺多发转移瘤；扫及肝多发低密度灶，建议行进一步检查。

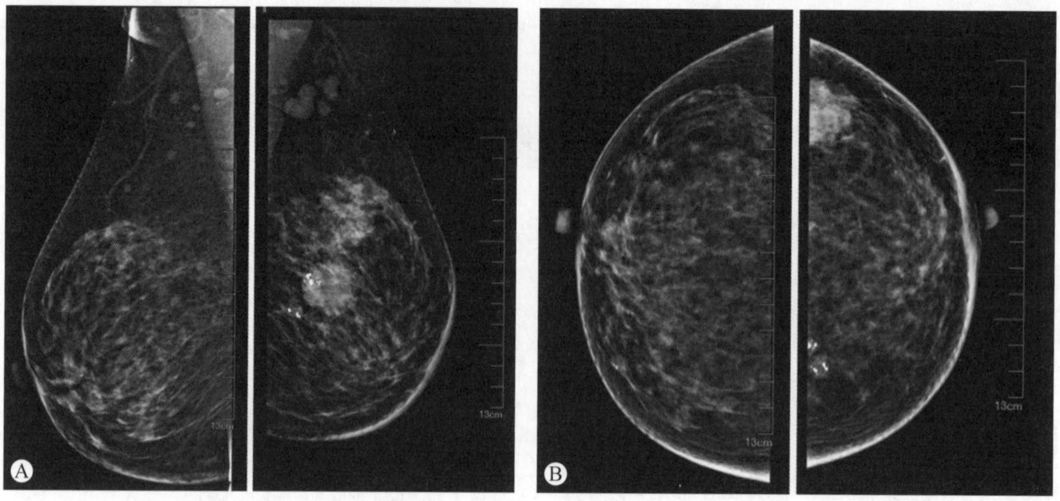

图15-1　2018-10-12乳腺钼靶

注：A.侧斜位片；B.轴位片。

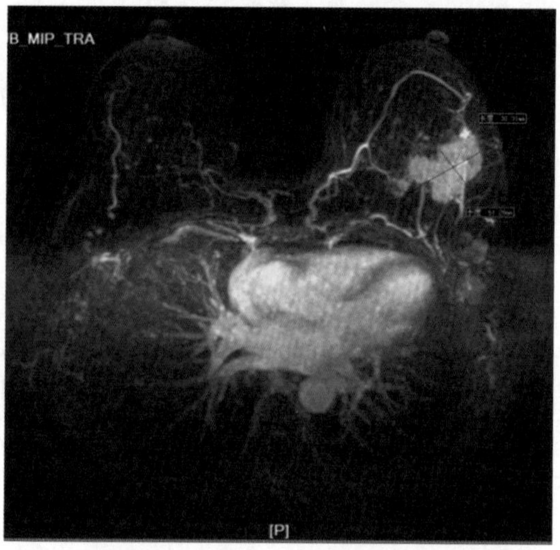

图15-2　2018-10-15乳腺MRI

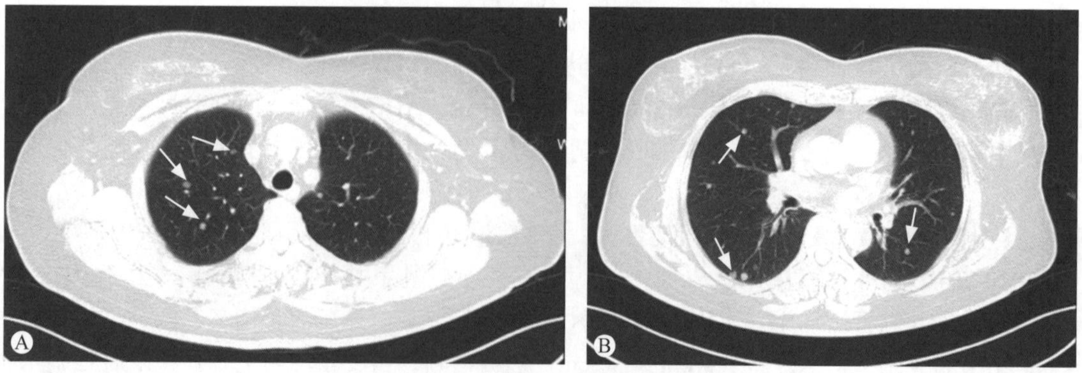

图15-3　2018-10-16胸部CT

注：A.层面一，箭头指向转移瘤；B.层面二，箭头指向转移瘤。

【本阶段小结】

本例患者为初治Ⅳ期乳腺癌患者，病理分期为$cT_2N_2M_1$，分子分型为Luminal B型（HER-2阳性型）。美国国家综合癌症网络（NCCN）指南和《中国临床肿瘤学会（CSCO）乳腺癌诊疗指南2018》指出，对于复发转移性或首诊Ⅳ期HER-2阳性乳腺癌，有研究显示，抗HER-2治疗可以带来明显获益，提示这部分患者应接受以抗HER-2为主的治疗方案。H0648g研究和M77001研究证实，在紫杉类药物的基础上联合曲妥珠单抗能显著提高此类乳腺癌患者的无进展生存（PFS）期和总生存（OS）期，确立了曲妥珠单抗联合紫杉类药物的一线标准治疗地位。

【病史及治疗续一】

➢ 2018-10-19至2019-01-30患者行TCbH（T，多西他赛，130 mg，静脉滴注；Cb，卡铂，700 mg，静脉滴注，第1天；H，曲妥珠单抗，首剂剂量550 mg，维持剂量418 mg，静脉滴注，第1天；每21天为1个周期）方案治疗5个周期。

【辅助检查】

➢ 2018-12-04乳腺MRI显示，两侧乳腺呈混合型，腺体分布不均匀，左侧多发不规则结节影、肿物影，边界不清晰，较大者位于外侧，大小为2.4 cm×2.6 cm，T2WI呈外高内低混杂信号影，弥散加权成像（diffusion weighted imaging，DWI）呈混杂高信号，动态增强扫描呈较明显不均匀强化；左侧腋窝多发肿大淋巴结影（图15-4）。诊断：左侧乳腺浸润性导管癌，BI-RADS 6级，较2018-10-15乳腺MRI范围略缩小；左侧腋窝淋巴结转移。

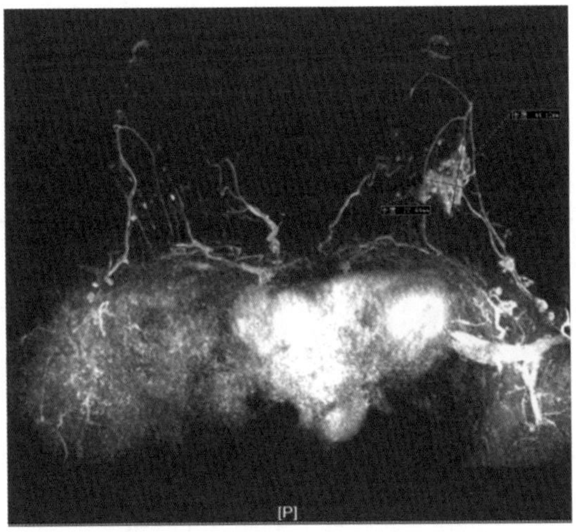

图15-4　2018-12-04乳腺MRI

➢ 2019-01-30乳腺MRI显示，两侧乳腺呈混合型，腺体分布不均匀，左侧乳腺多发不规则结节影、肿物影，边界不清晰，较大者位于外侧，大小为2.0 cm×2.4 cm，T2WI呈外高内低混杂信号影，DWI呈混杂高信号，动态增强扫描呈较明显不均匀强化；左侧腋窝多发小淋巴结影（图15-5）。诊断：左侧乳腺浸润性导管癌，较2018-12-04乳腺MRI范围略缩小；左侧腋窝多发小淋巴结。

➢ 2019-01-30胸部CT显示，左侧乳腺肿物、左侧腋窝肿大淋巴结明显缩小；两肺多发转移瘤明显缩小，大部分结节已消失（图15-6）。

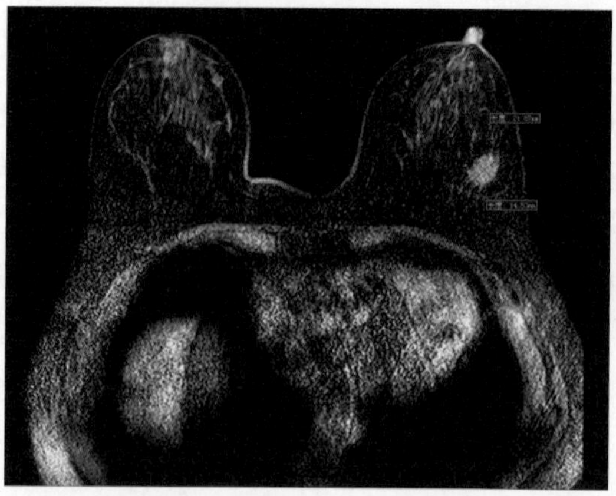

图15-5　2019-01-30乳腺MRI

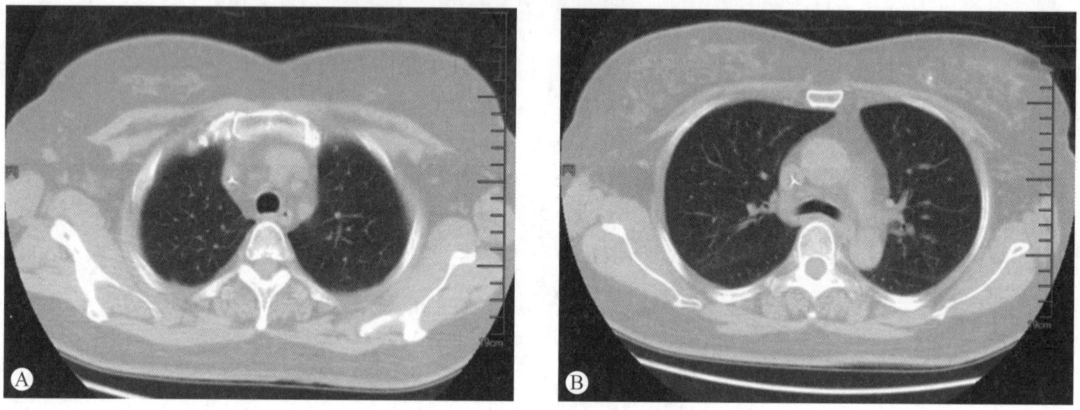

图15-6　2019-01-30胸部CT

注：A.层面一；B.层面二。

【本阶段小结】

本例患者行TCbH方案治疗5个周期后，左侧乳腺肿物和肺部转移灶明显缓解。化疗期间，本例患者出现Ⅰ、Ⅱ度骨髓抑制和胃肠道反应，给予对症支持治疗后并未影响化疗进程，疗效评估为部分缓解（PR）。

【病史及治疗续二】

➢ 2019-01-31患者因脑部症状行颅脑增强MRI，诊断为乳腺癌脑转移可能性大。由于患者初诊时未行颅脑MRI，故无法判断脑转移是否为治疗期间疾病进展，考虑其行TCbH方案疗效显著，暂时维持该方案治疗，3个周期（2019-02-21、2019-03-14、2019-04-04）后评估疗效。

【辅助检查】

➢ 2019-02-01颅脑增强MRI显示，颅脑中线结构居中；两侧基底节区、放射冠区和皮质下多发小斑点状等T1WI、稍高T2WI异常信号改变，液体抑制反转恢复（fluid attenuated inversion recovery，FLAIR）序列呈高信号，DWI呈等信号，增强后见右侧额叶小结节样强化灶；两侧脑室对称，大小正常，第三、四脑室形态正常；诸脑沟、脑池未见明显扩大，未见移位或受压、变形（图15-7）。诊断：右侧额叶见小结节样强化灶，结合病史，乳腺癌脑转移不除外；两侧基底节区、放射冠区和皮质下多发缺血灶。

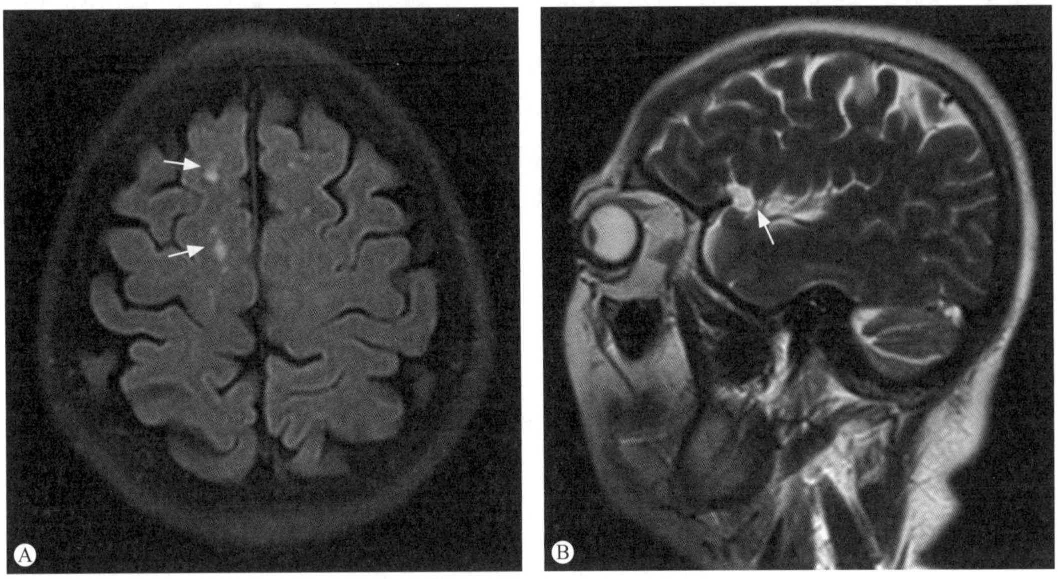

图15-7　2019-02-01颅脑增强MRI

注：A.横断面，箭头指向转移瘤；B.矢状面，箭头指向转移瘤。

➢ 2019-05-15胸部CT显示，左侧乳腺肿物、左侧腋窝肿大淋巴结明显缩小；两肺多发转移瘤明显缩小，大部分结节已消失（图15-8）。

➢ 2019-05-09颅脑增强MRI显示，颅脑中线结构居中；两侧额叶见小斑点状T1WI呈稍低信号、T2WI呈高信号，T_2-FLAIR呈高信号，DWI呈等信号，其余脑实质未见明显异常信号，未见异常强化；两侧脑室对称，大小正常，第三、四脑室形态正常；诸脑沟、脑池未见明显扩大，未见移位或受压、变形（图15-9）。诊断：两侧额叶多发缺血灶。

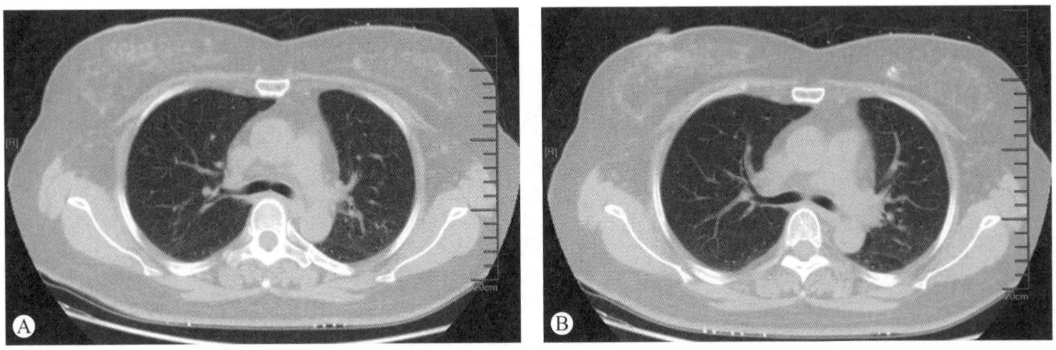

图15-8　2019-05-15胸部CT

注：A.层面一；B.层面二。

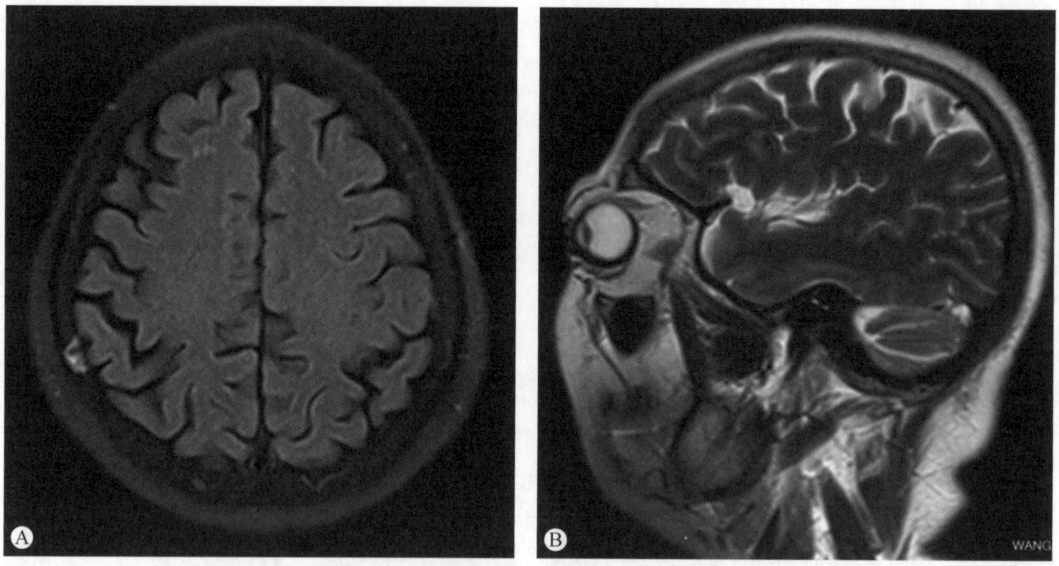

图15-9 2019-05-09颅脑增强MRI

注：A.横断面；B.矢状面。

【本阶段小结】

继颅脑MRI怀疑为乳腺癌脑转移后，本例患者维持行TCbH方案治疗3个周期后再次复查，发现肺、脑转移灶明显缩小，甚至消失，疗效评估为PR，证实TCbH方案对HER-2阳性乳腺癌有效。

【病史与治疗续三】

➢ 2019-05-15至2020-11-16患者完成8个周期TCbH方案后因不良反应拒绝继续行静脉化疗，要求尝试更温和的治疗方式，结合患者的个人情况，根据《中国临床肿瘤学会（CSCO）乳腺癌诊疗指南2019》，给予其XH（X，卡培他滨，1500 mg，每天2次，口服，第1～14天；H，曲妥珠单抗，418 mg，第1天；每21天为1个周期）方案治疗，并定期评估疗效。

【辅助检查】

➢ 2019-08-07乳腺B型超声显示，左侧乳腺见低回声区和低弱回声区，较大者位于外侧，大小为1.9 cm×1.3 cm×1.7 cm，边界尚清晰，形态不规则，内见强回声，周围和内部见血流信号，阻力指数（RI）为0.65；右侧腋窝见低回声区，较大者大小为1.2 cm×0.4 cm，淋巴门结构清晰，内见血流信号，呈静脉流速型曲线；左侧腋窝见低回声区，较大者大小为0.9 cm×0.4 cm，淋巴门结构欠清晰，内见血流信号，RI为0.69。诊断：左侧乳腺肿物，BI-RADS 6级；两侧乳腺退化不全；两侧腋窝淋巴结显示，其中左侧腋窝部分淋巴结淋巴门结构欠清晰。

➢ 2019-12-11乳腺B型超声显示，左侧乳腺外侧见低回声区，较大者大小为1.4 cm×1.3 cm×1.3 cm，边界不清晰，外形不规则，周围见点状血流信号，RI为1.0；右侧腋窝见低回声区，较大者大小为1.2 cm×0.4 cm，淋巴门结构清晰，内见血流信号；左侧腋窝见低回声区，较大者大小为1.1 cm×0.7 cm，部分淋巴门结构欠清晰，内见血流信号。诊断：左侧乳腺见实性占位性病变，BI-RADS 6级；两侧乳腺退化不全；两侧腋窝淋巴结显示，其中左侧腋窝部分淋巴结淋巴门结构欠清晰。

➢ 2019-12-11乳腺MRI显示，两侧乳腺呈混合型，腺体分布不均匀；左侧乳腺局部腺体紊乱，可见小结节影，边界不清晰，T2WI呈外高内低混杂信号影，DWI呈混杂高信号，动态增强扫描呈较明显不均匀强化；左侧腋窝多发小淋巴结影（图15-10）。诊断：左侧乳腺浸润性导管癌治疗后改变，较2019-01-31。乳腺MRI范围缩小；左侧腋窝见小淋巴结。

➢ 2019-12-11胸部CT显示，两肺纹理增多，散在条索影；左侧乳腺见小钙化结节（图15-11）。

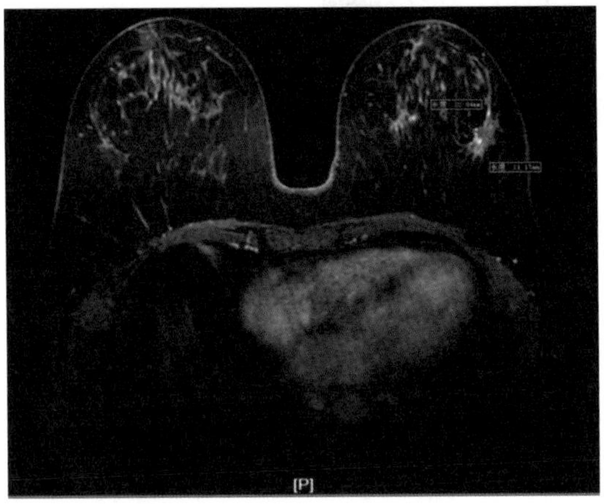

图15-10　2019-12-11乳腺MRI

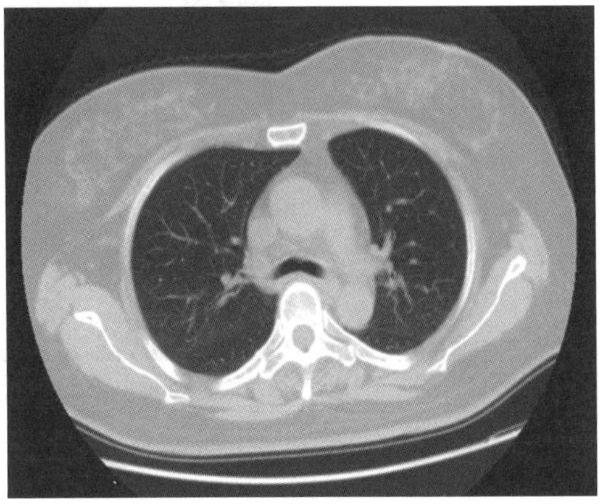

图15-11　2019-12-11胸部CT

➢ 2019-12-13颅脑MRI显示，颅脑中线结构居中；两侧基底节区、放射冠区和皮质下多发小斑点状等T1WI、稍高T2WI异常信号改变，FLAIR呈高信号，DWI呈等信号，增强后见右侧额叶小结节样强化灶；两侧脑室对称，大小正常，第三、四脑室形态正常；诸脑沟、脑池未见明显扩大，未见移位或受压、变形（图15-12）。诊断：右侧额叶见小结节样强化灶；两侧基底节区、放射冠区和皮质下多发缺血灶。

➢ 2020-05-11乳腺B型超声显示，两侧乳腺腺体回声欠均匀，部分导管轻度扩张；左侧乳腺见低回声区，较大者位于外侧，大小为1.4 cm×1.2 cm×1.5 cm，部分边界欠清晰，局部形态欠规则，内见高回声，后方回声衰减，内见血流信号，RI 为0.72；右侧腋窝见低回声区，较大者大小为1.2 cm×0.4 cm，淋巴门结构清晰，内见血流信号，RI为0.61；左侧腋窝见低回声区，较大者大小为1.2 cm×0.6 cm，部分淋巴门结构欠清晰，内见血流信号，RI为0.56。诊断：左侧乳腺肿物，BI-RADS

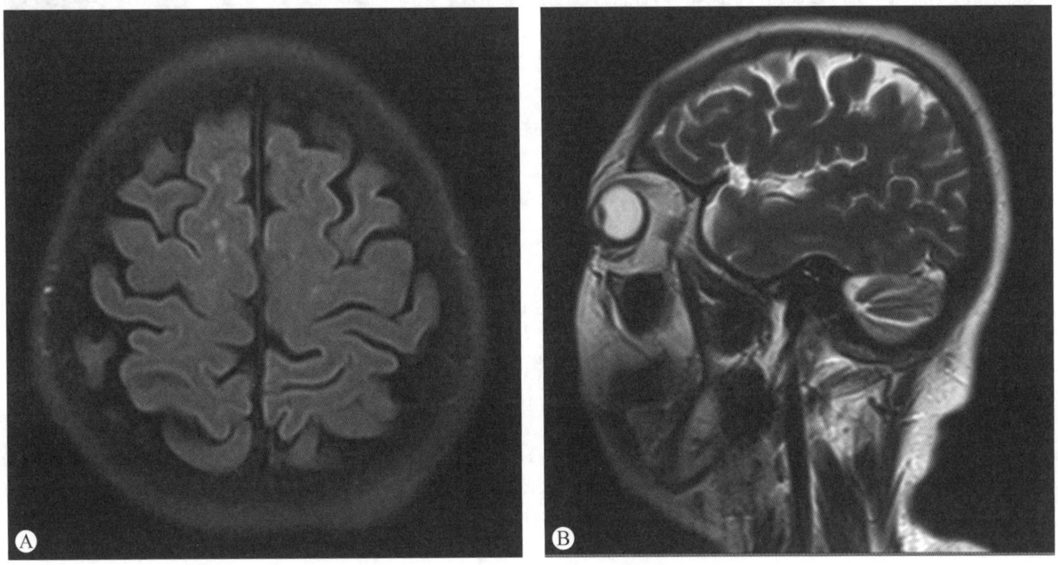

图15-12　2019-12-13颅脑MRI

注；A.横断面；B.矢状面。

6级；两侧乳腺退化不全；两侧腋窝淋巴结显示，其中左侧腋窝部分淋巴结淋巴门结构欠清晰。

➢ 2020-05-11胸部CT显示，两肺散在慢性炎症病灶；左侧乳腺见钙化灶（图15-13）。

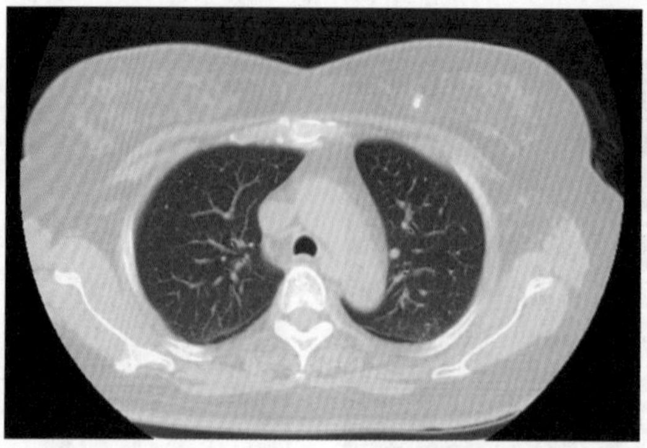

图15-13　2020-05-11胸部CT

➢ 2020-08-24颅脑MRI显示，两侧基底节区、放射冠区和皮质下多发缺血灶（图15-14）。

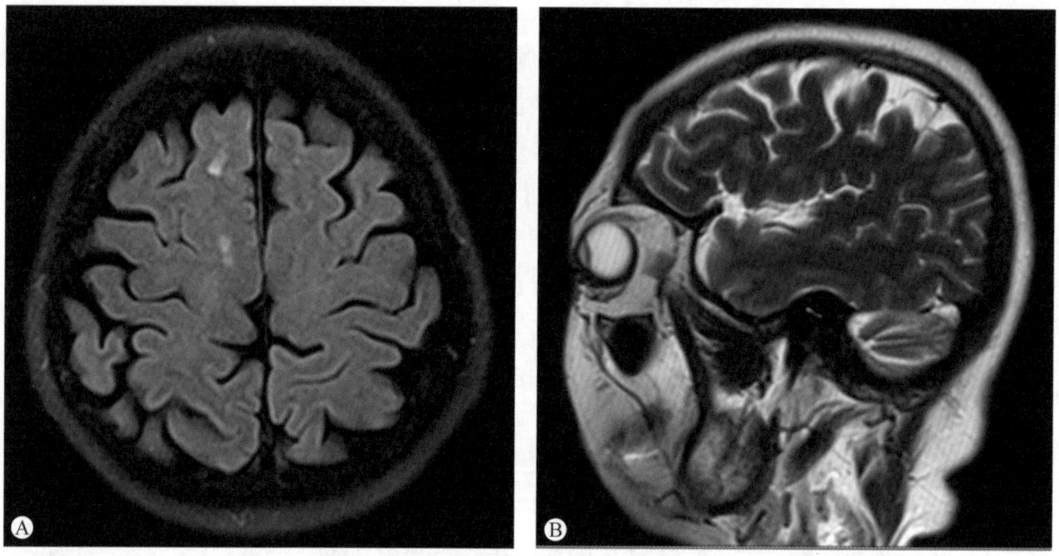

图15-14　2020-08-24 颅脑MRI

注：A.横断面；B.矢状面。

➢ 2020-11-16胸部CT显示，两肺散在少许纤维索条影；左侧乳腺见结节影（图15-15）。

➢ 2020-12-07乳腺B型超声显示，左侧乳腺见低回声区，较大者位于外侧，大小为2.5 cm×1.7 cm×1.9 cm，部分边界欠清晰，局部形态欠规则，内见高回声，后方回声衰减，内见血流信号，RI为0.62；右侧乳腺内见稍低回声区，较大者位于乳头旁，大小为0.5 cm×0.3 cm×0.5 cm，边界尚清晰，内部未见血流信号；右侧腋窝见低回声区，较大者大小为1.3 cm×0.5 cm，淋巴门结构清晰，内见血流信号，RI为0.57；左侧腋窝见低回声区，较大者大小为1.5 cm×0.6 cm，部分淋巴门结构欠清晰，内见血流信号，RI为0.58。诊断：左侧乳腺肿物，BI-RADS 6级；右侧乳腺结节，BI-RADS 3级；两侧乳腺退化不全；两侧腋窝淋巴结显示，其中左侧腋窝部分淋巴结淋巴门结构欠清晰。

➢ 2020-12-09乳腺MRI显示，两侧乳腺呈混合型，腺体分布不均匀；左侧乳腺见不规则结节影、肿物影，边界不清晰，较大者位于外侧，大小为2.0 cm×3.2 cm，T2WI呈外高内低混杂信号影，

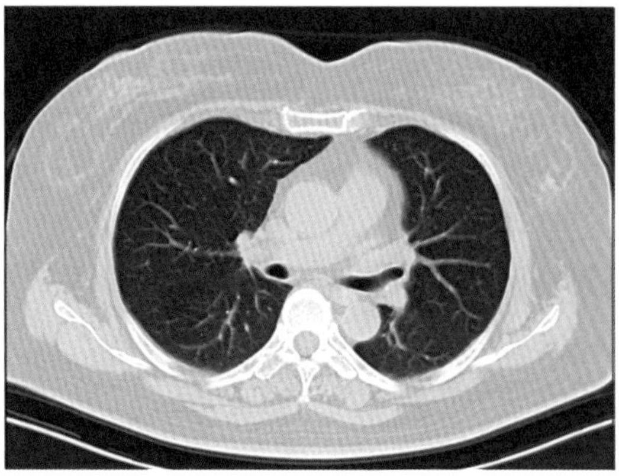

图15-15　2020-11-16胸部CT

DWI呈混杂高信号，动态增强扫描呈较明显不均匀强化；两侧腋窝多发小淋巴结影（图15-16）。诊断：左侧乳腺浸润性导管癌治疗后改变，较2019-12-11乳腺MRI增大；两侧腋窝见小淋巴结。

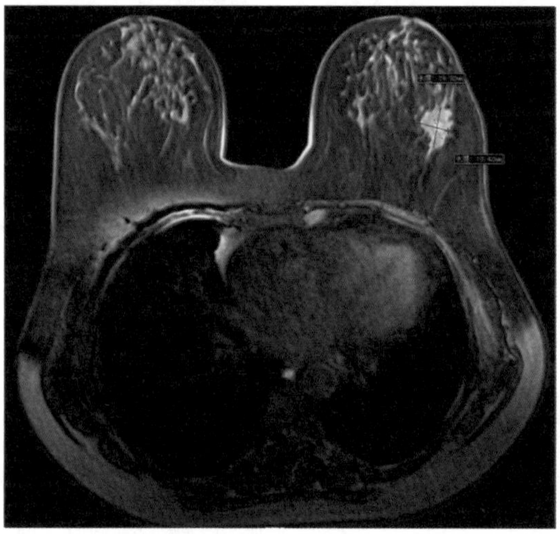

图15-16　2020-12-09乳腺MRI

【本阶段小结】

本例患者于2019-05-15至2020-11-16行XH方案治疗，每3～6个月复查一次，评估乳腺、肺和颅脑病灶的变化。尽管肺、颅脑病灶较基线已基本消失，但发现左侧乳腺病灶较前增大，疗效评估为疾病进展（PD），PFS期为18个月。治疗期间，本例患者出现2级手足综合征，给予对症支持处理，未影响治疗进程。

【病史与治疗续四】

➢ 2020-12-10至今，患者连续使用曲妥珠单抗25个月后，根据《中国临床肿瘤学会（CSCO）乳腺癌诊疗指南2020》，后续给予二线抗HER-2治疗方案［酪氨酸激酶抑制剂（TKI）吡咯替尼（400 mg，每天1次，口服）联合XH（X，卡培他滨，1500 mg，每天2次，口服，第1～14天；H，曲妥珠单抗，418 mg，第1天）方案，每21天为1个周期］维持治疗，每3～6个月进行疗效评估。

【辅助检查】

➢ 2021-03-22乳腺B型超声显示，左侧乳腺见低回声区，较大者位于外侧，大小为1.4 cm×1.3 cm×1.2 cm，形态欠规则，后方回声衰减，内见少量血流信号；右侧腋窝见低回声区，较大者大小为1.3 cm×0.5 cm，淋巴门结构清晰，内部未见血流信号；左侧腋窝见低回声区，较大者大小为1.2 cm×0.4 cm，淋巴门结构尚清晰，内部未见血流信号。诊断：左侧乳腺肿物，BI-RADS 6级；两侧乳腺退化不全；两侧腋窝见淋巴结。

➢ 2021-03-22胸部CT显示，两肺散在少许纤维索条影，右肺上叶见微小结节；左侧乳腺见结节伴钙化（图15-17）。

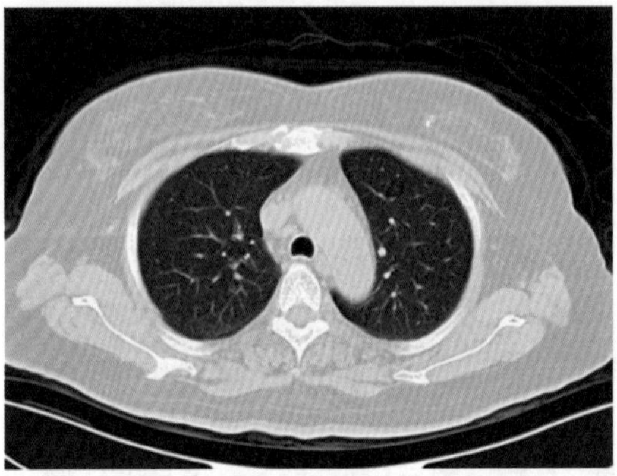

图15-17　2021-03-22胸部CT

➢ 2021-03-22颅脑MRI显示，两侧基底节区、放射冠区和皮质下多发缺血灶（图15-18）。

➢ 2021-07-05乳腺B型超声显示，左侧乳腺外侧见低回声区，大小为1.4 cm×1.2 cm×1.5 cm，形态欠规则，后方回声衰减，内部未见血流信号；右侧腋窝见低回声区，较大者大小为1.4 cm×0.6 cm，淋巴门结构清晰，内部未见血流信号；左侧腋窝见低回声区，较大者大小为1.3 cm×0.4 cm，淋巴门结构尚清晰，内部未见血流信号。诊断：左侧乳腺实性结节，BI-RADS 6级；两侧乳腺退化不全；两侧腋窝见小淋巴结。

➢ 2021-07-05乳腺MRI显示，两侧乳腺呈混合型，腺体分布不均匀；左侧乳腺多发不规则结节影、肿物影，边界不清晰，外侧病灶较大，大小为1.3 cm×2.0 cm，T2WI呈外高内低混杂信号影，DWI呈混杂信号，动态增强扫描呈较明显不均匀强化，周围伴条索影，内侧病灶最大径约1.2 cm；两侧腋窝多发小淋巴结影（图15-19）。诊断：左侧乳腺浸润性导管癌治疗后改变，较2020-12-09乳腺MRI缩小；两侧腋窝见小淋巴结。

【本阶段小结】

本例患者于2020-12-10至2021-08-16（本病例截稿日）行吡咯替尼联合XH方案维持治疗，每3～6个月复查一次，评估乳腺、肺和颅脑病灶的变化，发现左侧乳腺病灶较前缩小，肺、颅脑病灶较基线已基本消失，疗效评估为PR。治疗期间，本例患者出现腹泻，给予洛哌丁胺、蒙脱石散对症支持处理。

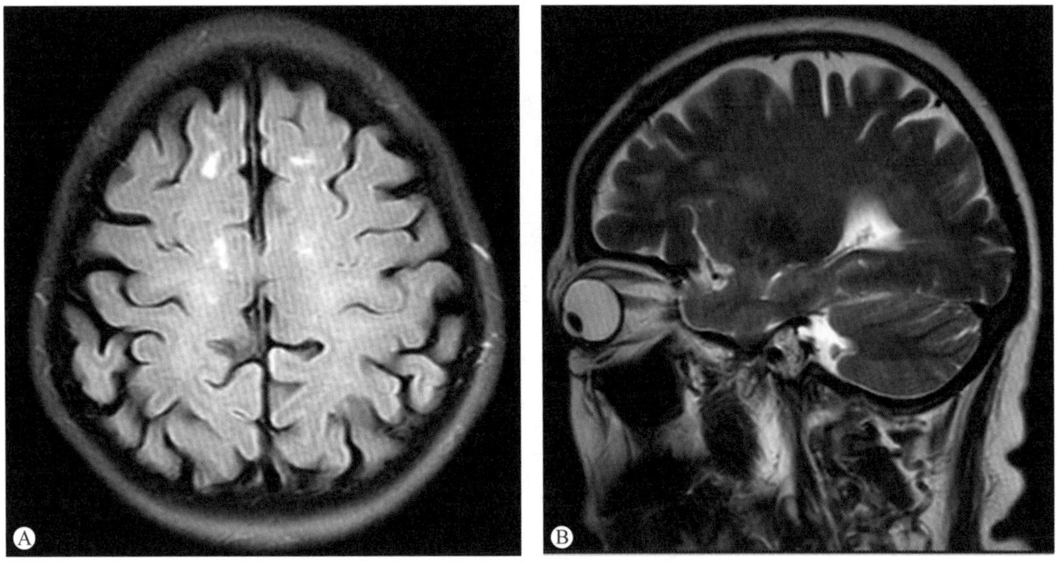

图15-18　2021-03-22颅脑MRI

注：A.横断面；B.矢状面。

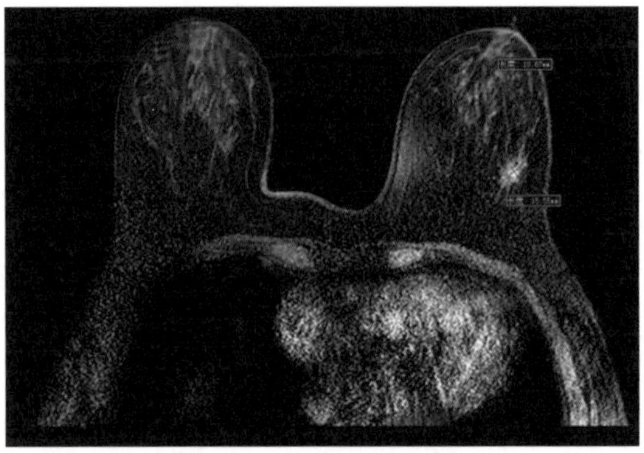

图15-19　2021-07-05乳腺MRI

【专家点评】

本例患者是一例初治Ⅳ期HER-2阳性乳腺癌患者，一线治疗选择化疗联合曲妥珠单抗方案，病情长期控制后出现疾病进展，二线治疗选择卡培他滨联合吡咯替尼方案，同时保留了曲妥珠单抗，取得了良好疗效。

本例患者的初次就诊时间在2018年，当时国内抗HER-2治疗药物的选择相对局限，曲妥珠单抗联合化疗是一线治疗的首选方案。关于化疗的联合，BCIRG 007研究比较了多西他赛＋卡铂＋曲妥珠单抗方案与多西他赛＋曲妥珠单抗方案，结果表明，在多西他赛联合曲妥珠单抗的基础上加入卡铂并没有显著提高患者的PFS期，两组的客观反应率无差别。而另一项比较紫杉醇＋卡铂＋曲妥珠单抗方案与紫杉醇＋曲妥珠单抗方案的研究显示，在紫杉醇联合曲妥珠单抗的基础上加入卡铂可以提高患者的PFS期和客观反应率，但3、4级血液学不良反应也随之增加。因此，既往国内外相关指南中存在关于曲妥珠单抗联合紫杉醇和卡铂的方案推荐，但不作为优选方案。从CHAT研究的数据来看，多西他赛联合卡培他滨和曲妥珠单抗组的PFS期优于多西他赛联合曲妥珠单抗组，因此，在帕妥珠单抗不可及的情况下，可以考虑多西他赛联合卡培他滨和曲妥珠单抗方案作为一线治疗方案，后续可以选择行卡培他滨联合曲妥珠单抗方案维持治疗。本例患者行TCbH方案治疗8个周期后因为不良反应停用，改行XH方案维持治疗，取得了较长的疾病缓解时间。当然，在曲妥珠单抗和帕妥珠单抗均可及的情况下，紫杉类药物联合曲妥珠单抗＋帕妥珠单抗已成为标准一线治疗方案。此外，针对新型抗体-药物偶联物（ADC）DS-8201开展的临床研究正在进行一线治疗领域的探索，期待相关研究结果的公布。

关于二线治疗方案的选择，曲妥珠单抗-美坦新偶联物（T-DM1）或吡咯替尼联合卡培他滨都是既往的标准二线治疗方案，两者均优于拉帕替尼联合卡培他滨方案。PHENIX研究和PHOEBE研究均证实了卡培他滨联合吡咯替尼方案的有效性和安全性，但吡咯替尼联合曲妥珠单抗方案尚缺乏循证医学证据，可以鼓励患者加入相关临床试验。近年来，随着药物的不断研发，抗HER-2治疗策略不断改进，DESTINY-Breast03研究的结果显示，DS-8201的效果在二线治疗阶段显著优于T-DM1，这一结果改写了2022年美国NCCN指南，使得DS-8201成为目前国际标准二线治疗方案。

晚期肿瘤患者需要进行全面的全身评估，尤其是在首次发现转移和治疗过程中出现疾病进展时，更需要了解其余脏器的转移状况，选择相应的治疗策略。HER-2阳性乳腺癌患者肝转移和脑转移的发生率相对较高，应进行全身评估以避免遗漏，对于明确存在脑转移的患者，在全身治疗的基础上还需要兼顾局部治疗，以带来更多获益。

（北京大学人民医院　王朝斌　王　殊）

这是一例Luminal B型（HER-2阳性型）乳腺癌患者，初诊时分期为$cT_2N_2M_1$/Ⅳ期，左侧乳腺肿物合并左侧腋窝多枚肿大淋巴结，两肺多发转移瘤。一线采用TCbH方案化疗5个周期，疗效评估为PR，颅脑MRI检查怀疑脑转移（无法判断是否为新发病灶）；继续行TCbH方案化疗3个周期，复查发现肺、脑转移灶明显缩小，疗效评估为PR。之后行XH方案维持治疗，PFS期为26个月。二线抗HER-2治疗采取吡咯替尼联合XH方案维持至今，体现了一定的治疗优势。本病例为治疗Luminal B型（HER-2阳性型）晚期乳腺癌提供了具有借鉴意义的临床实践经验。

1. ER阳性、HER-2阳性、转移性乳腺癌患者的一线治疗　ER阳性、HER-2阳性、转移性乳腺癌患者优先考虑行抗HER-2治疗联合化疗。曲妥珠单抗与帕妥珠单抗双靶向治疗联合化疗应作为一线标准治疗方案，若条件不允许，也可考虑曲妥珠单抗单靶向治疗联合化疗。《中国晚期乳腺癌规范诊疗指南（2020版）》指出，在不能获取帕妥珠单抗时，曲妥珠单抗可以与紫杉类药物、长春瑞滨、卡培他滨和吉西他滨等联合使用。多项大型临床研究的结果奠定了曲妥珠单抗联合紫杉类药物作为标准治疗的地位。本例患者为初治Ⅳ期肺转移乳腺癌患者，严格意义上来说TCbH方案应算作其转移后的一线治疗方案。对于卡铂加入曲妥珠单抗联合化疗是否能进一步提高HER-2阳性、转移性乳腺癌患者的疗效，两项重要的临床研究对其进行了探讨。Robert等进行的曲妥珠单抗＋紫杉醇联合或不联合卡铂的Ⅲ期临床试验的结果显示，曲妥珠单抗联合紫杉醇加或不加卡铂的有效率分别为52%和36%，中位PFS期分别为10.7个月和7.1个月，但OS期未见显著差异。相似的BCIRG007研究探索了卡铂加入能否提高多西他赛联合曲妥珠单抗的疗效，但主要研究终点疾病进展时间（TTP）并未随着卡铂的加入而有所提高，三联组和二联组的TTP分别为10.4个月和11.1个月，其他疗效指标如有效率和OS期也未见明显差异。因此，美国NCCN指南推荐，在曲妥珠单抗联合紫杉醇时可加或不加卡铂，在曲妥珠单抗联合多西他赛时并不推荐卡铂的加入。由此可见，本例患者一线治疗选择以多西他赛联合曲妥珠单抗为基础的方案符合HER-2阳性、转移性乳腺癌以抗HER-2为治疗核心的原则，但是否需要联合卡铂有待商榷。

2.脑转移灶的治疗　《中国临床肿瘤学会（CSCO）乳腺癌诊疗指南2021》指出，对于颅外病灶控制较好、一般情况尚可的患者，若病灶≤3个、有单个最大径≤3.0 cm的有限脑转移灶，可选择行手术或立体定向放疗。本例患者一线治疗期间发现脑部病灶，以右侧额叶小结节样强化灶为表现，从影像学图像上看病灶较小且为单个病灶，当时考虑脑转移不肯定，且颅外病灶控制较好，故采取了继续全身治疗并密切随访脑部病灶的策略。HER-2阳性晚期乳腺癌患者在治疗过程中出现脑转移，如果颅外病灶未进展，经有效的脑转移灶局部治疗后，应继续行抗HER-2靶向治疗，可考虑继续使用原靶向治疗方案，或更换为酪氨酸激酶抑制剂（TKI）。本例患者在发现脑部病灶后继续使用曲妥珠单抗联合化疗，之后脑部病灶明显缩小，甚至消失。registHER研究表明，与未使用曲妥珠单抗治疗的患者（*n*=119）相比，接受曲妥珠单抗治疗的脑转移患者（*n*=258）生存期延长（17.5个月 *vs.* 3.7个月，*HR* 0.25，95%*CI* 0.20～0.33，$P<0.001$）。在一项回顾性研究中，接受曲妥珠单抗治疗的脑转移患者（*n*=42）的OS期延长（14. 9个月 *vs.* 4个月，*P*=0.0005）。尽管抗HER-2大分子单抗进入血-脑脊液屏障的浓度较低，但本例患者仍观察到抗HER-2治疗对包括颅内病灶在内的全身病灶均有效。若乳腺癌患者后续出现颅内病灶进展，可选择包括放疗在内的局部治疗以进一步控制颅内病灶。

3. ER阳性、HER-2阳性、转移性乳腺癌患者的维持治疗 《中国临床肿瘤学会（CSCO）乳腺癌诊疗指南2021》指出，接受靶向治疗联合化疗或内分泌治疗的乳腺癌患者应尽量延续有效且可接受的治疗周期，当化疗不可耐受时，可考虑保留靶向治疗进行维持治疗。综合现有研究数据，发现卡培他滨维持治疗能改善晚期乳腺癌患者的PFS期和OS期。

一项单臂、多中心的Ⅱ期研究纳入27例既往接受过蒽环类和/或紫杉类药物治疗的HER-2过表达、转移性乳腺癌患者，旨在确认卡培他滨联合曲妥珠单抗在这部分人群中的疗效和安全性。结果显示，卡培他滨联合曲妥珠单抗方案在12例患者（45%）中实现疾病缓解，中位OS期为28个月，中位PFS期为6.7个月；该组合的安全性良好且可预测，3、4级不良反应的发生率较低。这些数据证实，卡培他滨和曲妥珠单抗的组合对HER-2过表达乳腺癌患者具有活性，对生活质量仅有轻微影响。该研究为本例患者以XH方案作为维持治疗方案提供了一定理论依据。考虑曲妥珠单抗和卡培他滨相对有效、不良反应小、较经济，且可使患者得到长期的病情控制，故是个合理的选择。

《第5版欧洲肿瘤学院（ESO）-欧洲肿瘤内科学会（ESMO）晚期乳腺癌国际共识指南》（简称“ABC5指南”）指出，对于一线接受化疗联合抗HER-2治疗的ER阳性、HER-2阳性、转移性乳腺癌患者，选择内分泌治疗联合抗HER-2治疗作为维持治疗是合理的。

4. 曲妥珠单抗治疗进展后二线治疗方案的选择 HER-2阳性乳腺癌患者二线治疗可以考虑使用曲妥珠单抗联合其他化疗药物。多项研究显示，一线使用曲妥珠单抗治疗进展后，继续使用曲妥珠单抗比停止使用曲妥珠单抗治疗效果更好。既往研究证实，在曲妥珠单抗治疗进展后持续抑制HER-2通路能够带来持续的生存获益。因此，HER-2阳性乳腺癌患者行曲妥珠单抗联合化疗出现进展后，可保留曲妥珠单抗继续使用，而换用其他化疗药物。

对于接受曲妥珠单抗治疗后进展的转移性乳腺癌患者，《中国临床肿瘤学会（CSCO）乳腺癌诊疗指南2021》提示拉帕替尼＋卡培他滨、吡咯替尼＋卡培他滨、T-DM1、TKI＋其他化疗药物（如长春瑞滨）、曲妥珠单抗＋拉帕替尼和曲妥珠单抗＋另一类化疗药物都是HER-2阳性乳腺癌患者的二线治疗可选方案。

PHENIX研究的结果显示，在紫杉类药物和曲妥珠单抗治疗失败的患者中，吡咯替尼联合卡培他滨较卡培他滨单药可提高客观缓解率和PFS期。同时，PHOEBE研究显示，在既往接受曲妥珠单抗、紫杉类药物和/或蒽环类药物治疗的转移性乳腺癌患者中，吡咯替尼联合卡培他滨组的PFS期优于拉帕替尼联合卡培他滨组。因此，对于以抗HER-2治疗为基础治疗进展的患者，吡咯替尼联合卡培他滨是一种优选方案。

本例患者保留了曲妥珠单抗，联合吡咯替尼和卡培他滨，使用至今，疗效评估为PR，表明该方案具有一定的可行性。

（复旦大学附属肿瘤医院　王碧芸）

【指南背景】

1.《中国抗癌协会乳腺癌诊治指南与规范（2021年版）》 HER-2阳性、复发转移性乳腺癌患者的首选治疗方案应是以抗HER-2治疗为基础的方案，根据患者的HR状况、既往（新）辅助治疗用药情况来进行选择，使患者最大程度受益。一线治疗方案首选帕妥珠单抗＋曲妥珠单抗联合紫杉类药物，可考虑的方案有曲妥珠单抗联合紫杉类药物、曲妥珠单抗联合长春瑞滨或卡培他滨等其他化疗药物，其他可选方案包括吡咯替尼联合卡培他滨、T-DM1等。

吡咯替尼是我国自主研发的小分子TKI。研究显示，吡咯替尼联合卡培他滨方案对比拉帕替尼联合卡培他滨方案可以显著延长HER-2阳性晚期乳腺癌患者的PFS期，且无论患者既往是否使用过曲妥珠单抗，均能从中获益。因此，对于抗HER-2为基础治疗进展的患者，吡咯替尼联合卡培他滨是二线治疗优选方案。

多项研究显示，一线使用曲妥珠单抗治疗进展后，继续使用曲妥珠单抗比停止使用曲妥珠单抗治疗效果更好。因此，HER-2阳性乳腺癌患者行曲妥珠单抗联合化疗进展后，可保留曲妥珠单抗继续使用，而换用其他化疗药物。

2.《中国临床肿瘤学会（CSCO）乳腺癌诊疗指南2021》 HER-2阳性晚期乳腺癌患者应首选以曲妥珠单抗为基础的治疗，并根据HR情况和既往用药情况来选择合理的联合治疗方案。若此类患者在治疗过程中若出现脑转移，且颅外病灶未进展，经有效的局部治疗后，应继续行抗HER-2靶向治疗，可考虑继续使用原靶向治疗方案，或更换为TKI。

对于接受靶向治疗联合化疗或内分泌治疗的患者，应尽量延续有效且可接受的治疗周期，当化疗不可耐受时，可考虑保留靶向治疗进行维持治疗。

使用曲妥珠单抗治疗进展后，持续抑制HER-2通路能够带来生存获益。因此，一线使用曲妥珠单抗治疗进展后，推荐二线继续使用抗HER-2靶向治疗。曲妥珠单抗的再使用人群有：①新辅助治疗有效人群；②辅助治疗结束1年后复发人群；③解救治疗有效后停药的人群。

3.ABC5指南 应尽早向所有HER-2阳性晚期乳腺癌患者提供抗HER-2治疗（作为一线治疗），除非存在相应禁忌证。

对于行抗HER-2治疗联合细胞毒性药物或内分泌治疗药物进展的患者，应在后续治疗中使用额外的抗HER-2治疗，除非存在禁忌证，因为继续抑制HER-2通路是有益的。

对于选择化疗＋抗HER-2治疗作为一线治疗并能从中获益的ER阳性、HER-2阳性晚期乳腺癌患者，停止化疗后使用内分泌治疗＋抗HER-2治疗作为维持治疗是合理的，尽管该策略尚未在随机试验中进行验证。

维持治疗的持续时间应至疾病进展、患者不可耐受药物毒性或患者要求，并且要在临床试验中进行评估。

当不给予帕妥珠单抗时，HER-2阳性晚期乳腺癌患者的一线方案可选择曲妥珠单抗联合长春瑞滨或紫杉类药物。在做出最终决定时，应考虑这些方案之间的毒性差异并与患者讨论。其他化疗药物可以与曲妥珠单抗一起给药，但没有进行很好的研究，也不是优选。

对于后线治疗，曲妥珠单抗可以与几种化疗药物一起给药，包括但不限于长春瑞滨（如果未在一线治疗中使用）、紫杉类药物（如果未在一线治疗中使用）、卡培他滨、艾立布林、脂质体蒽环类药物、铂类药物和吉西他滨（或节拍化疗）等。该决定应因人而异，并考虑不同药物的毒性特征、既往暴露、患者偏好和可及性。

4.《中国晚期乳腺癌规范诊疗指南（2020版）》 对于HER-2阳性晚期乳腺癌患者，除非存在禁忌证，则均应尽早开始行抗HER-2治疗。对于HER-2状态未明确者，应慎重决定是否使用抗HER-2治疗。

曲妥珠单抗单药治疗HER-2阳性、复发转移性乳腺癌有一定疗效，但曲妥珠单抗与多种化疗药物具有协同增效作用，故推荐联合化疗，效果更好。

此类患者接受抗HER-2治疗联合化疗时，应至少持续6～8个周期，具体治疗周期取决于疗效和患者对化疗的耐受程度。抗HER-2治疗的最佳持续时间尚不明确，如果患者没有出现疾病进展或不可耐受的不良反应，抗HER-2治疗可持续使用至疾病进展。HR阳性、HER-2阳性乳腺癌患者应用抗HER-2治疗联合化疗有效后，可以考虑行抗HER-2联合内分泌治疗作为维持治疗。如果治疗后肿瘤完全缓解数年，也可考虑暂时中断治疗，待复发后再考虑行抗HER-2治疗。

抗HER-2治疗失败后的患者，持续抑制HER-2通路可以带来生存获益，应继续行抗HER-2治疗。

（复旦大学附属肿瘤医院　王碧芸）

【循证背景】

1.M77001研究（*n*=186） 这是一项随机、多中心、开放标签的Ⅱ期临床试验，旨在比较一线多西他赛联合或不联合曲妥珠单抗对HER-2阳性、转移性乳腺癌患者的疗效和安全性，共入组186例既往未接受过解救化疗的HER-2阳性、转移性乳腺癌患者，随机分配至多西他赛联合曲妥珠单抗治疗组和多西他赛单药治疗组。结果显示，多西他赛联合曲妥珠单抗治疗组在总缓解率（61% *vs.* 34%，*P*=0.0002）、中位OS期（31.2个月 *vs.* 22.7个月，*P*=0.0325）、中位TTP（11.7个月 *vs.* 6.1个月，*P*=0.0001）和中位缓解持续时间（11.7个月 *vs.* 5.7个月，*P*=0.009）方面显著优于多西他赛单药治疗组；两组之间不良反应的数量和严重程度几乎没有差异。

2.NCT00542191研究（*n*=196） 这是一项随机、多中心、Ⅲ期试验，评估了曲妥珠单抗＋紫杉醇联合卡铂（TPC方案）和不联合卡铂（TP方案）一线治疗HER-2阳性、转移性乳腺癌的疗效和安全性，纳入的196例患者被1∶1随机分配至TPC组和TP组。结果显示，TPC组的客观缓解率明显优于TP组（52% *vs.* 36%，*P*=0.04）；TPC组和TP组的中位PFS期分别为10.7个月和7.1个月（*HR* 0.66，95%*CI* 0.59～0.73，*P*=0.03）。

3.registHER研究（*n*=1012） 这是一项多中心、前瞻性、观察性队列研究，旨在评估HER-2阳性、转移性乳腺癌患者的特征和中枢神经系统转移后治疗与生存之间的关联，共纳入1012例HER-2阳性、转移性乳腺癌患者，其中377例存在脑转移。结果显示，在HER-2阳性、转移性乳腺癌患者中，与未使用曲妥珠单抗治疗的患者（*n*=119）相比，使用曲妥珠单抗治疗的脑转移患者（*n*=258）的中位OS期显著延长（17.5个月 *vs.* 3.7个月，*HR* 0.25，95%*CI* 0.20～0.33，*P*＜0.001）。多因素比例风险分析的结果证实，曲妥珠单抗是OS期的独立影响因子（*HR* 0.33，*P*＜0.001）。因此认为，registHER研究中评估的HER-2阳性、转移性乳腺癌患者使用曲妥珠单抗与更长的OS期相关。

4.PHOEBE试验（*n*=267） 这是一项随机、对照、Ⅲ期临床试验，旨在比较吡咯替尼联合卡培他滨和拉帕替尼联合卡培他滨用于既往接受过曲妥珠单抗治疗的HER-2阳性晚期乳腺癌患者的疗效和安全性，纳入的267例患者被1∶1随机分配至吡咯替尼＋卡培他滨治疗组和拉帕替尼＋卡培他滨治疗组。结果显示，吡咯替尼＋卡培他滨治疗组和拉帕替尼＋卡培他滨治疗组盲态独立中心评估的中位PFS期分别为12.5个月和6.8个月（*HR* 0.39，95%*CI* 0.27～0.56，*P*＜0.0001）；由研究者评估的中位PFS期分别为11个月和5.6个月（*HR* 0.42，95%*CI* 0.30～0.60，*P*＜0.0001）；最常见的3级或更严重的不良反应是腹泻和手足综合征。亚组分析的结果显示，在各亚组中，接受吡咯替尼均可以使患者的PFS期获益。

（复旦大学附属肿瘤医院　王碧芸）

【核心体会】

在帕妥珠单抗无法获得的情况下，HER-2阳性、转移性乳腺癌患者可选择曲妥珠单抗联合紫杉类药物作为一线治疗方案。接受靶向治疗联合化疗的患者应尽量延续有效且可接受的治疗周期，当化疗不可耐受时，可考虑保留靶向治疗进行维持治疗。

（复旦大学附属肿瘤医院　王碧芸）

参 考 文 献

[1] SLAMON DJ，LEYLAND-JONES B，SHAK S，et al. Use of chemotherapy plus a monoclonal antibody against HER2 for metastatic breast cancer that overexpresses HER2［J］. N Engl J Med，2001，344（11）：783-792.

[2] MARTY M，COGNETTI F，MARANINCHI D，et al. Randomized phase Ⅱ trial of the efficacy and safety of trastuzumab combined with docetaxel in patients with human epidermal growth factor receptor 2-positive metastatic breast cancer administered as first-line treatment：the M77001 study group［J］. J Clin Oncol，2005，23（19）：4265-4274.

[3] ROMOND EH，PEREZ EA，BRYANT J，et al. Trastuzumab plus adjuvant chemotherapy for operable HER2-positive breast cancer［J］. N Engl J Med，2005，353（16）：1673-1684.

[4] VALERO V，FORBES J，PEGRAM MD，et al. Multicenter phase Ⅲ randomized trial comparing docetaxel and trastuzumab with docetaxel，carboplatin，and trastuzumab as first-line chemotherapy for patients with HER2-gene-amplified metastatic breast cancer（BCIRG 007 study）：two highly active therapeutic regimens［J］. J Clin Oncol，2011，29（2）：149-156.

[5] SLAMON D，EIERMANN W，ROBERT N，et al. Abstract S5-04：ten year follow-up of BCIRG-006 comparing doxorubicin plus cyclophosphamide followed by docetaxel（AC→T）with doxorubicin plus cyclophosphamide followed by docetaxel and trastuzumab（AC→TH）with docetaxel，carboplatin and trastuzumab（TCH）in HER2＋ early breast cancer［J］. Cancer Research，2016，76（4 Suppl）：S5.

[6] ROBERT N，LEYLAND-JONES B，ASMAR L，et al. Randomized phase Ⅲ study of trastuzumab，paclitaxel，and carboplatin compared with trastuzumab and paclitaxel in women with HER-2-overexpressing metastatic breast cancer［J］. J Clin Oncol，2006，24（18）：2786-2792.

[7] WARDLEY AM，PIVOT X，MORALES-VASQUEZ F，et al. Randomized phase Ⅱ trial of first-line trastuzumab plus docetaxel and capecitabine compared with trastuzumab plus docetaxel in HER2-positive metastatic breast cancer［J］. J Clin Oncol，2010，28（6）：976-983.

[8] YAN M，BIAN L，HU X，et al. Pyrotinib plus capecitabine for human epidermal factor receptor 2-positive metastatic breast cancer after trastuzumab and taxanes（PHENIX）：a randomized，double-blind，placebo-controlled phase 3 study［J］. Translational Breast Cancer Research，2020，1：13.

[9] XU B，YAN M，MA F，et al. Pyrotinib plus capecitabine versus lapatinib plus capecitabine for the treatment of HER2-positive metastatic breast cancer（PHOEBE）：a multicentre，open-label，randomised，controlled，phase 3 trial［J］. Lancet Oncol，2021，22（3）：351-360.

[10] CORTÉS J，KIM S，CHUNG W，et al. Trastuzumab deruxtecan versus trastuzumab emtansine for breast cancer［J］. N Engl J Med，2022，386（12）：1143-1154.

[11] 中国抗癌协会乳腺癌专业委员会. 中国抗癌协会乳腺癌诊治指南与规范（2021年版）［J］. 中国癌症杂志，2021，31（10）：954-1040.

[12] 国家肿瘤质控中心乳腺癌专家委员会，中国抗癌协会乳腺癌专业委员会，中国抗癌协会肿瘤药物临床研究专业委员会. 中国晚期乳腺癌规范诊疗指南（2020版）［J］. 中华肿瘤杂志，2020，42（10）：781-797.

[13] 中国临床肿瘤学会指南工作委员会. 中国临床肿瘤学会（CSCO）乳腺癌诊疗指南2021［M］. 北京：人民卫生出版社，2021.

[14] BRUFSKY AM，MAYER M，RUGO HS，et al. Central nervous system metastases in patients with HER2-positive metastatic breast cancer：incidence，treatment，and survival in patients from registHER［J］. Clin Cancer Res，2011，17（14）：4834-4843.

[15] PARK YH，PARK MJ，JI SH，et al. Trastuzumab treatment improves brain metastasis outcomes through control and durable prolongation of systemic extracranial disease in HER2-overexpressing breast cancer patients［J］. Br J Cancer，2009，100（6）：894-900.

[16] SCHALLER G，FUCHS I，GONSCH T，et al. Phase Ⅱ study of capecitabine plus trastuzumab in human epidermal growth factor receptor 2 overexpressing metastatic breast cancer pretreated with anthracyclines or taxanes［J］. J Clin Oncol，2007，25（22）：3246-3250.

[17] CARDOSO F，PALUCH-SHIMON S，SENKUS E，et al. 5th ESO-ESMO international consensus guidelines for advanced breast cancer（ABC 5）［J］. Ann Oncol，2020，31（12）：1623-1649.

[18] MA F，OUYANG Q，LI W，et al. Pyrotinib or lapatinib combined with capecitabine in HER2-positive metastatic breast cancer with prior taxanes，anthracyclines，and/or trastuzumab：a randomized，phase Ⅱ study. J Clin Oncol，2019，37（29）：2610-2619.

病例16　激素受体阳性、人表皮生长因子受体-2阴性乳腺癌长程多发骨转移1例

张俊美　薛　妍[*]

西安国际医学中心医院

【关键词】

乳腺癌骨转移；戈舍瑞林；氟维司群；唑来膦酸；依维莫司；艾立布林；阿贝西利

【病史及治疗】

➢ 患者，女性，起病时43岁，未绝经。

➢ 2007-04患者无意中发现右侧乳腺外上象限一大小为4.0 cm×4.0 cm的肿物，遂于外院就诊，考虑为"乳腺癌"。

➢ 2007-04患者行"右侧乳腺癌改良根治术"。术后病理显示，右侧乳腺浸润性导管癌，有少数小叶癌成分，右侧腋窝淋巴结（4/4）见转移癌，病理分期为$T_2N_2M_0$，临床分期为ⅢA期。免疫组织化学显示，雌激素受体（ER）（＋），孕激素受体（PR）（＋），人表皮生长因子受体-2（HER-2）（＋）。患者术后行6个周期TE（T，多西他赛；E，表柔比星）方案辅助化疗，并行右侧胸壁和右侧腋窝放疗，但未行辅助内分泌治疗。

【本阶段小结】

本例患者发病时43岁，未绝经，病理分期为$T_2N_2M_0$，临床分期为ⅢA期，分子分型为Luminal型，术后行辅助放化疗。其对内分泌治疗敏感，遗憾的是，未行辅助内分泌治疗。

【病史及治疗续一】

➢ 2008-10患者出现后背部酸痛。

➢ 2008-10骨扫描显示，胸10椎体右缘和右前第2、3肋骨代谢活跃，考虑乳腺癌骨转移（图16-1）。

➢ 2008-10胸椎磁共振成像（MRI）显示，胸10椎体略变扁，其内见最大径约1.5 cm的类圆形异常信号，T1WI减低，T2WI见混杂低信号影，结合病史考虑为乳腺癌骨转移。

➢ 2008-10胸、腹部计算机体层成像（CT）和颅脑MRI均未见其他远处转移。

➢ 2008-11至2016-06患者行戈舍瑞林＋阿那曲唑＋唑来膦酸方案治疗。2个月后，患者的骨痛症状缓解，建议继续行全身治疗。治疗期间，患者每6个月复查1次，均显示胸椎、肋骨病灶的代谢活跃程度、范围无显著变化。无进展生存（PFS）期达7.5年。

[*]通信作者，邮箱：1410605462@qq.com

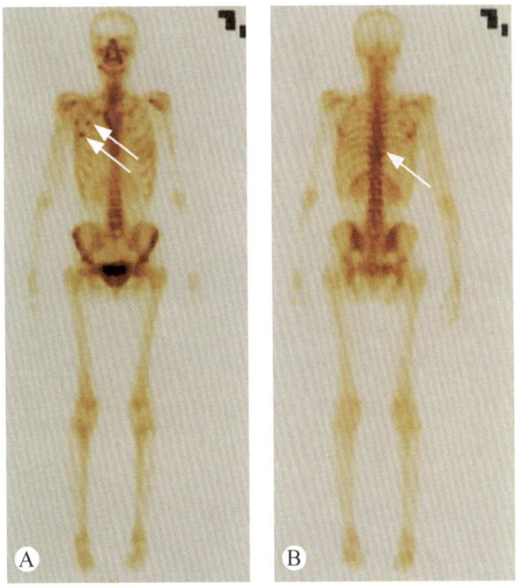

图16-1　2008-10骨扫描

注：A.正位，箭头指向肋骨转移灶；B.后位，箭头指向胸10椎体转移灶。

【本阶段小结】

目前，相关指南指出，内分泌治疗是激素受体（HR）阳性乳腺癌患者的优选解救治疗方案，即使是发生内脏转移的患者，除非存在对内分泌治疗耐药的顾虑或疾病需要快速缓解，否则也应优选内分泌治疗。

本例患者仅存在骨转移，肿瘤负荷较小，且既往未行内分泌治疗，故晚期一线治疗方案给予戈舍瑞林＋阿那曲唑＋唑来膦酸（初始剂量为每月4 mg，2014年根据OPTIMIZE研究的结果，患者骨转移灶稳定，无明显骨痛症状，调整为每3个月4 mg）。本例患者行该方案治疗的PFS期达7.5年。

【病史及治疗续二】

➢ 2016-07患者再次出现后背部酸痛。

➢ 2016-07骨扫描显示，右前第2、3肋骨的代谢活跃程度较2008-10骨扫描无改变，胸10椎体的代谢活跃程度较2008-10骨扫描增加且范围略扩大（图16-2）。

➢ 2016-07胸椎MRI显示，胸10椎体骨质不均匀，片状高密度影较2008-10胸椎MRI明显。

➢ 2016-07肿瘤标志物显示，癌抗原12-5（CA12-5）升高（105.6 U/ml）。综合上述结果，考虑疾病进展。

➢ 2016-07至2018-07患者晚期二线治疗方案行戈舍瑞林＋氟维司群＋唑来膦酸（再次调整为每月4 mg）。治疗后，患者的后背部酸痛症状缓解，CA12-5下降至26 U/ml。治疗期间复查，骨扫描显示，右前第2、3肋骨的代谢活跃程度较2016-07骨扫描减低且趋于均匀，胸10椎体的代谢活跃程度基本同2016-07骨扫描。PFS期为2年。

【本阶段小结】

CONFIRM研究显示，既往内分泌治疗进展的晚期乳腺癌患者接受氟维司群500 mg治疗，中位PFS期达6.5个月，中位总生存（OS）期为26.4个月。

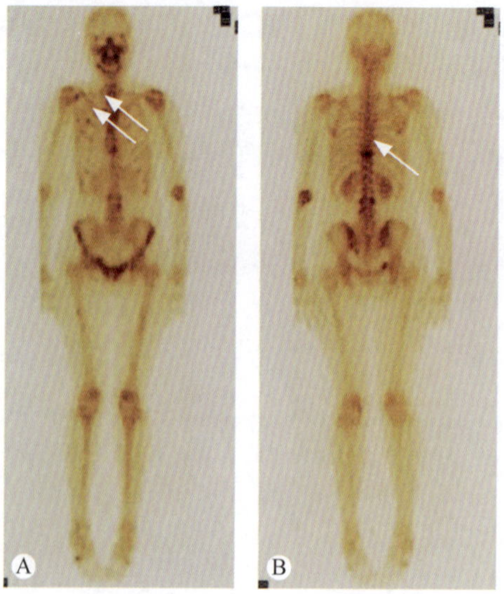

图16-2　2016-07-02骨扫描

注：A.正位，箭头指向骨转移灶；B.后位，箭头指向骨转移灶。

本例患者既往内分泌治疗敏感，且骨转移负荷仍较小，故可以继续尝试内分泌治疗。晚期二线方案给予戈舍瑞林＋氟维司群＋唑来膦酸（再次调整为每月4 mg）。PFS期为2年。

【病史及治疗续三】

➢ 2018-08患者出现双侧肋间、胸椎和腰部疼痛。

➢ 2018-08骨扫描和胸、腹部MRI显示，肋骨、胸椎、腰椎和骨盆新发多处转移（图16-3）。

➢ 2018-08肿瘤标志物显示，CA12-5显著升高至805 U/ml。

➢ 2018-08患者行胸10体椎穿刺活检。术后病理显示，骨转移性中分化腺癌，符合乳腺来源。免疫组织化学显示，ER（70%，＋），PR（－），HER-2（0），Ki-67（20%，＋）。

➢ 2018-08至2019-10患者晚期三线治疗行依维莫司＋依西美坦方案。治疗后，患者的骨痛症

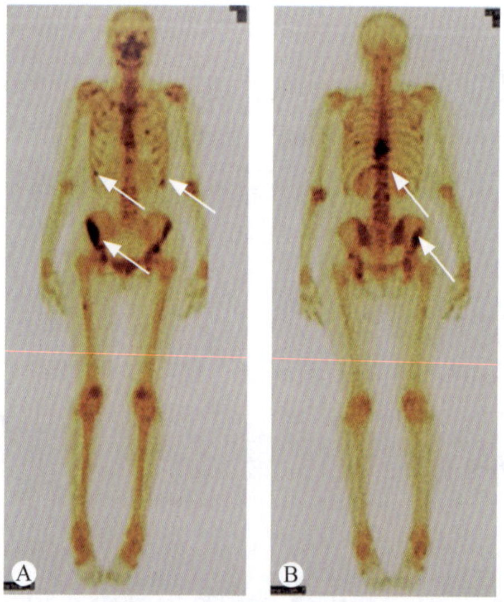

图16-3　2018-08骨扫描

注：A.正位，箭头指向新发骨转移灶；B.后位，箭头指向新发骨转移灶。

状缓解，耐受性良好，仅出现轻度口腔炎。治疗期间，骨扫描显示，多发骨转移灶基本稳定，无新发病灶。PFS期为14个月。

【本阶段小结】

BOLERO-2研究显示，对于经非甾体芳香化酶抑制剂治疗进展的HR阳性、HER-2阴性晚期乳腺癌患者，依西美坦＋依维莫司较依西美坦＋安慰剂的PFS期获益倍增（11.0个月 *vs.* 4.1个月）。亚组分析显示，仅有骨转移的患者使用依西美坦＋依维莫司后PFS期获益尤为显著，两组的中位PFS期分别为19.5个月和6.5个月。

本例患者既往内分泌治疗有效，且仅存在骨转移，故晚期三线治疗参照BOLERO-2研究给予依维莫司＋依西美坦，PFS期为14个月。

【病史及治疗续四】

➢ 2019-10患者出现腰部酸痛。

➢ 2019-10骨扫描显示，骨转移灶稳定，无新发病灶。

➢ 2019-10肿瘤标志物显示，CA12-5显著升高至1200 U/ml。

➢ 2019-10至2019-12患者晚期四线行西达本胺＋来曲唑治疗，但腰部酸痛症状未缓解且CA12-5继续升高。PFS期为2个月。

【本阶段小结】

ACE研究显示，对于既往内分泌治疗失败的HR阳性、HER-2阴性晚期乳腺癌患者，西达本胺＋依西美坦较安慰剂＋依西美坦可延长PFS期，独立评审中心评估的两组中位PFS期分别为9.2个月和3.8个月，客观缓解率（ORR）分别为18.4%和9.1%，均有统计学差异。

本例患者顾虑经济因素和化疗的不良反应，拒绝使用细胞周期蛋白依赖性激酶4/6（CDK4/6）抑制剂治疗，并结合ACE研究的阳性结果，晚期四线行西达本胺＋来曲唑治疗，PFS期为2个月。

【病史及治疗续五】

➢ 2019-12患者腰部酸痛症状加重。

➢ 2019-12肿瘤标志物显示，CA12-5进行性升高至3489 U/ml。

➢ 2019-12至2020-10患者晚期五线行白蛋白紫杉醇＋卡培他滨治疗，但出现3级周围神经不良反应，6个周期后改行卡培他滨单药维持治疗。化疗期间，患者腰部酸痛症状减轻，骨扫描提示疾病稳定，CA12-5降至840 U/ml，但患者因摔伤导致骨折，还自行停服卡培他滨。PFS为期10个月。

【本阶段小结】

本例患者接受长程、多线内分泌治疗，疾病第5次进展，考虑内分泌治疗耐药。晚期五线治疗更换为化疗，即白蛋白紫杉醇＋卡培他滨方案，治疗有效，但出现3级周围神经不良反应，以四肢末梢神经麻木、疼痛为主要表现，6个周期后调整为卡培他滨单药维持化疗。化疗期间患者腰部酸痛症状减轻，骨扫描提示疾病稳定，CA12-5降至840 U/ml，但患者因摔伤导致骨折，还自行停服卡培他滨，PFS期为10个月。

【病史及治疗续六】

➢ 2020-10肿瘤标志物显示，CA12-5升高至3970 U/ml。

➢ 2020-10骨扫描显示，新发左侧肩胛骨、双侧股骨转移（图16-4）。

➢ 2020-10至2021-03患者晚期六线行艾立布林单药化疗6个周期，并将骨改良药物调整为地舒单抗。治疗后，患者的CA12-5下降至235 U/ml，胸椎、腰椎和骨盆部分转移灶缩小。但患者出现运动神经受损和右手大、小鱼际肌萎缩，影响了部分功能活动。

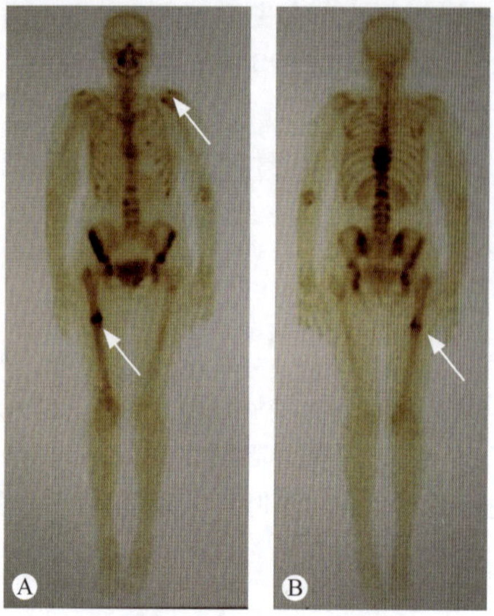

图16-4　2020-10-11骨扫描

注：A.正位，箭头指向新发骨转移灶；B.后位，箭头指向新发骨转移灶。

【本阶段小结】

EMBRACE研究纳入已经接受二线至五线治疗的晚期乳腺癌患者，对比艾立布林单药治疗方案与医师选择治疗方案的效果。结果显示，艾立布林组的中位OS期为13.1个月，医师选择组的中位OS期为10.6个月；艾立布林组的1年生存率为53.9%，医师选择组的1年生存率为43.7%（P=0.014）。

本例患者的周围神经不良反应降至1级后使用艾立布林单药化疗6个周期，并将骨改良药物调整为地舒单抗。治疗后，患者的CA12-5下降至235 U/ml，胸椎、腰椎和骨盆部分转移灶缩小，未再增加感觉神经病变，但出现了运动神经受损和右手大、小鱼际肌肉萎缩，影响部分功能活动。提示，既往周围神经不良反应敏感的患者后续使用抗微管类药物再次出现周围神经病变的概率将明显增加，需要加强监测和防治。

【病史及治疗续七】

➢ 2021-03至2021-08-31（本病例截稿日）患者行氟维司群＋阿贝西利方案治疗，疗效评估为疾病稳定，CA12-5持续下降至124 U/ml，患者耐受性良好，仅出现轻度腹泻。

【本阶段小结】

本例患者行艾立布林单药化疗有效，但出现不良反应，继续化疗耐受性欠佳，且HR阳性、HER-2阴性晚期乳腺癌的治疗已进入靶向治疗时代。

MONARCH 2研究是一项针对既往内分泌治疗耐药的HR阳性、HER-2阴性晚期乳腺癌患者的Ⅲ期、多中心研究，纳入患者被分为两组，分别接受阿贝西利＋氟维司群和安慰剂＋氟维司群治疗。结果显示，阿贝西利＋氟维司群较安慰剂＋氟维司群显著延长了HR阳性、HER-2阴性晚期乳腺癌内分泌治疗耐药患者的中位PFS期（16.4个月 *vs.* 9.3个月），且带来了9.4个月的中位OS期绝对获益（46.7个月 *vs.* 37.3个月）。MONARCH plus研究是一项以中国人群为主的多中心、Ⅲ期临床试验，其中内分泌治疗耐药患者（即队列B）按2∶1的比例随机接受阿贝西利＋氟维司群和安慰剂＋氟维司群治疗，结果首次验证了CDK4/6抑制剂＋内分泌治疗在中国人群中的疗效和安全性。因此，给予本例患者氟维司群＋阿贝西利治疗。

本例患者既往接受多线内分泌治疗和哺乳动物雷帕霉素靶蛋白（mammalian target of rapamycin，mTOR）抑制剂、组蛋白脱乙酰酶（HDAC）抑制剂靶向治疗后疾病进展，后续应用CDK4/6抑制剂联合氟维司群治疗有效。目前，临床尚无预测CDK4/6抑制剂疗效的生物标志物。但临床普遍认为，ER阳性可以作为一个获益标志。既往有基础研究表明，ER阳性乳腺癌具有功能更完整的视网膜母细胞瘤（retinoblastoma，Rb）蛋白，而在三阴性乳腺癌或HER-2阳性乳腺癌中，Rb蛋白功能的不完整性更多见，故ER阳性乳腺癌患者更能从CDK4/6抑制剂的治疗中获益。但PALOMA-3研究发现，CDK4/6、Rb、细胞周期蛋白D1（Cyclin D1）扩增或*p*16缺失均不能预测CDK4/6抑制剂的疗效，研究者们还需要进一步探索更确切的生物标志物来甄别CDK4/6抑制剂的获益人群。因此，在临床上，除了ER阳性，医师可能需要更多地结合乳腺癌患者的肿瘤特征、既往治疗反应等情况进行综合判断。

【专家点评】

本例患者的治疗过程充分体现了HR阳性、HER-2阴性晚期乳腺癌患者行长程内分泌治疗的优势，尤其是在单纯骨转移、对内分泌治疗敏感且肿瘤负荷不大的HR阳性、HER-2阴性、转移性乳腺癌患者中。

解救内分泌治疗经历了单药内分泌治疗到联合内分泌治疗的转变。此外，临床已确定了依维莫司联合内分泌治疗在耐药乳腺癌中的治疗优势，CDK4/6抑制剂联合内分泌治疗已成为目前HR阳性、HER-2阴性晚期乳腺癌一线、二线解救治疗的优选。目前，化疗仍是解救治疗的重要手段，可与内分泌治疗交替应用，医师应充分根据患者的疾病特征和各种治疗手段的优势及其患者耐受性进行优化选择、全程管理。

目前，对于骨转移的诊断和疗效评估等，很多临床医师仍存在困惑。骨转移的诊治过程尤其需要多学科协作。近期，有学者提出骨转移假性进展的概念，提示临床需要高度关注和良好对其进行定义，避免过早停止有效治疗，也应注意避免过度诊疗。

（天津医科大学肿瘤医院　郝春芳）

本例患者是一例Luminal型绝经前乳腺癌患者，术后复发风险提示为高危，术后接受多西他赛联合表柔比星方案化疗6个周期，未行辅助内分泌治疗；术后1年半出现多发骨转移，转移后予以骨保护治疗，在接受多线内分泌治疗后开始行化疗，包括白蛋白紫杉醇联合卡培他滨、艾立布林等。整体治疗策略的制定符合相关指南规定。

本例患者的治疗过程有如下几点值得探讨。

1.本例患者原发灶的病理为淋巴结阳性、Luminal型，肿瘤大小未知，ER、PR表达的百分比和Ki-67的表达水平也未知，难以进一步区分是Luminal A型还是Luminal B型。本例患者淋巴结≥4枚阳性，推荐行辅助化疗。同时，辅助内分泌治疗对于降低HR阳性乳腺癌患者的复发风险至关重要。若本例患者接受标准辅助内分泌治疗，无疾病生存（DFS）期可能会进一步延长。

2.本例患者术后多发骨转移，无内脏转移。根据美国国家综合癌症网络（NCCN）指南、

《第5版欧洲肿瘤学院（ESO）-欧洲肿瘤内科学会（ESMO）晚期乳腺癌国际共识指南》（简称“ABC5指南”）和《中国临床肿瘤学会（CSCO）乳腺癌诊疗指南》，除外具有内脏危象或内分泌治疗耐药证据，对于HR阳性、HER-2阴性、转移性乳腺癌患者，首先推荐内分泌治疗。目前，CDK4/6抑制剂联合内分泌治疗为标准一线治疗方案。在《中国临床肿瘤学会（CSCO）乳腺癌诊疗指南2022》中，对于未经内分泌治疗的患者，ⅠA级推荐为芳香化酶抑制剂（AI）联合CDK4/6抑制剂。本例患者初次复发转移在2008年，CDK4/6抑制剂尚未在国内上市，其一线治疗选择阿那曲唑联合戈舍瑞林方案是合理的，PFS期约7年。在晚期乳腺癌的一线内分泌治疗中，第3代芳香化酶抑制剂较他莫昔芬延长了PFS期，提高了客观缓解率。

3.本例患者二线接受氟维司群联合戈舍瑞林治疗，三线接受依维莫司联合依西美坦治疗，四线接受西达本胺联合来曲唑治疗。相关指南指出，既往内分泌治疗获益的乳腺癌患者仍适合行内分泌治疗。晚期乳腺癌患者内分泌治疗的选择应结合既往内分泌治疗用药和治疗反应等综合考虑，尽量不重复使用辅助治疗或复发转移内分泌治疗使用过、耐药的药物。本例患者属于继发性内分泌治疗耐药（辅助内分泌治疗2年后或完成辅助内分泌治疗1年内出现复发转移，或一线内分泌治疗≥6个月出现疾病进展）患者。

4.本例患者仅发生骨转移，根据实体瘤疗效评估标准1.1（RECIST1.1），骨扫描、正电子发射体层成像（PET）或平片不适用于测量骨病灶，但可用于确认骨病灶是否存在。如果溶骨性病灶或混合性溶骨/成骨病灶有确定的软组织成分，且软组织成分符合可测量的定义时，则可用CT或MRI等影像学手段评估。此外，本例患者的诊疗过程未提供后线治疗过程中其他部位的影像学检查结果，如胸部CT、盆腹部影像学检查等。与此同时，肿瘤标志物水平升高无法作为疾病进展的证据，仍需进一步的影像学检查结果证实。

5.本例患者五线接受白蛋白紫杉醇联合卡培他滨治疗，期间出现3级周围神经不良反应，遂停用白蛋白紫杉醇；疾病进展后接受艾立布林单药化疗，出现运动神经受损和右手大、小鱼际肌肉萎缩，影响部分功能活动。据统计，艾立布林外周神经不良反应的发生率为35%，≥3级不良反应的发生率为8%，但罕见运动神经损伤的报道。之后本例患者行阿贝西利联合氟维司群内分泌维持治疗至2021-08-31。一项哌柏西利在中国HR阳性、HER-2阴性晚期乳腺癌患者中的真实世界研究纳入130例患者，接受哌柏西利联合内分泌治疗，其中36.9%的患者接受过≥二线内分泌治疗。结果显示，中位PFS期为9.2个月，CDK4/6抑制剂联合内分泌治疗在HR阳性、HER-2阴性晚期乳腺癌患者（即使是最初对内分泌治疗耐药的患者）中表现出良好的疗效和耐受性。

（复旦大学附属肿瘤医院　王碧芸）

【指南背景】

1.我国乳腺癌骨转移相关指南和共识　乳腺癌骨转移的临床诊断：发射型计算机体层成像（ECT）可以作为初筛检查，X线片/CT可以明确有无骨质破坏，MRI有助于了解骨转移对周围组织的影响，尤其是脊柱的稳定性；正电子发射体层成像/计算机体层成像（PET/CT）的价值有待进一步研究；骨活检能取得病理诊断。治疗原则：根据分类治疗原则决定全身抗肿瘤药物治疗；骨改良药物是乳腺癌骨转移的基本治疗药物；合理的局部治疗可以控制骨转移症状。

2.《中国抗癌协会乳腺癌诊治指南与规范（2021年版）》　HR阳性、HER-2阴性晚期乳腺癌患者即便存在内脏转移，内分泌治疗依然是优选方案，除非存在内脏危象。绝经前患者的内分泌治疗在卵巢功能抑制的基础上可参照绝经后乳腺癌患者的内分泌治疗策略。内分泌治疗获益的患者应尽可能持续治疗直至疾病进展，但需要注意评估药物疗效和患者的耐受性。晚期内分泌治疗策略的最佳排序目前无固定模式，取决于患者既往内分泌治疗用药、药物疗效、用药持续时间、肿瘤负荷、药物可及性和患者的选择等因素。对于肿瘤负荷相对较低、转移灶数目有限的晚期乳腺癌患者，氟维司群单药或AI也能获得较长的PFS期。因此，当CDK4/6抑制剂的可及性差时，氟维司群或AI可作为推荐。

3.ABC5指南 目前，基于内分泌治疗的最佳治疗顺序尚不明确，主要取决于患者既往［（新）辅助或晚期条件下］用药、肿瘤负荷、患者偏好、治疗费用和药物可及性等因素。专家组认为，对于转移性肿瘤负荷有限且生物学侵袭性较低的少数乳腺癌患者，可采用单纯内分泌治疗。目前尚无生物标志物可准确识别此类患者。

（天津医科大学肿瘤医院　郝春芳）

1.2022年美国NCCN指南 对于绝经后HR阳性、转移性乳腺癌患者，内分泌治疗可选择非甾体AI、氟维司群（500 mg）、他莫昔芬或托瑞米芬、依西美坦、CDK4/6抑制剂联合AI或氟维司群、依西美坦/氟维司群/他莫昔芬联合依维莫司等。其中CDK4/6抑制剂联合AI或氟维司群可作为一线内分泌治疗可选方案。绝经前患者接受卵巢功能抑制后的治疗方案与绝经后一致。

2.《中国临床肿瘤学会（CSCO）乳腺癌诊疗指南2022》 晚期乳腺癌内分泌治疗的适合人群：①原发灶或复发转移灶的病理提示ER/PR阳性；②肿瘤进展缓慢；③既往内分泌治疗获益，包括术后辅助治疗足周期结束后进展或辅助治疗中无疾病间期长（如2年以上）和复发转移治疗曾经获益的患者；④已有数据显示，内分泌治疗联合靶向治疗的疾病控制率和PFS期并不亚于化疗，故专家组认为，即使对于一些肿瘤负荷较大的乳腺癌患者（如伴有内脏转移），内分泌治疗联合靶向治疗（CDK4/6抑制剂、HDAC抑制剂）也可作为治疗选择。对于既往使用他莫昔芬治疗失败的患者，ⅠA级推荐为AI＋CDK4/6抑制剂或AI＋HDAC抑制剂，ⅠB级推荐为氟维司群＋CDK4/6抑制剂，Ⅱ级推荐为AI或氟维司群单药治疗。

3.ABC5指南 ER阳性、HER-2阴性晚期乳腺癌患者使用CDK4/6抑制剂联合内分泌治疗具有确切的PFS期和OS期获益，并能维持或改善患者的生活质量。

（复旦大学附属肿瘤医院　王碧芸）

【循证背景】

1. BOLERO-2试验（*n*=724） 这是一项国际多中心、随机、对照、双盲、Ⅲ期临床试验，来自24个国家189家医学中心的724例患者入组。该研究在非甾体芳香化酶抑制剂治疗失败的绝经后HR阳性、HER-2阴性晚期乳腺癌患者中比较依维莫司联合依西美坦和依西美坦单药的疗效和安全性。该研究达到主要研究终点，依维莫司联合依西美坦组和依西美坦单药组研究者评估的中位PFS期分别为6.9个月和2.8个月（*HR* 0.43，95%*CI* 0.35～0.54，$P<0.001$），中心评估的中位PFS期分别为11个月和4.1个月（*HR* 0.36，95%*CI* 0.27～0.47，$P<0.001$），均有统计学优势，且患者耐受性良好。对于次要研究终点，依维莫司联合依西美坦组的中位OS期为31个月，依西美坦单药组为26.6个月（*HR* 0.89，95%*CI* 0.73～1.10，$P=0.14$），未达到统计学的显著改善。

2.ACE试验（*n*=365） 这是一项随机、双盲、安慰剂对照的Ⅲ期临床试验，在他莫昔芬或非甾体芳香化酶抑制剂治疗失败的绝经后HR阳性、HER-2阴性晚期乳腺癌患者中比较HDAC抑制剂西达本胺联合依西美坦和依西美坦单药的疗效和安全性。该研究达到主要研究终点，西达本胺联合依西美坦组和依西美坦单药组的中位PFS期分别为7.4个月和3.8个月（*HR* 0.75，95%*CI* 0.58～0.98，$P=0.033$），具有统计学优势，且患者临床耐受良好。

3.EMBRACE研究（*n*=762） 这是一项国际多中心、开放标签、平行对照、Ⅲ期临床试验，既往接受2～5种化疗方案的局部复发或转移性乳腺癌患者随机接受艾立布林或医师选择治疗方案（TPC方案，即紫杉醇＋顺铂＋卡培他滨）治疗。结果显示，艾立布林相比于TPC方案显著延长中位OS期达 2.5个月（*HR* 0.81，95%*CI* 0.66 ～ 0.99，*P*=0.041），死亡风险降低19%，具有统计学差异。

（天津医科大学肿瘤医院　郝春芳）

1.MONARCH2研究（*n*=669） 这项全球、双盲、随机对照的Ⅲ期临床试验旨在既往内分泌治疗失败的HR阳性、HER-2阴性晚期乳腺癌中探究选择性CDK4/6抑制剂阿贝西利联合氟维司群和氟维司群单药的疗效和安全性。该研究纳入接受新辅助或辅助内分泌治疗期间或辅助内分泌治疗结束后12个月内出现疾病进展的HR阳性、HER-2阴性晚期乳腺癌患者，随机分组（2∶1）接受阿贝西利或安慰剂联合氟维司群治疗。结果显示，阿贝西利组较安慰剂组显著延长中位PFS期（16.9个月 *vs.* 9.3个月，*HR* 0.536，95%*CI* 0.445 ～ 0.645，*P*＜0.0001）和客观缓解率（总客观缓解率：35.2% *vs.* 16.1%；可测量病灶的客观缓解率：48.1% *vs.* 21.3%）；各亚组分析中，阿贝西利组患者均获得了与主要研究终点一致的获益。

2.MONARCH plus研究（*n*=463） 这项Ⅲ期随机对照试验在绝经后HR阳性、HER-2阴性晚期乳腺癌患者中比较阿贝西利联合内分泌治疗和单药内分泌治疗的疗效和安全性。该研究分为A队列和B队列，A队列纳入未接受过内分泌治疗的HR阳性、HER-2阴性晚期乳腺癌患者，共306例，随机接受阿贝西利联合非甾体芳香化酶抑制剂（NSAI）或NSAI单药治疗；B队列纳入内分泌治疗耐药患者，共157例，随机接受阿贝西利联合氟维司群或氟维司群单药治疗。主要研究终点为2个队列的PFS期。队列A的结果显示，阿贝西利联合NSAI可以显著延长绝经后HR阳性、HER-2阴性患者的PFS期，阿贝西利联合NSAI组和NSAI单药组的中位PFS期分别为未达到和14.7个月（*HR* 0.499，95%*CI* 0.346 ～ 0.710，*P*=0.001）。队列B的结果显示，阿贝西利联合氟维司群组的中位PFS期较氟维司群单药组显著延长（11.5个月 *vs.* 5.6个月，*HR* 0.376，95%*CI* 0.240 ～ 0.588，*P*＜0.001）。

3.CONFIRM研究（*n*=736） 这项多中心、双盲、平行对照的Ⅲ期临床试验旨在既往内分泌治疗进展的绝经后ER阳性晚期乳腺癌患者中比较氟维司群500 mg方案与标准剂量250 mg方案的疗效。该研究纳入辅助内分泌治疗期间或结束后1年内进展或接受晚期一线内分泌治疗失败的乳腺癌患者，随机分组（1∶1）接受氟维司群500 mg和250 mg治疗。结果显示，氟维司群500 mg组的PFS期明显优于250 mg组（*HR* 0.80，95%*CI* 0.68 ～ 0.94，*P*=0.006）；两组的客观缓解率相似（分别为9.1%和10.2%）。

（复旦大学附属肿瘤医院　王碧芸）

【核心体会】

晚期乳腺癌应分类、分层治疗，且多种治疗手段有序“排兵布阵”，尤其可给HR阳性、HER-2阴性乳腺癌患者带来长久带瘤生存。

（天津医科大学肿瘤医院　郝春芳）

在HR阳性、HER-2阴性乳腺癌患者的治疗中，内分泌治疗发挥着至关重要的作用。尽可能延迟开始化疗的时间可以更好地保证转移性乳腺癌患者的生活质量。

（复旦大学附属肿瘤医院　王碧芸）

参 考 文 献

[1] CORTES J, O' SHAUGHNESSY J, LOESCH D, et al. Eribulin monotherapy versus treatment of physician's choice in patients with metastatic breast cancer (EMBRACE): a phase 3 open-label randomised study [J]. Lancet, 2011, 377 (9769): 914-923.

[2] SLEDGE GW, TOI M, NEVEN P, et al. MONARCH 2: abemaciclib in combination with fulvestrant in women with HR+/HER2- advanced breast cancer who had progressed while receiving endocrine therapy [J]. J Clin Oncol, 2017, 35 (25): 2875-2884.

[3] CRISTOFANILLI M, TURNER NC, BONDARENKO I, et al. Fulvestrant plus palbociclib versus fulvestrant plus placebo for treatment of hormone-receptor-positive, HER2-negative metastatic breast cancer that progressed on previous endocrine therapy (PALOMA-3): final analysis of the multicentre, double-blind, phase 3 randomised controlled trial [J]. Lancet Oncol, 2016, 17 (4): 425-439.

[4] JIANG Z, WANG H, WANG S, et al. Chinese expert consensus statement on the clinical diagnosis and treatment of breast cancer bone metastasis and bone related disease [J]. Transl Breast Cancer Res, 2021, 2: 2.

[5] UNTCH M, WÜRSTLEIN R, LÜFTNER D, et al. ABC5 international consensus conference on advanced breast cancer, Lisbon, 16 November 2019: commentary by the German panel of experts on the ABC5 voting results [J]. Geburtshilfe Frauenheilkd, 2020, 80 (6): 588-600.

[6] BASELGA J, CAMPONE M, PICCART M, et al. Everolimus in postmenopausal hormone-receptor-positive advanced breast cancer [J]. N Engl J Med, 2012, 366 (6): 520-529.

[7] JIANG Z, LI W, HU X, et al. Tucidinostat plus exemestane for postmenopausal patients with advanced, hormone receptor-positive breast cancer (ACE): a randomised, double-blind, placebo-controlled, phase 3 trial [J]. Lancet Oncol, 2019, 20 (6): 806-815.

[8] LIU C, LI T, TAO Z, et al. Clinical outcomes of 130 patients with hormone receptor-positive and human epidermal growth factor receptor 2-negative metastatic breast cancer treated with palbociclib plus endocrine therapy and subsequent therapy: a real-world single-center retrospective study in China [J]. Med Sci Monit, 2020, 26: e927187.

[9] GRADISHAR WJ, MORAN MS, ABRAHAM J, et al. Breast cancer, Version 3.2022, NCCN clinical practice guidelines in oncology [J]. J Natl Compr Canc Netw, 2022, 20 (6): 691-722.

[10] 中国临床肿瘤学会指南工作委员会.中国临床肿瘤学会（CSCO）乳腺癌诊疗指南2022 [M].北京：人民卫生出版社，2022.

[11] CARDOSO F, PALUCH-SHIMON S, SENKUS E, et al. 5th ESO-ESMO international consensus guidelines for advanced breast cancer (ABC5) [J]. Ann Oncol, 2020, 31 (12): 1623-1649.

[12] NEVEN P, JOHNSTON SRD, TOI M, et al. MONARCH 2: subgroup analysis of patients receiving abemaciclib plus fulvestrant as first-line and second-line therapy for HR, HER2-advanced breast cancer [J]. Clin Cancer Res, 2021, 27 (21): 5801-5809.

[13] ZHANG QY, SUN T, YIN YM, et al. MONARCH plus: abemaciclib plus endocrine therapy in women with HR+/HER2- advanced breast cancer: the multinational randomized phase Ⅲ study [J]. Ther Adv Med Oncol, 2020, 12: 1758835920963925.

[14] DI LEO A, JERUSALEM G, PETRUZELKA L, et al. Results of the CONFIRM phase Ⅲ trial comparing fulvestrant 250 mg with fulvestrant 500 mg in postmenopausal women with estrogen receptor-positive advanced breast cancer [J]. J Clin Oncol, 2010, 28 (30): 4594-4600.

[15] YARDLEY DA, NOGUCHI S, PRITCHARD KI, et al. Everolimus plus exemestane in postmenopausal patients with HR (+) breast cancer: BOLERO-2 final progression-free survival analysis [J]. Adv Ther, 2013, 30 (10): 870-884.

病例17　初诊转移性三阴性乳腺癌1例

谢华英　叶　明*

上海交通大学医学院附属仁济医院

【关键词】

转移性；三阴性乳腺癌；初诊

【病史及治疗】

➢ 患者，女性，66岁，已绝经。

➢ 2015-05-07患者自行发现“左侧乳腺内下象限肿物”，但未就诊。

➢ 2015-09-07患者于碰撞后出现“左足疼痛”，且呈进行性加重。

➢ 2015-12-31左足磁共振成像（MRI）显示，左足多发骨质信号异常伴周围软组织肿胀和滑膜增厚，可能为“神经性骨关节炎”。

➢ 2016-03-30患者行左足病变清理活检。术后病理显示，左足第一趾骨低分化癌，原发性或转移性。免疫组织化学显示，雌激素受体（ER）(－)，孕激素受体（PR）(－)，人表皮生长因子受体-2（HER-2）(＋＋)，Ki-67（30%，＋）。荧光原位杂交（FISH）检测显示无扩增。

➢ 2016-04-13全身正电子发射体层成像/计算机体层成像（PET/CT）显示，左侧乳腺癌（肿物大小为5.0 cm×6.0 cm）伴左侧腋窝淋巴结、左侧下肢骨多发转移。

➢ 2016-04-22患者行左侧乳腺肿物穿刺活检。术后病理显示，左侧乳腺浸润性癌。免疫组织化学显示，ER（－），PR（－），HER-2（＋＋），Ki-67（50%，＋）。初步诊断为左侧乳腺癌＋左侧腋窝淋巴结、左侧下肢骨转移。遂给予唑来膦酸抗骨转移，用药后患者左足疼痛症状有所好转。

➢ 2016-04-25左足增强MRI显示，左足跟骨、距骨、跗骨、跖骨和趾骨多发骨质破坏，T1WI呈低信号影，T2WI和频率衰减翻转恢复（spectral attenuated inversion recovery，SPAIR）序列呈高信号影，注入造影剂后见不均匀强化表现，部分伴软组织肿物，左足软组织肿胀；左侧胫腓骨下段、左膝关节面下多发骨质异常，左踝关节腔内见少许液体信号影（图17-1）。

➢ 2016-04-29乳腺MRI显示，左侧乳腺内下象限见一团块灶［乳腺影像报告和数据系统（BI-RADS）5级］，大小为4.4 cm×2.7 cm×3.6 cm，考虑恶性肿瘤，伴左侧腋窝淋巴结转移；右侧乳腺增生（BI-RADS 2级）(图17-2)。

➢ 2016-05-10至2016-06-13患者行全身化疗（紫杉醇120 mg＋顺铂40 mg，每周1次），过程顺利，但3次后出现Ⅲ度骨髓抑制。

➢ 2016-06-13至2016-11-03患者改行白蛋白结合型紫杉醇（300mg，第1天）＋顺铂（50 mg，第1～2天）方案化疗5个周期（每21天为1个周期），并定期使用唑来膦酸抗骨转移。

*通信作者，邮箱：renjiyeming@163.com

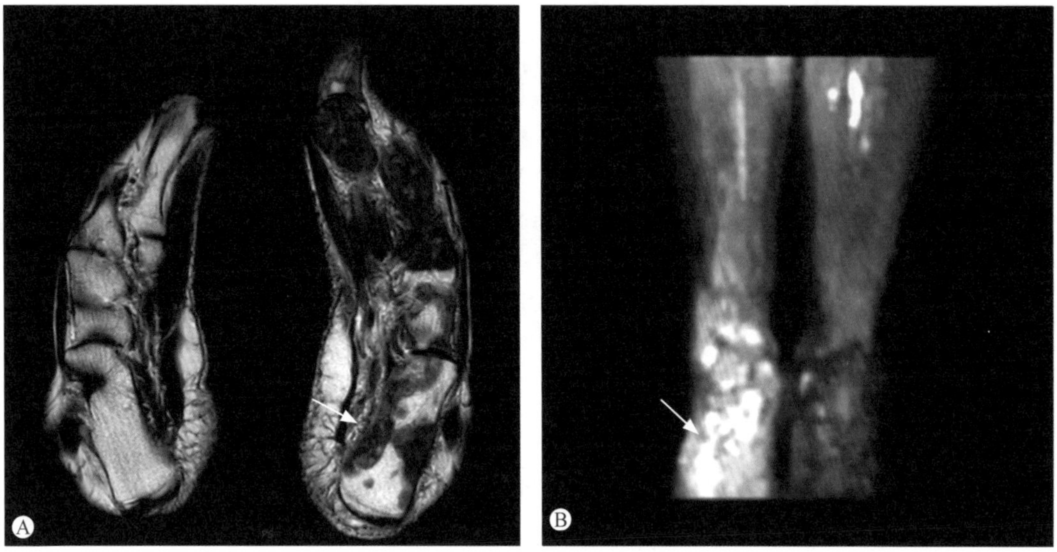

图17-1　2016-04-25左足MRI

注：A.T1WI呈低信号影，箭头指向部分病灶；B.频率衰减翻转恢复（SPAIR）序列呈高信号影，箭头指向部分病灶。

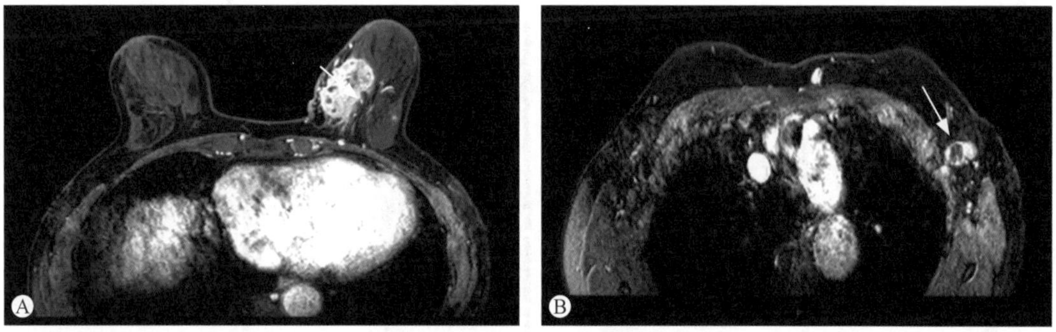

图17-2　2016-04-29乳腺MRI

注：A.箭头指向左侧乳腺占位性病变；B.箭头指向左侧腋窝肿大淋巴结。

➢ 2016-07-25胸部计算机体层成像（CT）显示，左侧乳腺内下象限见一肿物；右肺中叶多发小结节。

➢ 2016-07-28左足增强MRI显示，左足跟骨、距骨、跗骨、跖骨和趾骨多发骨质破坏，部分伴软组织肿物，考虑转移癌。与2016-04-25左足增强MRI相比，病灶区信号不均匀，部分脂肪沉积可能性大，提示治疗后可能会缓解。

➢ 2016-08-01患者行姑息性左侧乳腺癌改良根治术。术后病理显示，左侧乳腺浸润性导管癌，组织学分级为Ⅲ级，肿物大小为2.5 cm×2.5 cm×2.0 cm；左侧腋窝淋巴结（3/12）见转移癌；乳头、剥离面、锁骨下淋巴结（0/2）和胸肌间淋巴结为纤维脂肪组织，均呈阴性。免疫组织化学显示，ER（－），PR（－），HER-2（＋＋），Ki-67（40%，＋），雄激素受体（AR）(60%，＋)。

➢ 2016-12-12至2017-01-16患者行术后放疗（左侧胸壁、内乳和锁骨上、下淋巴结引流区），剂量为50 Gy/25 Fx，放疗期间口服卡培他滨（1 g，每天2次）同步化疗。

➢ 2017-01-17至2017-11-03患者定期行卡培他滨（1.5 g，每天2次，口服，第1～14天，每21天为1个周期）单药化疗。

【本阶段小结】

本例患者为初诊Ⅳ期乳腺癌患者，多发骨转移，根据骨转移灶的穿刺活检病理结果和姑息性左侧乳腺癌改良根治术后切除组织的病理结果，诊断为三阴性乳腺癌。对于转移性三阴性乳腺癌患者，全身治疗仍是主流，一线治疗应首选含紫杉类药物和蒽环类药物的化疗方案。本例患者行挽救化疗后乳腺病灶和腋窝淋巴结明显缩小，骨病灶平稳。目前，局部治疗对于提高初诊Ⅳ期乳腺癌患者的预后尚存在争议。土耳其的一项临床研究（MF07-01研究）提示，激素受体（HR）阳性、HER-2阴性、年龄较小和单个骨转移的乳腺癌患者行初始手术治疗获益更显著。本例患者采取了局部手术＋术后放疗的治疗方案。

【病史及治疗续一】

➢ 2017-07-03全身骨显像显示，左侧股骨下端、髌骨、腓骨和左足显像剂异常浓聚，考虑乳腺癌骨转移（图17-3）。

➢ 2017-07-03患者行左侧胫腓骨和左足骨转移灶放疗，剂量为30 Gy/10 Fx，2周。

➢ 2017-09-29胸部CT显示，左侧乳腺癌术后改变；右肺中叶小结节同2016-07-25胸部CT，右肺上叶和左肺下叶新发多个小结节，但结节较小，无法穿刺。

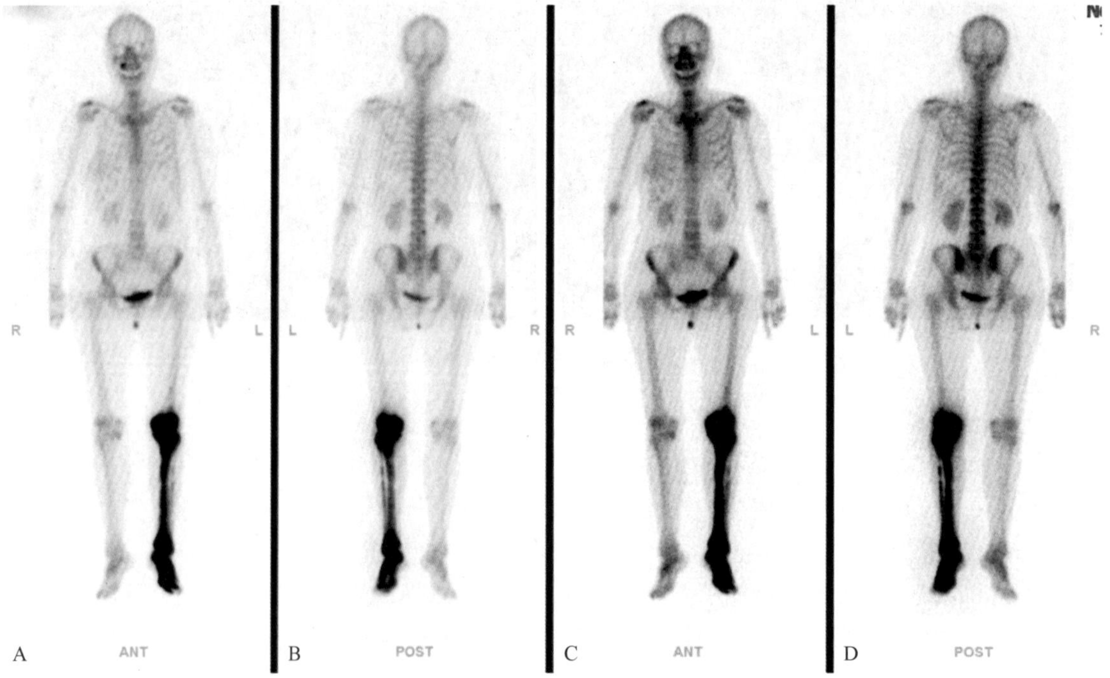

图17-3　2017-07-03全身骨显像

注：A～D.左侧膝关节及以下骨见明显显像剂浓聚（深色区域）。

➢ 2017-11-17患者停用卡培他滨，使用比卡鲁胺（150 mg，每天1次）抗雄激素治疗，定期复查提示病情平稳。

➢ 2018-08-23胸部CT显示，左侧乳腺癌术后改变；两肺散在斑点、小结节和斑片灶，乳腺癌转移不能除外，炎性可能性大（图17-4）。

➢ 2018-11-02胸部CT显示，左侧乳腺癌术后改变；两肺散在斑点、小结节和斑片灶，较2018-

08-23胸部CT数量有所增加，乳腺癌转移不能除外，炎性可能性大，建议先给予抗感染治疗。

➢ 2019-03-06胸部CT显示，左侧乳腺癌术后改变；两肺散在斑点、小结节和斑片灶，乳腺癌转移不能除外，炎性可能性大。

➢ 2019-05-28胸部CT显示，左侧乳腺癌术后改变；两肺散在斑点、结节和斑片灶，较2019-03-06胸部CT部分病灶略增大（图17-5）。

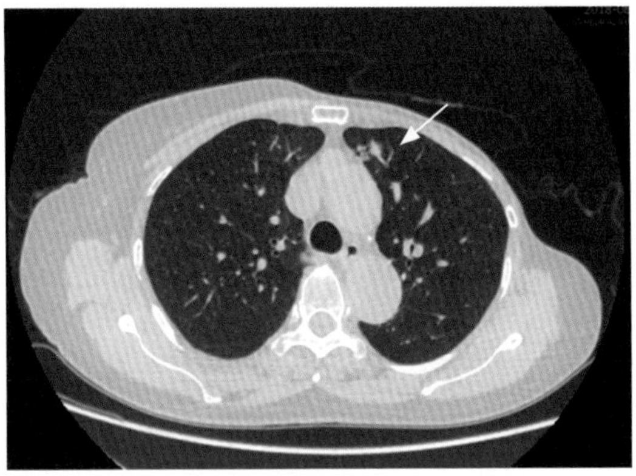

图17-4　2018-08-23胸部CT

注：箭头指向左肺上叶前段转移灶。

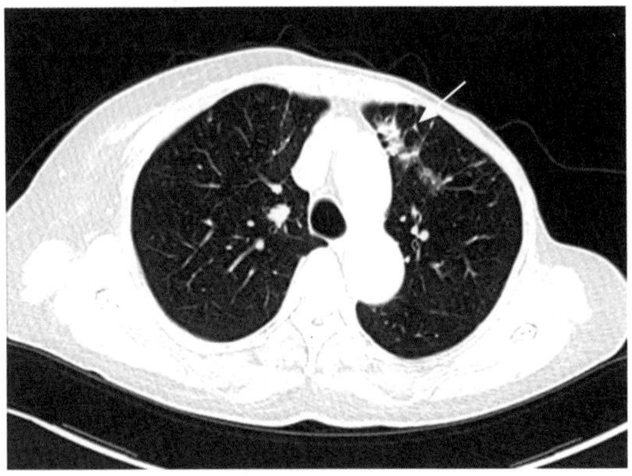

图17-5　2019-05-28胸部CT

注：箭头指向左肺上叶前段转移灶。

➢ 2019-07-01患者行肺病灶穿刺活检。术后病理显示腺癌，组织学分级为Ⅱ～Ⅲ级。免疫组织化学显示，ER（－），PR（－），HER-2（＋），AR（80%，＋），程序性死亡蛋白-1（PD-1）（－），甲状腺转录因子1（thyroid transcription factor 1，TTF1）（－），不支持肺鳞癌、腺癌和神经内分泌肿瘤，结合病史符合乳腺癌转移，遂确诊为乳腺癌肺转移。

【本阶段小结】

本例患者经过全身化疗、手术和放疗等综合治疗后无进展生存（PFS）期达16个月。在肺病灶性质不明的情况下，兼顾病情和治疗的不良反应，给予本例患者比卡鲁胺单药抗雄激素治疗，而非被动等待随访，PFS期达12个月。已有多项研究显示，12%～60%的三阴性乳腺癌患者表达AR，或许正是本例患者的AR高表达使其获得了更长的生存期。NCT00468715研究是一项Ⅱ期临床试验，首次评估了按AR状态选择三阴性乳腺癌的抗雄激素治疗方案（比卡鲁胺），该研究要求原发灶或转移灶呈AR阳性（免疫组织化学＞10%核染色）。结果显示，在424例患者中，51例呈AR阳性；在26例可评估的患者中，尽管没有达到完全缓解或部分缓解的患者，但6个月的临床获益率为19%。该研究证明了抗雄激素类药物对部分AR阳性、三阴性乳腺癌患者有效，同时对比卡鲁胺耐受性良好，且未观察到4、5级与治疗相关的不良反应。虽然该研究样本量少，但也提示了抗雄激素治疗的可行性。目前，多项临床研究正在探索抗雄激素治疗联合化疗、靶向治疗和免疫治疗在AR阳性、三阴性乳腺癌中的有效性，希望能有可喜的结果。

【病史及治疗续二】

➢ 2019-07-15患者停用比卡鲁胺。

➢ 2019-07-16至2019-10-15患者行化疗联合免疫治疗，方案为白蛋白结合型紫杉醇（400 mg，第1天）＋顺铂（50 mg，第1～2天）＋特瑞普利单抗（240 mg，第1天），每21天为1个周期，共5个周期。

➢ 2019-09-17胸部CT显示，两肺散在斑点、结节和斑片灶，较2019-05-28胸部CT均有不同程度缩小，但患者之后因经济因素停用白蛋白结合型紫杉醇。

➢ 2019-11-05患者继续行化疗联合免疫治疗，方案更改为特瑞普利单抗（240 mg，第1天）＋卡培他滨（1.5 g，每天2次，口服，第1～14天），每21天为1个周期。

➢ 2019-11-20胸部CT显示，左侧乳腺癌术后改变；两肺散在斑点、结节和斑片灶，较2019-09-17胸部CT部分病灶略增大。

➢ 2019-11-26至2020-03-27为提高化疗强度，患者更改化疗联合免疫治疗为特瑞普利单抗＋紫杉醇＋卡培他滨（每21天为1个周期）。

➢ 2020-02-11胸部CT显示，两肺结节较2019-11-20胸部CT增大（图17-6）。

➢ 2020-02-12患者加服氟他胺（250 mg，每天3次）内分泌治疗至2021-03-07。

➢ 2020-04-16至2020-08-20患者停用特瑞普利单抗，治疗方案改为紫杉醇＋卡培他滨。但患者之后因四肢麻木明显拒绝使用紫杉醇。

➢ 2020-04-15胸部CT显示，两肺结节较2020-02-11胸部CT缩小（图17-7）。疗效评估为部分缓解（PR）。

➢ 2020-09-09至2021-01-12患者行卡培他滨（1 g，每天2次，口服，第1～14天，每21天为1个周期）＋氟他胺（250 mg，每天3次）治疗。

➢ 2021-01-13患者肺转移灶进展，停用卡培他滨，继续行氟他胺治疗。

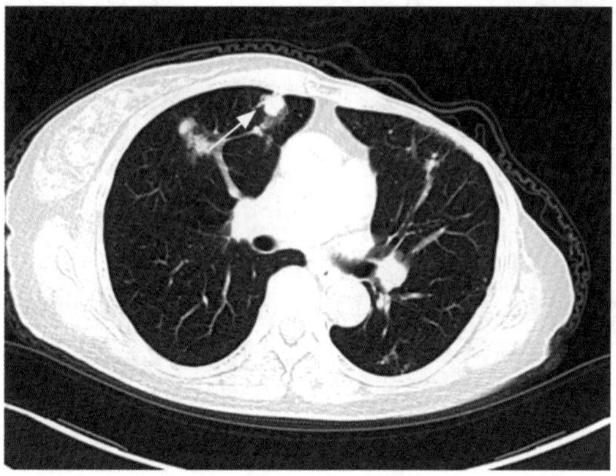

图17-6　2020-02-11胸部CT

注：箭头指向右肺上叶前段转移灶。

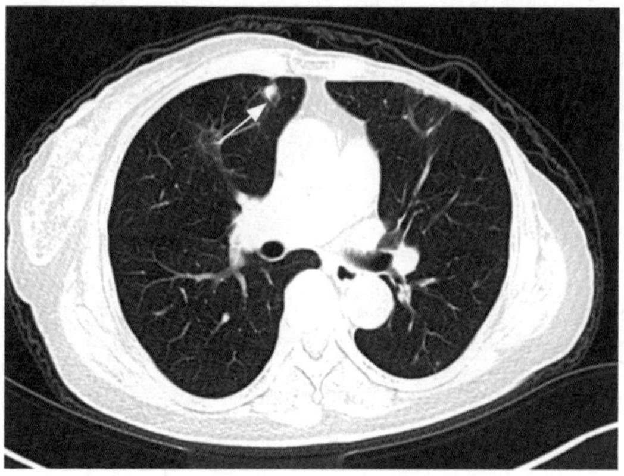

图17-7　2020-04-15胸部CT

注：箭头指向右肺上叶前段转移灶。

➢ 2021-01-21至2021-06-15患者行特瑞普利单抗（240 mg，第1天）联合吉西他滨（1.4 g，第1、8天）方案化疗7个周期，每21天为1个周期。

➢ 2021-03-07患者停用氟他胺，改行恩杂鲁胺（1000 mg，每天1次）内分泌治疗。

➢ 2021-04-28胸部CT显示，肺病灶进一步增大（图17-8）。

➢ 2021-06-29胸部CT显示，肺病灶无变化。

➢ 2021-06-29腹部B型超声、颅脑MRI均未发现癌转移。

➢ 2021-07-07患者开始行仑伐替尼（8 mg，每天1次）靶向治疗。

➢ 2021-08-26胸部CT显示，两肺多发结节，考虑乳腺癌转移，较2021-06-29胸部CT部分缩小（图17-9）。

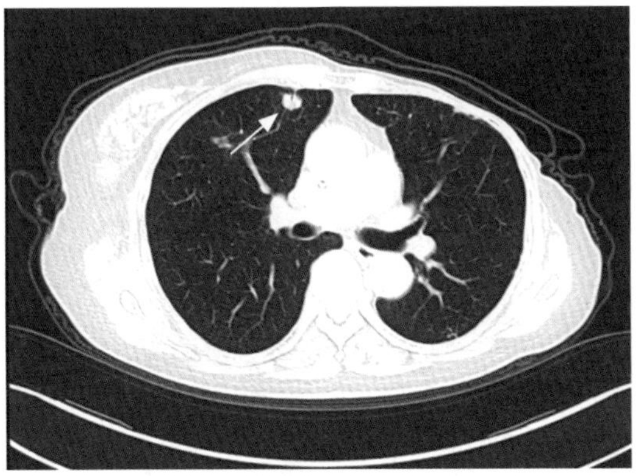

图17-8　2021-04-28胸部CT

注：箭头指向右肺上叶前段转移灶。

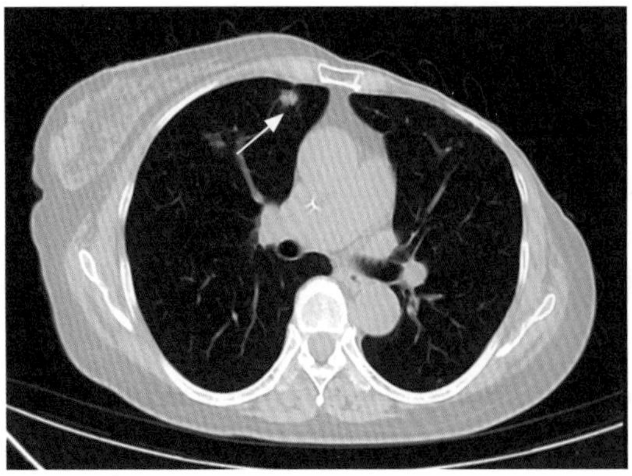

图17-9　2021-08-26胸部CT

注：箭头指向右肺上叶前段转移灶。

【本阶段小结】

IMpassion130研究是一项随机、双盲、安慰剂对照的国际多中心Ⅲ期临床试验，结果显示，程序性死亡蛋白配体-1（PD-L1）抑制剂联合白蛋白结合型紫杉醇一线治疗转移性或不可切除的局部晚期三阴性乳腺癌可显著提高PFS期，特别是在PD-L1表达阳性人群中，取得了不错的总生存（OS）期获益。同时，KEYNOTE-355研究显示，化疗联合PD-1抑制剂在肿瘤表达PD-L1且综合阳性评分（CPS）≥10分的患者中相比于安慰剂联合化疗可以显著提高PFS期。上述研究均提示，免疫检查点抑制剂在三阴性乳腺癌中具有潜在的应用价值。本例患者在使用比卡鲁胺抗雄激素治疗出现疾病进展后接受了PD-1抑制剂联合紫杉醇+顺铂/卡培他滨化疗，PFS期为7个月，与临床研究相符。

本例患者疾病进展后又采用了其他抗雄激素类药物（氟他胺、恩杂鲁胺）治疗，氟他胺在联合免疫治疗和化疗的基础上PFS期达11个月，且其口服氟他胺2个月后肺病灶接近完全缓解。之后本例患者停用紫杉醇，改行吉西他滨化疗后疾病仍缓慢进展，但加用恩杂鲁胺后肺病灶稳定。本例患者目前已停用化疗，改行恩杂鲁胺联合仑伐替尼治疗，1个月后肺病灶再次缩小。仑伐替尼是一种多靶点激酶抑制剂，虽然目前主要用于晚期肝细胞癌，但已有临床研究证实仑伐替尼对于多线治疗后的多类实体瘤存在治疗价值。LEAP-005研究（NCT03797326研究）是一项Ⅱ期、单臂、开放标签的临床试验，旨在既往治疗失败的三阴性乳腺癌、卵巢癌、胃癌、结直肠癌、多形性胶质母细胞瘤和胆管癌患者中评估仑伐替尼联合帕博利珠单抗的疗效和安全性，初步结果得出，在中位随访8.6个月后，三阴性乳腺癌患者的客观缓解率（ORR）为29%。由此可见，仑伐替尼在晚期三阴性乳腺癌的后线治疗中具有潜在价值，为多线化疗失败的患者提供了新的治疗选择。

总结本病例：①这是一例肿瘤进展相对缓慢的患者；②其对化疗、放疗和免疫治疗均有较大的敏感性；③由于肿瘤表面存在较高比例的AR受体（60%～80%；据文献报道，这可能与疾病发展缓慢有一定的关联性），本例患者对雄激素剥夺治疗敏感，病程中抗雄激素治疗始终贯穿其中，可能起到了不可忽视的作用。

本例患者的疾病诊疗过程见图17-10。

【专家点评】

1.本例患者以左足第一趾骨病变为首发症状，切除组织活检的病理提示低分化癌，免疫组织化学提示ER（－）、PR（－）、（HER-2）（＋＋）、Ki-67（30%，＋），FISH检测提示无扩增。随后发现乳腺病变，穿刺活检的病理提示左侧乳腺浸润性癌，免疫组织化学提示ER（－）、

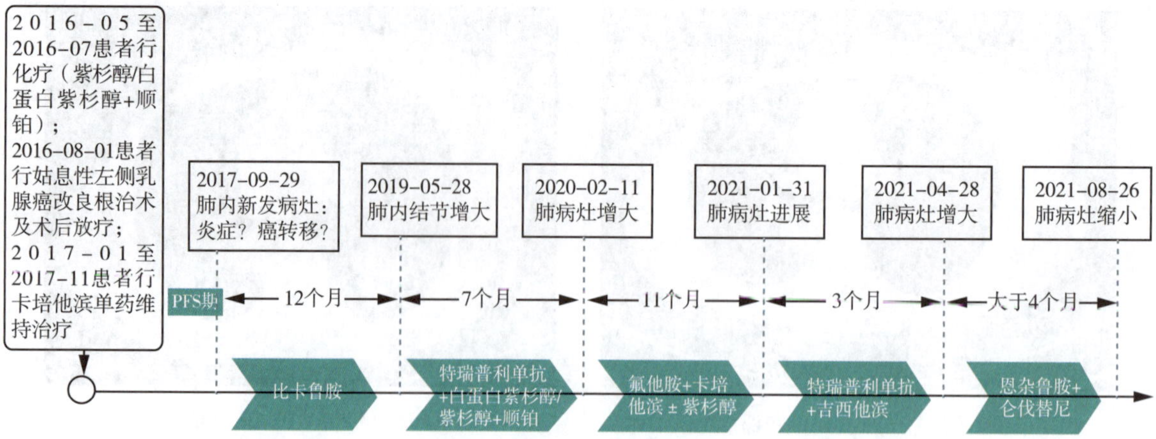

图17-10　本例患者的疾病诊疗过程

注：PFS.无进展生存。

PR（－）、HER-2（＋＋）、Ki-67（50%，＋），FISH检测提示无扩增。同时发现下肢骨和腋窝转移性病变。从病史上来看，诊断为左侧乳腺癌＋左侧腋窝淋巴结、左侧下肢骨转移似乎最为合理，但非常遗憾，这两次病理均未就乳腺癌原发与否做相应的免疫组织化学检测［囊泡病液体蛋白15（GCDFP-15）、GATA结合蛋白3（GATA3）、乳腺球蛋白（MAM）］，如乳腺癌特异性免疫组织化学为阳性表达，诊断乳腺癌才更为准确。

2.本例患者按初诊Ⅳ期乳腺癌进行治疗，一线治疗方案选择紫杉类药物＋顺铂是合理的。此阶段治疗后的手术和放疗属于姑息性治疗。仅合并骨转移的初诊Ⅳ期患者在一线治疗有效的情况下，可以积极选择局部治疗。前瞻性研究的亚组分析提示，此类患者可以从局部治疗中获益。

3.三阴性乳腺癌缺少治疗靶点的表达，故治疗手段有限。转移性三阴性乳腺癌患者行化疗获益后，往往会接受较为方便且温和的维持治疗方式，以巩固疗效。本例患者采用卡培他滨维持治疗，非常值得鼓励。

4.比卡鲁胺、氟他胺等抗雄激素类药物在转移性三阴性乳腺癌患者中临床应用较少，主要原因是抗雄激素类药物的高级别临床研究证据尚缺乏，总体疗效尚不理想。但本例患者在二线治疗和三线以上治疗时对反复使用的抗雄激素类药物敏感，实属难得。可见抗雄激素类药物仍可作为转移性三阴性乳腺癌患者多线治疗后的选择。

5.从理论上讲，转移性乳腺癌患者在三线治疗后就无标准推荐治疗方案了，包括免疫治疗在内的各种方案都可以尝试。需要注意的是，免疫治疗的疗效在转移性乳腺癌中仍受到很多限制，如单药免疫治疗的有效率较低，非一线免疫治疗联合化疗的疗效较差，以及PD-1/PD-L1的表达直接影响免疫治疗的疗效等。因此，转移性乳腺癌患者在多线治疗后若PD-1/PD-L1阴性，免疫治疗应当慎重选择。

6.本例患者一般情况较好，虽经多线治疗，但仍有较好的治疗条件，后续可考虑使用抗血管生成药物如酪氨酸激酶抑制剂（TKI）或单抗联合化疗等方案。新的化疗药物也可以尝试，如艾立布林（转移性乳腺癌患者在三线以上治疗时使用较医师选择治疗方案获益更多）、优替德隆（对紫杉类耐药的患者仍有较好疗效）和RC48或DS-8201等新型抗体-药物偶联物（ADC）（HER-2低表达转移性乳腺癌患者在多线治疗后仍有较可观的疗效）。

（中国医科学院肿瘤医院　王佳玉）

本例患者为初诊Ⅳ期三阴性乳腺癌伴骨多发转移患者，一线解救治疗（紫杉类药物＋顺铂）后手术，术后行卡培他滨单药化疗。后期根据本例患者ER阴性、HER-2阴性而AR过表达的病理特征，先后选择了抗雄激素治疗、免疫治疗联合化疗和靶向治疗等方案，为晚期三阴性乳腺癌后期的相关治疗提供了一定实践经验。

1.《中国临床肿瘤学会（CSCO）乳腺癌诊疗指南2021》指出，对于晚期三阴性乳腺癌的解救治疗，TP（紫杉类药物＋顺铂）方案为Ⅰ级推荐。CBCSG 006、TNT等研究提示，铂类药物在三阴性乳腺癌中具有较高的有效率，含铂类药物方案可作为三阴性乳腺癌化疗的选择之一。这些研究为三阴性乳腺癌患者在晚期使用以铂类药物为基础的治疗方案提供了可靠的理论依据。白蛋白紫杉醇采用纳米技术将药物结合人血清白蛋白，通过肿瘤高渗透、高滞留效应，提高肿瘤部位的药物浓度，减少其他组织或系统的不良作用。并且，GAP研究显示，与GP（吉西他滨联合顺铂）方案相比，白蛋白紫杉醇联合顺铂（AP）方案一线治疗转移性三阴性乳腺癌可显著改善中位PFS期（9.9个月 *vs.* 7.5个月）、客观缓解率（81.1% *vs.* 55.9%）和中位OS期（26.3个月 *vs.* 22.9个月），且不良反应可控，证明AP方案具有一定的有效性和安全性。因此，本例患者一线使用紫杉类药物联合铂类药物取得了较高的有效率和良好的耐受性。

2.乳腺癌患者初治Ⅳ期骨转移是否有手术意义？关于Ⅳ期乳腺癌患者手术切除原发灶是否可获益，具有代表性的两项前瞻性研究分别来自土耳其和印度。土耳其的MF07-01研究显示，短期随访手术治疗组和非手术治疗组的生存率无差异，长期随访手术治疗组的中位PFS期显著优于非手术治疗组；亚组分析提示，肿瘤生物学行为较好的转移性乳腺癌患者，如HR阳性、HER-2阴性、单发骨转移、年龄＜55岁的患者，可以从初始接受手术中得到显著的生存获益。印度的研究提示，初治Ⅳ期乳腺癌患者手术切除组与非手术组的OS期无差异，且年龄、ER状态、HER-2状态和转移部位及其数目在亚组分析中两组无差异。ECOG-E2108研究前瞻性地比较了初治Ⅳ期乳腺癌患者全身治疗±早期局部治疗的局部病灶控制率和生存结局。该研究入组了390例初治Ⅳ期乳腺癌患者，根据患者特征和肿瘤特征进行最佳全身治疗（化疗±靶向治疗±内分泌治疗）。该研究的结果表明，早期局部治疗并未改善初治Ⅳ期乳腺癌患者的生存结局；虽然最佳全身治疗与最佳全身治疗＋局部治疗相比局部病灶复发风险显著增高，但局部治疗并未改善健康相关生活质量。目前，关于原发性肿瘤切除是否可以改善Ⅳ期乳腺癌患者的预后，仍需要更长时间的随访和更多的循证医学证据给予答案。相关指南推荐，当全身药物治疗取得很好的疗效、其他转移部位无致命危险且原发灶手术可实现切缘干净时，才可以考虑姑息性局部治疗。综上所述，本例患者若有手术意愿，可在病灶控制良好、手术可完整切除病灶的情况下考虑局部姑息性手术。

3.AR过表达是本例患者重要的病理分子分型特征之一。而调查研究表明，AR在三阴性乳腺癌中的表达率约为20.7%。三阴性乳腺癌患者AR表达阳性的特点有对新辅助化疗的总体反应率不高，好发于老年女性，瘤体大，腋窝淋巴结转移风险高；组织学上主要见于大汗腺型乳腺癌（大汗腺分化的浸润性癌）；影像学上常表现为高密度影，肿物形状不规则，且常伴有钙化；使用AR拮抗剂治疗有效，同时常伴有磷脂酰肌醇3激酶（PI3K）/蛋白激酶B（AKT）/哺乳动物雷帕霉素靶蛋白（mTOR）信号通路激活。上述内容提示AR可能成为三阴性乳腺癌的治疗靶点，对今后的临床诊疗工作具有一定指导意义。在体外研究中，拮抗AR在部分三阴性乳腺癌患者中取得了疗效，但在目前的临床研究中，AR与乳腺癌临床病理指标和生存率的关系并不明确，且不同研究机构的结果不一致。

目前，美国和欧洲相关部门批准的第1代AR拮抗剂有比卡鲁胺、氟他胺和尼鲁米特，而第2代AR拮抗剂有恩杂鲁胺。多项Ⅱ期临床试验证明了抗雄激素治疗在AR阳性三阴性乳腺癌患者中具有抗肿瘤活性。NCT00468715研究显示，AR阳性、转移性三阴性乳腺癌患者接受比卡鲁胺治疗后，临床获益率（CBR）为19%，中位PFS期为2.8个月。另一项Ⅱ期临床研究评估了恩杂鲁胺的安全性和抗肿瘤活性，共有78例可评估患者，16周时的CBR为33%，中位PFS期为3.3个月，中位

OS期为17.6个月。UCBG 12-1研究评估了阿比特龙联合泼尼松在AR阳性晚期三阴性乳腺癌中的疗效和安全性，在30例可评估患者中，6个月CBR为20%，客观缓解率为6.7%，中位PFS期为2.8个月。然而，以上研究均提示抗雄激素治疗在三阴性乳腺癌患者中的缓解率相对较低，疗效仍不肯定。且三阴性乳腺癌患者中AR表达阳性的比例在不同研究中存在较大差异，如何统一AR表达阳性的定义，筛选出对抗AR治疗的获益人群，是AR作为三阴性乳腺癌治疗靶点亟待解决的问题。

本例患者原发灶AR（60%，+），肺转移灶AR（80%，+），AR表达丰度较高。在治疗过程中先后选择了不同的AR拮抗剂行抗雄激素治疗，转移灶达到了较好的缓解，同时肿瘤控制时间最多达到了12个月，是一次较为成功的尝试，为AR拮抗剂在三阴性乳腺癌患者中的应用提供了具有借鉴意义的实践经验。

4.PD-L1表达水平可作为预测PD-1/PD-L1单抗疗效的标志物，因为肿瘤细胞PD-L1表达水平越高，就意味着肿瘤通过PD-1/PD-L1信号通路而非其他信号通路发生免疫逃逸的可能性就越高，从而提示针对性治疗的效果可能会越好。本例患者免疫组织化学中的PD-1表达阴性，但该指标的表达是否能够正确指导有关免疫治疗的决策仍有待确认。一般认为，PD-1表达水平没有疗效预测价值，目前尚无可靠的研究表明PD-1抑制剂的疗效与PD-1表达水平有关。因此，建议本例患者对转移灶补充PD-L1表达的检测。

（复旦大学附属肿瘤医院　王碧芸）

【指南背景】

1.《中国临床肿瘤学会（CSCO）乳腺癌诊疗指南2021》 针对晚期三阴性乳腺癌的解救治疗，TP方案为2A类证据、I级推荐。

临床研究显示，PD-L1表达水平可能与PD-1/PD-L1抑制剂的疗效相关，PD-L1表达水平的准确评估将会影响患者的后续治疗。

有研究提示，免疫检查点抑制剂在三阴性乳腺癌中具有潜在的应用价值，不过不同研究的联合药物、获益人群和预测指标不同，且免疫检查点抑制剂在我国目前尚未获批用于乳腺癌，故专家组鼓励此类患者积极参加临床试验，但在当前临床实践中应谨慎应用。

2.《中国晚期乳腺癌规范诊疗指南（2020版）》 对于初诊Ⅳ期乳腺癌患者切除原发灶是否能获益尚有争议，以延长生存期为目的的手术需要谨慎个体化选择。本指南指出，在转移负荷较小、系统治疗有效的情况下，局部手术有获益趋势的部分患者或因溃疡出血等可以考虑行姑息性手术。目前的证据主要来自回顾性研究，存在选择偏倚，而几项小规模前瞻性临床试验的结论并不一致，最终结果还有待高质量的前瞻性临床试验进一步证实。

（复旦大学附属肿瘤医院　王碧芸）

【循证背景】

1.GAP研究　这是一项随机、对照、Ⅲ期、开放标签的临床试验，将254例初治的转移性三阴性乳腺癌患者随机分配至AP（A，白蛋白紫杉醇125 mg/m²，第1、8天；P，顺铂75 mg/m²，第1天；每21天为1个周期）组和GP（G，吉西他滨1250 mg/m²，第1、8天；P，顺铂75 mg/m²，第1天；每21天为1个周期）组。结果显示，AP组的中位PFS期为9.8个月，GP组的中位PFS期为7.4个月（*HR* 0.69，95%*CI* 0.53～0.92，*P*=0.010；分层*HR* 0.67，95%*CI* 0.50～0.88，*P*=0.004）；AP组有更高的客观缓解率（81.1% *vs.* 56.3%，*P*＜0.001）和更长的中位OS期（26.3个月*vs.* 22.9个月，*HR* 0.67，95%*CI* 0.47～0.96，*P*=0.028；分层*HR* 0.62，95%*CI* 0.44～0.90，*P*=0.01）；在3或4级不良反应中，AP组神经病变的发生率显著升高（18.9% *vs.* 0），而血小板减少症的发生率在GP组中

更高（3.9% *vs.* 29.4 %）。

2.NCT00468715研究 这是一项单臂的Ⅱ期临床试验，目的是评估AR拮抗剂比卡鲁胺治疗晚期乳腺癌的疗效和安全性。在424例ER/PR阴性乳腺癌患者中，12%检测为AR阳性。AR阳性晚期三阴性乳腺癌患者接受每天150 mg比卡鲁胺治疗，6个月CBR为19%，中位PFS期为2.8个月，且耐受性良好，未观察到4、5级治疗相关不良反应。

3.UCBG 12–1（NCT01842321）研究 这是一项多中心、单臂、Ⅱ期临床试验，纳入34例AR阳性晚期三阴性乳腺癌患者，评估醋酸阿比特龙联合泼尼松的疗效和安全性。在30例可评估的患者中，6个月CBR为20%，其中1例完全缓解和5例疾病稳定≥6个月，ORR为6.7%，中位PFS期为2.8个月；疲劳、高血压、低钾血症和恶心是最常见的药物相关不良反应，大多数不良反应为1级或2级。

4.ECOG–E2108研究 该研究前瞻性地比较了初治Ⅳ期乳腺癌患者全身治疗±早期局部治疗的局部病灶控制率和生存结局。该研究入组390例初治Ⅳ期乳腺癌患者，根据患者特征和肿瘤特征进行最佳全身治疗（化疗±靶向治疗±内分泌治疗），将最佳全身治疗4～8个月未进展的256例患者按1∶1的比例随机分为两组，其中131例继续行最佳全身治疗，其余125例行最佳全身治疗＋完整原发性肿瘤局部治疗。结果显示，最佳全身治疗＋局部治疗组与最佳全身治疗组相比，3年OS率相似，分别为67.9%和68.4%（*HR* 1.11，90%*CI* 0.82～1.52，*P*=0.57），3年局部进展率前者较低，分别为16.3%和39.8%（$P<0.001$）；分组后0.5年，两组健康相关生活质量（HRQOL）评分相似，分组后1.5年最佳全身治疗＋局部治疗组的HRQOL评分较低（Wilcoxon signed-rank检验*P*=0.01），分组后2.5年两组的HRQOL评分相似（56%完成评分）。该研究的结果表明，早期局部治疗并未改善初治Ⅳ期乳腺癌患者的生存结局。虽然与最佳全身治疗＋局部治疗组相比最佳全身治疗组的局部病灶复发风险显著增高，但局部治疗并未改善HRQOL。

（复旦大学附属肿瘤医院　王碧芸）

【核心体会】

三阴性乳腺癌是一个具有很大异质性的乳腺癌类型。近十年，分类而治和精准治疗已经成为三阴性乳腺癌治疗的主要发展方向。本病例为抗雄激素治疗和免疫治疗在三阴性乳腺癌中的应用提供了实践依据。

（复旦大学附属肿瘤医院　王碧芸）

参 考 文 献

［1］SORAN A，OZMEN V，OZBAS S，et al. Randomized trial comparing resection of primary tumor with no surgery in stage Ⅳ breast cancer at presentation：protocol MF07-01［J］. Ann Surg Oncol，2018，25（11）：3141-3149.

［2］GUCALP A，TOLANEY S，ISAKOFF SJ，et al. Phase Ⅱ trial of bicalutamide in patients with androgen receptor-positive，estrogen receptor-negative metastatic breast cancer［J］. Clin Cancer Res，2013，19（19）：5505-5512.

［3］SCHMID P，RUGO HS，ADAMS S，et al. Atezolizumab plus nab-paclitaxel as first-line treatment for unresectable，locally advanced or metastatic triple-negative breast cancer（IMpassion130）：updated efficacy results from a randomised，double-blind，placebo-controlled，phase 3 trial［J］. Lancet Oncol，2020，21（1）：44-59.

［4］CORTES J，CESCON DW，RUGO HS，et al. Pembrolizumab plus chemotherapy versus placebo plus chemotherapy for previously untreated locally recurrent inoperable or metastatic triple-negative breast cancer（KEYNOTE-355）：a randomised，placebo-controlled，double-blind，phase 3 clinical trial［J］. Lancet，2020，396（10265）：1817-1828.

［5］CHUNG HC，SAADA-BOUZID E，MUÑOZ FL，et al. Abstract PS12-07：Lenvatinib plus pembrolizumab for

previously treated, advanced triple-negative breast cancer: early results from the multicohort phase 2 LEAP-005 study [J] . Cancer Research, 2021, 81 (4 Suppl) : 12.
[6] HU XC, ZHANG J, XU BH, et al. Cisplatin plus gemcitabine versus paclitaxel plus gemcitabine as first-line therapy for metastatic triple-negative breast cancer (CBCSG006) : a randomised, open-label, multicentre, phase 3 trial [J] . Lancet Oncol, 2015, 16 (4) : 436-446.
[7] SIPOS O, TOVEY H, QUIST J, et al. Assessment of structural chromosomal instability phenotypes as biomarkers of carboplatin response in triple negative breast cancer: the TNT trial [J] . Ann Oncol, 2021, 32 (1) : 58-65.
[8] WANG B, SUN T, ZHAO Y, et al. A randomized phase 3 trial of gemcitabine or nab-paclitaxel combined with cisplatin as first-line treatment in patients with metastatic triple-negative breast cancer [J] .Nat Commun, 2022, 13 (1) : 4025.
[9] KHAN SA, ZHAO F, GOLDSTEIN LJ, et al. Early local therapy for the primary site in de novo stage Ⅳ breast cancer: results of a randomized clinical trial (EA2108) [J] . J Clin Oncol, 2022, 40 (9) : 978-987.
[10] ALESKANDARANY MA, ABDULJABBAR R, ASHANKYTY I, et al. Prognostic significance of androgen receptor expression in invasive breast cancer: transcriptomic and protein expression analysis [J] . Breast Cancer Res Treat, 2016, 159 (2) : 215-227.
[11] ZHU A, LI Y, SONG W, et al. Antiproliferative effect of androgen receptor inhibition in mesenchymal stem-like triple-negative breast cancer [J] . Cell Physiol Biochem, 2016, 38 (3) : 1003-1014.
[12] TRAINA TA, MILLER K, YARDLEY DA, et al. Enzalutamide for the treatment of androgen receptor-expressing triple-negative breast cancer [J] . J Clin Oncol, 2018, 36 (9) : 884-890.
[13] BONNEFOI H, GRELLETY T, TREDAN O, et al. A phase Ⅱ trial of abiraterone acetate plus prednisone in patients with triple-negative androgen receptor positive locally advanced or metastatic breast cancer (UCBG 12-1) [J] . Ann Oncol, 2016, 27 (5) : 812-818.
[14] 中国临床肿瘤学会指南工作委员会. 中国临床肿瘤学会（CSCO）乳腺癌诊疗指南2021 [M] . 北京：人民卫生出版社，2021.
[15] 国家肿瘤质控中心乳腺癌专家委员会，中国抗癌协会乳腺癌专业委员会，中国抗癌协会肿瘤药物临床研究专业委员会. 中国晚期乳腺癌规范诊疗指南（2020版）[J] . 中华肿瘤杂志，2020，42（10）：781-797.

病例18　晚期Luminal B型（人表皮生长因子受体-2阴性型）乳腺癌三线免疫治疗联合化疗后完全缓解1例

张郁瑭　陈逸之　金奕婕　徐迎春*

上海交通大学医学院附属仁济医院

【关键词】

晚期乳腺癌；信迪利单抗；白蛋白紫杉醇；TAC方案；疗效评估

【病史及治疗】

➢ 患者，女性，56岁，已绝经。

➢ 2016-05-25患者于外院行“左侧乳腺癌改良根治术”。术后病理显示，左侧乳腺浸润性癌（肿物大小为2.3 cm×2.2 cm），非特殊型，组织学分级为Ⅲ级，部分区域呈乳头状癌形态特征（占比约50%），乳头、皮肤、基底切缘、四周切缘、残腔和其余乳腺组织未见明显受累，腋窝淋巴结（0/18）和左侧胸小肌后淋巴结（0/3）均未见转移癌。免疫组织化学显示，雌激素受体（ER）（2%，＋），孕激素受体（PR）（－），人表皮生长因子受体-2（HER-2）（－），Ki-67（95%，＋），表皮生长因子受体（epidermal growth factor receptor，EGFR）（＋），*p*63（－），上皮钙黏素（E-cad）（＋），细胞角蛋白（CK）5/6（－），突触蛋白（Syn）（－），嗜铬素A（CgA）（－），GATA结合蛋白3（GATA3）（＋），癌抗原12-5（CA12-5）（－），Wilms肿瘤抗原1（WT-1）（－）。术后临床分期为ⅡA期，病理分期为$pT_2N_0M_0$，分子分型为Luminal B型（HER-2阴性型）。

➢ 2016-07-11至2016-12-11患者行TAC（T，多西他赛，120 mg；A，脂质体多柔比星，20 mg；C，环磷酰胺，600 mg）方案辅助化疗8个周期，未行放疗和内分泌治疗，定期随访未见明确转移或复发。无疾病生存（DFS）期达40个月。

【病史及治疗续一】

➢ 2019-09-02患者自觉左侧胸壁疼痛伴新发肿物，呈进行性增大。

➢ 2019-09-04外院正电子发射体层成像/计算机体层成像（PET/CT）显示，左侧前胸壁第2、3肋间见一肿物（侵犯胸骨体），考虑转移癌；左侧内乳见小淋巴结，考虑转移癌。疗效评估为疾病进展（PD）。

➢ 2019-09-13至2020-02-19外院给予患者一线NX（N，长春瑞滨，40 mg，第1、8天；X，卡培他滨，1.5g，每天2次，口服，第1～14天；每21天为1个周期）方案化疗6个周期。3个周期

*通信作者，邮箱：xiaoxu2384@163.com

后疗效评估为疾病稳定（SD），6个周期后疗效评估为PD。无进展生存（PFS）期为6个月。

➤ 2020-03-14外院给予患者二线GP（G，吉西他滨，1.6 g，第1、8天；P，顺铂，40 mg，第1～3天；每21天为1个周期）方案化疗1个周期。

➤ 2020-04-08患者至上海交通大学医学院附属仁济医院就诊，胸部增强计算机体层成像（CT）显示，左侧胸壁转移灶（靶病灶）的最大径为3.1 cm（图18-1）。

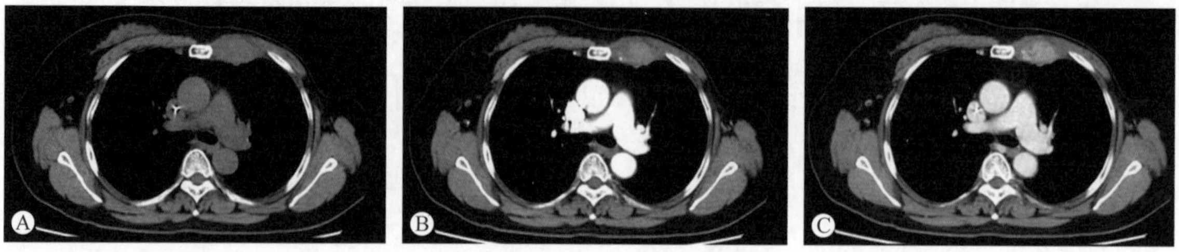

图18-1　2020-04-08胸部增强CT

注：A～C.左侧胸壁见团块状软组织影，大小为3.1 cm×2.4 cm，注入对比剂后可见强化。

➤ 2020-04-08至2020-07-20患者继续行二线GP方案化疗。4个周期后疗效评估为SD，6个周期后疗效评估为PD。血常规提示白细胞计数Ⅱ度减少（2.97×10^9/L），给予粒细胞集落刺激因子（granulocyte colony stimulating factor，G-CSF）后白细胞计数恢复正常。PFS期为5个月。

➤ 2020-05-29胸部增强CT显示，左侧胸壁转移灶（靶病灶）的最大径为3.7cm（图18-2）。

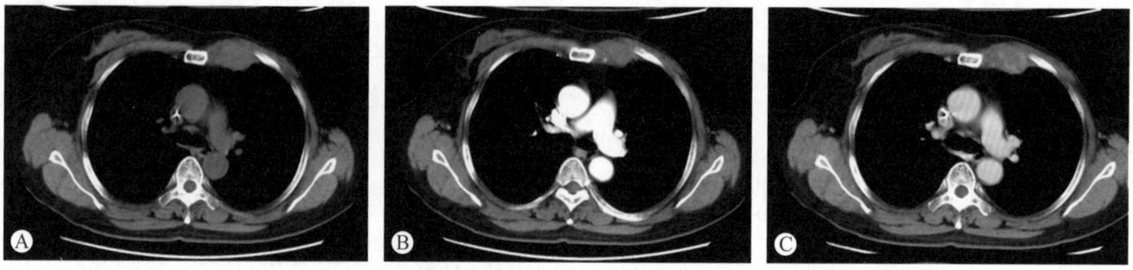

图18-2　2020-05-29胸部增强CT

注：A～C.左侧胸壁见团块状软组织影，大小为3.7 cm×2.7 cm，注入对比剂后可见强化。

➤ 2020-07-29患者行左侧胸壁转移灶穿刺活检。术后病理显示，左侧胸壁浸润性癌，组织学分级为Ⅲ级。免疫组织化学显示，ER（10%，+/－），PR（5%，+/－），HER-2（0），GATA3（+），Ki-67（70%，+），雄激素受体（AR）（－），*p*53（－），E-cad（+），程序性死亡蛋白-1（PD-1）（－），程序性死亡蛋白配体-1（PD-L1）（5%，+）。符合浸润性乳腺癌表型。

➤ 2020-08-18胸部平扫CT显示，左侧胸壁转移灶（靶病灶）的最大径为5.1 cm（图18-3）。

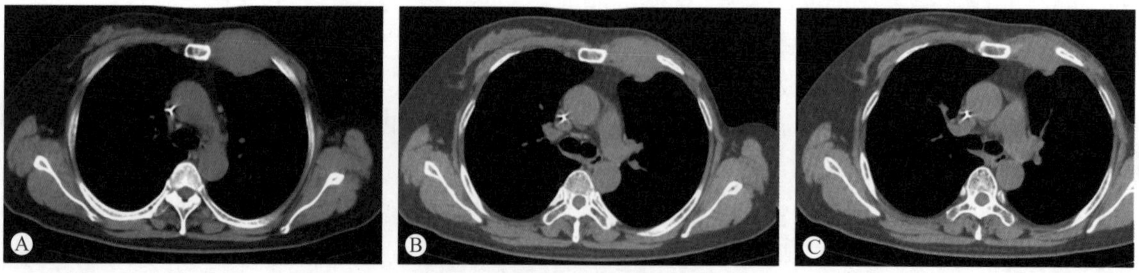

图18-3　2020-08-18胸部平扫CT

注：A～C.左侧胸壁见团块状软组织影，大小为5.1 cm×3.6 cm。

【本阶段小结】

本例患者为绝经后女性，左侧乳腺癌［Luminal B型（HER-2阴性型）］术后，免疫组织化学提示ER（2%，＋）。根据美国临床肿瘤学会（ASCO）/美国病理学家学会（CAP）指南，ER≥1%阳性为ER阳性标准，遂建议本例患者复查原发灶的ER状态，若确定为阳性，则需要行术后辅助内分泌治疗。此外，乳腺癌复发转移后，应考虑对复发转移灶进行再次穿刺活检，以明确激素受体（HR）和HER-2的表达有无改变。本例患者再次穿刺活检的结果提示ER和PR呈弱阳性，确诊Luminal B型（HER-2阴性型乳腺癌），但其存在肿瘤细胞异质性，同时部分肿瘤细胞可能具有三阴性乳腺癌的特征。本例患者术后选择TAC方案进行辅助治疗可能也考虑了分子分型的特征，给予的药物剂量相对较强，但对于脂质体多柔比星在术后辅助化疗中的剂量，目前尚无标准推荐，现有的证据为《中国临床肿瘤学会（CSCO）乳腺癌诊疗指南2021》中复发转移性乳腺癌脂质体多柔比星单药化疗的推荐剂量（30～50 mg/m^2，第1天，每21天为1个周期）。本例患者复发转移的靶病灶为左侧胸壁转移灶，考虑ER阳性表达率低，外院医师首选给予解救化疗。本例患者的DFS期＞12个月，辅助化疗方案中的药物可以考虑再次选用。相关指南指出，对于既往使用蒽环类药物和紫杉类药物辅助治疗失败的复发转移性乳腺癌患者，目前尚无标准的化疗方案，可以考虑的方案包括单药化疗［卡培他滨（2A类证据）、长春瑞滨（2A类证据）、吉西他滨（2A类证据）等］或联合化疗［NP（N，长春瑞滨；P，铂类药物）方案（2A类证据）、GP（G，吉西他滨；P，铂类药物）方案（2A类证据）、NX（N，长春瑞滨；X，卡培他滨）方案（2A类证据）］。且与单药化疗相比，联合化疗通常有更高的客观缓解率（ORR）和PFS期，可使肿瘤较迅速缩小，症状较迅速缓解。本例患者行TAC方案辅助化疗后DFS期为40个月，远大于12个月，一线解救治疗时紫杉类药物仍可选择。韩国的一项前瞻性研究提示，HER-2阴性乳腺癌患者一线化疗的中位PFS期为5.7～8.6个月，其中以蒽环类药物为基础的方案、以紫杉类药物为基础的方案和以卡培他滨为基础的方案的PFS期分别为8.6个月、7.7个月和5.7个月。本例患者外院一线治疗和二线治疗后均疾病进展，一线治疗NX方案的PFS期为6个月，二线治疗GP方案的PFS期为5个月。本例患者二线治疗进展后左侧胸壁转移灶的穿刺活检病理结果提示PD-L1≥1%［肿瘤比例评分（tumor proportion score，TPS）］，基于IMpassion 130研究和Keynote 355研究中免疫治疗在三阴性乳腺癌PD-L1阳性亚组中的数据，三线治疗可以考虑尝试免疫治疗联合化疗。

【病史及治疗续二】

➢ 2020-08-20患者三线治疗行化疗联合免疫治疗［白蛋白紫杉醇（200 mg，第1、8天）＋信迪利单抗（200 mg，第1天），每21天为1个周期］。1个周期后患者出现粒细胞缺乏性发热，给予对症支持治疗后好转。

➢ 2020-09-17至2021-06-10考虑患者使用白蛋白紫杉醇后骨髓抑制明显，遂三线治疗第2～12个周期将白蛋白紫杉醇减量（200 mg，第1天）。12个周期后，患者再次出现粒细胞缺乏，行对症支持治疗后好转。

➢ 2020-11-04三线治疗3个周期后，胸部增强CT显示，左侧胸壁转移灶较2020-08-18胸部平扫CT明显缩小，最大径为3.2 cm，疗效评估为部分缓解（PR）（图18-4）。

➢ 2020-11-16至2021-01-05患者行左侧锁骨上、下和左侧胸壁、内乳区放疗，共35次。

➢ 2021-01-15三线治疗6个周期后，胸部增强CT显示，左侧胸壁转移灶较2020-11-04胸部增强CT基本吸收，疗效评估为完全缓解（CR）；左肺上叶见渗出，考虑治疗后改变（图18-5）。

➢ 2021-05-18三线治疗10个周期后，胸部增强CT显示，左侧胸壁转移灶基本吸收，疗效评估为持续CR；左肺上叶渗出较2021-01-15胸部增强CT略吸收（图18-6）。

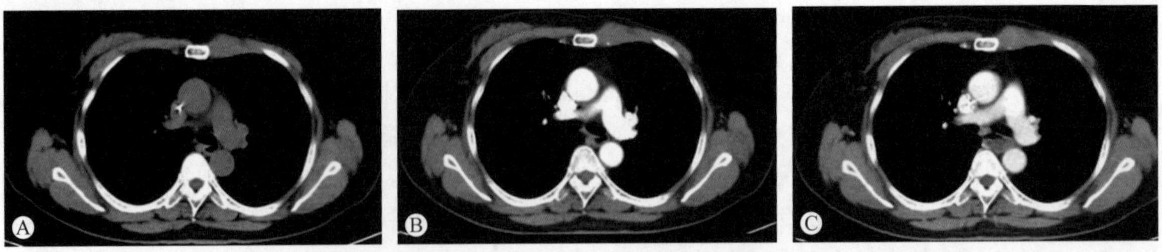

图18-4　2020-11-04胸部增强CT

注：A～C.左侧胸壁转移灶较2020-08-18胸部平扫CT明显缩小，大小为3.2 cm×1.8 cm，疗效评估为PR。

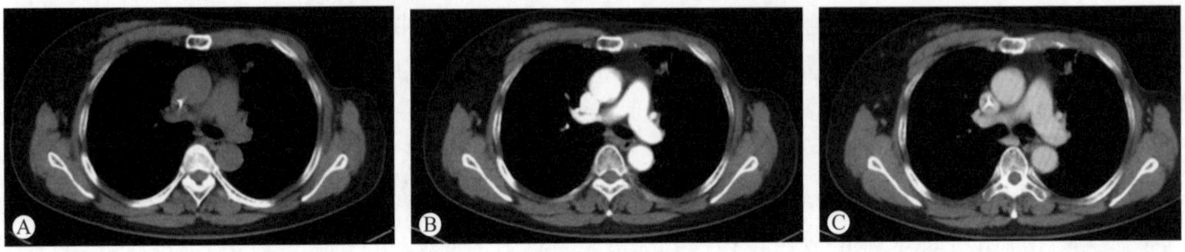

图18-5　2021-01-15胸部增强CT

注：A～C.左侧胸壁转移灶较2020-11-04胸部增强CT基本吸收，疗效评估为CR；左肺上叶见渗出，考虑治疗后改变。

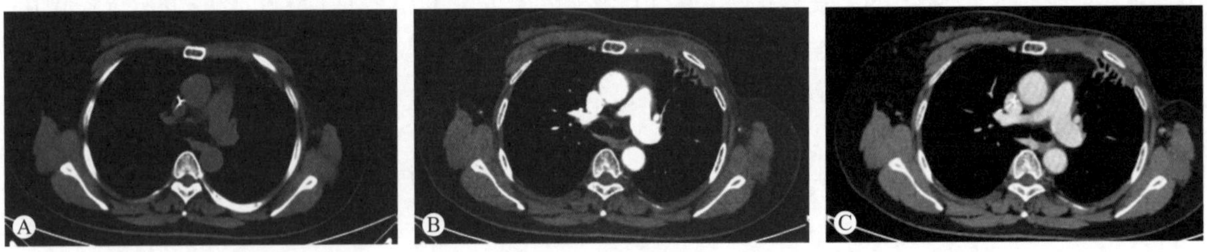

图18-6　2021-05-18胸部增强CT

注：A～C.左侧胸壁转移灶基本吸收，疗效评估为持续CR；左肺上叶渗出较2021-01-15胸部增强CT略吸收。

➢ 2021-07-07至2021-11-29患者因骨髓抑制难以耐受化疗，遂行三线免疫维持治疗（信迪利单抗200 mg，第1天，每21天为1个周期）。2021-08-20疗效评估为持续CR，左上肺叶渗出基本吸收。2021-11-29疗效评估为持续CR。

➢ 2020-08-20至2021-06-10患者行三线治疗期间一般情况尚可，无发热，无明显胸闷、气促症状；左上肺叶渗出考虑为放疗后改变，继续行免疫治疗后渗出逐渐吸收。三线治疗后3个月后患者出现甲状腺功能减退症，内分泌科会诊后给予甲状腺素补充治疗，目前仍在随访中。患者在三线治疗过程中炎症相关标志物白介素（IL）-6、IL-17a和调节性T（Treg）细胞水平明显下降（图18-7）。

【本阶段小结】

在乳腺癌患者二线治疗疗效不佳且疾病仍在进展时，考虑进行病灶的再次穿刺活检是非常有必要的，本例患者再次穿刺活检的病理提示HR弱阳性（10%以下），选择单药内分泌治疗有效性低。有文献报道，＜10%的HR阳性样本在基因检测时80%为阴性，且患者疾病进展较为迅速，故在选择三线治疗时仍需要考虑以化疗为主的治疗策略。本例患者虽然考虑为Luminal B型（HER-2阴性型），但HR表达阳性率低，考虑偏三阴性乳腺癌可能性大，且其肿瘤组织PD-L1表达5%阳性，提示可尝试使用足量白蛋白紫杉醇化疗联合免疫治疗。但本例患者经济条件有限，选择了国产PD-1单抗，且使用白蛋白紫杉醇＋信迪利单抗方案后病情快速得到改善，3个周期后即达到PR，

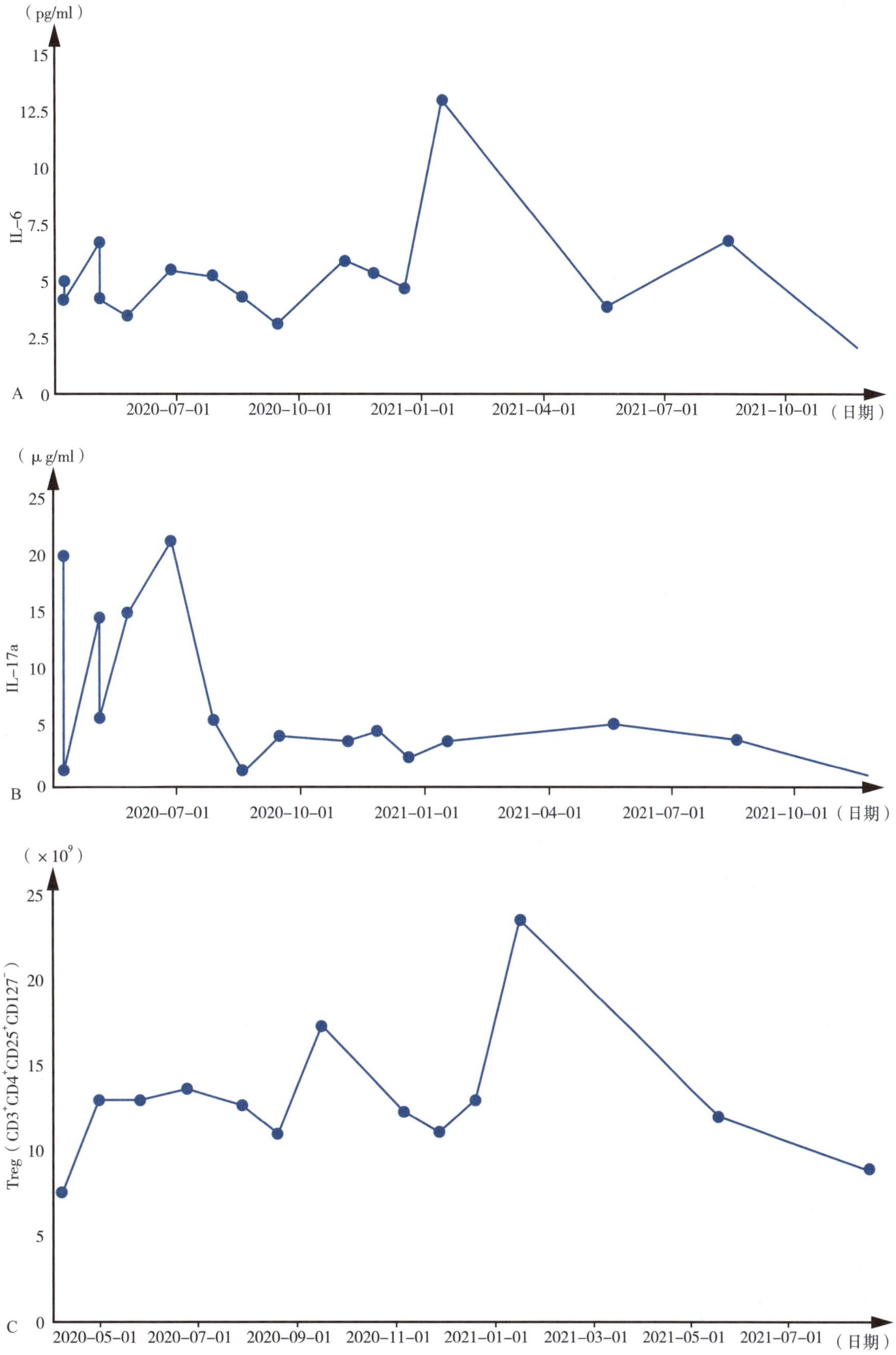

图 18-7　三线治疗中炎症标志物及调节性 T 细胞的变化趋势

注：A.IL-6；B.IL-17a；C.Treg 细胞（$CD3^+CD4^+CD25^+CD127^-$）。

并及时加用局部放疗进一步控制靶病灶；6个周期后达到CR，并持续CR至2021-08，PFS期超过15个月，且其对三线治疗耐受性良好，无严重的不良反应。

另外，本例患者放疗后胸部CT发现左上肺叶渗出，因其同时使用免疫治疗，左上肺叶渗出需要鉴别是放射性肺炎还是免疫治疗相关性肺炎。胸部CT可辅助鉴别：放射性肺炎急性期在照射的肺野上会出现弥散性片状模糊影，且隐约可见网状影，似支气管肺炎或肺水肿，病变的范围与胸廓表面照射野一致；慢性放射性肺炎发生肺纤维化，呈条索状或团块状收缩或局限性肺不张，纵隔胸膜和心包有大量粘连，纵隔向患侧移位，同侧横膈升高和胸廓塌陷。而免疫治疗相关性肺炎在影像学上表现为快速进展的磨玻璃影、实性病变，双肺同时受累常见，罕见仅累及单侧。与放疗科和影像科医师会诊，认为本例患者左上肺叶渗出更可能为放射性肺炎，给予对症支持治疗后好转，免疫治疗期间病情未加重。

【专家点评】

本例患者是一例绝经后Luminal B型乳腺癌患者，术后接受了8个周期TAC方案化疗，未行放疗和内分泌治疗；术后3年余出现胸壁复发、淋巴结转移，一线接受长春瑞滨联合卡培他滨方案治疗，PFS期为6个月，最佳疗效为SD；二线接受吉西他滨联合顺铂方案治疗，PFS期为5个月，最佳疗效为SD。因胸壁转移灶的穿刺活检病理提示PD-L1表达阳性，故三线接受白蛋白紫杉醇联合免疫治疗至2021-08，期间联合局部放疗，PFS期为15个月，最佳疗效为CR。

本病例有以下几点需要讨论。

1.本例患者为绝经后Luminal B型乳腺癌患者，原发灶ER（2%，＋）。按照2020年美国临床肿瘤学会（ASCO）/美国病理学家学会（CAP）制定的相关指南，ER免疫组织化学检测的阳性阈值为≥1%，原则上需要行辅助内分泌治疗。但内分泌治疗在ER弱阳性（1%～9%）乳腺癌患者中的疗效是有争议的，根据一项来自中国的真实世界研究，此类患者难以从内分泌治疗中获益。《中国临床肿瘤学会（CSCO）乳腺癌诊疗指南2020》指出，ER弱阳性患者（阳性率1%～9%）的生物学行为与ER阴性患者相似，故不建议放弃辅助化疗，在完成辅助化疗后可考虑行辅助内分泌治疗。本例患者选择TAC方案进行辅助化疗，但未接受辅助内分泌治疗。

2.本例患者在胸壁出现复发时进行了再次穿刺活检，有助于此时肿瘤情况的评估和后续方案的选择。其原发灶为ER阳性、HER-2阴性，胸壁转移灶同样为ER阳性、HER-2阴性，因ER阳性表达率（10%，＋）低，考虑仍首选解救化疗；也可考虑行PET检查来全面评估病灶的ER表达状况，对内分泌治疗的疗效进行预估，并在穿刺困难的情况下提供宝贵的治疗指导。《中国临床肿瘤学会（CSCO）乳腺癌诊疗指南2021》指出，对于蒽环类药物和紫杉类药物治疗失败的晚期乳腺癌患者，目前无标准的化疗方案，可以考虑的药物有卡培他滨、长春瑞滨、吉西他滨、铂类药物、艾立布林、优替德隆和另一种紫杉类药物（如白蛋白紫杉醇等），可以考虑单药方案或联合方案。本例患者一线治疗选择长春瑞滨联合卡培他滨方案，PFS期为6个月；二线治疗选择吉西他滨联合顺铂方案，PFS期为5个月。

3.本例患者胸壁转移灶的穿刺活检病理提示PD-L1（5%，＋），但未标明所用抗体。PD-L1表达水平在病理报告中应标明所检测的抗体类型和评分方式。IMpassion130研究显示，PD-L1抑制剂联合白蛋白紫杉醇作为一线治疗方案可以为PD-L1阳性、转移性三阴性乳腺癌患者带来临床获益。KEYNOTE-355研究显示，化疗联合PD-1抑制剂在PD-L1阳性且综合阳性评分（CPS）≥10分的患者中较化疗可以显著提高PFS期。KEYNOTE-119研究显示，对于转移后行一/二线蒽环类/紫杉类等药物治疗失败的PD-L1阳性且CPS≥20分的患者来说，帕博利珠单抗单药较化疗单药可以获得显著的OS期获益。本例患者三线治疗选择白蛋白紫杉醇联合PD-1单抗，且目前仍在应用中，PFS

期为15个月。由于此期间联合局部放疗，故难以判断全身治疗的疗效。

4.本例患者在行免疫治疗的同时联合局部放疗。一项Ⅱ期临床研究纳入晚期三阴性乳腺癌患者17例（对于PD-L1表达水平无限制），均接受放疗（3000 cGy）联合帕博利珠单抗治疗。结果显示，客观缓解率为17.6%；治疗期间未观察到4级不良反应。提示，对于晚期三阴性乳腺癌患者，帕博利珠单抗联合放疗的安全性和有效性令人鼓舞，值得进一步探索。

5.寡转移是指数量和分布有限的远处转移性疾病状态，定义为≤5个复发转移灶，且原发灶控制至少稳定。本例患者符合目前对于寡转移的定义。OLIGO-BC1研究共纳入1200例可手术的ⅠA～Ⅲ期根治性手术后出现寡转移的乳腺癌患者，其中495例接受局部治疗和系统治疗，705例仅接受系统治疗，两组的5年OS率分别为59.6%和41.9%（$P<0.01$）。提示，寡转移乳腺癌患者通过多学科治疗可能可以获得更多的生存获益。

（上海交通大学医学院附属仁济医院　徐迎春）

本例患者确诊Luminal B型（HER-2阴性型）乳腺癌，术后ER（2%，＋），尽管医学界既往将ER表达≥1%的肿瘤视为ER阳性，但在最新的相关指南中，ER免疫组织化学为1%～10%的肿瘤被定义为ER低表达。ER低表达时生物学行为通常与ER阴性乳腺癌相似，术后的辅助治疗可以参照三阴性乳腺癌的治疗方案。一项纳入近10 000例患者的大型回顾性研究显示，与ER低阳性组相比，ER高阳性组经内分泌治疗后的OS期和DFS期显著更佳；相反，ER低阳性组与ER阴性组无显著差异。目前，这部分患者行内分泌治疗是否获益尚未明确，但可对其进行适当减法。实际上，在本例患者的治疗决策中也充分考虑了这一点，选择了术后TAC方案辅助化疗，并未行内分泌治疗。后期本例患者高达40个月的无疾病间期（DFI）也证实了这一决策的正确性。本例患者后续发生胸壁转移，在一线治疗、二线治疗中采取了常规的联合化疗方案后疾病仍进展。在此情况下，病灶的再次穿刺活检病理提示肿瘤组织PD-L1表达5%阳性，故三线治疗尝试化疗联合免疫治疗（白蛋白紫杉醇＋信迪利单抗）是相对合理的。考虑本例患者的耐受情况，1个周期后化疗药物减量联合免疫治疗也获得了较长的PFS期，6个周期后疗效评估达CR，并持续至2021-08（本病例截稿时），证实化疗联合免疫治疗在三阴性乳腺癌且PD-L1阳性的患者中有部分获益人群。本例患者在治疗过程中发生的粒细胞缺乏症和放射性肺炎等不良反应也都得到了及时、准确的诊治。纵观全程，本例患者的治疗方案能够充分考虑其病理特点、耐受情况和经济状况，使获益最大化。

（复旦大学附属肿瘤医院　曾　铖　张　剑）

【指南背景】

《中国临床肿瘤学会（CSCO）乳腺癌诊疗指南2022》指出，乳腺癌患者具备以下1个因素即可考虑首选化疗：①HR阴性；②存在有症状的内脏转移；③HR阳性，但对内分泌治疗耐药。

（上海交通大学医学院附属仁济医院　徐迎春）

1.《中国抗癌协会乳腺癌诊治指南与规范（2021年版）》 依据最新美国临床肿瘤学会（ASCO）/美国病理学家协会（CAP）指南，尽管ER免疫组织化学为1%～100%的肿瘤皆被视为ER阳性，但1%～10%属于ER低表达。乳腺癌患者ER低表达时生物学行为通常与ER阴性相似，在术后辅助内分泌治疗中的获益较少，故在做治疗决策时应考虑这一点。

2.《第6版欧洲肿瘤学院（ESO）–欧洲肿瘤内科学会（ESMO）晚期乳腺癌国际共识指南》（简称“ABC6指南”） 无论是新发还是在（新）辅助治疗后6～12个月确诊的晚期三阴性乳腺癌，帕博利珠单抗＋紫杉烷类药物或卡铂/吉西他滨是大多数PD-L1阳性、三阴性乳腺癌患者一线治疗的首选方案（Ⅰ级证据，A类推荐）（投票结果：91.1%专家赞同此推荐，8.9%专家弃权）。阿替利珠单抗＋白蛋白结合型紫杉醇可作为PD-L1阳性、三阴性乳腺癌患者的一线治疗选择，但为Ⅱ级证据，B类推荐（投票结果：80.4%专家赞成，8.7%专家反对，10.9%专家弃权）。

3.2022年美国国家综合癌症网络（NCCN）指南（第2版） 尽管ER免疫组织化学为1%～100%的癌症患者被视为ER阳性且适合接受内分泌治疗，但关于ER弱阳性（1%～10%）癌症亚组患者的数据有限。ER弱阳性患者存在肿瘤异质性，据报道其生物学行为通常与ER阴性癌症相似。在做出其他辅助治疗和总体治疗路径的决策中，医师应充分考虑这一点。

（复旦大学附属肿瘤医院　曾　铖　张　剑）

【循证背景】

1. KEYNOTE-355研究（*n*=847） 该研究将之前未接受过化疗的局部复发且不适合再进行手术或转移性三阴性乳腺癌患者随机分组（2∶1），分别接受帕博利珠单抗联合化疗（白蛋白紫杉醇，紫杉醇，或吉西他滨/卡铂）（联合组）和安慰剂联合化疗（白蛋白紫杉醇，紫杉醇，或吉西他滨/卡铂）（化疗组）。主要研究终点为两组PD-L1阳性且CPS≥10分、PD-L1阳性且CPS≥1分及意向性治疗（ITT）人群的PFS期和OS期。结果显示，在PD-L1阳性且CPS≥10分亚组中，联合组和化疗组的中位PFS期分别为9.7个月和5.6个月（*HR* 0.65，95%*CI* 0.49～0.86，*P*=0.0012），有统计学意义上的差异；PD-L1阳性且CPS≥1分亚组中，联合组和化疗组的中位PFS期分别为7.5个月和5.6个月（*HR* 0.74，95%*CI* 0.61～0.90，*P*=0.0014）；总人群中，联合组和化疗组的中位PFS期分别为7.6个月和5.6个月（*HR* 0.82，95%*CI* 0.69～0.97）。综上所述，对于CPS≥10分的转移性三阴性乳腺癌患者，与单纯化疗相比，一线治疗使用帕博利珠单抗联合化疗的PFS期显著提高，在CPS≥1分人群和ITT人群中虽然未达到统计学假设，但似乎疗效与PD-L1的表达有一定的正相关性；安全性与已知特征一致，没有观察到新的不良反应。

2. KEYNOTE-119研究（*n*=622） 该研究将转移后一线或两线蒽环类药物或紫杉类药物等全身治疗失败的晚期三阴性乳腺癌患者随机分组（1∶1），分别接受帕博利珠单抗或研究者选择的单药化疗方案（卡培他滨、艾立布林、吉西他滨、长春瑞滨其中之一）治疗。主要研究终点为CPS≥10分、CPS≥1分和全部患者的OS期。结果显示，在全部患者中，帕博利珠单抗组与化疗组的中位OS期分别为9.9个月和10.8个月（*HR* 0.97，95%*CI* 0.82～1.15）；在CPS≥10分的患者中，两组的中位OS期分别为12.7个月和11.6个月（*HR* 0.78，95%*CI* 0.57～1.06，*P*=0.057）；在CPS≥20分的患者中，两组的中位OS期分别为14.9个月和12.5个月（*HR* 0.58，95%*CI* 0.38～0.88）。提示，对于转移后一线或两线蒽环类药物或紫杉类药物等全身治疗失败的转移性三阴性乳腺癌患者，帕博利珠单抗单药与化疗单药相比并未显著改善OS期，除非是CPS≥20分的患者。该结果为转移性、PD-L1阳性、三阴性乳腺癌患者行帕博利珠单抗单药治疗提供了数据支持，同时为联合治疗方案（帕博利珠单抗联合化疗或放疗）的探索提供了依据。

（上海交通大学医学院附属仁济医院　徐迎春）

1.IMpassion-130试验（*n*=902） 该研究将既往未接受过全身治疗的局部晚期或转移性三阴性乳腺癌患者随机分为两组，分别接受阿替利珠单抗＋白蛋白结合型紫杉醇和安慰剂＋白蛋白结合型紫杉醇治疗。结果显示，虽然在最终的OS分析中，ITT人群中两组患者OS分析的差异无统计学意义，但在PD-L1阳性患者中观察到具有临床意义的OS期获益，中位OS期显著改善7.5个月。随着随访时间的延长，阿替利珠单抗＋白蛋白结合型紫杉醇方案仍安全、可耐受。

2.IMpassion-131试验（*n*=651） 该研究将既往未接受过化疗且无法手术的局部晚期或转移性

三阴性乳腺癌患者按2∶1的比例随机分为两组，试验组给予阿替利珠单抗联合紫杉醇治疗，对照组给予安慰剂联合紫杉醇治疗。PD-L1表达依旧采用SP142进行检测（IC≥1%）。结果显示，在PD-L1阳性人群中，与安慰剂联合紫杉醇相比，阿替利珠单抗联合紫杉醇并没有显著降低患者的疾病进展和死亡风险。此外，无论是在PD-L1阳性人群中还是在总人群中，中期OS结果都更支持紫杉醇和安慰剂的组合，而非紫杉醇联合阿替利珠单抗。

3. KEYNOTE-355试验（*n*=847） 该研究将既往未接受过化疗的局部复发且不适合再行手术或转移性三阴乳腺癌患者按2∶1的比例随机分组，分别接受帕博利珠单抗+化疗（白蛋白紫杉醇，紫杉醇，或吉西他滨/卡铂）（联合组）和安慰剂+化疗（白蛋白紫杉醇，紫杉醇，或吉西他滨+卡铂）（化疗组）。2021年更新的结果显示，在PD-L1阳性（CPS≥10分）、转移性三阴性乳腺癌患者中，联合组和化疗组的中位PFS期分别为9.7个月和5.6个月，此次PFS结果与既往获得的获益一致，且PD-L1阳性（CPS≥10分）、转移性三阴性乳腺癌患者仍在继续获益。与安慰剂联合化疗相比，帕博利珠单抗联合化疗显著改善了PD-L1（CPS≥10分）、转移性三阴性乳腺癌患者的中位OS期（23.0个月 *vs.* 16.1个月）。对于所有研究终点，帕博利珠单抗联合化疗的效果随着PD-L1的富集而增加。

（复旦大学附属肿瘤医院　曾　铖　张　剑）

【核心体会】

乳腺癌复发转移时再次行穿刺活检对于当前阶段的肿瘤状态评估和后续治疗方案的制订很重要。

（上海交通大学医学院附属仁济医院　徐迎春）

ER低表达乳腺癌患者的生物学行为通常与ER阴性乳腺癌患者相似，如果其HER-2阴性，可视为三阴性乳腺癌来进行治疗。另外，免疫治疗对于PD-L1阳性患者来说是一种有益的尝试。

（复旦大学附属肿瘤医院　曾　铖　张　剑）

参考文献

[1] ALLISON KH，HAMMOND MEH，DOWSETT M，et al. Estrogen and progesterone receptor testing in breast cancer：ASCO/CAP guideline update［J］. J Clin Oncol，2020，38（12）：1346-1366.

[2] 中国临床肿瘤学会指南工作委员会.中国临床肿瘤学会（CSCO）乳腺癌诊疗指南2021［M］.北京：人民卫生出版社，2021.

[3] SCHMID P，RUGO HS，ADAMS S，et al. Atezolizumab plus nab-paclitaxel as first-line treatment for unresectable，locally advanced or metastatic triple-negative breast cancer（IMpassion130）：updated efficacy results from a randomised，double-blind，placebo-controlled，phase 3 trial［J］. Lancet Oncol，2020，21（1）：44-59.

[4] CORTES J，CESCON DW，RUGO HS，et al. KEYNOTE-355：randomized，double-blind，phase Ⅲ study of pembrolizumab + chemotherapy versus placebo + chemotherapy for previously untreated locally recurrent inoperable or metastatic triple-negative breast cancer［J］. J Clin Oncol，2020，38（suppl）：1000.

[5] BEATRIZ H，FERNANDO M，DIANA M.Immunotherapy in breast cancer：when，how，and what challenges?［J］. Biomedicines，2021，9（11）：1687.

[6] WANG S，LI J，JIANG Z，et al. Breast cancer patients with low estrogen receptor expression gain no significant survival benefit from endocrine therapy：a real-world study from China［J］. Translational Breast Cancer Research，2020，1：14.

[7] HO AY，BARKER CA，ARNOLD BB，et al. A phase 2 clinical trial assessing the efficacy and safety of pembrolizumab and radiotherapy in patients with metastatic triple-negative breast cancer［J］. Cancer，2020，126（4）：

850-860.
[8] 中国临床肿瘤学会指南工作委员会. 中国临床肿瘤学会（CSCO）乳腺癌诊疗指南2022 [M] . 北京：人民卫生出版社，2022.
[9] CORTES J，CESCON DW，RUGO HS，et al. Pembrolizumab plus chemotherapy versus placebo plus chemotherapy for previously untreated locally recurrent inoperable or metastatic triple-negative breast cancer（KEYNOTE-355）: a randomised，placebo-controlled，double-blind，phase 3 clinical trial [J] . Lancet，2020，396（10265）: 1817-1828.
[10] 中国抗癌协会乳腺癌专业委员会.中国抗癌协会乳腺癌诊治指南与规范（2021版）[J] .中国癌症杂志，2021，31（10）: 1007-3639.
[11] ALLISON KH，HAMMOND MEH，DOWSETT M，et al. Estrogen and progesterone receptor testing in breast cancer：ASCO/CAP guideline update [J] . J Clin Oncol，2020，38（12）: 1346-1366.
[12] SCHMID P，RUGO HS，ADAMS S，et al. Atezolizumab plus nab-paclitaxel as first-line treatment for unresectable，locally advanced or metastatic triple-negative breast cancer（IMpassion130）: updated efficacy results from a randomised，double-blind，placebo-controlled，phase 3 trial [J] . Lancet Oncol，2020，21（1）: 44-59.
[13] CORTES J，CESCON DW，RUGO HS，et al. KEYNOTE-355：Randomized，double-blind，phase Ⅲ study of pembrolizumab + chemotherapy versus placebo + chemotherapy for previously untreated locally recurrent inoperable or metastatic triple-negative breast cancer [J] . J Clin Oncol，2020，38：1000.
[14] YU KD，CAI YW，WU SY，et al. Estrogen receptor-low breast cancer：biology chaos and treatment paradox [J] . Cancer Commun（Lond），2021，41：968-980.

病例19　分子分型发生转型的晚期复发难治性乳腺癌1例

韩正红　刘新兰*

宁夏医科大学总医院肿瘤医院

【关键词】

乳腺癌；分子分型发生转型；晚期；复发；难治

【病史及治疗】

➢ 患者，女性，52岁，51岁绝经，既往无特殊病史，否认恶性肿瘤家族史。

➢ 2018-10-08患者因“右侧乳腺肿物9个月”于外院行“右侧乳腺肿物穿刺活检”。术后病理显示，右侧乳腺非特殊型浸润性癌，组织学分级为Ⅱ级。免疫组织化学显示，雌激素受体（ER）(＜1%，＋)，孕激素受体（PR）(＜1%，＋)，雄激素受体（AR）(＋＋)，人表皮生长因子受体-2(HER-2)(＋)，Ki-67(30%，＋)，细胞角蛋白（CK)5/6(－)，表皮生长因子受体（EGFR)(－)。

➢ 2018-10-19乳腺磁共振成像（MRI）显示，右侧乳腺外下象限可见一形态不规则肿物，大小为6.0 cm×4.0 cm；右侧腋窝见肿大淋巴结，大小为2.6 cm×1.8 cm，边缘毛糙（图19-1）。

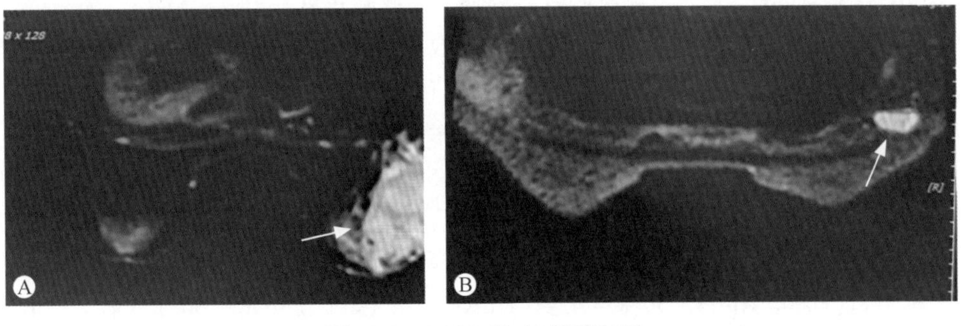

图19-1　2018-10-19乳腺MRI

注：A.箭头指向右侧乳腺外下象限肿物，大小为6.0 cm×4.0 cm；B.箭头指向右侧腋窝肿大淋巴结，大小为2.6 cm×1.8 cm，边缘毛糙。

➢ 2018-10-19乳腺彩色多普勒超声显示，右侧乳腺外下象限见一大小为5.9 cm×3.5 cm×4.0 cm的低回声团块［乳腺影像报告和数据系统（BI-RADS）4级］，形态欠规则，内见丰富的血流信号；右侧腋窝见3枚实性低回声淋巴结，边界清晰，较大的两枚相连，总体大小为3.0 cm×1.3 cm，内见丰富的血流信号。

*通信作者，邮箱：nxliuxinlan@163.com

➢ 2018-10-19胸部计算机体层成像（CT）、腹部彩色多普勒超声、骨扫描等分期检查均未见乳腺癌远处转移（当时未行颈部淋巴结彩色多普勒超声和颈部增强CT）。

➢ 2018-10-19初步诊断为右侧乳腺非特殊型浸润性癌，病理分期为$cT_3N_2M_0$，临床分期为ⅢA期，分子分型为三阴性。

【病史及治疗续一】

➢ 2018-10-24至2018-12-28外院给予患者AC（A，吡柔比星，90 mg，静脉注射，第1天；C，环磷酰胺，0.9 g，静脉注射，第1天；每21天为1个周期）方案治疗4个周期。

➢ 2019-01-16乳腺MRI显示，右侧乳腺外下象限可见一形态不规则肿物，大小为6.5 cm×4.2 cm，较化疗前（2018-10-19乳腺MRI所见）增大；右侧腋窝见肿大淋巴结，大小为2.5 cm×1.8 cm，边缘毛糙（图19-2）。

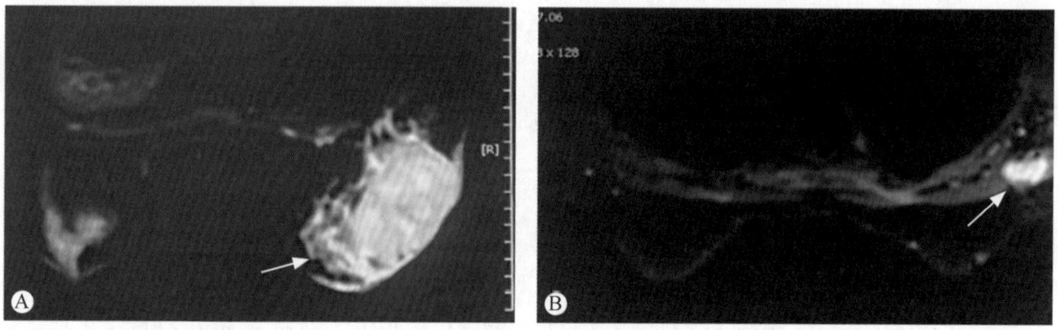

图19-2　2019-01-16乳腺MRI

注：A.箭头指向右侧乳腺外下象限肿物，大小为6.5 cm×4.2 cm；B.箭头指向右侧腋窝肿大淋巴结，大小为2.5 cm×1.8 cm。

➢ 2019-01-16体格检查和乳腺彩色多普勒超声显示，右侧乳腺肿物和右侧腋窝淋巴结无明显变化，患者还出现右侧乳房皮肤发红。

➢ 2019-01-16胸部CT显示，右侧乳腺见一肿物，右侧腋窝见肿大淋巴结。

➢ 2019-01-16心脏彩色多普勒超声、颅脑CT、双下肢静脉彩色多普勒超声和腹部彩色多普勒超声均未见明显异常。患者未行颈部彩色多普勒超声和颈部增强CT。

➢ 2019-01-17患者行右侧乳腺癌改良根治术。术后病理显示，右侧乳腺非特殊型浸润性癌，组织学分级为Ⅲ级，合并浸润性微乳头状癌（约占50%），癌灶的最大径为6.5 cm，未见脉管内癌栓和神经侵犯，乳腺上、下、内、外、基底切缘和乳头未见癌浸润，肿物上方真皮层内可见癌浸润；右侧腋窝淋巴结（6/14）见癌转移，另见癌结节2枚。免疫组织化学显示，ER（60%，＋），PR（＜1%，＋），Ki-67（30%，＋），HER-2（＋＋＋），AR（80%，＋），CK5/6（－），EGFR（－），拓扑异构酶Ⅱ（topoisomerase-Ⅱ，TOPO-Ⅱ）（20%，＋）。诊断为右侧乳腺非特殊型浸润性癌伴浸润性微乳头状癌改良根治术后，临床分期为ⅢB期，病理分期为$ypT_4N_2M_0$，分子分型由三阴性转为Luminal B型（HER-2阳性型）。

➢ 2019-02-27至2019-05-05患者行多西他赛（100 mg，静脉滴注，每21天为1个周期）单药治疗4个周期。无疾病生存（DFS）期为9个月。

【本阶段小结】

新辅助治疗是指没有远处转移的局部晚期乳腺癌（LABC）患者在手术前进行的治疗。在治疗前，医师应充分评估患者的局部肿瘤情况和全身情况，这对于制订科学、合理的治疗方案至关重要。本例患者的术前分期检查欠规范，且未行颈部增强CT、颈部彩色多普勒超声等检查。另外，本例患者术前右侧乳腺肿物穿刺活检的病理提示分子分型为三阴性，且肿物体积较大（最大径＞5.0 cm）、右侧腋窝淋巴结转移，结合乳腺MRI等其他基线检查，有行新辅助化疗的指征。根据相关指南，本例患者可选择的新辅助治疗方案包括蒽环类药物联合紫杉类药物方案［TA（T，多西他赛；A，多柔比星）方案、TAC（T，多西他赛；A，多柔比星；C，环磷酰胺）方案］或TP（T，紫杉醇；P，顺铂）方案。而本例患者行AC（吡柔比星＋环磷酰胺）方案化疗4个周期后右侧乳腺肿物有增大趋势且右侧乳房皮肤发红，提示病情有进展趋势，也提示患者对首选的化疗方案不敏感。本例患者在完成4个周期AC方案后行手术，术后病理证实分子分型发生转型，由新辅助治疗前的三阴性转变为Luminal B型（HER-2阳性型）。医师在临床工作中经常可以看到乳腺癌原发灶和转移灶中的ER、PR、HER-2和Ki-67表达率不同，且阳性转为阴性或阴性转为阳性的情况时有发生。综合多项研究发现，其中ER、PR由阳性转为阴性比阴性转为阳性更常见。新辅助化疗能使未达病理完全缓解（pCR）患者的生物标志物发生转变，但其是否能导致乳腺癌原发灶和复发转移灶中激素受体（HR）的表达发生轻型还需要进一步研究。对于本例患者，新辅助治疗前后分子分型发生变化，ER由阴性转为阳性，HER-2由低表达变为阳性（由＋转变为＋＋＋）。根据术后病理，其需要行化疗联合分子靶向治疗，但当时仅给予多西他赛单药化疗，治疗欠规范。综上所述，本例患者的新辅助治疗和术后治疗总体欠规范。吸取的经验教训是，在乳腺癌治疗前后进行规范且全面的分期检查具有非常重要的意义，医师应根据患者分子分型的变化及时调整治疗方案。

【病史及治疗续二】

➢ 2019-07-18颈部增强CT显示，右侧锁骨上可见一大小为1.4 cm×2.3 cm的肿大淋巴结（图19-3）。

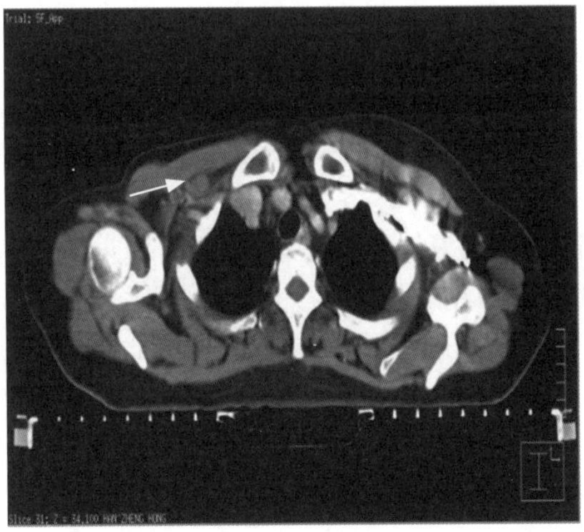

图19-3　2019-07-18颈部增强CT

注：箭头指向病灶。

➢ 2019-07-18心脏彩色多普勒超声、心电图和经阴道B型超声均未见异常。

➢ 2019-07-23患者行右侧锁骨上淋巴结穿刺活检。术后病理显示，右侧锁骨上淋巴结符合乳腺非特殊型浸润性癌（Ⅱ级）合并肿瘤性坏死。免疫组织化学显示，ER（1%，＋），PR（＜1%，＋），Ki-67（40%，＋），HER-2（＋＋），AR（80%，＋），肌红蛋白（myoglobin，MG）（＋），GATA结合蛋白3（GATA3）（＋）。

➢ 2019-07-23患者行右侧胸壁＋右侧锁骨上放疗，剂量为50 Gy/2 Gy/25 Fx。

➢ 2019-07-24至2020-07-26患者行曲妥珠单抗单药靶向治疗1年（每21天为1个周期）。

➢ 2019-09-02至2019-11-05患者行他莫昔芬（口服）内分泌治疗，2个月后卵泡刺激素（follicle-stimulating-hormone，FSH）54.99 mU/ml，雌二醇（estradiol，E_2）＜11.80 pg/ml，激素水平提示已绝经。

➢ 2019-11-04肿瘤标志物显示，癌胚抗原（CEA）1.67 μg/L，癌抗原15-3（CA15-3）39.83 U/ml。

➢ 2019-11-04胸部CT、盆腹腔彩色多普勒超声、颅脑MRI和颈部彩色多普勒超声均未见异常。

➢ 2019-11-08至2020-09-30将他莫昔芬调整为依西美坦。无进展生存（PFS）期为13个月。

➢ 2020-01-07颈部彩色多普勒超声未见异常。

➢ 2020-01-07胸部CT未见异常（图19-4）。

➢ 2020-04-14颈部彩色多普勒超声未见异常。

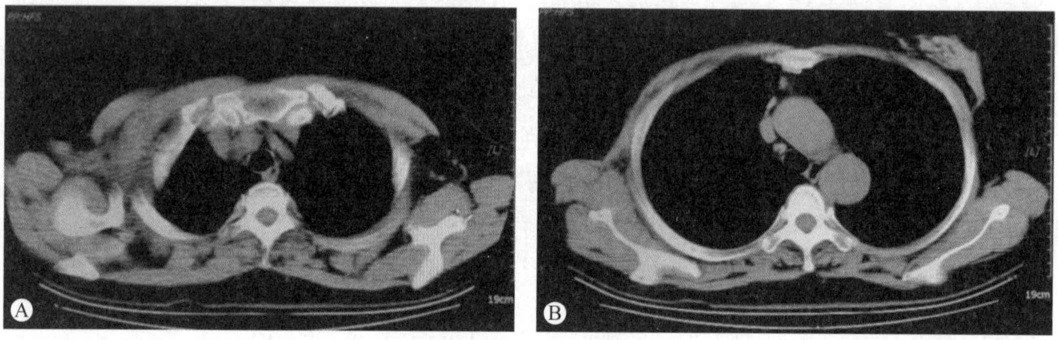

图19-4　2020-01-07胸部CT

注：A.右侧腋窝未见异常；B.纵隔未见异常。

【本阶段小结】

结合本例患者右侧乳腺肿物的术后病理，明确其有放疗适应证。放疗前颈部增强CT提示右侧锁骨上存在肿大淋巴结，进一步行穿刺活检证实为乳腺癌右侧锁骨上淋巴结转移。但本例患者在新辅助治疗前和手术前均未行颈部的影像学检查，故不能肯定其右侧锁骨上肿大淋巴结出现的具体时间。本阶段给予本例患者局部放疗，根据其术后病理联合曲妥珠单抗单药靶向治疗，并在放疗后给予内分泌治疗。由于本例患者术后合并右侧锁骨上淋巴结转移，故不建议其行曲妥珠单抗靶向治疗1年后停药，建议持续行抗HER-2治疗直至疾病进展。此外，仅在本例患者检测一次激素水平后就调整内分泌治疗方案可能欠合理，虽然其在化疗前停经，但化疗对激素水平有影响，且首次内分泌治疗时本例患者为50岁，停经仅1年，此次激素水平在化疗后检测，故是否为真正的绝经不能肯定，原则上需要至少3次检测激素水平均提示绝经后方可行芳香化酶抑制剂治疗。

【病史及治疗续三】

➢ 2020-08-18右上肢静脉彩色多普勒超声显示，右上肢深静脉见广泛血栓。

➢ 2020-08-18颈部彩色多普勒超声显示，未见肿大淋巴结。

➢ 2020-08-18乳腺彩色多普勒超声显示，右侧胸壁切口下方见条带状低回声区，大小为4.2 cm×0.6 cm，边界不清晰，内见血流信号；右侧腋窝见异常形态淋巴结。

➢ 2020-08-18胸部CT显示，对比2020-01-07胸部CT，右侧腋窝见淋巴结影（1.1 cm×0.4 cm），纵隔见淋巴结影（1.6 cm×1.0 cm）（图19-5）；右侧胸壁切口下方见肿物影（4.2 cm×0.6 cm）；双

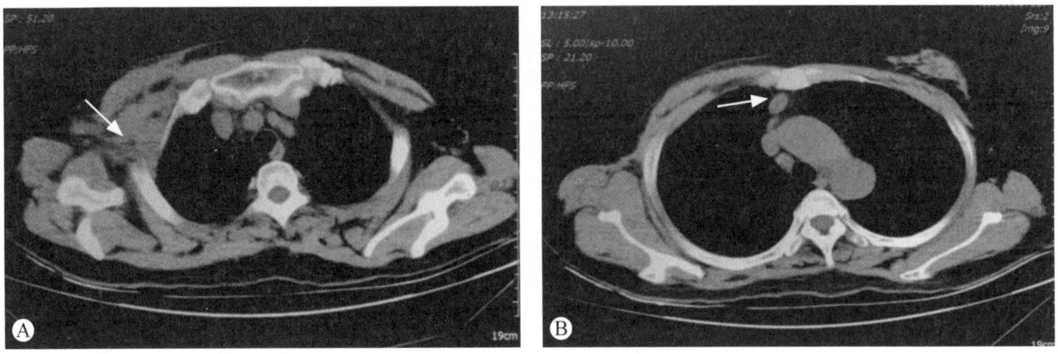

图19-5　2020-08-18胸部CT

注：A.箭头指向右侧腋窝肿大淋巴结（1.1 cm×0.4 cm）；B.箭头指向纵隔肿大淋巴结（1.6 cm×1.0 cm）。

肺上叶尖段和左肺下叶前内基底段见小结节。

➢ 2020-08-18 CT肺动脉造影（computed tomographic pulmonary angiography，CTPA）显示，双侧肺动脉未见明确中央型肺栓塞。

➢ 2020-08-18腹部CT、颅脑MRI和全身骨扫描均未见明显异常。

➢ 2020-08-18肿瘤标志物显示，CEA 24.79 μg/L，CA15-3 26.06 U/ml。

➢ 2020-08-19患者行右侧胸壁肿物切除活检。术后病理显示，右侧胸壁皮下结节符合乳腺非特殊型浸润性癌转移。免疫组织化学显示，ER（＜1%，＋），PR（＜1%，＋），Ki-67（80%，＋），HER-2（＋＋），AR（80%，＋＋＋），CK5/6（－），EGFR（－），GATA3（＋）。

➢ 2020-09-06针对患者的全程治疗进行多学科讨论。放射科意见：对比2020-01-07影像学资料，患者新增纵隔淋巴结，考虑为乳腺癌转移；右侧腋窝淋巴结乳腺癌转移不能除外；腹部CT和颅脑MRI均未见乳腺癌转移征象。病理科意见：患者右侧胸壁肿物为乳腺癌转移诊断明确，且ER（＜1%，＋）、PR（＜1%，＋）、Ki-67（80%，＋）、HER-2（＋＋），可考虑行荧光原位杂交（FISH）检测以明确*HER*-2基因的表达情况，对比术前穿刺活检病理和术后病理，考虑分子分型发生多次变化，提示肿瘤存在异质性。放疗科意见：患者目前乳腺癌多发转移，暂无局部放疗适应证，目前的治疗应以全身治疗为主。患者疾病再次进展后的诊断：右侧乳腺非特殊型浸润性癌伴浸润性微乳头状癌术后复发转移，临床分期为Ⅳ期（右侧胸壁肿物、纵隔肿大淋巴结、右侧腋窝肿大淋巴结）。结合多学科讨论意见和《中国临床肿瘤学会（CSCO）乳腺癌诊疗指南2020》推荐，给予患者吡咯替尼（400 mg，每天1次，口服）＋卡培他滨（1.5 g，每天2次，第1～14天）方案治疗，每21天为1个周期，同时皮下注射低分子肝素抗凝治疗1个月后口服利伐沙班抗凝治疗。PFS期为3个月。

【本阶段小结】

对于HR阳性、HER-2阳性、复发转移性乳腺癌患者，优先考虑行抗HER-2治疗联合化疗；对于部分不适合行化疗或疾病进展缓慢的患者，如果考虑联合内分泌治疗，可在HER-2靶向治疗的基础上联合内分泌治疗。本例患者在内分泌治疗期间、停用曲妥珠单抗仅1个月后出现疾病进展，临床上优选化疗联合抗HER-2治疗。根据多学科讨论意见，本例患者乳腺癌的分子分型多次发生转型，考虑存在肿瘤异质性，目前的治疗是以全身治疗为主的综合治疗。考虑本例患者合并多处乳腺癌转移，属于HER-2阳性乳腺癌抗HER-2治疗失败的患者，持续抑制HER-2通路可带来生存获益。PHENIX研究的结果显示，既往行紫杉类药物和曲妥珠单抗治疗失败的患者使用吡咯替尼联合卡培他滨较单用卡培他滨可提高客观缓解率（ORR）和PFS期；既往行曲妥珠单抗、紫杉类药物和/或蒽环类药物治疗后发生转移的乳腺癌患者使用吡咯替尼联合卡培他滨的PFS期优于拉帕替尼联合卡培他滨。因此，推荐将吡咯替尼联合卡培他滨方案用于既往行曲妥珠单抗和紫杉类药物治疗失败的患者。结合本例患者在停用曲妥珠单抗1个月后出现右侧胸壁转移，且合并右上肢广泛静脉血栓，选择吡咯替尼联合卡培他滨方案治疗，并针对右上肢静脉血栓行抗凝治疗。

【病史及治疗续四】

➢ 2020-12-01 查体见右侧胸壁皮肤结节，考虑乳腺癌转移；右上肢水肿。

➢ 2020-12-01 肿瘤标志物显示，CEA 21.60 μg/L，CA15-3 38.54 U/ml。

➢ 2020-12-01 激素水平检测显示，FSH 90.35 mU/ml，E_2 12.28 pg/ml。

➢ 2020-12-01 胸部CT显示，对比2020-08-18胸部CT所见，右侧腋窝淋巴结明显增大（1.1 cm×0.4 cm→9.4 cm×3.7 cm），纵隔淋巴结缩小（1.6 cm×1.0 cm→1.5 cm×0.7 cm），右侧内乳新发肿大淋巴结（2.6 cm×1.5 cm），且右侧胸壁结节明显缩小（4.2 cm×0.6 cm→1.2 cm×0.4 cm）（图19-6）。

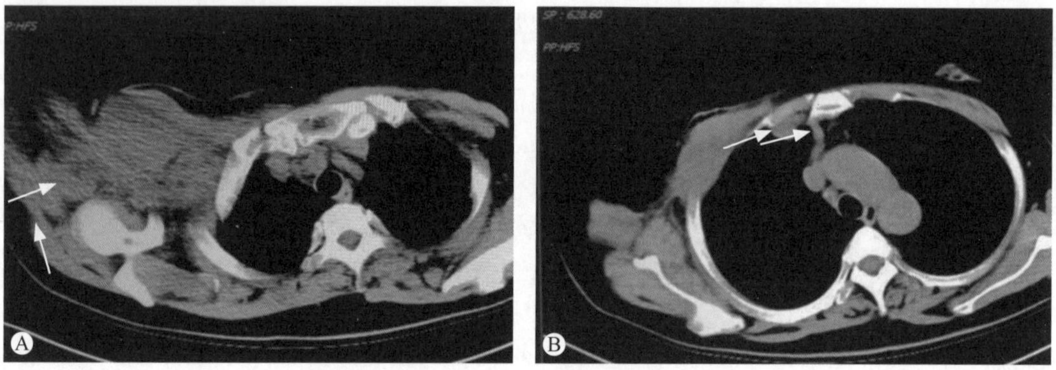

图19-6　2020-12-01胸部CT

注：A.箭头指向右侧腋窝淋巴结（1.1 cm×0.4 cm→9.4 cm×3.7 cm）；B.上箭头指向新发右侧内乳淋巴结，下箭头指向纵隔淋巴结（1.6 cm×1.0 cm→1.5 cm×0.7 cm）。

➢ 2020-12-01 腹部CT和颈部彩色多普勒超声均未见明显异常。

➢ 2020-12-01 乳腺彩色多普勒超声显示，右侧胸壁切口下见几个低回声结节，较大者大小为1.2 cm×0.4 cm；右侧腋窝见低回声实性占位，大小为6.3 cm×3.7 cm。

➢ 2020-12-01 评估前期治疗疗效，原有转移灶部分达部分缓解（PR），但出现新发病灶，疗效评估为疾病进展（PD）。

➢ 2020-12-09 至2021-04-03 患者因经济因素选择行多西他赛（每次120 mg）＋曲妥珠单抗（首次剂量8 mg/kg，负荷剂量6 mg/kg）＋吡咯替尼（320 mg，每天1次，口服）方案治疗6个周期。2个周期后（2021-01-18）评估疗效，CEA、CA15-3较2020-12-01明显升高（CEA 21.6 μg/L→63.39 μg/L，CA15-3 38.54 U/ml→56.87 U/ml）；查体见右侧胸壁皮肤结节消失；查体和胸部CT均可见右侧腋窝淋巴结明显减小（最大径9.4 cm→7.8 cm），右侧内乳肿大淋巴结亦缩小（2.6 cm×1.5 cm→2.6 cm×1.2 cm），纵隔淋巴结轻度缩小（1.5 cm×0.7 cm→1.3 cm×0.7 cm）（图19-7）；右上肢水肿明显减轻。虽然本次肿瘤标志物较前升高，但结合查体和影像学检查考虑治疗有效，总体疗效评估为PR。4个周期后（2021-03-10）评估疗效，CEA继续升高（63.39 μg/L→97.65 μg/L），CA15-3略降低（56.87 U/ml→50.00 U/ml）；右侧腋窝淋巴结略缩小（最大径7.8 cm→6.2 cm），右侧内乳淋巴结略增大（2.6 cm×1.2 cm→2.7 cm×1.5 cm），纵隔淋巴结轻度缩小（1.3 cm×0.7 cm→1.2 cm×0.7 cm）（图19-8）；其他部位未见新发转移瘤。总体疗效评估为疾病稳定（SD）。

6个周期后（2021-04-20）评估疗效，CEA、CA15-3继续升高（CEA 97.65 μg/L→111.00 μg/L，CA15-3 50.00 U/ml→123.00 U/ml）；乳腺彩色多普勒超声见右上肢新发2个结节影（大小分别为2.7 cm×1.1 cm和2.6 cm×1.3 cm），周围血流信号丰富，考虑为乳腺癌转移；胸部CT见右侧腋窝淋巴结较2021-03-10胸部CT所见略增大（最大径6.2 cm→8.3 cm），右侧内乳淋巴结略增大（2.7 cm×1.5 cm→2.7 cm×1.6 cm），纵隔淋巴结略增大（1.2 cm×0.7 cm→1.2 cm×0.9 cm）（图19-9）。

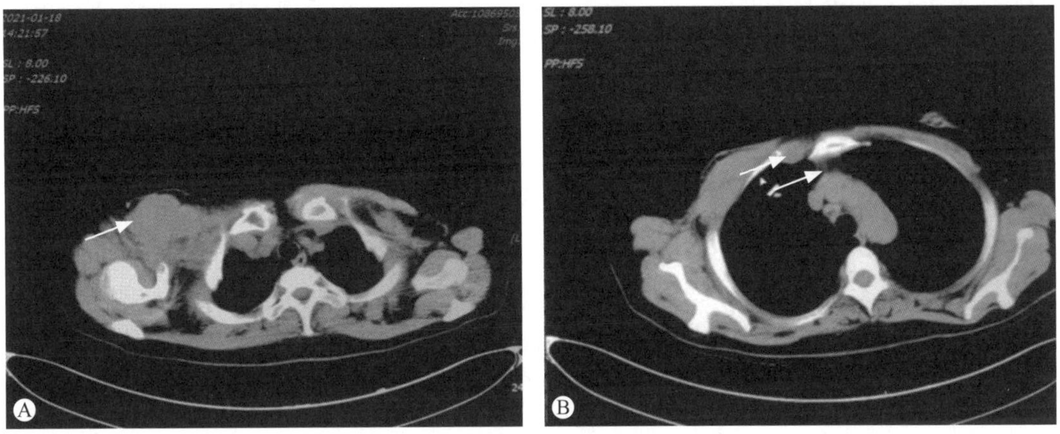

图19-7　2021-01-18 胸部CT

注：A.箭头指向右侧腋窝淋巴结，较2020-12-01胸部CT所见缩小（最大径9.4 cm→7.8 cm）；B.上箭头指向右侧内乳淋巴结，较2020-12-01胸部CT所见略缩小（2.6 cm×1.5 cm→2.6 cm×1.2 cm），下箭头指向纵隔淋巴结（1.5 cm×0.7 cm→1.3 cm×0.7 cm）。

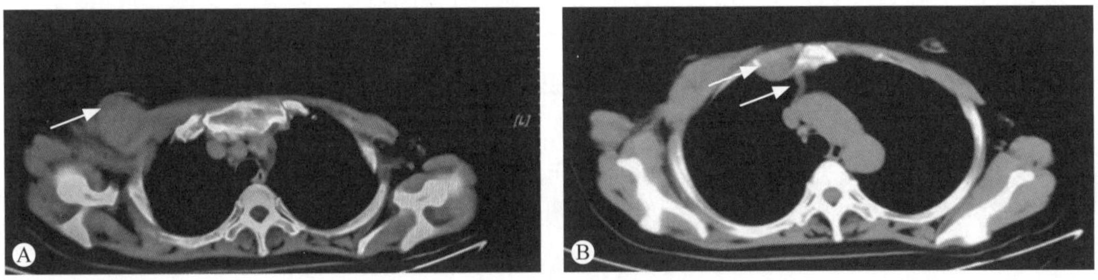

图19-8　2021-03-10胸部CT

注：A.箭头指向右侧腋窝淋巴结，较2021-01-18 胸部CT所见略缩小（最大径7.8 cm→6.2 cm）；B.上箭头指向右侧内乳淋巴结，较2021-03-10胸部CT所见略增大（2.7 cm×1.5 cm→2.7 cm×1.6 cm），下箭头指向纵隔淋巴结（1.3 cm×0.7 cm→1.2 cm×0.7 cm）。

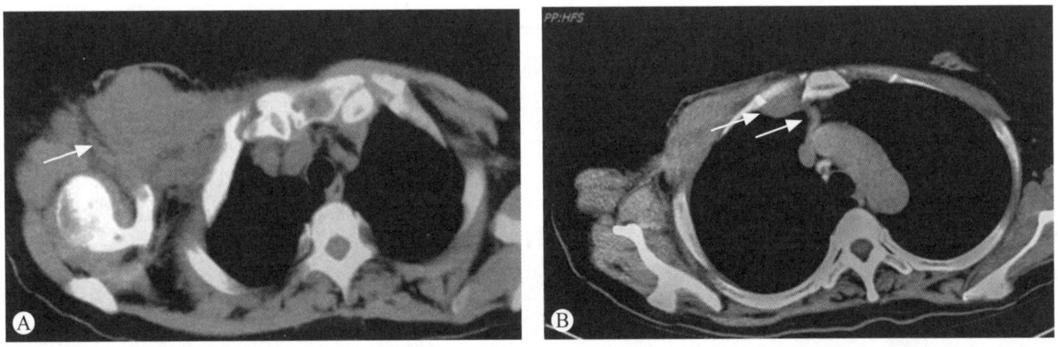

图19-9　2021-04-20 胸部CT

注：A.箭头指向右侧腋窝淋巴结，较2021-03-10胸部CT所见增大（最大径6.2 cm→8.3 cm）；B.上箭头指向右侧内乳淋巴结，较2021-03-10胸部CT所见略增大（2.7 cm×1.5 cm→2.7 cm×1.6 cm），下箭头指向纵隔淋巴结（1.2 cm×0.7 cm→1.2 cm×0.9 cm）。

总体疗效评估为PD。PFS期为3个月。

【本阶段小结】

本例患者行吡咯替尼＋卡培他滨方案治疗3个月后出现疾病进展，后续治疗方案首选化疗联合靶向治疗。对于HER-2阳性晚期乳腺癌，曲妥珠单抗再使用的人群包括：①新辅助治疗有效人群；②辅助治疗结束1年后复发人群；③解救治疗有效后停药人群。本例患者在放疗前出现右侧锁骨上淋巴结转移，曲妥珠单抗治疗1年期间和内分泌治疗期间右侧锁骨上淋巴结消退且未出现新发转移灶，在继续内分泌治疗期间且曲妥珠单抗仅停药1个月后出现右侧胸壁转移，考虑其可从曲妥珠单抗治疗中获益，故仍可考虑继续使用曲妥珠单抗。本例患者行吡咯替尼＋卡培他滨方案仅3个月就出现疾病再次进展，但治疗期间纵隔淋巴结缩小、右侧胸壁切口结节缩小，结合其分子分型多次发生转型，考虑存在肿瘤异质性，但不除外吡咯替尼对部分转移灶获益可能。EMILIA研究证实，相对于拉帕替尼联合卡培他滨方案，曲妥珠单抗-美坦新偶联物（T-DM1）单药方案有显著的PFS期和总生存（OS）期获益，故该方案是国际标准的抗HER-2二线治疗方案。综合考虑，本例患者可选择的治疗方案有以下几种：①化疗＋帕妥珠单抗＋伊尼妥单抗；②化疗＋吡咯替尼＋伊尼妥单抗；③化疗＋曲妥珠单抗＋吡咯替尼；④T-DM1。向本例患者交代病情、治疗方案和相关费用后，其因经济原因选择行化疗＋曲妥珠单抗＋吡咯替尼方案，结合其既往用药情况，化疗药物选择多西他赛。

【病史及治疗续五】

➢ 2021-04-20患者行右侧颈部淋巴结穿刺活检。FISH检测显示，*HER*-2基因无扩增。

➢ 2021-04-25至2021-05-28患者三线行伊尼妥单抗（首次剂量8 mg/kg，负荷剂量6 mg/kg）＋长春瑞滨（40 mg，静脉滴注，第1、8天）＋顺铂（40 mg，静脉滴注，第2～4天）方案治疗2个周期，每21天为1个周期。

【本阶段小结】

对于HR阳性、HER-2阳性、复发转移性乳腺癌患者，前期在行多个周期、多个方案化疗和抗HER-2治疗后疾病再次进展，且合并多发转移，目前已无标准治疗方案。NALA研究显示，对于既往接受过≥2种靶向治疗的转移性乳腺癌患者，奈拉替尼联合卡培他滨方案相较于拉帕替尼联合卡培他滨方案可显著延长PFS期，成为目前多线抗HER-2治疗失败后的选择之一。DESTINY-Breast01等研究显示，抗体-药物偶联物（ADC）在转移性乳腺癌患者中（特别是后线治疗中）显示出明显的临床获益，故鼓励此类患者积极参与ADC相关的临床研究。HOPES研究显示，与单用长春瑞滨相比，伊尼妥单抗联合长春瑞滨可显著延长HER-2阳性、转移性乳腺癌患者的PFS期。对于本例患者的后续治疗，多学科讨论意见为其分子分型多次发生转型，转移灶中HER-2（＋＋），FISH检测提示*HER*-2基因无扩增，术后病理提示HER-2（＋＋＋），可再次行FISH检测明确*HER*-2基因的表达情况，若*HER*-2基因有扩增，则考虑使用ADC；其右上肢水肿因肿瘤负荷大，暂无手术治疗适应证。本例患者属于晚期复发难治性乳腺癌患者，可能存在原发性耐药，治疗效果差、预后差。针对多学科讨论意见，再次请病理科会诊，其术后病理HER-2（＋＋＋）、ER（60%，＋），建议行乳腺癌术后样本的FISH复阅［因不能排除免疫组织化学为HER-2（＋＋＋）但FISH复阅为阴性的可能］，向本例患者及其家属交代病情后患者拒绝行术后样本的FISH复阅。本例患者三线行伊尼妥单抗＋长春瑞滨＋顺铂方案治疗。

【病史及治疗续六】

➢ 2021-06-03肿瘤标志物显示，CEA 155.00 μg/L，CA15-3 123.00 U/ml。

➢ 2021-06-03腹部彩色多普勒超声（含门静脉、腹腔淋巴结和肾上腺）显示，肝、胆、胰、脾和双肾均未见明显异常。

➢ 2021-06-03胸部CT显示，右上肢肱骨周围软组织内、右侧腋窝和右侧胸壁转移灶较2021-04-20胸部CT所见略增大；双肺间质增生；右肺上叶近胸壁见结节影，乳腺癌转移可能性大；左肺上叶尖后段近胸壁见微小结节影；右肺中叶近胸膜处和右肺下叶见炎症；左肺舌段见陈旧性病变；右侧胸腔积液，右肺下叶膨胀不全；右侧胸膜见结节样增厚，考虑乳腺癌转移（图19-10）。

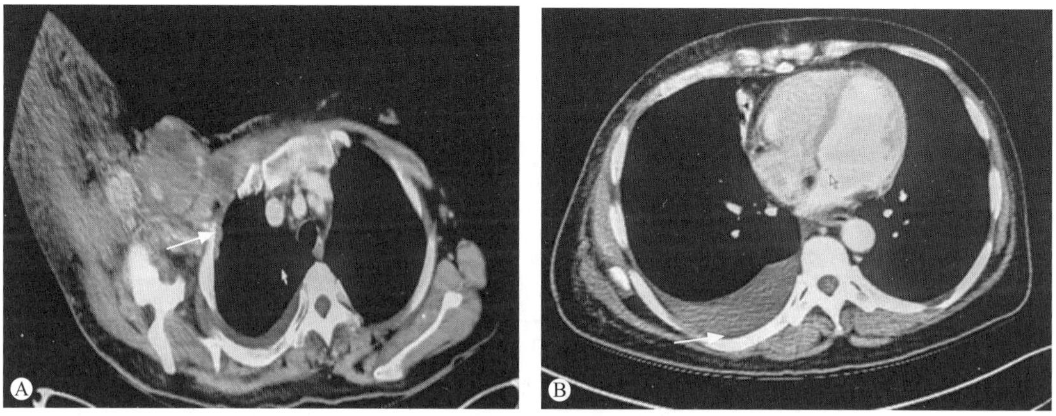

图19-10　2021-06-03 胸部CT

注：A.箭头指向新发右侧胸膜结节；B.箭头指向新发右侧胸腔积液。

➢ 2021-06-03颈部彩色多普勒超声显示，甲状腺见弥漫性病变。

➢ 2021-06-03双侧乳腺和引流区淋巴结彩色多普勒超声显示，右侧胸壁见低回声结节（较2021-04-20胸部CT所见略缩小），右侧腋窝见低回声结节（较2021-04-20胸部CT所见略缩小），右上肢肌层见低回声实性结节（较2021-04-20胸部CT所见无明显变化）。

➢ 2021-06-03患者新发右侧胸膜癌转移，疾病再次进展，结合既往治疗，给予氟维司群（500 mg，肌内注射，每28天为1个周期）内分泌治疗。

【本阶段小结】

本例患者在多线化疗、多线抗HER-2治疗后疾病持续进展，需要再次调整治疗方案。纵观本例患者的治疗经过，其分子分型多次发生转型：术前穿刺活检为三阴性→术后病理转变为Luminal B型（HER-2阳性型）→右侧锁骨上淋巴结转移灶为三阴性→右侧胸壁结节为三阴性或HER-2过表达型。再次请病理科会诊本例患者所有的病理资料，提示肿瘤存在明显的异质性。有研究显示，对于HR阳性、HER-2阳性乳腺癌患者，抗HER-2靶向治疗联合内分泌治疗＋细胞周期蛋白依赖性激酶4/6（CDK4/6）抑制剂具有一定疗效。但本例患者近期行多线抗HER-2治疗均在短期内疾病进展，且复阅右侧颈部淋巴结转移灶的FISH提示*HER*-2基因无扩增，故考虑其目前从抗HER-2治疗中获益有限，故暂停抗HER-2治疗。本例患者在发现右侧颈部淋巴结转移后行内分泌治疗联合抗HER-2治疗近1年后疾病进展，属于继发性内分泌治疗耐药，结合其转移灶HR表达阴性，同时其经济条件有限，拒绝使用CDK4/6抑制剂。治疗期间，本例患者2次复查激素水平，均提示已绝经，既往曾行他莫昔芬续贯依西美坦内分泌治疗，PFS期近1年，现可考虑转行内分泌治疗，综合考虑后调整方案为氟维司群单药治疗。

本例患者属于复发难治性乳腺癌患者，治疗效果差，可能与以下原因有关：①肿瘤异质性。目前多项研究的结果表明，相同肿瘤类型、不同大小的样本可以产生不同的肿瘤克隆结构特征，本例患者的病理提示HR和HER-2的表达多次发生变化，故其肿瘤存在明显的异质性。②多药耐药。在恶性肿瘤的治疗中，原发性/获得性耐药是无法避免的，这也是导致疾病进展最主要的原因。在某些情况下，体细胞功能结构改变（如*HER*-2、*ESR*1等基因）与耐药性有因果关系，且*HER*-2基因扩增会降低对抗雌激素药物的敏感性。因此，对于复发难治性乳腺癌患者，需要根据其分子分型的变化和治疗效果及时调整治疗方案。

本例患者的疾病诊疗过程见图19-11。

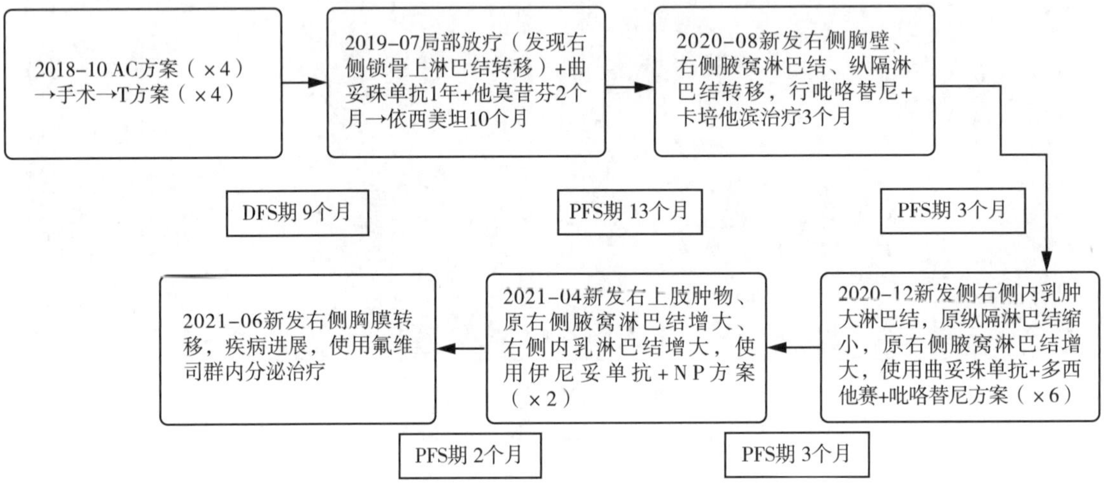

图19-11　本例患者的疾病诊疗过程

注：DFS.无疾病生存；PFS.无进展生存。

【专家点评】

本例患者为中年女性，病程3年余，起病即为局部晚期，经多线治疗后效果欠佳。在整个诊疗过程中，本例患者的疾病特性表现为以下几点：①肿瘤异质性强。其在整个诊疗过程中多次活检病理显示分子分型不一致，提示肿瘤异质性高。②耐药性强。其在整个诊疗过程中对每一线治疗的突出表现为治疗有效维持时间短，疾病进展速度快，提示耐药性强，此类患者为复发难治性患者，需要结合疗效快速做出方案调整。③多学科讨论制订规范化治疗方案对预后的影响。在本例患者的整个治疗过程中，除去个人的主、客观因素（如经济原因），治疗是比较积极规范的，对新发病灶行积极活检以明确病理分型，在多治疗节点行多学科讨论，以及每一线治疗方案的选择均结合了循证医学证据和相关指南推荐，体现了乳腺癌的全程规范化治疗理念。

本例患者的治疗分为三部分。

1.新辅助治疗阶段　本例患者初始因“右侧乳腺肿物9个月”被外院确诊为HR阴性、HER-2阴性乳腺癌。临床诊断为：局部晚期右侧乳腺非特殊型浸润性癌，病理分期为$cT_3N_2M_0$，临床分期为ⅢA期，分子分型为三阴性。无论是局部治疗需求还是通过新辅助治疗了解肿瘤特性，均具有行新辅助治疗的指征。从目前临床实践来看，免疫检查点抑制剂在三阴性乳腺癌的新辅助治疗阶段具有一定疗效，但基于目前的循证医学证据和临床可及性等因素，相关共识中大部分专家并不给予主要推荐，故化疗仍是三阴性乳腺癌新辅助治疗的基石，蒽环类药物序贯/联合紫杉类药物仍是专家组推荐的优选方案。本例患者首诊时优选方案考虑蒽环类药物联合紫杉类药物，其行4个周期AC方案（非首选方案）化疗后，疗效评估为SD，乳腺MRI提示右侧乳腺肿物稍增大。当新辅助化疗疗效评估为SD时，根据病理分型不同，后续的治疗转归各有不同。在三阳性乳腺癌的新辅助治疗中，尤其针对SD患者，会更积极地选择手术治疗，以免因疾病快速进展而丧失手术时机。

2.辅助治疗阶段 本例患者术后病理提示分子分型为Luminal B型（HRE-2阳性型），与穿刺活检病理的分子分型（三阴性）不一致，这种情况在临床上并不少见。分子分型不一致的原因不能完全考虑为治疗后发生改变，由于穿刺活检所取标本量有限，故应考虑肿瘤异质性。结合本例患者的术后病理分期和分子分型，且基于APHINITY研究的结论，淋巴结阳性的HER-2阳性乳腺癌患者可从曲妥珠单抗＋帕妥珠单抗方案中获益，可以降低复发和死亡风险。因此，本例患者在辅助治疗阶段应选用曲妥珠单抗＋帕妥珠单抗双靶向治疗联合化疗。而基于ExteNET研究的结论，高复发风险的HR阳性、HER-2阳性患者在辅助靶向治疗1年后还可以考虑行奈拉替尼辅助强化治疗1年，以降低远期复发风险。

3.复发转移阶段 本例患者在复发转移阶段也经历多次穿刺活检，右侧锁骨上淋巴结穿刺活检和胸壁肿物切除活检的病理基本一致，即HR阴性、HER-2（＋＋），右侧锁骨上淋巴结标本FISH显示*HER*-2基因未扩增，胸壁肿物标本未做FISH检测。本例患者在整个病程中表现为肿瘤高度异质性，复发灶的分子分型很可能再次发生变化，故应在活检后及时完善FISH检测，以明确分子分型，便于指导后续治疗。

本例患者于2019-07发现右侧锁骨上淋巴结转移，首先行局部放疗，放疗后行曲妥珠单抗＋他莫昔芬/依西美坦治疗，PFS期为13个月。2020-08本例患者出现胸壁复发，依次行吡咯替尼＋卡培他滨方案、多西他赛＋吡咯替尼＋曲妥珠单抗方案和伊尼妥单抗＋长春瑞滨＋顺铂方案治疗，均在2～3个月出现疾病进展，抗HER-2治疗效果不佳，可能与未及时行FISH检测以明确HER-2状态、抗HER-2治疗药物耐药和肿瘤异质性等因素相关。

本例患者乳腺癌的分子分型多次发生转型，肿瘤异质性较大，再加之经济压力，故难以做到规范化治疗。结合其多次病灶活检结果，仅术后标本病理提示HER-2（＋＋＋），且初诊活检、锁骨上淋巴结活检和胸壁活检均未能证实*HER*-2基因扩增，除了考虑肿瘤异质性以外，对于多次抗HER-2治疗未能明确获益后的治疗，可考虑兼顾HER-2低表达和HER-2扩增的药物——ADC（如T-DXd，可作为优选方案）。

本例患者在治疗过程中也经历了多次多学科讨论，体现了很好的多学科协作精神，不仅有院内的多学科协作，还有多院的多学科协作，这也提示了多学科协作对于乳腺癌患者来说具有重要意义。

（湖南省肿瘤医院　田　璨　刘莉萍　欧阳取长）

1.三阴性乳腺癌的新辅助治疗 目前，化疗仍是三阴性乳腺癌新辅助治疗的基石，蒽环类药物序贯/联合紫杉类药物仍为优选方案。铂类药物可作为三阴性乳腺癌患者新辅助治疗方案的一部分，以增加肿瘤退缩的概率和pCR的可能性，但是否加入铂类药物应权衡潜在的获益与风险，因为加入铂类药物未必能转化为DFS的远期获益。而单纯*BRCA*1/2基因致病突变或疑似致病突变可能会成为选择含铂类药物方案的理由。对于有心脏基础疾病的患者，可以考虑行紫杉类药物＋铂类药物的新辅助治疗。新辅助治疗中白蛋白紫杉醇比溶剂型紫杉醇有更高的pCR率，同时能改善患者的DFS期。早期程序性死亡蛋白配体-1（PD-L1）阳性、三阴性乳腺癌患者在新辅助治疗中添加

PD-1/PD-L1抗体可改善pCR率，但因远期毒性和获益未明，且PD-1/PD-L1抗体在国内尚未获批相关适应证，故不常规推荐在此类患者的新辅助治疗中添加免疫检查点抑制剂，目前仅推荐此类患者参加严格设计的临床研究。

2.新辅助治疗的疗效评估 对于行新辅助治疗的乳腺癌患者，在新辅助治疗前、中和结束后手术前行乳腺MRI有助于对病变的治疗反应进行评估，对治疗后残余病变范围的判断也较常规影像学检查更精准。每2个周期进行疗效评估在新辅助治疗早期能准确预测全部治疗周期后是否能达到pCR。当采用标准新辅助治疗方案后，尤其是4个周期后确认肿瘤退缩不佳，需要及时进行多学科讨论，并更改治疗策略（局部治疗和/或系统性治疗）。多数专家认可三阴性乳腺癌患者治疗4个周期后疗效不佳应尽快行手术治疗，并在术后的辅助治疗中行化疗强化治疗，在将紫杉类药物联合铂类药物方案或TAC方案作为新辅助治疗的初选方案时，局部治疗的及早介入尤为重要；而对于前期采用蒽环类药物方案进行4个周期新辅助化疗后疗效不佳的患者，则可在多学科团队保障和密切评估疗效的前提下尝试使用紫杉类药物联合或不联合铂类药物的治疗方案继续新辅助治疗。

3.辅助抗HER-2治疗方案 ①淋巴结阴性、0.5 cm＜原发浸润灶最大值≤2.0 cm、HER-2阳性时，推荐使用曲妥珠单抗，化疗方案可以考虑每周紫杉醇或TC（紫杉醇＋环磷酰胺）4个周期；淋巴结阴性、原发性肿瘤最大径＜0.5 cm时，可以考虑使用曲妥珠单抗，但证据有限；肿瘤体积小但有淋巴结微转移的患者可考虑行每周紫杉醇或TC 4个周期＋曲妥珠单抗辅助治疗。②对于复发风险高（如淋巴结阳性）的患者，推荐行曲妥珠单抗（H）＋帕妥珠单抗（P）双靶向治疗联合辅助化疗；淋巴结阴性的HER-2阳性患者，当伴有其他不良预后指标（如Ki-67＞30%阳性、G_3、≥pT_2等）时，也可推荐行HP双靶向辅助治疗；具有中高复发风险的患者，特别是ER阳性者，亦可考虑在曲妥珠单抗治疗结束后给予1年奈拉替尼强化治疗。③对于新辅助治疗未达pCR的HER-2阳性患者，可使用T-DM1替代曲妥珠单抗。虽然证据有限，当T-DM1不可及时，可以考虑加用酪氨酸激酶抑制剂（如奈拉替尼）辅助强化治疗。④曲妥珠单抗生物类似药可按照国内获批的适应证使用。⑤建议术后尽量早期使用曲妥珠单抗辅助治疗，对于辅助化疗时没有及时联合曲妥珠单抗的患者，化疗后应尽早开始使用曲妥珠单抗治疗。

4.HER-2阳性晚期乳腺癌的诊疗策略 HER-2阳性是指免疫组织化学检测结果（＋＋＋）或（＋＋）且原位杂交检测结果阳性。原发灶和转移灶之间、多个转移灶之间如果HER-2检测结果不一致，应以最近1次的转移灶检测为准，同时考虑HER-2状态的时空异质性问题，不完全排斥在即使最近1次转移灶检测HER-2转阴的情况下继续谨慎选择抗HER-2治疗并持续监测疗效。

持续抗HER-2治疗是HER-2阳性晚期乳腺癌重要的治疗原则。对于未使用过曲妥珠单抗或符合曲妥珠单抗再使用条件（新辅助治疗有效；辅助治疗结束1年后复发；解救治疗有效后停药）的患者，应首选以曲妥珠单抗±帕妥珠单抗为基础的一线治疗。紫杉类药物联合曲妥珠单抗＋帕妥珠单抗双靶向一线治疗较紫杉类药物联合曲妥珠单抗可延长PFS期和OS期。伊尼妥单抗联合长春瑞滨等方案也可作为曲妥珠单抗非耐药患者的抗HER-2治疗选择之一。对于曲妥珠单抗±帕妥珠单抗治疗失败患者，T-DM1单药可延长PFS期和OS期；吡咯替尼（或奈拉替尼）联合卡培他滨较拉帕替尼联合卡培他滨可延长PFS期。单纯两种靶向药物的联合（如拉帕替尼联合曲妥珠单抗）也有证据表明可改善OS期。对于帕妥珠单抗＋曲妥珠单抗辅助治疗结束1年后复发转移的乳腺癌患者，可选的一线解救治疗方案包括：吡咯替尼＋卡培他滨、T-DM1或帕妥珠单抗＋曲妥珠单抗＋多西他赛等。玛格妥昔单抗、图卡替尼和DS-8201在多线治疗后的临床研究中有一定效果，但在国内尚未上市，应谨慎选择。曲妥珠单抗允许进行跨线治疗。对于HR阳性、HER-2阳性乳腺癌患者，在不能耐受/拒绝化疗或化疗后维持治疗时，可以选用内分泌治疗＋抗HER-2（单靶向或双靶向）治疗，但无明确证据显示能改善OS期。抗HER-2治疗失败后，无标准治疗方案或无法获得进一步治疗的患者，建议参加临床试验。抗HER-2的ADC类药物在转移性乳腺癌患者的后线治疗中显示出明显的临床获益，故积极鼓励本例患者参与ADC类药物相关临床试验。

（大连医科大学附属第一医院　方凤奇　李　佳）

【指南背景】

1.《中国乳腺癌新辅助治疗专家共识（2022年版）》 化疗仍是三阴性乳腺癌新辅助治疗的基石，蒽环类药物序贯/联合紫杉类药物仍是专家组推荐的优选方案。4个周期标准新辅助治疗后临床评估无应答时，三阴性可手术乳腺癌患者的后续治疗策略：由于初始新辅助化疗方案不同，4个周期后的治疗选择也不尽相同，多数专家认可4个周期后疗效不佳应尽快手术治疗，并在术后的辅助治疗中行化疗强化治疗，在将紫杉类药物联合铂类药物方案或TAC方案作为新辅助治疗的初选方案时，局部治疗的及早介入尤为重要。

2. 2022年美国国家综合癌症网络（NCCN）指南 HER-2阳性晚期乳腺癌一线治疗失败的患者优选DS-8201治疗，其他可选择的治疗方案包括T-DM1、图卡替尼＋曲妥珠单抗＋卡培他滨、曲妥珠单抗联合另一种化疗药、卡培他滨联合曲妥珠单抗或拉帕替尼、曲妥珠单抗联合拉帕替尼、奈拉替尼联合卡培他滨和玛格妥昔单抗联合化疗等。

3.《第5版欧洲肿瘤学院（ESO）-欧洲肿瘤内科学会（ESMO）晚期乳腺癌国际共识指南》（简称"ABC5指南"） 乳腺癌具有高度异质性，疾病进展引起的肿瘤生物学行为改变、时空异质性和病理检测等因素都有可能引起转移灶与原发灶的受体（HR、HER-2）状态不一致。因此，转移灶的再次活检非常有必要，其能够为制订正确的治疗方案提供临床依据。关于转移灶活检的相关内容，97.8%的专家赞成生物标志物（特别是ER和HER-2）在转移期应至少重新评估一次。对于原发灶为三阴性的患者，如果转移灶中HER-2和/或HR状态不同，目前尚不清楚应将哪个结果用于治疗决策。很难开展临床研究解决这个问题，故应根据具体情况个体化使用批准用于三阴性、ER阳性、HER-2阴性或HER-2阳性晚期乳腺癌的治疗方案。建议晚期乳腺癌患者在至少一次活检ER或HER-2阳性的情况下考虑使用内分泌治疗或抗HER-2治疗。

4.《中国临床肿瘤学会（CSCO）乳腺癌诊疗指南2021》 鼓励对复发转移性乳腺癌患者的复发转移灶进行再活检，若无法获得复发转移灶的标本，建议再次确认原发灶的病理情况，特别是既往ER、PR、HER-2状态未知的患者。HER-2阳性、复发转移性乳腺癌患者三线及以后的治疗，对于体力状态评分较好的患者，可以选择既往未使用过的方案；对于无法耐受进一步治疗的患者，可以考虑姑息性治疗或参加临床试验。

（湖南省肿瘤医院　田　璨　刘莉萍　欧阳取长）

【循证背景】

1. APHINITY研究（*n*=4805） 这是一项多中心、随机、双盲、Ⅲ期临床试验，旨在探索帕妥珠单抗＋曲妥珠单抗辅助治疗能否较曲妥珠单抗改善HER-2阳性早期乳腺癌患者的预后。结果表明，双靶向＋化疗组较单靶向＋化疗组显著改善4年和6年无侵袭性疾病生存（iDFS）率，为HER-2阳性早期乳腺癌的辅助治疗带来双靶向新选择。2017年，第1次中期分析（中位随访45.4个月）的结果显示，双靶向＋化疗组171例患者（7.1%）疾病复发，单靶向＋化疗组210例患者（8.7%）疾病复发（*HR* 0.81，95%*CI* 0.66～1.00，*P*=0.045）。2019年，圣安东尼奥乳腺癌大会（SABCS）上公布了6年的疗效和安全性数据。相比于中位随访3年的结果，双靶向治疗＋化疗可使意向性治疗（ITT）人群的6年复发风险降低达23%，绝对获益从3年的0.9%增加到6年的2.8%，说明随着随访时间的延长，整体人群的获益都更为显著。以淋巴结阳性的高危人群为例，6年iDFS率近88%，绝对获益达4.5%。

2. PHOEBE研究（*n*=266） 这是一项全国多中心、随机、对照临床试验，纳入266例HER-2阳性晚期乳腺癌患者，按1∶1的比例随机分配接受吡咯替尼＋卡培他滨和拉帕替尼＋卡培他滨治疗。结果显示，吡咯替尼＋卡培他滨组的中位PFS期较拉帕替尼＋卡培他滨组延长5.7个月（12.5个月 *vs.* 6.8个月，*HR* 0.39，95%*CI* 0.27～0.56，$P < 0.0001$）。

3. DESTINY-Breast03研究（*n*=524） 基于DESTINY-Breast01研究和EMILIA研究，DS-8201作为新一代的ADC类药物，需要证实其与现有标准治疗相比的疗效优势，DESTINY-Breast03研究因此而来。该研究在HER-2阳性晚期乳腺癌患者的二线治疗中比较DS-8201与T-DM1的疗效和安全性，是目前全球范围内唯一在晚期二线治疗中头对头比较T-DM1取得成功的Ⅲ期临床试验。结果显示，DS-8201相比于T-DM1可降低疾病进展或死亡风险达72%，两组1年PFS率分别为75.8%和34.1%（*HR* 0.28，95%*CI* 0.22～0.37，$P < 0.001$），T-DM1组的中位PFS期为6.8个月，而DS-8201组在随访16个月后中位PFS还没有达到。次要研究终点显示，DS-8201相比于T-DM1显示出明显的OS期获益趋势，两组的12个月OS率分别为94.1%和85.9%。DS-8201高度有效，ORR达79.7%，高达16.1%的患者获得完全缓解（CR），在THP（双靶向联合化疗）方案一线治疗中也仅有5%的患者可以达到CR。这些数据意味着DS-8201可能带来显著的生存获益，部分患者可以获得长期的疾病控制。

4. ASCENT研究（*n*=529） 这是一项国际、多中心、开放标签、随机、平行、Ⅲ期临床试验，纳入529例既往接受过至少2种化疗（必须包括紫杉类药物）方案的不可手术、局部晚期或转移性三阴乳腺癌患者，分别给予戈沙妥珠单抗（*n*=267，10 mg/kg，第1、8天给药，每21天为1个周期）和医师选择的化疗方案（TPC方案，包括艾立布林、卡培他滨、吉西他滨或长春瑞滨，*n*=262）治疗，直至疾病进展或出现不可耐受的不良反应。结果显示，戈沙妥珠单抗组的中位PFS期为5.6（4.3～6.3）个月，TPC组为1.7（1.5～2.6）个月；戈沙妥珠单抗组的疾病进展或死亡风险降低59%（*HR* 0.41，95%*CI* 0.32～0.52，$P < 0.001$）。所有患者按照年龄、种族、既往治疗、地区、是否接受过PD-1/PD-L1单抗治疗和是否发生肝转移分层后，也能观察到PFS期获益。在次要研究终点上，戈沙妥珠单抗组相比于TPC组改善了中位OS期（12.1个月 *vs.* 6.7个月），患者的死亡风险降低52%（*HR* 0.48，95%*CI* 0.38～0.59，$P < 0.001$）；戈沙妥珠单抗组的ORR为35%（82/235），TPC组仅为5%（11/233）。

（湖南省肿瘤医院　田　璨　刘莉萍　欧阳取长）

1.TBCRC 031研究 这是一项随机、多中心、Ⅱ期临床试验，共纳入118位携带*BRCA*基因突变、HER-2阴性的$cT_{1\sim3}$（肿瘤最大径≥1.5 cm）、$cN_{0\sim3}$乳腺癌患者，旨在比较新辅助单药顺铂方案和多柔比星＋环磷酰胺方案的pCR率（ypT_0/$TisN_0$）率。结果显示，在三阴性乳腺癌亚组中，顺铂单药方案的疗效与多柔比星＋环磷酰胺方案相似，pCR率分别为23%和29%，两组残留肿瘤负荷（RCB）率分别为36%和47%。证实铂类药物单药未能撼动蒽环类药物方案在新辅助化疗中的地位。

2.GeparSixto研究 这是一项随机、Ⅱ期临床试验，旨在三阴性和HER-2阳性乳腺癌患者中评估在新辅助治疗的基础上加用卡铂的疗效和安全性，共纳入595例既往未经治疗、无转移、Ⅱ～Ⅲ期的三阴性和HER-2阳性乳腺癌患者。其中，三阴性乳腺癌患者的新辅助治疗方案为紫杉醇＋脂质体多柔比星＋贝伐珠单抗联合（*n*=158）或不联合（*n*=157）卡铂。结果表明，在紫杉醇＋脂质体多柔比星＋贝伐珠单抗的基础上加用卡铂可使pCR率从36.9%提高至53.2%（*P*=0.005）。该研究的结果提示，在新辅助治疗方案中添加卡铂可显著增加三阴性乳腺癌患者的pCR率。

3.CALGB 40603研究 这是一项随机、Ⅱ期临床试验，共纳入443例Ⅱ～Ⅲ期三阴性乳腺癌患者，旨在探索在新辅助化疗方案中添加卡铂和/或贝伐珠单抗对疗效的影响。结果表明，在紫杉醇序贯多柔比星联合环磷酰胺新辅助化疗方案的基础上添加卡铂（60% *vs.* 44%，*P*=0.0018）或贝伐珠单抗（59% *vs.* 48%，*P*=0.0089）均可显著增加乳腺的pCR率（ypT_0/ Tis），而只加用卡铂（54% *vs.* 41%，*P*=0.0029）可显著提高乳腺/腋窝的pCR率（$ypT_{0/is}N_0$）。该研究的结果提示，在新辅助化疗方案中添加卡铂或贝伐珠单抗均可明显提高三阴性乳腺癌的pCR率，但能否带来生存获益需要进一步探讨。

4.BrighTNess研究 这是一项开放、多中心、随机、双盲的Ⅲ期临床试验，旨在局部晚期三阴性乳腺癌患者中评估在紫杉醇序贯EC（表柔比星＋环磷酰胺）方案新辅助化疗的基础上加入维利帕尼和卡铂能否提高pCR率。该研究将634例患者以2∶1∶1的比例随机分为三组.即安慰剂组、加用卡铂组、加用卡铂和维利帕尼组。结果发现，加用卡铂和维利帕尼组较安慰剂组pCR率显著提高（53% *vs.* 31%，*P*＜0.0001），但较加用卡铂组并无显著改善（53% *vs.* 58%，*P*=0.36）。该研究支持了铂类药物在三阴性乳腺癌新辅助化疗中的地位。

5.IMpassion031研究 这是一项随机、双盲、Ⅲ期临床试验，旨在评估阿替利珠单抗联合化疗在三阴性乳腺癌患者新辅助治疗中的疗效和安全性。试验组接受12周阿替利珠单抗联合白蛋白结合型紫杉醇序贯8周阿替利珠单抗联合多柔比星/环磷酰胺；对照组使用安慰剂替代阿替利珠单抗。结果显示，阿替利珠单抗组与安慰剂组的中位随访时间分别为20.6个月和19.8个月，ITT人群中加用阿替利珠单抗后pCR率绝对提高16.5%（57.6% *vs.* 41.1%，*P*=0.0044），PD-L1阳性患者中阿替利珠单抗组较安慰剂组的pCR率绝对提高19.5%（68.8% *vs.* 49.3%，*P*=0.021）。在药物安全性方面，阿替利珠单抗组中有7%的患者出现了不同程度的甲状腺功能减退，但总体安全性可控。该研究证明，将免疫治疗推向早期阶段需要更长时间的随访和探寻潜在风险人群用药。

6.KEYNOTE-522研究 这是一项全球多中心、随机、双盲、Ⅲ期临床试验，共纳入1174例早期初治三阴性乳腺癌患者（$T_1cN_{1\sim2}$、$T_{2\sim4}N_{0\sim2}$），旨在评估帕博利珠单抗联合新辅助化疗序贯辅助帕博利珠单抗对比安慰剂联合新辅助化疗序贯辅助安慰剂治疗的疗效和安全性。结果显示，帕博利珠单抗＋化疗组有显著的pCR（ypT_0/ TisypN_0）获益（64.8% *vs.* 51.2%，*P*=0.000 55）。在PD-L1阳性人群中，帕博利珠单抗＋化疗组的pCR率为68.9%，安慰剂＋化疗组为54.9%。同时也看到了帕博利珠单抗＋化疗组无事件生存（EFS）期获益显著，帕博利珠单抗＋化疗组的36个月EFS率为84.5%，安慰剂＋化疗组为76.8%；两组患者的中位OS期均未达到。因此，在既往未经治疗的Ⅱ期或Ⅲ期三阴性乳腺癌患者中，与行单纯新辅助化疗相比，新辅助化疗＋帕博利珠单抗（后续接受帕博利珠单抗辅助治疗）显著延长了患者的EFS期，术前和术后加用帕博利珠单抗（总持续时间约为1年）降低了远处复发风险。

7.CLEOPATRA研究 这是一项双盲、随机、安慰剂对照、Ⅲ期临床试验，共纳入808例HER-2阳性初治转移性乳腺癌患者，旨在比较曲妥珠单抗＋帕妥珠单抗双靶向治疗联合多西他赛与安慰剂＋曲妥珠单抗联合多西他赛的疗效和安全性。结果发现，两组的ORR分别为80.2%和69.3%（*P*=0.001）；双靶向组的中位PFS期为18.5个月，单靶向组为12.4个月（*HR* 0.62，*P*＜0.0001）；双靶向组的中位OS期为57.1个月，单靶向组为40.8个月（*HR* 0.69，95%*CI* 0.58～0.82，*P*＜0.0001）。因此认为，对于HER-2阳性、转移性晚期乳癌患者，在曲妥珠单抗和多西他赛的基础上加用帕妥珠单抗能明显改善预后。

8.EMILIA研究 这是一项国际、开放标签、Ⅲ期、随机临床试验，共纳入991例HER-2阳性、无法手术且既往接受过曲妥珠单抗和紫杉类药物治疗的局部晚期或转移性乳腺癌患者，旨在评估T-DM1的疗效和安全性。该研究将所有患者按1∶1的比例随机分组，试验组应用T-DM1，对照组应用卡培他滨＋拉帕替尼。结果显示，尽管在第2次OS中期分析后对照组有27%的患者交叉到试验组进行T-DM1治疗，但ITT分析显示，T-DM1相比于卡培他滨＋拉帕替尼仍可显著延长中位OS

期（29.9个月 *vs.* 25.9个月，*HR* 0.75，95%*CI* 0.64～0.88），并显著降低患者的死亡风险。亚洲人群中，T-DM1降低了29%的疾病进展风险和57%的死亡风险，T-DM1作为二线治疗的PFS期和OS期获益与全球人群的结果基本一致。同时，生物标志物亚组分析显示，无论*PIK3CA*基因是否突变，T-DM1均较拉帕替尼＋卡培他滨均显著延长PFS期（突变型：10.9个月 *vs.* 4.3个月；野生型：9.8个月 *vs.* 6.4个月）和OS期（突变型：未达到 *vs.* 17.3个月；野生型：未达到 *vs.* 27.8个月），同时显著降低55%的疾病进展风险和74%的死亡风险。由此可见，T-DM1优势显著，且不受生物标志物影响，对不同患者人群都能达到获益目标。

9.DESTINY-Breast01研究 这是一项多中心、单臂、Ⅱ期临床试验，共纳入184例经T-DM1治疗失败的HER-2阳性晚期乳腺癌，旨在探索T-DXd的剂量、疗效和安全性。结果显示，T-DXd单药（DS-8201）在既往多重治疗的患者中ORR达60.9%，疾病控制率为97.3%，临床获益率为76.1%，中位PFS期为16.4个月，6个月和12个月的预计OS率分别为93.9%和86.2%，中位OS期尚未达到；存在脑转移患者的中位PFS期为18.1个月。因此认为，T-DXd为控制、预防脑转移灶带来了曙光。

10.PHENIX研究 这是一项双盲、Ⅲ期、随机对照临床试验，纳入279例HER-2阳性、既往接受过曲妥珠单抗和紫杉类药物治疗的局部复发或转移性乳腺癌（针对复发或转移性疾病至多接受过二线化疗）患者，将纳入患者随机分配至吡咯替尼＋卡培他滨组和安慰剂＋卡培他滨组。结果发现，吡咯替尼＋卡培他滨相比于安慰剂＋卡培他滨组显著提高了中位PFS期（11.1个月 *vs.* 4.1个月，*HR* 0.17，95%*CI* 0.13～0.26，$P < 0.001$）。

11.ExteNET研究 这是一项双盲、Ⅲ期、随机、安慰剂对照临床试验，纳入2840例Ⅱ～Ⅲ期、可手术、已完成新辅助和辅助化疗及曲妥珠单抗靶向治疗且在研究开始时没有疾病复发或转移证据的HER-2阳性乳腺癌患者，随机分配至奈拉替尼组（接受1年口服奈拉替尼）和安慰剂组。结果发现，在中位随访5.2年后，奈拉替尼组的iDFS事件明显少于安慰剂组（116 *vs.* 163，*HR* 0.73，95%*CI* 0.57～0.92，P=0.0083），5年iDFS率两组分别为90.2%和87.7%；奈拉替尼组较安慰剂组无远处转移生存率的绝对获益为1.7%。奈拉替尼强化辅助治疗可使淋巴结阳性患者的5年疾病复发风险相对降低30%，HR阳性患者的复发风险相对降低40%，新辅助治疗后未达pCR患者的复发风险相对降低40%。所有人群均改善了中枢神经系统转移的5年累积发生率（0.7% *vs.* 2.1%）。对于*PIK3CA*基因异常患者，奈拉替尼组的iDFS事件发生率明显低于安慰剂组（*HR* 0.41，P=0.028）。*PIK3CA*基因状态可能是1年曲妥珠单抗治疗后序贯奈拉替尼的疗效预测指标。该研究中腹泻的发生率高达95.4%，其中39.9%为3/4级，尽管在首次治疗前给予洛哌丁胺具有一定的预防作用，但腹泻仍是治疗初期患者生活质量下降的原因。

12.HOPES研究 这是一项多中心、Ⅲ期、随机对照临床试验，旨在探索伊尼妥单抗一线治疗HER-2阳性、转移性乳腺癌患者的疗效和安全性。该研究共纳入315例患者，按2∶1的比例随机分配至试验组（212例）和对照组（103例）。结果表明，试验组的PFS期较对照组显著延长（39.1周 *vs.* 14.0周，*HR* 0.24，95%*CI* 0.16～0.36，$P < 0.0001$），且试验组的ORR达46.7%。临床实践中HER-2大分子单抗药物又多了一种选择。

（大连医科大学附属第一医院　方凤奇　李　佳）

【核心体会】

肿瘤异质性是临床的常见问题之一，对于多线治疗效果欠佳的患者，应强调多次活检的重要性，并结合活检分型和既往治疗的疗效综合评判后续治疗方案，做到有的放矢。对于多线治疗后疾病进展的患者，尤其是经济条件受限的患者，设计合理的临床研究也是治疗策略之一，可以为患者带来更多治疗希望。

（湖南省肿瘤医院　田　璨　刘莉萍　欧阳取长）

这是1例肿瘤异质性较高的病例，术前穿刺活检并不能反映肿瘤全貌。对于HER-2阴性、体力状况良好的患者，可以选择行TAC方案新辅助化疗。本例患者行AC方案新辅助化疗效果欠佳，此时行乳腺肿物穿刺活检有可能及早发现肿瘤异质性，可结合多学科意见调整治疗计划，采取手术或序贯TP方案完成新辅助化疗。本例患者采取了右侧乳腺癌改良根治术，术后发现肿瘤的分子分型转变为HR阳性、HER-2阳性型，可能因为其对术前的化疗方案不敏感，同时具有高复发风险因素如腋窝淋巴结阳性等，应考虑术后行曲妥珠单抗联合帕妥珠单抗双靶向治疗、内分泌治疗和放疗。但本例患者术后辅助治疗未行抗HER-2治疗和放疗，6个月后出现局部复发。

对于复发转移性乳腺癌患者，应首先考虑全身系统治疗，在全身系统治疗有效且病情稳定后再行局部治疗（包括放疗或手术），治疗策略应按照HER-2阳性晚期乳腺癌的治疗策略进行，即首选曲妥珠单抗±帕妥珠单抗联合化疗至疾病进展；第2次出现软组织复发后，仍应在全身治疗有效后行局部治疗，病情变化可能与抗HER-2治疗中断有关，属于曲妥珠单抗再使用人群，二线治疗方案可考虑行以曲妥珠单抗为基础的抗HER-2治疗联合化疗，也可以考虑行吡咯替尼联合卡培他滨方案治疗；第3次软组织复发后，仍要持续行抗HER-2治疗，小分子酪氨酸激酶抑制剂（TKI）、T-DM1和新型抗HER-2药物都可以考虑。本例患者的分子分型多次发生转型：术前穿刺活检为三阴性［ER（＜1%，＋）、PR（＜1%，＋）、HER-2（＋）］→术后病理转变为Luminal B型（HER-2阳性型）［ER（60%，弱，＋）、PR（＜1%，＋）、HER-2（＋＋＋）］→右侧锁骨上淋巴结转移灶为三阴性［ER（1%，弱，＋）、PR（＜1%，＋）、HER-2（＋＋）（未行FISH检测）］→右侧胸壁结节为三阴性［ER（＜1%，＋）、PR（＜1%，＋）、HER-2（＋＋）］或HER-2过表达型［病理科会诊提示HER-2（＋＋＋）、ER（60%，＋）］。本例患者因出现肿瘤异质性行抗HER-2治疗联合化疗，但效果欠佳，且反复穿刺活检病理提示ER、PR表达均很低，故考虑内分泌治疗获益也有限。因此，本例患者可考虑行二代测序技术检测基因，寻找抗HER-2治疗的耐药机制和有效的治疗靶点，进而精准制订治疗方案。

在确定HER-2阳性乳腺癌患者的临床决策时，以循证医学证据为前提，综合考虑临床病理因素和药物不良反应，加强治疗安全性管理，基于可及的检测手段精准筛选出获益人群，以期进一步提高此类患者的临床获益，给予其个体化的治疗方案。

（大连医科大学附属第一医院　方凤奇　李　佳）

参考文献

［1］TUNG N，ARUN B，HACKER MR，et al. TBCRC 031：randomized phase Ⅱ study of neoadjuvant cisplatin versus doxorubicin-cyclophosphamide in germline carriers with HER2-negative breast cancer（the INFORM trial）［J］. Journal of Clinical Oncology，2020，38（14）：1539-1548.

［2］VON MINCKWITZ G，SCHNEEWEISS A，LOIBL S，et al. Neoadjuvant carboplatin in patients with triple-negative and HER2-positive early breast cancer（GeparSixto；GBG 66）：a randomised phase 2 trial［J］. The Lancet Oncology，2014，15（7）：747-756.

［3］SIKOV WM，BERRY DA，PEROU CM，et al. Impact of the addition of carboplatin and/or bevacizumab to neoadjuvant once-per-week paclitaxel followed by dose-dense doxorubicin and cyclophosphamide on pathologic complete response rates in stage Ⅱ to Ⅲ triple-negative breast cancer：CALGB 40603（Alliance）［J］. Journal of Clinical Oncology，2015，33（1）：13-21.

［4］LOIBL S，O’SHAUGHNESSY J，UNTCH M，et al. Addition of the PARP inhibitor veliparib plus carboplatin or carboplatin alone to standard neoadjuvant chemotherapy in triple-negative breast cancer（BrighTNess）：a randomised，phase 3 trial［J］. The Lancet Oncology，2018，19（4）：497-509.

［5］MITTENDORF EA，ZHANG H，BARRIOS CH，et al. Neoadjuvant atezolizumab in combination with sequential nab-paclitaxel and anthracycline-based chemotherapy versus placebo and chemotherapy in patients with early-stage triple-negative breast cancer（IMpassion031）：a randomised，double-blind，phase 3 trial［J］. Lancet（London，England），2020，396（10257）：1090-1100.

［6］SCHMID P，CORTES J，DENT R，et al. VP7-2021：KEYNOTE-522：phase Ⅲ study of neoadjuvant pembrolizumab ＋ chemotherapy vs. placebo ＋ chemotherapy，followed by adjuvant pembrolizumab vs. placebo for early-stage TNBC［J］. Annals of Oncology，2021，32（9）：1198-1200.

［7］SCHMID P，CORTES J，PUSZTAI L，et al. Pembrolizumab for early triple-negative breast cancer［J］. The New England Journal of Medicine，2020，382（9）：810-821.

［8］SWAIN SM，BASELGA J，KIM SB，et al. Pertuzumab，trastuzumab，and docetaxel in HER2-positive metastatic breast cancer［J］. The New England Journal of Medicine，2015，372（8）：724-734.

［9］DIÉRAS V，MILES D，VERMA S，et al. Trastuzumab emtansine versus capecitabine plus lapatinib in patients with previously treated HER2-positive advanced breast cancer（EMILIA）：a descriptive analysis of final overall survival results from a randomised，open-label，phase 3 trial［J］. The Lancet Oncology，2017，18（6）：732-742.

［10］MODI S，SAURA C，YAMASHITA T，et al. Trastuzumab deruxtecan in previously treated HER2-positive breast cancer［J］. The New England Journal of Medicine，2020，382（7）：610-621.

［11］YAN M，BIAN L，HU X，et al. Pyrotinib plus capecitabine for human epidermal factor receptor 2-positive metastatic breast cancer after trastuzumab and taxanes（PHENIX）：a randomized，double-blind，placebo-controlled phase 3 study［J］. Transl Breast Cancer Res，2020，1：13

［12］MARTIN M，HOLMES FA，EJLERTSEN B，et al. Neratinib after trastuzumab-based adjuvant therapy in HER2-positive breast cancer（ExteNET）：5-year analysis of a randomised，double-blind，placebo-controlled，phase 3 trial［J］. The Lancet Oncology，2017，18（12）：1688-700.

［13］CHAN A，MOY B，MANSI J，et al. Final Efficacy Results of Neratinib in HER2-positive hormone receptor-positive early-stage breast cancer from the phase Ⅲ ExteNET trial［J］. Clinical breast cancer，2021，21（1）：S1526.

［14］WANG T，ZHANG P，DI L，et al. Efficacy and safety of inetetamab in combination with chemotherapy as first-line treatment of HER2-positive metastatic breast cancer：a subgroup analysis in the HOPES study［J］. TBCR，2022，3：1.

［15］邵志敏，吴炅，江泽飞，等. 中国乳腺癌新辅助治疗专家共识（2022年版）［J］. 中国癌症杂志，2022，32（1）：80-89.

［16］CARDOSO F，PALUCH-SHIMON S，SENKUS E，et al. 5th ESO-ESMO international consensus guidelines for advanced breast cancer（ABC 5）［J］. Annals of Oncology，2020，31（12）：1623-1649.

［17］中国临床肿瘤学会指南工作委员会. 中国临床肿瘤学会（CSCO）乳腺癌诊疗指南2021［M］. 北京：人民卫生出版社，2021.

［18］PICCART M，PROCTER M，FUMAGALLI D，et al. Adjuvant pertuzumab and trastuzumab in early HER2-positive breast cancer in the APHINITY trial：6 years' follow-up［J］. Journal of Clinical Oncology，2021，39（13）：1448-1457.

［19］VON MINCKWITZ G，PROCTER M，DE AZAMBUJA E，et al. Adjuvant pertuzumab and trastuzumab in early HER2-positive breast cancer. The New England Journal of Medicine，2017，377（2）：122-131.

［20］XU B，YAN M，MA F，et al. Pyrotinib plus capecitabine versus lapatinib plus capecitabine for the treatment of HER2-positive metastatic breast cancer（PHOEBE）：a multicentre，open-label，randomised，controlled，phase 3 trial［J］. The Lancet Oncology，2021，22（3）：351-360.

［21］CORTÉS J，KIM SB，CHUNG WP，et al. LBA1 trastuzumab deruxtecan（T-DXd）vs trastuzumab emtansine（T-DM1）in patients（Pts）with HER2＋ metastatic breast cancer（MBC）：results of the randomized phase Ⅲ DESTINY-Breast03 study［J］. Annals of Oncology，2021，32：S1287-S1288.

［22］OLIVIER T，PRASAD V. Sacituzumab govitecan in metastatic triple negative breast cancer（TNBC）：four design features in the ASCENT trial potentially favored the experimental arm［J］. Transl Oncol，2022，15（1）：101248.

病例20 Luminal B型（人表皮生长因子受体-2阳性型）乳腺癌肝、骨和脑多发转移1例

李 轩 尹清云 刘新兰*

宁夏医科大学总医院肿瘤医院

【关键词】

乳腺癌肝、骨和脑转移；Luminal B型；人表皮生长因子受体-2阳性

【病史及治疗】

➢ 患者，女性，50岁，已绝经，否认高血压、糖尿病、冠心病病史，否认恶性肿瘤家族史。

➢ 2020-01-07患者因“左侧乳腺肿物3个月”就诊。

➢ 2020-01-07乳腺彩色多普勒超声显示，左侧乳腺4～6点钟位置见一大小为3.4 cm×1.4 cm的低回声实性结节，乳腺影像报告和数据系统（BI-RADS）4C级；右侧乳腺12点钟位置见一大小为1.2 cm×0.6 cm的低回声结节，BI-RADS 3级；左侧腋窝多发肿大淋巴结（＞10枚），较大者大小为1.7 cm×1.2 cm。

➢ 2020-01-07乳腺钼靶显示，左侧乳腺外下象限见一结节伴沙砾样钙化，BI-RADS 4B级；左侧腋窝多发肿大淋巴结。

➢ 2020-01-07乳腺磁共振成像（MRI）显示，左侧乳腺外下象限见一肿物合并周围卫星灶，BI-RADS 5级。

➢ 2020-01-16患者行“左侧乳腺癌改良根治术”。术后病理显示，左侧乳腺非特殊型浸润性癌，组织学分级为Ⅱ～Ⅲ级，周围见少许导管原位癌（约占10%）；肿瘤分次送检，大小分别为2.2 cm×1.5 cm×0.6 cm、2.0 cm×1.5 cm×1.0 cm，未累及乳头和皮肤，未见脉管内癌栓，基底切缘未见癌；左侧腋窝淋巴结（25/27）和左侧锁骨下淋巴结（7/7）见转移癌。免疫组织化学显示，雌激素受体（ER）（8%，＋），孕激素受体（PR）（2%，＋），人表皮生长因子受体-2（HER-2）（＋＋＋），Ki-67（70%，＋）。

➢ 2020-02-13肿瘤标志物显示，癌胚抗原（CEA）、癌抗原15-3（CA15-3）正常。

➢ 2020-02-13乳腺彩色多普勒超声显示，右侧乳腺12点钟位置见一大小为1.0 cm×0.5 cm的低回声结节，BI-RADS 4A级。

➢ 2020-02-13胸部计算机体层成像（CT）显示，右肺上叶见一结节（最大径为0.4 cm）；胸椎多发椎体内低密度影（图20-1）；肝多发低密度灶。

* 通信作者，邮箱：nxliuxinlan@163.com

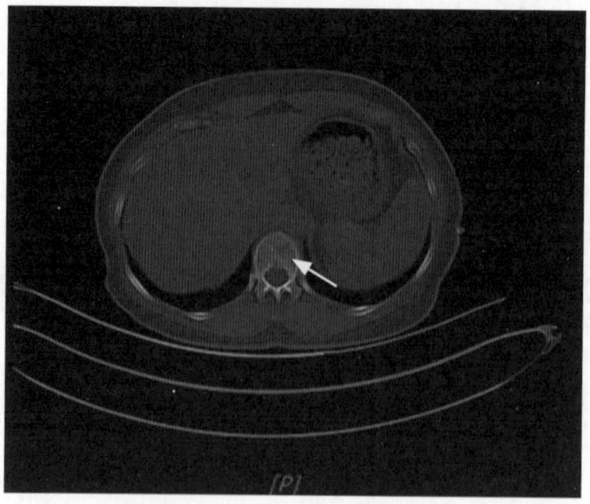

图20-1　2020-02-13胸部CT

注：箭头指向胸12椎体转移灶。

➢ 2020-02-13全腹CT显示，肝左、右叶多发异常密度灶，考虑转移癌（图20-2）；肝多发囊肿；左肾见囊肿；部分椎体和骶骨多发斑片状高密度灶，转移癌不除外。

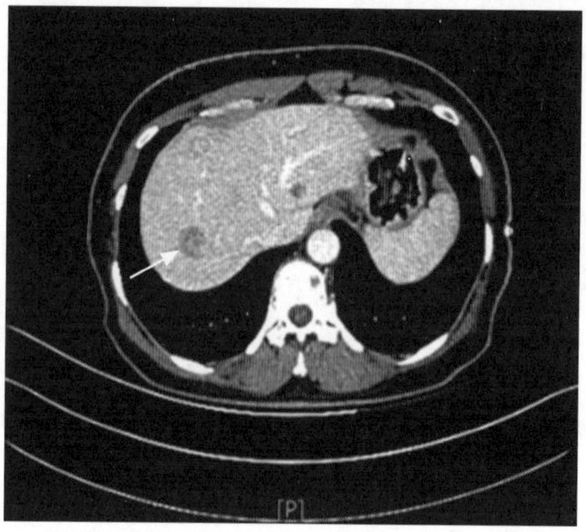

图20-2　2020-02-13全腹CT

注：箭头指向肝右叶转移灶。

➢ 2020-02-13骨扫描显示，胸11、12椎体内见溶骨性破坏；右侧第6前肋骨密度减低，骨皮质变薄；右侧第7、9、10后肋骨密度轻度增高。

➢ 2020-02-13颅脑MRI未见明显异常。

【本阶段小结】

本例患者行左侧乳腺癌改良根治术，术后病理分期为$pT_2N_3M_0$，分子分型为Luminal B型（HER-2阳性型）。术前乳腺彩色多普勒超声和钼靶提示本例患者左侧腋窝多发肿大淋巴结（＞10枚），其未行新辅助化疗，术后间隔1个月复查，发现肝、骨多发转移，考虑可能是初诊晚期乳腺癌。

【病史及治疗续一】

➢ 2020-02-15至2020-07-17患者经多学科讨论后一线行多西他赛（120 mg）联合曲妥珠单抗＋帕妥珠单抗治疗8个周期。针对乳腺癌骨转移，使用唑来膦酸抗骨破坏和钙剂预防骨相关不良事件发生。

➢ 2020-06-24患者一线治疗6个周期后复查，肿瘤标志物显示CEA、CA15-3水平均正常。

➢ 2020-06-24乳腺彩色多普勒超声显示，右侧乳腺低回声结节的大小为1.3 cm×0.7 cm，BI-RADS 3级。

➢ 2020-06-24胸部CT显示，右肺上叶结节的最大径为0.5 cm；胸椎多发椎体内低密度影（图20-3）。

➢ 2020-06-24上腹部MRI显示，肝左外叶和右后叶下段见血管瘤，肝右叶转移灶消失（图20-4），肝多发囊肿。

➢ 2020-08-07患者经线上多学科讨论后行卡培他滨（1500 mg）联合曲妥珠单抗＋帕妥珠单抗双靶向维持治疗。

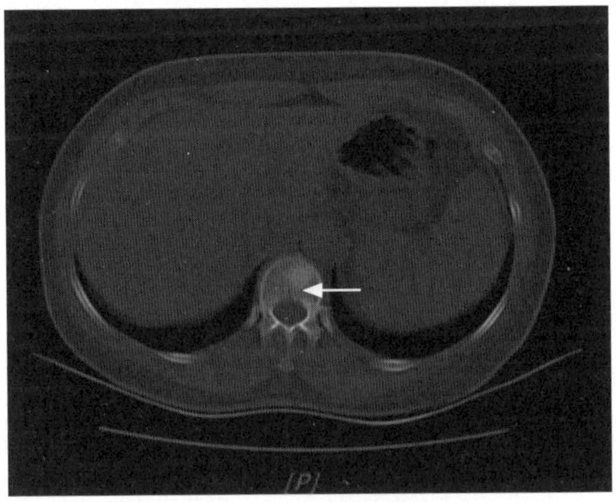

图20-3　2020-06-24胸部CT

注：箭头指向胸12椎体转移灶。

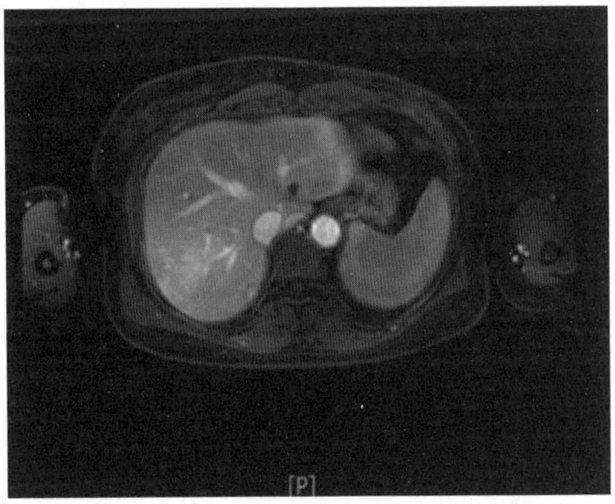

图20-4　2020-06-24上腹部MRI

注：肝右叶转移灶已消失。

【本阶段小结】

本例患者为三阳性乳腺癌患者，ER和PR均为低表达，HER-2阳性。根据《中国临床肿瘤学会（CSCO）乳腺癌诊疗指南2020》，首选抗HER-2治疗联合化疗，故一线选择多西他赛联合曲妥珠单抗＋帕妥珠单抗方案治疗共8个周期。治疗后，肝右叶转移灶完全消失，疗效评估为完全缓解（CR）；骨转移灶由溶骨性改变变为成骨性改变，疗效评估为疾病稳定（SD）；未见新发病灶，总体疗效评估为部分缓解（PR）。本例患者经一线治疗疾病稳定后经多学科讨论将治疗方案调整为卡培他滨联合曲妥珠单抗＋帕妥珠单抗维持治疗7个月余。

【病史及治疗续二】

➢ 2021-03-23患者复查，肿瘤标志物显示，CEA、CA15-3水平均正常。

➢ 2021-03-23乳腺彩色多普勒超声显示，左侧腋窝见积液。

➢ 2021-03-23胸部CT显示，双肺上叶见小结节，最大径为0.4 cm（图20-5）。

➢ 2021-03-23全腹CT显示，肝内散在囊肿，肝左外叶和右后叶上段见血管瘤，肝转移灶已消失（图20-6）。

➢ 2021-03-23骨扫描显示，多发骨转移，与2020-02-13骨扫描相比，右侧第6、10前肋和右侧第10后肋骨转移灶的代谢增高，其余骨转移灶的代谢发生不同程度减低（其中胸11、12椎体趋于成骨性改变）。

➢ 2021-03-26颅脑MRI显示，左侧小脑半球、小脑下蚓部见异常信号灶，结合病史，考虑转移癌（图20-7）。

➢ 2021-04-02患者开始行卡培他滨＋伊尼妥单抗＋吡咯替尼方案治疗。

➢ 2021-06-02患者行卡培他滨＋伊尼妥单抗＋吡咯替尼方案治疗2个月后复查，肿瘤标志物显示，CEA、CA15-3正常。

➢ 2021-06-02颅脑MRI显示，左侧小脑半球、小脑下蚓部见异常强化灶，与2021-03-26颅脑MRI相比，小脑半球病灶周围水肿有所减轻，小脑下蚓部病灶变化不明显（图20-8）。

➢ 2021-06-02乳腺彩色多普勒超声显示，右侧乳腺未见异常。

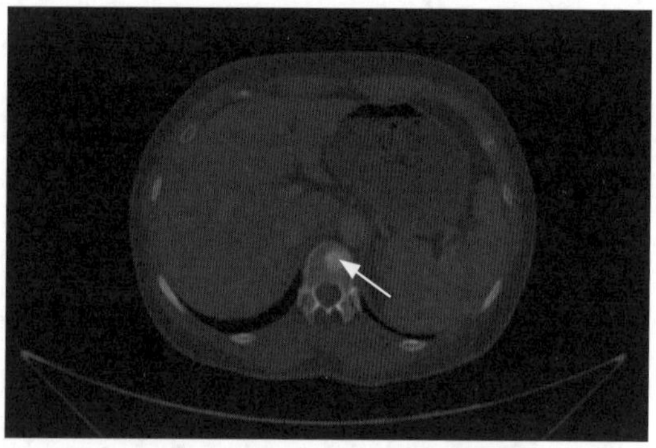

图20-5　2021-03-23胸部CT

注：箭头指向胸12椎体转移灶。

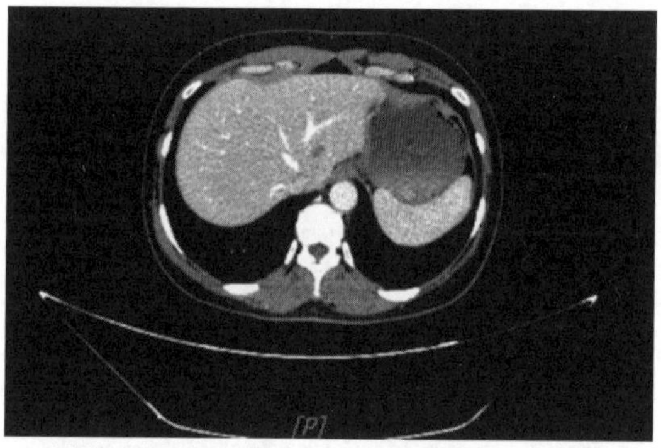

图20-6　2021-03-23全腹CT

注：肝转移灶已消失。

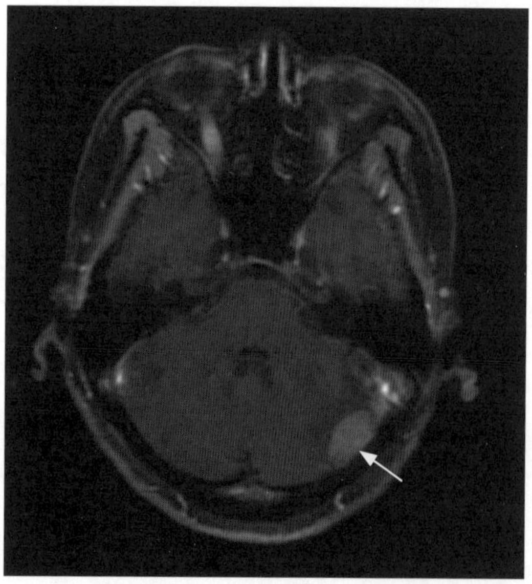

图20-7　2021-03-26颅脑MRI

注：箭头指向小脑转移灶。

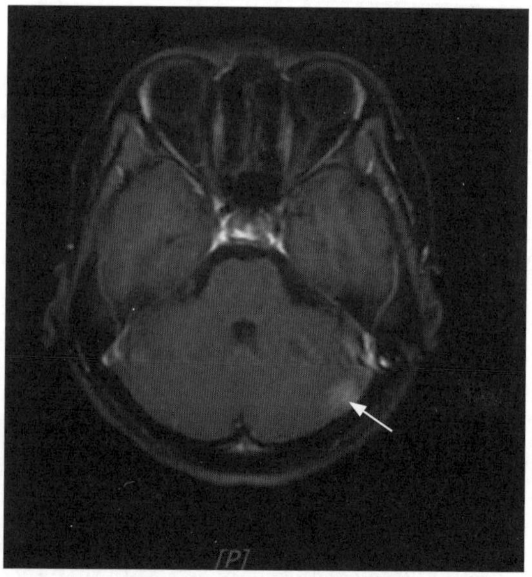

图20-8　2021-06-02颅脑MRI

注：箭头指向小脑转移灶。

➢ 2021-06-02胸部CT显示，双肺上叶见小结节，与2021-03-23胸部CT相比，未见明显变化；胸椎多发椎体内片状高密度影。

➢ 2021-06-02全腹CT显示，肝多发囊肿，肝S2段见血管瘤，肝转移灶完全消失；腹腔、腹膜后和盆腔未见淋巴结转移。

【本阶段小结】

本例患者行卡培他滨联合曲妥珠单抗＋帕妥珠单抗双靶向维持治疗期间出现新发脑转移灶，其余颅外病灶均未进展，建议其经有效的脑转移灶局部治疗后继续行抗HER-2靶向治疗联合静脉化疗（长春瑞滨＋铂类药物），但本例患者因自身原因拒绝行静脉化疗和放疗。PHENIX研究显示，对于既往行紫杉类药物和曲妥珠单抗治疗失败的患者，吡咯替尼联合卡培他滨较单用卡培他滨可提高客观缓解率（ORR）和改善无进展生存（PFS）期。同时，PHOEBE研究显示，对于既往行曲妥珠单抗和紫杉类药物治疗的晚期乳腺癌患者，吡咯替尼联合卡培他滨的PFS期优于拉帕替尼联合卡培他滨。伊尼妥单抗是经过Fc段修饰、具有更强抗体依赖性细胞介导的细胞毒性作用（antibody-dependent cell-mediated cytotoxicity，ADCC）的靶向HER-2单抗，既可阻断HER-2通路，直接抑制肿瘤细胞的增殖、生长，又可诱导ADCC，刺激机体的免疫系统杀伤肿瘤细胞。HOPES研究评估了伊尼妥单抗联合（同步/序贯）长春瑞滨治疗HER-2阳性、转移性乳腺癌患者的疗效和安全性。结果显示，试验组的中位PFS期为39.1周，对照组的中位PFS期为14.0周，试验组和对照组的风险比（hazard ratio，*HR*）为0.24，表明与单用长春瑞滨相比，伊尼妥单抗联合长春瑞滨可显著延长HER-2阳性、转移性乳腺癌患者的PFS期，降低76%的疾病进展或死亡风险。根据《中国临床肿瘤学会（CSCO）乳腺癌诊疗指南2021》及上述循证医学证据，结合本例患者的个人意愿，给予其卡培他滨＋伊尼妥单抗＋吡咯替尼个体化治疗方案，2个月后复查提示脑转移灶周围水肿减轻，小脑转移灶明显缩小，小脑转移灶的疗效评估为PR，肝转移灶的疗效评估始终为CR，骨转移灶的疗效评估为SD，总体疗效评估为PR。

本例患者的疾病诊疗过程见图20-9。

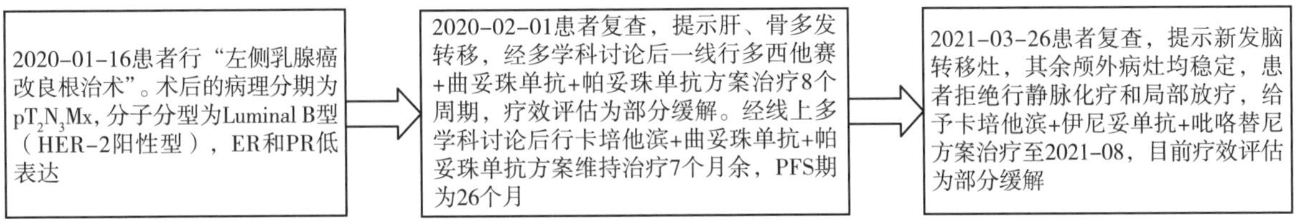

图20-9　本例患者的疾病诊疗过程

注：HER-2.人表皮生长因子受体-2；ER.雌激素受体；PR.孕激素受体；PFS.无进展生存。

【专家点评】

本例患者初诊乳腺癌伴腋窝淋巴结转移，乳腺癌改良根治术后病理提示复发风险高，分子分型为Luminal B型（HER2阳性型），ER和PR低表达。在确诊肝、骨多发转移后，一线行THP（多西他赛＋曲妥珠单抗＋帕妥珠单抗）方案治疗有效，肝转移灶疗效评估为CR，骨转移灶由溶骨性改变转变为成骨性改变；后续采用卡培他滨＋曲妥珠单抗＋帕妥珠单抗维持治疗，PFS期长达26个月。在卡培他滨联合曲妥珠单抗、帕妥珠单抗维持治疗期间本例患者出现新发脑转移灶，虽然颅外病灶均稳定，但由于其拒绝脑部放疗，故调整治疗方案为卡培他滨＋伊尼妥单抗＋吡咯替尼，疗效评估为PR，2021-12 PFS期已达6个月。

本病例作为真实案例，存在很多治疗上的无奈和遗憾：①初诊乳腺癌伴腋窝淋巴结转移的患者符合新辅助化疗的指征，但本例患者选择直接手术，且其缺乏术前胸腹部CT或超声等全身评估，结合病史，很可能属于初诊Ⅳ期患者，并不具备行根治性手术的条件。②一线行THP方案治疗有效后维持治疗方案应为曲妥珠单抗联合帕妥珠单抗，尚缺乏加用卡培他滨疗效更优的证据。③在出现脑转移时，THP方案仍对颅外病灶有效。《中国临床肿瘤学会（CSCO）乳腺癌诊疗指南2021》建议，HER-2阳性乳腺癌患者在治疗中出现脑转移，如果颅外病灶未进展，经有效的脑转移局部治疗后，应继续行抗HER-2靶向治疗，可考虑继续使用原靶向治疗方案或更换为酪氨酸激酶抑制剂（TKI）。但本例患者拒绝行放疗，故选择卡培他滨＋伊尼妥单抗＋吡咯替尼作为二线靶向治疗方案。

（湖南省肿瘤医院　刘斌亮　刘莉萍　欧阳取长）

1.乳腺癌首诊患者治疗前的病理诊断和准确临床分期对于制订后续治疗方案至关重要。本例患者首诊时对乳腺原发灶、区域淋巴结病理评估缺失，以及对胸腹部脏器等术前影像学评估缺失，使得制订治疗方案时较为被动。

2.本例患者一线行THP方案治疗8个周期后取得显著疗效（肝病灶的疗效评估为CR，骨病灶的疗效评估为SD），后续维持治疗方案的选择和时间困扰临床实践。发表在2017年*Annals of Oncology*上的CLEOPATRA研究报道了多西他赛不同周期对疗效的影响。结果显示，在接受不同周期多西他赛的亚组中，帕妥珠单抗的获益保持一致，其中大于6个周期多西他赛组（平均治疗10个周期）未见明显额外获益。本例患者行8个周期THP方案治疗后，后续的维持治疗提上议事日程。《第5版欧洲肿瘤学院（ESO）-欧洲肿瘤内科学会（ESMO）晚期乳腺癌国际共识指南》（简称"ABC5指南"）建议，对于一线使用化疗联合抗HER-2治疗且从中获益的ER阳性、HER-2阳性晚期乳腺癌患者，暂停化疗、使用内分泌治疗联合抗HER-2治疗作为维持治疗也是合理的选择。但本例患者乳腺病灶ER（8%，＋）、PR（2%，＋），能否真正从内分泌治疗中获益值得商榷。后经多学科讨论，给予本例患者高效、低毒、给药方便的口服药物卡培他滨联合曲妥珠单抗＋帕妥珠单抗维持治疗，既保证了抗HER-2治疗的连续性，又具备一定的可持续性。

3.本例患者行TXH（卡培他滨＋曲妥珠单抗＋帕妥珠单抗）方案维持治疗7个月后出现无症状脑转移。在当今抗HER-2药物蓬勃发展的背景下，就局部控制脑转移而言，初始采用系统治疗能否替代放疗？个人认为对于选择性患者（如仅有少数脑转移、无症状脑转移、希望延迟放疗和结合病史判断预期治疗有效的可能性较高等情况）来说，可以初始采用系统治疗达到局部控制。目前，尚无试验直接比较先行放疗与先行全身治疗的优劣。我国原研药物吡咯替尼联合卡培他滨治疗HER-2阳性乳腺癌脑转移患者的PERMEATE研究是继LANDSCAPE研究之后再次验证小分子抗HER-2药物在脑转移患者中疗效的研究，其同时也提出，临床上也许不必急于对一部分脑转移患者进行局部治疗。本例患者采用大分子伊尼妥单抗联合吡咯替尼和卡培他滨治疗，2个月后脑转移灶的疗效评估为PR，颅外病灶仍得到有效控制，延缓了放疗和放疗可能带来的不良反应，兼顾了疗效与生活质量。

（安徽医科大学第二附属医院　李烦繁）

【指南背景】

1.《中国抗癌协会乳腺癌诊治指南与规范（2021年版）》 HER-2阳性、转移性乳腺癌的一线治疗方案首推THP；吡咯替尼＋卡培他滨也是可选方案，尤其对于有脑转移的患者，建议优先选择TKI。二线治疗推荐为曲妥珠单抗-美坦新偶联物（T-DM1）或吡咯替尼＋卡培他滨方案。对于HR阳性、HER-2阳性、复发转移性乳腺癌患者，优先考虑行抗HER-2治疗联合化疗，部分不适合行化疗或进展缓慢的患者可在HER-2靶向治疗的基础上联合内分泌治疗。

2.《中国临床肿瘤学会（CSCO）乳腺癌诊疗指南2021》 乳腺癌脑转移的治疗目的是治疗转移灶、改善症状、提高生活质量和最大限度延长生存期。总体治疗原则是在评估全身情况的基础上优先考虑针对脑转移的手术和/或放疗，同时合理考虑全身治疗。对于脑转移灶数目有限、颅外疾病控制好且KPS≥60分的患者，Ⅰ级推荐为手术切除＋术后残腔部位立体定向放疗。对于不需要手术或活检证实转移灶性质的患者，可直接行立体定向放疗。

（湖南省肿瘤医院　刘斌亮　刘莉萍　欧阳取长）

1.《中国晚期乳腺癌规范诊疗指南（2020版）》 HER-2阳性晚期乳腺癌患者的一线抗HER-2治疗方案首选曲妥珠单抗＋帕妥珠单抗＋紫杉类药物（1A类证据），也可以联合其他化疗药物（2A类证据），如卡培他滨、吉西他滨和长春瑞滨等。此类患者接受抗HER-2治疗联合化疗时，应至少持续6～8个周期，具体时间取决于药物疗效和患者对化疗的耐受程度。目前，抗HER-2治疗的最佳持续时间尚不明确，如果患者没有出现疾病进展或不可耐受的不良反应，可持续使用至疾病进展。若患者治疗后肿瘤完全缓解数年，也可考虑暂时中断治疗，待复发后再考虑行抗HER-2治疗。

HER-2阳性乳腺癌脑转移患者应遵循HER-2阳性晚期乳腺癌患者的治疗原则。若在治疗过程中出现脑转移且颅外病变稳定，可采用原治疗方案维持。 在小体积、无症状的脑转移患者中，可以谨慎考虑将拉帕替尼和卡培他滨联合方案作为起始治疗方案，将放疗作为挽救治疗手段后续备用。

2.ABC5指南 ER阳性、HER-2阳性、复发转移性乳腺癌患者若一线化疗停止但疾病未进展，可考虑将内分泌治疗联合抗HER-2治疗作为维持治疗。

（安徽医科大学第二附属医院　李烦繁）

【循证背景】

1.HOPES研究（*n*=315） 这是一项随机、对照、Ⅲ期临床试验，纳入315例HER-2阳性、既往使用细胞毒性药物≤三线且既往未使用过曲妥珠单抗和长春瑞滨的晚期乳腺癌患者，按2∶1的比例随机分配至伊尼妥单抗联合（同步/序贯）长春瑞滨组（试验组，*n*=212）和长春瑞滨单药组（对照组，*n*=103）。结果显示，试验组较对照组中位PFS期显著延长（为39.1周 *vs.*14.0周，*HR* 0.24，95%*CI* 0.16～0.36，*P*＜0.0001）；试验组的客观缓解率（46.7% *vs.* 18.45%，*P*＜0.0001）和疾病控制率（79.72% *vs.* 45.63%，*P*＜0.0001）较对照组均显著提高；两组间中性粒细胞减少、白细胞减少和红细胞减少的发生率差异均无统计学意义。

2.PERMEATE研究（*n*=78） 这是一项多中心、单臂、双队列、Ⅱ期临床试验，纳入78例HER-2阳性、MRI或增强CT（若患者有MRI的禁忌证）证实存在脑转移的晚期乳腺癌患者，分为队列A和队列B（队列A：未经放疗患者，*n*=59；队列B：接受全脑放疗或立体定向放疗后中枢神经系统疾病进展的患者，*n*=19）。该研究所有入组患者均接受吡咯替尼联合卡培他滨治疗。结果显示，队列A中枢神经系统的客观缓解率为74.6%，中位PFS期为11.3个月；队列B中枢神经系统的客观缓解率为42.1%，中位PFS期为5.6个月。该研究证实了吡咯替尼联合卡培他滨方案在乳腺癌脑转移患者中的良好疗效。

（湖南省肿瘤医院　刘斌亮　刘莉萍　欧阳取长）

1.CLEOPATRA研究（*n*=808） 这是一项随机、双盲、安慰剂对照、Ⅲ期临床试验，纳入晚期阶段至多接受过一线内分泌治疗且未接受过其他治疗的HER-2阳性、局部复发、不可切除或转移性乳腺癌患者，按1∶1的比例随机分配至帕妥珠单抗＋曲妥珠单抗＋多西他赛组（试验组，*n*=402）和安慰剂＋曲妥珠单抗＋多西他赛组（对照组，*n*=406）。结果发现，在曲妥珠单抗联合多西他赛的基础上加用帕妥珠单抗可进一步延长患者的PFS期和OS期，帕妥珠单抗联合曲妥珠单抗双靶向治疗组的中位OS期较曲妥珠单抗单靶向治疗组提高了15.7个月（*HR* 0.68，95%*CI* 0.56～0.84，*P*＜0.001）。

2017年，其子研究探索了多西他赛不同治疗周期（＞6个周期、6个周期或＜6个周期）与疗效的关系。首先，无论多西他赛具体治疗周期如何，试验组相比于对照组均有生存获益：多西他赛治疗＞6个周期、6个周期和＜6个周期三组PFS期的*HR*分别为0.395、0.615和0.633，所有亚组*P*均＜0.05；三组OS期的*HR*分别为0.577、0.700和0.612，＞6个周期和＜6个周期亚组的*P*＜0.05。同时发现，在调整了试验组相比于对照组的获益后，多西他赛＞6个周期亚组相比于6个周期亚组，不能显著改善患者的PFS期（*HR* 0.80，95%*CI* 0.63～1.01，*P*=0.0640）和OS期（*HR* 0.88，95%*CI* 0.69～1.12，*P*=0.3073）。

2.LANDSCAPE研究（*n*=45） 这是一项Ⅱ期、单臂、开放标签、多中心临床试验，纳入45例HER-2阳性、存在脑转移（至少有1个颅内可测量病灶，MRI显示病灶最大径＞1.0 cm）、未接受过全脑放疗且未接受过拉帕替尼或卡培他滨治疗的转移性乳腺癌患者，所有患者均接受拉帕替尼联合卡培他滨治疗。主要研究终点为中枢神经系统的客观缓解率。结果发现，44例患者可评估疗效，其中29例（65.9%）达到部分缓解，中位疾病进展时间为5.5个月，中位OS期为17个月。该研究表明，拉帕替尼联合卡培他滨对于HER-2阳性乳腺癌脑转移患者的疗效肯定，延缓了放疗时间。

（安徽医科大学第二附属医院　李烦繁）

【核心体会】

对于新诊断的乳腺癌患者，除了对原发性肿瘤和区域淋巴结进行评估外，远处病灶的评估也是有必要的。尤其对于分期较晚的患者，胸腹部的影像学检查更加重要。

一些临床中常用的治疗策略尚缺乏高质量的循证医学证据，如在THP方案治疗后，在曲妥珠单抗和帕妥珠单抗双靶向维持治疗的基础上加用卡培他滨是否可以增效，值得进一步探索。在临床诊疗中，医师需要基于诊疗规范并结合患者意愿选择个体化的治疗方案。

（湖南省肿瘤医院　刘斌亮　刘莉萍　欧阳取长）

HER-2阳性晚期乳腺癌患者行抗HER-2治疗是主线，“排兵布阵”应在相关指南、共识的指引下，结合既往治疗史、不同复发转移部位、不同抗HER-2药物的临床优势和后续抗HER-2治疗的敏感性等，选择不同的治疗方案。

（安徽医科大学第二附属医院　李烦繁）

参 考 文 献

［1］中国抗癌协会乳腺癌专业委员会. 中国抗癌协会乳腺癌诊治指南与规范（2021年版）［J］. 中国癌症杂志，2021，31（10）：954-1040.

［2］边莉，徐兵河，邸立军，等. 重组抗HER2人源化单克隆抗体联合长春瑞滨治疗HER2阳性转移性乳腺癌随机对照Ⅲ期临床研究［J］. 中华医学杂志，2020，100（30）：2351-2357.

［3］YAN M，OUYANG Q，SUN T，et al. Pyrotinib plus capecitabine for patients with human epidermal growth factor receptor 2-positive breast cancer and brain metastases（PERMEATE）: a multicentre, single-arm, two-cohort, phase 2 trial [J]. Lancet Oncol, 2022, 23（3）: 353-361.

[4] 国家肿瘤质控中心乳腺癌专家委员会，中国抗癌协会乳腺癌专业委员会，中国抗癌协会肿瘤药物临床研究专业委员会. 中国晚期乳腺癌规范诊疗指南（2020版）[J]. 中华肿瘤杂志，2020，42（10）：781-797.

[5] CARDOSO F, PALUCH-SHIMON S, SENKUS E, et al. 5th ESO-ESMO international consensus guidelines for advanced breast cancer（ABC 5）[J]. Ann Oncol, 2020, 31（12）: 1623-1649.

[6] SWAIN SM, BASELGA J, KIM SB, et al. Pertuzumab, trastuzumab, and docetaxel in HER2-positive metastatic breast cancer [J]. N Engl J Med, 2015, 372（8）: 724-734.

[7] MILES D, IM YH, FUNG A, et al. Effect of docetaxel duration on clinical outcomes: exploratory analysis of CLEOPATRA, a phase III randomized controlled trial [J]. Ann Oncol, 2017, 28（11）: 2761-2767.

[8] BACHELOT T, ROMIEU G, CAMPONE M, et al. Lapatinib plus capecitabine in patients with previously untreated brain metastases from HER2-positive metastatic breast cancer（LANDSCAPE）: a single-group phase 2 study [J]. Lancet Oncol, 2013, 14（1）: 64-71.

病例21 人表皮生长因子受体-2阳性晚期乳腺癌1例

赵艳姣 尹清云 刘新兰*

宁夏医科大学总医院肿瘤医院

【关键词】

乳腺癌；晚期；人表皮生长因子受体-2阳性

【病史及治疗】

➢ 患者，女性，53岁，未绝经，孕1产1。

➢ 2018-08-25患者因“右侧乳腺肿物1天”就诊。查体发现，右侧乳腺内侧9点钟位置可触及一大小为5.0 cm×7.0 cm的肿物，质硬，边界清晰，活动度差；右侧腋窝可触及一大小为2.0 cm×1.0 cm的淋巴结，质硬，边界欠清晰，活动度差；左侧乳腺和左侧腋窝均未触及异常。

➢ 2018-08-25乳腺和引流区淋巴结彩色多普勒超声显示，右侧乳腺软组织层肿胀，乳头后方和内侧见不规则低回声区，大小为3.3 cm×1.4 cm；右侧腋窝见2枚肿大淋巴结，较大者大小为3.4 cm×1.5 cm，皮质增厚，未见淋巴门结构；左侧乳腺和左侧腋窝淋巴结均未见异常。

➢ 2018-08-25乳腺钼靶显示，双侧乳腺腺病，乳腺影像报告和数据系统（BI-RADS）2级；右侧腋窝见肿大淋巴结影。

➢ 2018-08-25乳腺磁共振成像（MRI）（平扫＋增强＋弥散）显示，右侧乳腺多发斑片状和结节样异常信号灶，上象限局部结节融合呈团块状；右侧乳腺增大，皮肤弥漫性增厚，且皮肤和筋膜局部水肿；右侧腋窝见肿大淋巴结。

➢ 2018-08-25胸部计算机体层成像（CT）、腹部B型超声和骨扫描均未见转移癌。

➢ 2018-08-31患者行右侧乳腺肿物和右侧腋窝淋巴结穿刺活检。术后病理：①右侧乳腺非特殊型浸润性癌，组织学分级为Ⅱ级。免疫组织化学显示，雌激素受体（ER）（＜1%，＋），孕激素受体（PR）（＜1%，＋），雄激素受体（AR）（70%，＋＋），人表皮生长因子受体-2（HER-2）（＋＋＋），Ki-67（30%，＋）。②右侧腋窝淋巴结纤维淋巴组织内可见癌细胞浸润，结合免疫组织化学［GATA结合蛋白3（GATA3）（＋），肌红蛋白（MG）（部分＋），囊泡病液体蛋白15(GCDFP-15）（＋）］，符合乳腺癌转移。诊断：右侧乳腺非特殊型浸润性癌，临床分期为ⅢB期，病理分期为$cT_4N_1M_0$，分子分型为HER-2过表达型。

➢ 2018-09-01患者行新辅助剂量密集AC-TH（A，吡柔比星，50 mg /m^2；C，环磷酰胺，600 mg/m^2；T，脂质体紫杉醇，175 mg/m^2；H，曲妥珠单抗，负荷剂量8mg/kg，维持剂量6 mg/kg）方案治疗。在新辅助治疗过程中，每2个周期行乳腺和引流区淋巴结B型超声评估。结果显示，右

*通信作者，邮箱：nxliuxinlan@163.com

侧乳腺肿物持续缩小（3.3 cm×1.4 cm→2.0 cm×1.7 cm→1.9 cm×1.4 cm→1.7 cm×0.6 cm→1.1 cm×0.4 cm），右侧腋窝淋巴结持续缩小（3.4 cm×1.5 cm→3.2 cm×1.3 cm→2.9 cm×1.6 cm→2.1 cm×1.0 cm→2.6 cm×1.0 cm）。

【病史及治疗续一】

➢ 2019-01-24患者行“右侧乳腺癌改良根治术”。术后病理：①右侧乳腺非特殊型浸润性癌，组织学分级为Ⅱ级，癌细胞坏死＜30%，Miller-Payne分级为2级。②右侧乳头、穿刺点皮肤周围、上切缘、下切缘、内切缘、外切缘和基底切缘均未见癌浸润。③右腋窝淋巴结（2/10）见转移癌。免疫组织化学显示，ER（＜1%，＋），PR（＜1%，＋），AR（70%，＋＋），HER-2（＋＋＋），Ki-67（40%，＋）。患者术后继续按计划行靶向治疗至2019-04-04，等待放疗。

【本阶段小结】

对于HER-2阳性乳腺癌患者的新辅助治疗方案，曲妥珠单抗联合化疗与单用化疗相比，能显著提高病理完全缓解（pCR）率。按照《中国临床肿瘤学会（CSCO）乳腺癌诊疗指南2018》，AC-TH方案与TCbH（T，多西他赛；Cb，卡铂；H，曲妥珠单抗）方案参考辅助治疗研究，均可作为新辅助治疗的标准方案。按照《中国临床肿瘤学会（CSCO）乳腺癌诊疗指南2019》，对于术前新辅助治疗使用过曲妥珠单抗的患者，无论是否达到pCR，均推荐术后继续使用曲妥珠单抗，总治疗时间达1年。

【病史及治疗续二】

➢ 2019-04-13上腹部MRI显示，肝右前叶上段见异常信号灶，最大径为1.7 cm，考虑转移癌（图21-1）。

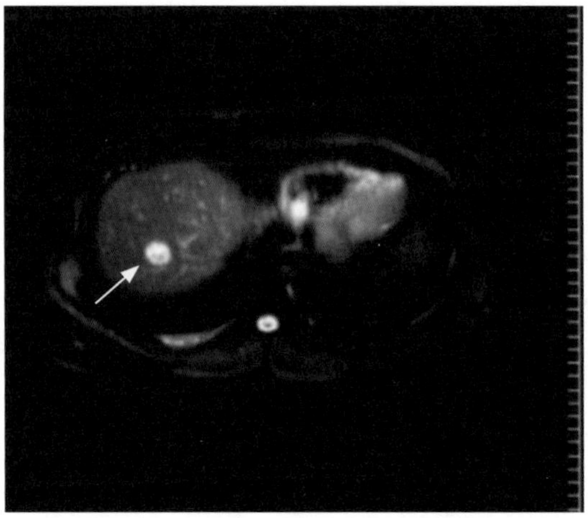

图21-1　2019-04-13上腹部MRI

注：箭头指向肝右前叶上段转移灶。

➢ 2019-04-29至2020-05-22患者一线行拉帕替尼联合卡培他滨（拉帕替尼1250 mg，每天1次，口服，第1～21天；卡培他滨1250 mg/m^2，每天2次，口服，第1～14天；每21天为1个周期）方案治疗15个周期。治疗期间复查，肝转移灶逐渐缩小至消失（最大径1.7 cm→0.74 cm→0.71 cm→0），疗效评估为完全缓解（CR）。患者在治疗期间出现2级手足综合征和黄疸。

➢ 2019-06-12至2020-03-20患者在完成2、4、6、8、10、12个周期拉帕替尼+卡培他滨方案治疗后复查。上腹部MRI显示，肝转移灶逐渐缩小，6个周期后肝转移灶消失（图21-2）。

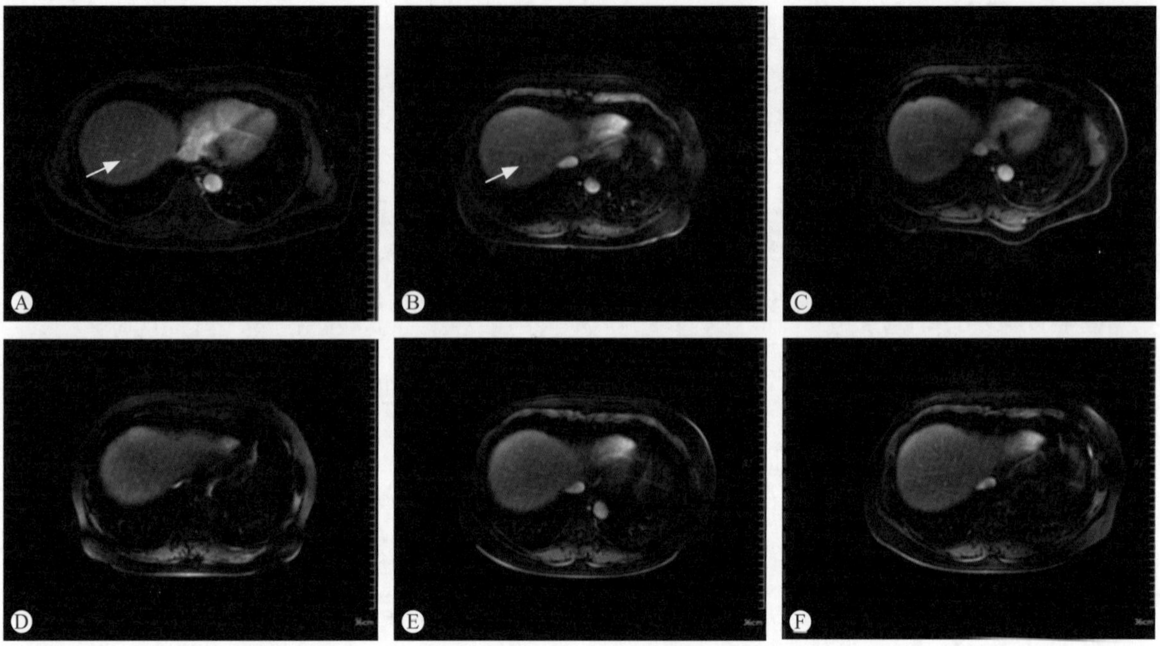

图21-2　2019-06-12至2020-03-20上腹部MRI

注：A.2019-06-12上腹部MRI，治疗2个周期后，肝转移灶缩小（箭头）；B.2019-07-23上腹部MRI，治疗4个周期后，肝转移灶持续缩小（箭头）；C.2019-09-02上腹部MRI，治疗6个周期后，肝转移灶消失；D.2019-10-12上腹部MRI，治疗8个周期后，未见肝转移灶；E.2019-12-31上腹部MRI，治疗10个周期后，未见肝转移灶；F.2020-03-20上腹部MRI，治疗12个周期后，未见肝转移灶。

【本阶段小结】

本例患者术后辅助曲妥珠单抗治疗1年内出现肝转移，为曲妥珠单抗原发性耐药。根据ECF 100151研究和GBG26研究的结果，乳腺癌患者行曲妥珠单抗治疗进展后，可考虑使用拉帕替尼联合卡培他滨治疗。EMILIA研究证实，相对于拉帕替尼联合卡培他滨，单用曲妥珠单抗-美坦新偶联物（T-DM1）有显著的无进展生存（PFS）期和总生存（OS）期获益。本例患者入组“评价注射用BAT8001治疗HER-2阳性的晚期乳腺癌有效性和安全性的临床研究［一项国内多中心、随机、开放、阳性对照、优效性的Ⅲ期临床试验（方案编号：BAT-8001-002-CR）]”，随机进入对照组，治疗方案为拉帕替尼联合卡培他滨。

【病史及治疗续三】

➢ 2020-05-22胸部CT显示，纵隔淋巴结见转移癌（纵隔窗），胸6椎体见转移癌（骨窗）（图21-3）。

➢ 2020-05-25颅脑MRI显示，颅脑左侧额叶见转移癌（图21-4），无颅内高压症状、体征。

➢ 2020-05-26上腹部MRI显示，肝内见囊性转移（图21-5）。

➢ 2020-06-08颈部增强CT显示，左侧锁骨上淋巴结见转移癌（图21-6）。

➢ 2020-06-08骨扫描显示，胸6椎体见转移癌（图21-7）。

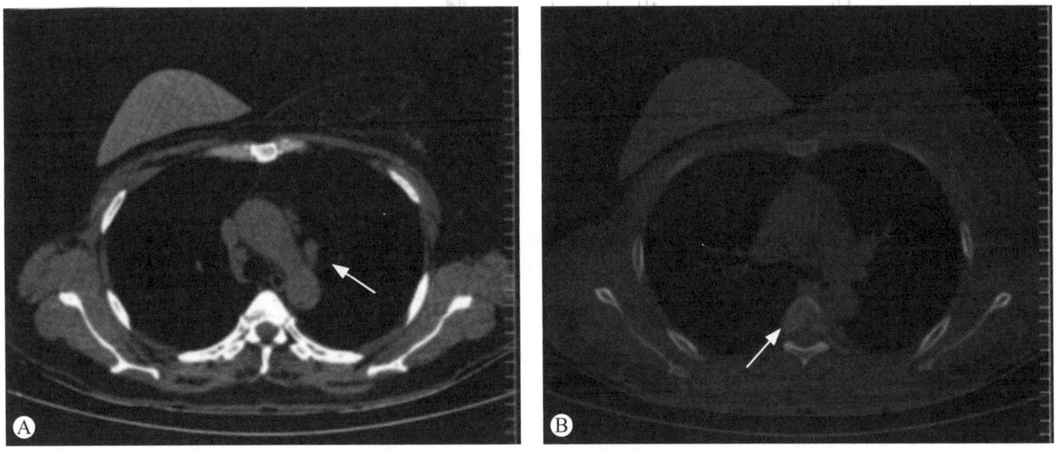

图21-3　2020-05-22胸部CT

注：A.箭头指向纵隔淋巴结转移灶（纵隔窗）；B.箭头指向胸6椎体转移灶（骨窗）。

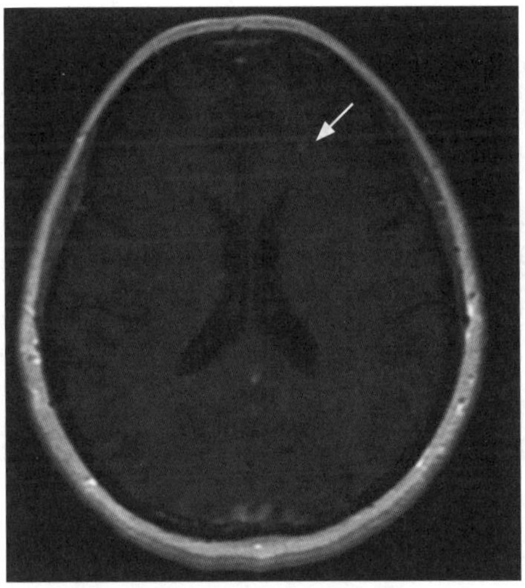

图21-4　2020-05-25颅脑MRI

注：箭头指向小脑转移灶。

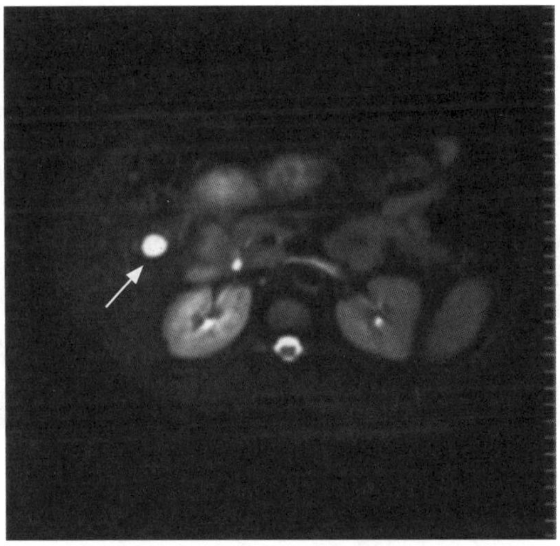

图21-5　2020-05-26上腹部MRI

注：箭头指向肝转移灶。

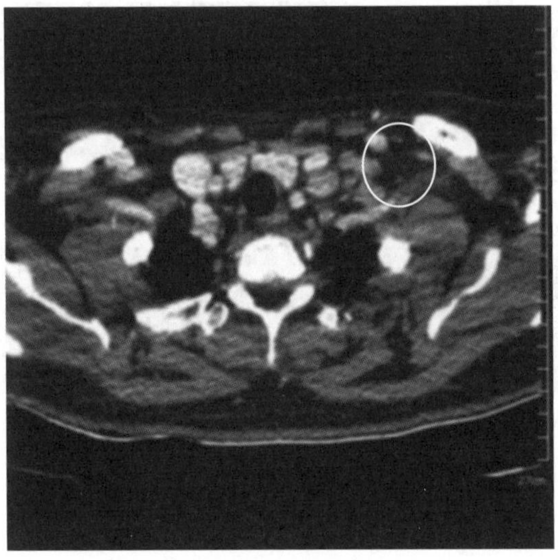

图21-6　2020-06-08颈部增强CT

注：圈内为左侧锁骨上淋巴结转移灶。

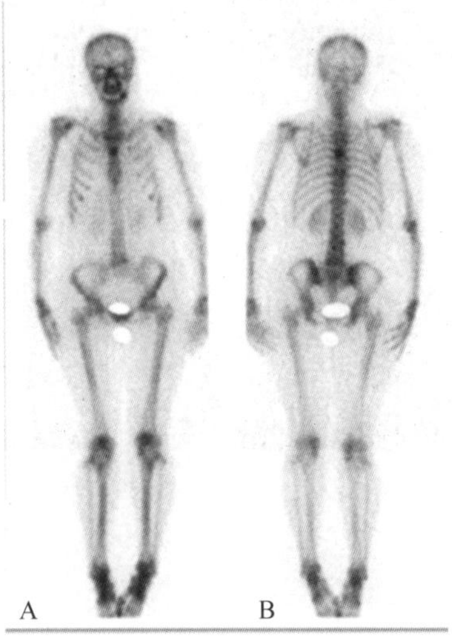

图21-7　2020-06-08骨扫描

注：A.正面观；B.背面观。

➢ 2020-06-08患者行左侧颈部淋巴结穿刺活检。术后病理显示，左侧颈部淋巴结内可见癌细胞浸润，结合免疫组织化学［GATA3（＋），MG（－），GCDFP-15（＋），ER（10%，＋），PR（＜1%，＋），HER-2（＋＋＋），Ki-67（50%，＋）］，符合乳腺癌转移。

➢ 2020-06-17至2020-11-17 患者经多学科讨论，二线行THP（T，多西他赛，120 mg，静脉滴注，第2天；H，曲妥珠单抗，负荷剂量8 mg/kg，维持剂量6 mg/kg；P，帕妥珠单抗，负荷剂量840 mg，维持剂量420 mg，静脉滴注，第1天；每21天为1个周期）方案治疗8个周期。1个周期后患者出现Ⅲ级腹泻、粒细胞缺乏性发热（体温39.2℃），遂第2个周期将多西他赛减量至110 mg。同时使用唑来膦酸抗骨破坏。

➢ 2020-07-28至2020-10-21患者完成THP方案2、4、6、8个周期后复查。上腹部MRI显示，肝内囊性转移灶无明显变化（图21-8）。颈部增强CT显示，左侧颈部淋巴结逐渐缩小至消退（图21-9）。胸部CT显示，纵隔转移淋巴结逐渐缩小至消退（纵隔窗），胸6椎体转移灶向成骨改变（骨窗）（图21-10）。总体疗效评估为部分缓解（PR）。

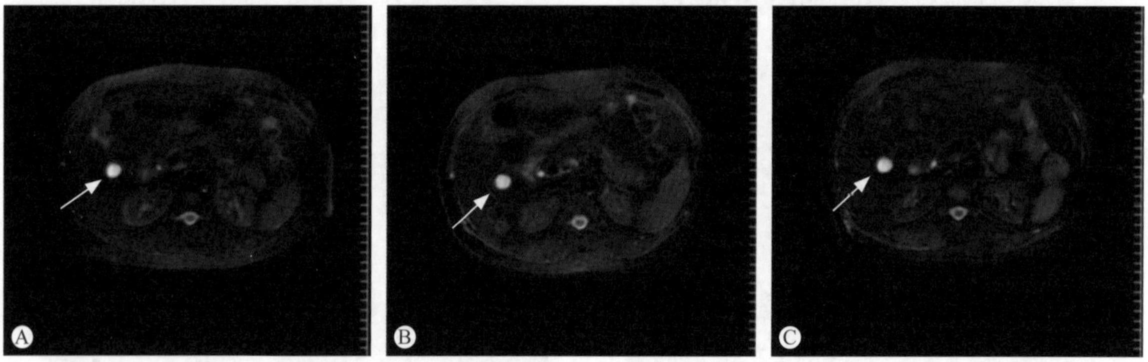

图21-8　2020-07-28至2020-10-21上腹部MRI

注：A.2020-07-28上腹部MRI，箭头转向肝转移灶；B. 2020-09-10上腹部MRI，箭头转向肝转移灶；C.2020-10-21上腹部MRI，箭头转向肝转移灶。

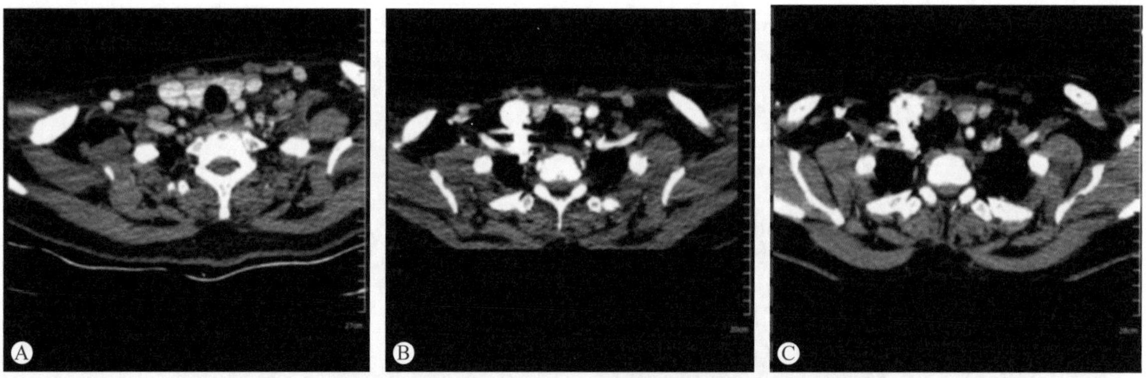

图21-9　2020-07-28至2020-10-21颈部增强CT

注：A.2020-07-28颈部增强CT；B. 2020-09-10颈部增强CT；C.2020-10-21颈部增强CT。

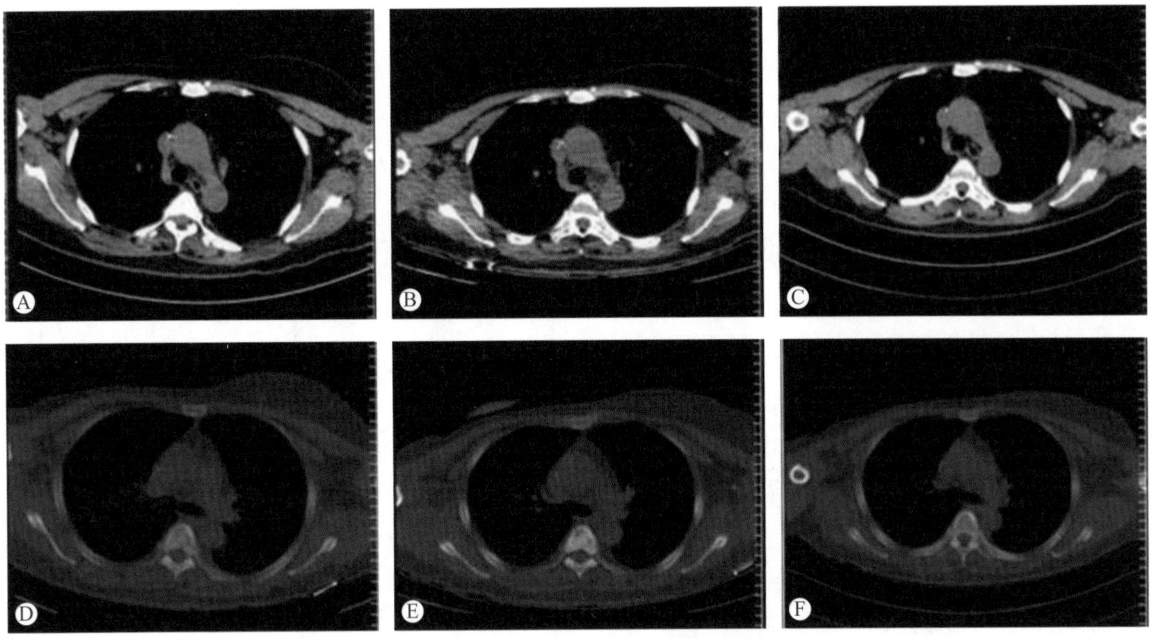

图21-10　2020-07-28至2020-10-21胸部CT

注：A.2020-07-28胸部CT（纵隔窗）；B. 2020-09-10胸部CT（纵隔窗）；C.2020-10-21胸部CT（纵隔窗）；D.2020-07-28胸部CT（骨窗）；E.2020-09-10胸部CT（骨窗）；F.2020-10-21胸部CT（骨窗）。

【本阶段小结】

本例患者疾病二次进展后，分子分型由HER-2过表达型转为Luminal B型（HER-2阳性型），ER（10%，+）。对于激素受体（HR）阳性、HER-2阳性、复发转移性乳腺癌，优先考虑抗HER-2治疗联合化疗。CLEOPATRA研究证实，多西他赛联合曲妥珠单抗、帕妥珠单抗双靶向治疗较多西他赛联合曲妥珠单抗单靶向治疗可明显延长PFS期和OS期（中位PFS期延长6.3个月，中位OS期延长16.3个月），THP方案是HER-2阳性、转移性乳腺癌首选的一线治疗方案。本例患者术后辅助行曲妥珠单抗治疗1年内复发、进展，属于曲妥珠单抗原发性耐药患者，故一线选择拉帕替尼联合卡培他滨方案治疗。本例患者疾病二次进展后，根据《中国临床肿瘤学会（CSCO）乳腺癌诊疗指南2019》并借鉴CLEOPATRA研究，结合其既往抗HER-2治疗用药，二线治疗选择THP方案。

【病史及治疗续四】

➢ 2020-12-08患者出现右下肢无力症状。

➢ 2020- 12-10颅脑MRI显示，左侧额叶转移灶增大（图21-11）。

➢ 2020-12-10骨扫描显示，骨转移灶稳定（图21-12）。

➢ 2020-12-17至2021-01-08患者行全脑放疗（剂量为56 Gy/2.8 Gy/20 Fx），放疗后右下肢无力症状改善。

➢ 2021-02-02上腹部MRI显示，肝内囊性转移灶较化疗前无变化（图21-13）。

➢ 2021-02-02胸部CT显示，未见纵隔淋巴结转移（图21-14）。

➢ 2021-02-02颈部CT显示，未见左侧锁骨上淋巴结转移（图21-15）。

➢ 2021-02-03至2021-07-05患者继续行THP方案第9～14个周期治疗。

➢ 2021-04-11至2021-06-22患者完成THP方案10、12个周期后复查。颅脑MRI显示，左侧额叶转移灶持续缩小（图21-16）。胸部CT显示，未见纵隔淋巴结转移（纵隔窗），胸6椎体见成骨性改变（骨窗）（图21-17）。骨扫描显示，胸6椎体见成骨性改变（图21-18）。颈部CT显示，未见左侧锁骨上淋巴结转移（图21-19）。上腹部MRI显示，肝内囊性转移灶较三线治疗前无变化（图21-20）。未见新发转移癌，总体疗效评估为PR。

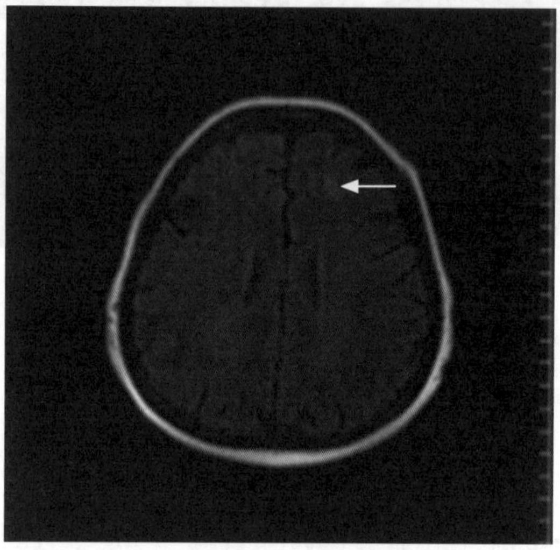

图21-11　2020-12-10颅脑MRI

注：箭头指向左侧额叶转移灶。

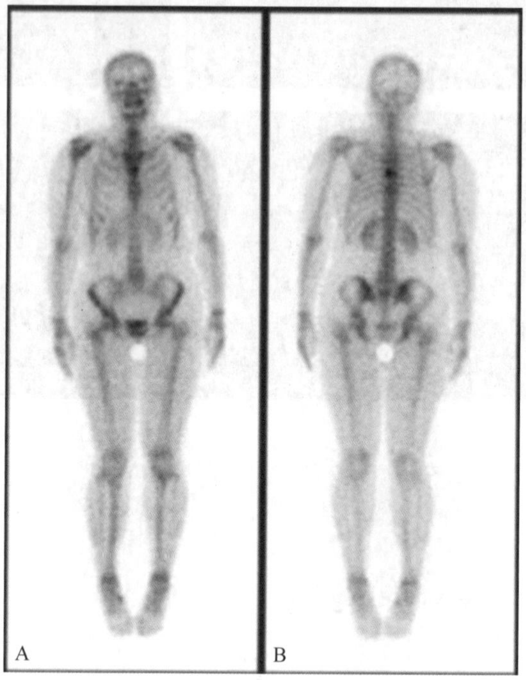

图21-12　2020-12-10骨扫描

注：A.正面观；B.背面观。

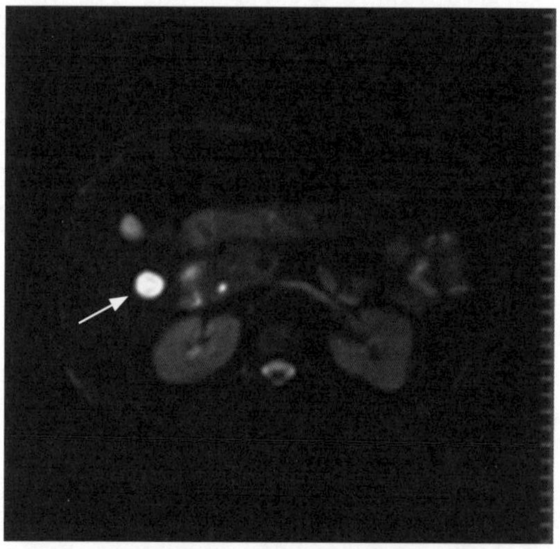

图21-13　2021-02-02上腹部MRI

注：箭头指向肝转移灶。

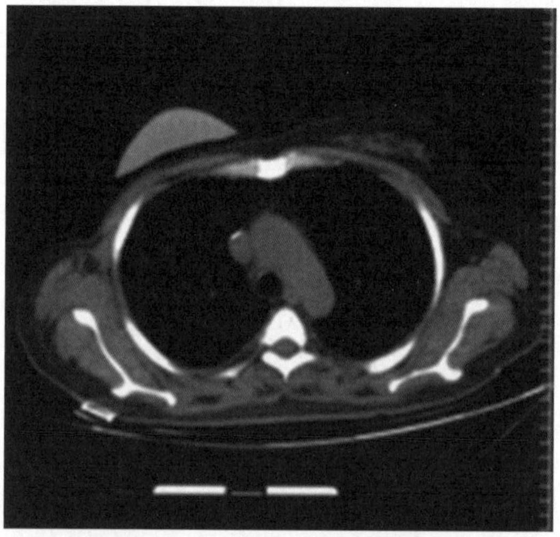

图21-14　2021-02-02胸部CT

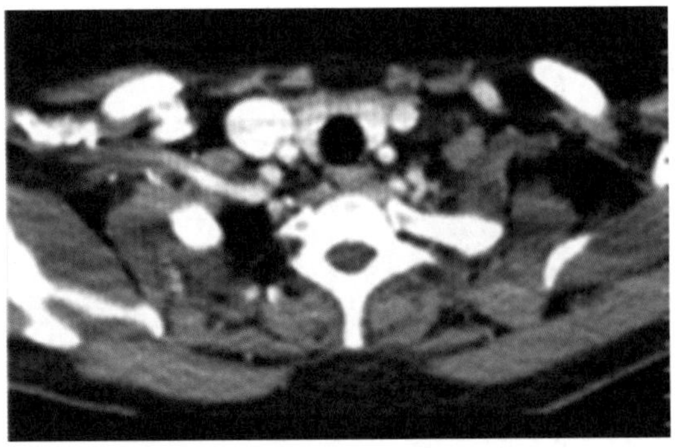

图21-15　2021-02-02颈部CT

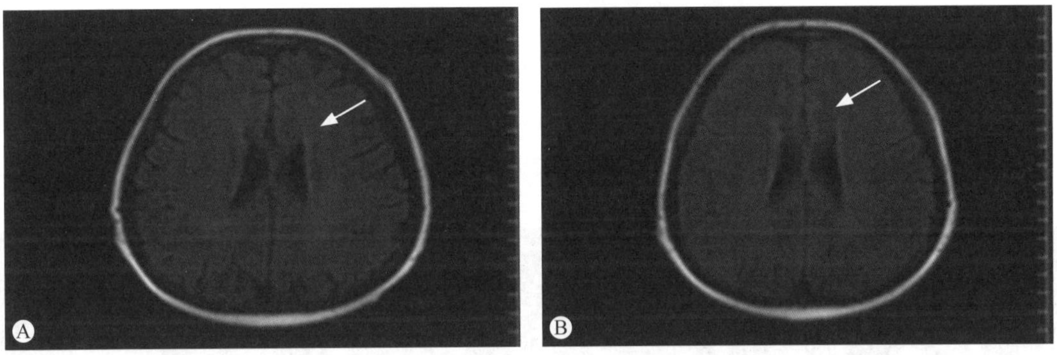

图21-16　2021-04-11至2021-06-22颅脑MRI

注：A.2021-04-11颅脑MRI，箭头指向左侧额叶转移灶；B.2021-06-22颅脑MRI，箭头指向左侧额叶转移灶。

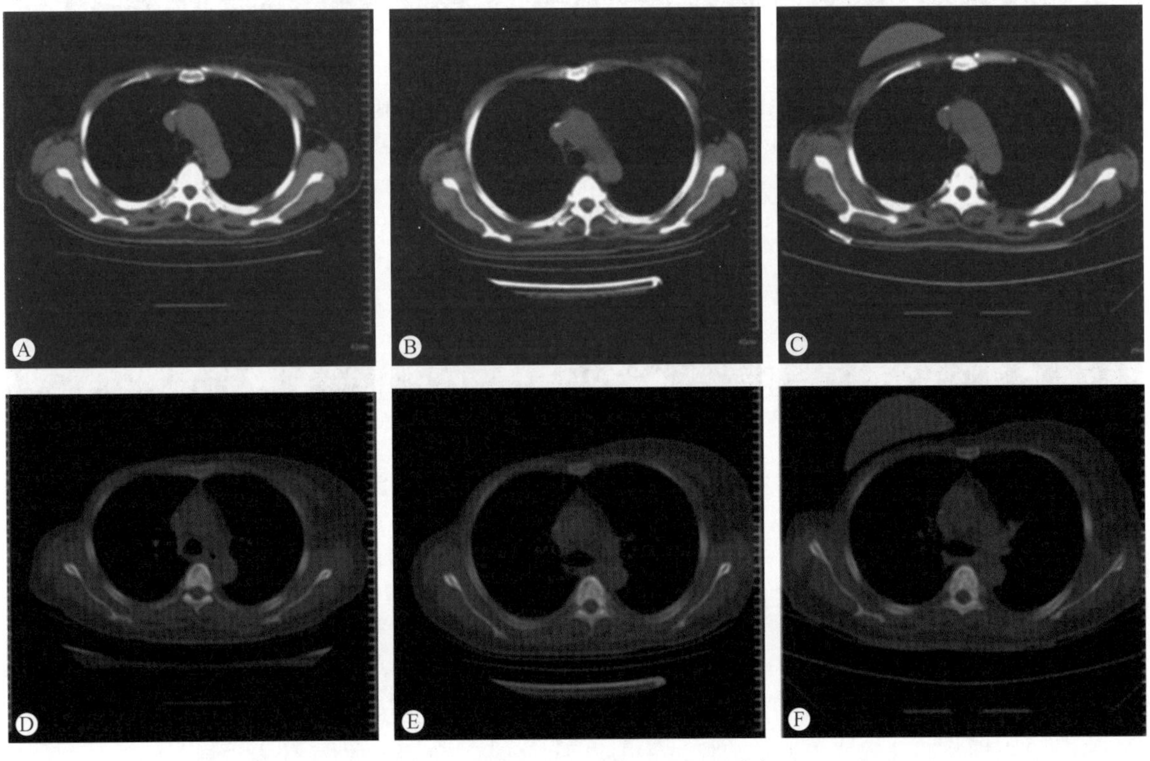

图21-17　2021-04-11至2021-06-22胸部CT

注：A.2021-04-11胸部CT（纵隔窗）；B. 2021-05-12胸部CT（纵隔窗）；C.2021-06-22胸部CT（纵隔窗）；D.2021-04-11胸部CT（骨窗）；E. 2021-05-12胸部CT（骨窗）；F.2021-06-22胸部CT（骨窗）。

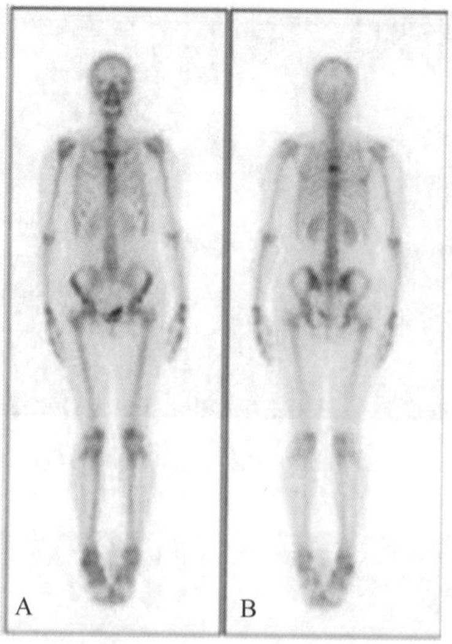

图21-18　2021-06-22骨扫描

注：A.正面观；B.背面观。

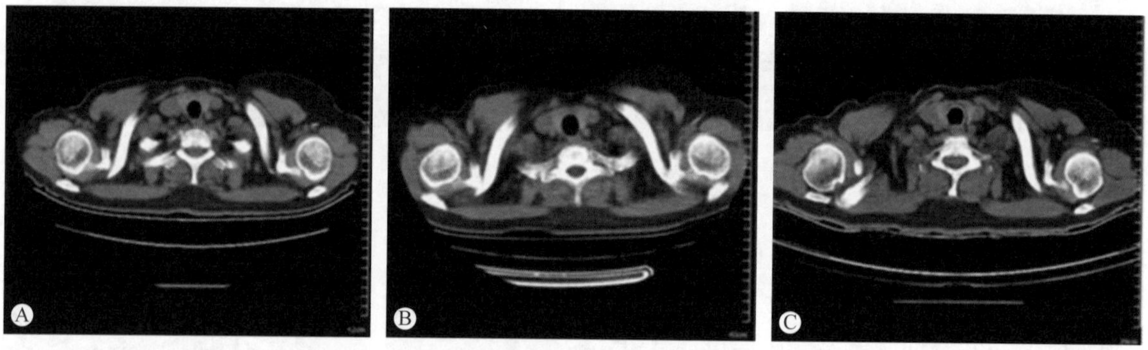

图21-19　2021-04-11至2021-06-22颈部CT

注：A. 2021-04-11颈部CT；B.2021-05-12颈部CT；C.2021-06-22颈部CT。

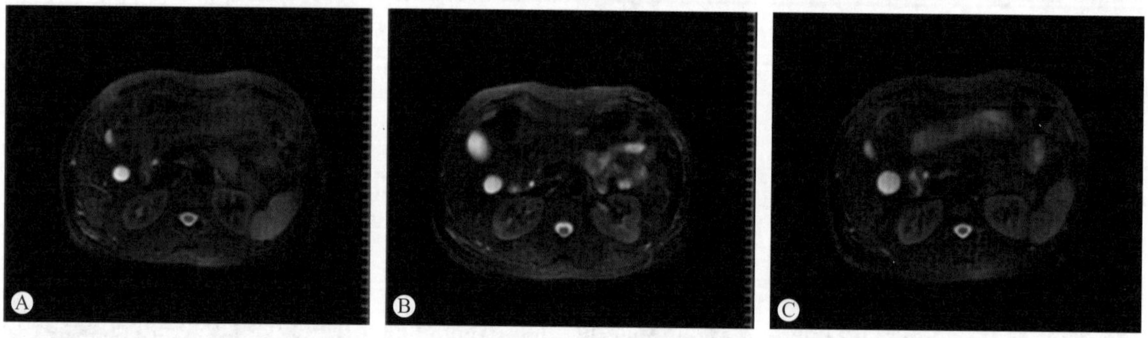

图21-20　2021-04-11至2021-06-22上腹部MRI

注：A. 2021-04-11上腹部MRI；B.2021-05-12上腹部MRI；C.2021-06-22上腹部MRI。

【本阶段小结】

HER-2阳性晚期乳腺癌患者在治疗过程中出现脑转移，如果颅外病灶未进展，经有效的脑转移灶局部治疗后，应继续行抗HER-2治疗，可考虑继续使用原靶向治疗方案，或更换小分子酪氨酸激酶抑制剂（TKI）。本例患者颅内转移灶放疗后缩小，右下肢无力症状消失，颅外转移灶均稳定，故继续行原方案维持治疗。随着乳腺癌诊疗理念和治疗模式的不断发展，乳腺癌已进入全程管理模式。复发转移性乳腺癌是不可治愈的，停止治疗后疾病较易再次进展，故维持治疗至关重要。目前，维持治疗的模式主要有3种：①原方案维持；②原方案部分药物维持，如单药化疗；③换药维持，包括换用其他化疗药物维持、内分泌治疗药物维持、靶向治疗药物维持等。本例患者原方案治疗有效且耐受性尚可，故继续行原方案维持治疗。本例患者转移灶的ER状态由阴性转移阳性（10%，＋），后续如果患者无法耐受继续化疗，可选择内分泌治疗，而HER-2阳性乳腺癌患者需要持续行抗HER-2治疗。

本例患者的疾病诊疗过程见图21-21。

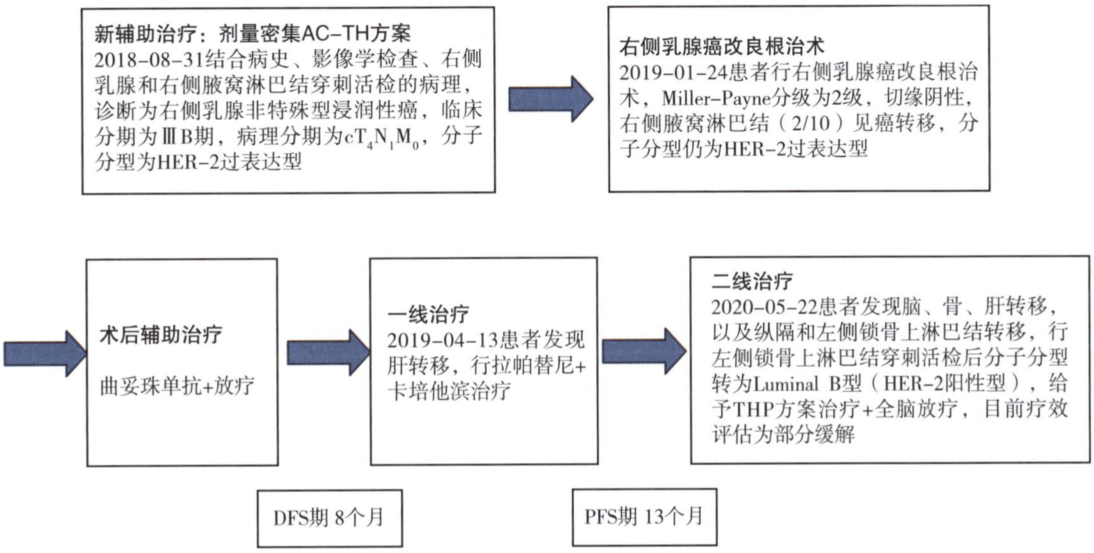

图21-21　本例患者的疾病诊疗过程

注：HER-2. 人表皮生长因子受体-2；DFS. 无疾病生存；PFS. 无进展生存。

【专家点评】

本例患者是局部晚期HER-2阳性早期乳腺癌（肿瘤最大径＞5.0 cm）患者，符合新辅助治疗的适应证，但新辅助治疗方案和药物值得商榷，AC-TH方案是当时相关指南推荐的方案之一，但选择尽早使用含靶向药物的方案可能更优，局部病灶容易控制，有利于手术；此外，对于腋窝淋巴结阳性、分子分型较差（HER-2阳性或三阴性）的乳腺癌患者，应进行更加全面的基线评估，以精确分期，如有指南推荐此类患者行正电子发射体层成像/计算机体层成像（PET/CT）检查（2B类证据）。对本例患者的腋窝肿大淋巴结进行穿刺活检，对于精确新辅助治疗前的临床分期至关重要；但上腹部（肝等脏器）仅行超声检查进行评估存在不足。对于乳腺局部肿瘤的疗效评估，B型超声可作为阶段性监测手段，但确切的疗效评估应以MRI等为准。

本例患者为HER-2阳性乳腺癌患者，依据《中国临床肿瘤学会（CSCO）乳腺癌诊疗指南2018》，应选择含抗HER-2靶向治疗药物的新辅助治疗方案，主要的推荐方案有EC-TH（P）[蒽环类药物＋环磷酰胺＋紫杉类药物＋曲妥珠单抗＋（帕妥珠单抗）]或TCbH（P）[多西他赛＋卡铂＋曲妥珠单抗＋（帕妥珠单抗）]等。以目前的观点进行回顾性探讨，本例患者选择行剂量密集AC序贯脂质体紫杉醇＋曲妥珠单抗方案治疗值得商榷，作为伴有腋窝转移的HER-2阳性早期乳腺癌患者的新辅助治疗，推荐行TCbH（P）方案，并在治疗起始就联合化疗和抗HER-2靶向治疗，具有pCR率高、治疗周期相对短等优势。目前，该指南已不将EC-TH（P）方案作为重要推荐。

本例患者在使用曲妥珠单抗期间出现复发转移，属于曲妥珠单抗原发性耐药，进展后进入临床试验，被分配行拉帕替尼联合卡培他滨方案治疗，符合当时的指南推荐，且PFS期达12个月；疾病再次进展后，有较多的治疗选择，其中优选抗体-药物偶联物（ADC）类药物，如曲妥珠单抗-美坦新偶联物（T-DM1）。本例患者选择行曲妥珠单抗联合帕妥珠单抗双靶向治疗符合目前我国的国情，但再次选择多西他赛值得商榷，因为其在紫杉类药物新辅助治疗停药6个月左右出现复发转移，理论上可以选择长春瑞滨等药物。当然，本例患者二线治疗的PFS期达14个月，超过了一线治疗的13个月，表明本例患者并非紫杉类药物耐药患者。

（浙江省肿瘤医院　王晓稼）

本例患者2018年初诊时原发性肿物达T_4分期，伴有淋巴结转移，为HER-2阳性乳腺癌，符合新辅助治疗的适应证，当时采用剂量密集AC-TH方案治疗比较规范。在HER-2阳性乳腺癌患者的新辅助治疗中，在曲妥珠单抗的基础上联合帕妥珠单抗可进一步提高pCR率，目前相关指南对于此类人群的新辅助治疗均推荐双靶向治疗方案作为首选。

本例患者在新辅助治疗后进行了右侧乳腺癌改良根治术，术后病理提示原发灶仍有残留，且Miller-Payne分级为2级，仍有2枚淋巴结转移，说明新辅助治疗后未达pCR。在KATHERINE研究中，对于新辅助治疗行曲妥珠单抗联合化疗后而未达pCR的HER-2阳性乳腺癌患者，应用T-DM1者的3年无侵袭性疾病生存（iDFS）率为88.3%，显著优于应用曲妥珠单抗者的77.0%（*HR* 0.5，$P < 0.0001$）。因此，本例患者术后换用T-DM1是优选。本例患者短期内出现复发转移，提醒临床医师，对于新辅助治疗后未达pCR的患者，术后的强化治疗必须重视。

本例患者术后3个月出现肝转移，提示曲妥珠单抗和紫杉类药物均耐药。对于曲妥珠单抗耐药的HER-2阳性、转移性乳腺癌患者，二线治疗可选TKI或ADC类药物。PHOEBE研究显示，吡咯替尼联合卡培他滨的PFS期优于拉帕替尼联合卡培他滨。EMILIA研究证实，相对于拉帕替尼联合卡培他滨，单药T-DM1有显著的PFS期和OS期获益。因此，如果本例患者不入组临床试验，标准治疗可以考虑吡咯替尼联合卡培他滨或T-DM1。

本例患者应用拉帕替尼联合卡培他滨方案治疗14个月后疾病再次进展，此时三线虽无标准治疗，但应持续行抗HER-2治疗。可选的药物包括：①ADC类药物，如T-DM1、T-DXd；②其他TKI（如吡咯替尼、奈拉替尼）联合化疗；③抗HER-2大分子单抗（如伊尼妥单抗、玛格妥昔单抗）联合化疗；④大分子单抗、小分子TKI（图卡替尼）联合化疗等。目前国内可及的药物是T-DM1、伊尼妥单抗、吡咯替尼和奈拉替尼。鉴于该领域的新药研发快，故鼓励本例患者进入相应的临床试验以争取最大的生存获益。

（辽宁省肿瘤医院　鄂　颖　孙　涛）

【指南背景】

1.《中国乳腺癌新辅助治疗专家共识（2019年版）》 规范的影像学评估和病理学评估是新辅助治疗的基础和实施的保障。专家组一致认为，在乳腺癌新辅助治疗开始前，所有患者均应获取原发灶空芯针病理学诊断和免疫组织化学分型结果。对于区域淋巴结临床可疑阳性者，推荐在超声引导下行细针或空芯针穿刺活检以明确淋巴结的性质。详细、规范、完整的病理学评估结果能帮助临床医师更加准确地判断患者的病情并制订诊疗方案。

2.《中国临床肿瘤学会（CSCO）乳腺癌诊疗指南2018》 在HER-2阳性乳腺癌患者的术前治疗策略中，I级推荐是含曲妥珠单抗的方案，优先选择含紫杉类药物的方案；可选择的治疗方案是TCbH（1A类证据）；Ⅱ级推荐是针对部分具有高危因素的患者，可考虑进入双靶向临床研究（PTH）（1B类证据），或AC-TH方案（1B类证据），或以TH为基础的其他方案（2B类证据）。因此，这部分更新内容肯定了TCbH方案的地位，并将其作为Ⅰ级推荐。行TH方案治疗后，无论患者是否手术，都可以换用AC方案治疗。该指南强调了帕妥珠单抗在新辅助治疗中的地位，并将双靶向抗HER-2治疗联合新辅助治疗作为Ⅰ级推荐。且NeoSphere研究证实了曲妥珠单抗和帕妥珠单抗与多西他赛联合进一步提高了pCR率。

3.《中国晚期乳腺癌临床诊疗专家共识（2018版）》 对于一线接受曲妥珠单抗联合细胞毒性药物治疗后进展的乳腺癌患者，最佳治疗选择已经不再是继续行曲妥珠单抗联合另一种细胞毒性药物治疗，而是更变为拉帕替尼联合卡培他滨方案治疗。国际上则是将T-DM1用于曲妥珠单抗耐药后的患者，可增加其生存获益，该方案可作为抗HER-2二线治疗新的标准选择。

（浙江省肿瘤医院　王晓稼）

1.2022年美国国家综合癌症网络（NCCN）指南和《中国临床肿瘤学会（CSCO）乳腺癌诊疗指南2022》 对于HER-2阳性早期乳腺癌患者，推荐行新辅助治疗，且抗HER-2治疗推荐行曲妥珠单抗单药治疗或曲妥珠单抗联合帕妥珠单抗方案治疗。化疗推荐紫杉类药物。

2.《中国抗癌协会乳腺癌诊治指南与规范（2021年版）》 临床研究证明，对于行以曲妥珠单抗为基础的方案治疗失败的乳腺癌患者，拉帕替尼联合卡培他滨比单用卡培他滨的疾病进展时间延长，故行含曲妥珠单抗方案治疗后进展的HER-2阳性乳腺癌患者可以选择行拉帕替尼联合卡培他滨方案治疗。但目前吡咯替尼和奈拉替尼联合卡培他滨都被证明优于此方案，故拉帕替尼联合卡培他滨方案并非首选。

对于多线治疗失败的HER-2阳性、转移性乳腺癌患者，还可以考虑接受T-DXd、奈拉替尼联合卡培他滨、图卡替尼联合曲妥珠单抗和卡培他滨、玛格妥昔单抗联合化疗等方案。

（辽宁省肿瘤医院　鄂　颖　孙　涛）

【循证背景】

1.NOAH研究 这是一项国际、开放标签、Ⅲ期临床试验，旨在HER-2阳性局部晚期乳腺癌或炎性乳腺癌患者中探索化疗联合曲妥珠单抗靶向治疗与单纯化疗相比的疗效和安全性。结果提示，对于HER-2阳性乳腺癌的新辅助治疗，化疗联合曲妥珠单抗靶向治疗与单纯化疗相比，能使pCR率提高19%（38% *vs.* 19%），且5年无事件生存率提高15%（58% *vs.* 43%，*HR* 0.64，95%*CI* 0.44～0.93，双侧log-rank *P*=0.016）。

2.TRAIN-2研究 这是一项开放标签、随机对照、Ⅲ期临床试验，纳入既往未接受过抗肿瘤治疗的Ⅱ～Ⅲ期HER-2阳性乳腺癌患者，按1∶1的比例随机分组，分别接受5-氟尿嘧啶、表柔比星和环磷酰胺方案（共3个周期）序贯紫杉醇联合卡铂方案（每21天为1个周期，共6个周期）治疗（蒽环组）和接受9个周期紫杉醇＋卡铂方案（剂量和方案与蒽环组相同）治疗。主要研究终点为意向性治疗（ITT）人群中乳腺和腋窝病灶达pCR（ypT_0/ypN_0）患者的比例。结果显示，蒽环组212例患者的pCR率为67%，非蒽环组206例患者的pCR率为68%（*P*=0.95），且非蒽环组的安全性更好。TRAIN-2研究提示，曲妥珠单抗（H）联合帕妥珠单抗（P）双靶向方案可能可以实现化疗降阶梯。

3.GF100151试验 这是一项开放标签、随机、对照试验，将399例接受过蒽环类药物、紫杉类药物和曲妥珠单抗治疗的HER-2阳性、复发转移性乳腺癌患者随机分为两组，一组接受卡培他滨单药治疗，另一组接受拉帕替尼＋卡培他滨方案治疗。结果显示，拉帕替尼＋卡培他滨组在总缓解率方面优于卡培他滨单药组（中位疾病进展时间：8.4个月 *vs.* 4.4个月，*HR* 0.49，95%*CI* 0.34 ～ 0.71，*P* < 0.001）。

4.EMILIA试验 这是一项随机、开放标签的国际试验，纳入991例既往接受过曲妥珠单抗和一种紫杉类药物治疗的HER-2阳性、不可切除的局部晚期或转移性乳腺癌患者，随机分为两组，分别接受T-DM1单药和拉帕替尼联合卡培他滨方案治疗。结果显示，T-DM1组的PFS期和OS期都优于当时的标准方案（拉帕替尼联合卡培他滨方案），且差异具有显著的统计学意义（中位PFS期：9.6个月 *vs.* 6.4个月，*HR* 0.65，95%*CI* 0.55 ～ 0.77，*P* < 0.001；中位OS期：30.9个月 *vs.* 25.1个月，*HR* 0.68，95%*CI* 0.55 ～ 0.85，*P* < 0.001）。

（浙江省肿瘤医院　王晓稼）

1.NeoSphere研究 这是一项多中心、开放标签、Ⅱ期临床试验，旨在未接受过抗肿瘤治疗的HER-2阳性、可手术的局部晚期乳腺癌或炎性乳腺癌患者中比较曲妥珠单抗、帕妥珠单抗和多西他赛不同组合方案的疗效和安全性。结果显示，在曲妥珠单抗联合化疗的基础上加用帕妥珠单抗，能进一步使pCR率提高16.8% ～ 17.8%（曲妥珠单＋帕妥珠单抗＋多西他赛 *vs.* 曲妥珠单抗＋多西他赛：乳腺病灶的pCR率分别为45.8%和29.0%，乳腺病灶和腋窝病灶的pCR率分别为39.3%和21.5%），且5年PFS率提高了5%（曲妥珠单＋帕妥珠单抗＋多西他赛 *vs.* 曲妥珠单抗＋多西他赛：86% *vs.* 81%）。

2.KATHERINE研究 该研究纳入1486例HER-2阳性早期乳腺癌患者，在接受包含紫杉类（联合或不联合蒽环类药物）和曲妥珠单抗的新辅助治疗后，在手术中发现乳腺或腋窝仍有残留浸润性病灶。所有患者被随机分配接受辅助T-DM1和曲妥珠单抗治疗14个周期。结果显示，T-DM1组和曲妥珠单抗组的3年无侵袭性疾病生存（iDFS）率分别为88.3%和77.0%（*HR* 0.50，95%*CI* 0.39 ～ 0.64，*P* < 0.001）；T-DM1组和曲妥珠单抗组分别有10.5%和15.9%的患者以远处转移作为首次侵袭性疾病事件。

3.PHOEBE研究 这是一项开放标签、随机对照、Ⅲ期临床试验，纳入267例既往接受过曲妥珠单抗和紫杉类药物治疗的HER-2阳性、转移性乳腺癌患者，按1∶1的比例随机分组，分别接受吡咯替尼联合卡培他滨方案治疗和拉帕替尼联合卡培他滨方案治疗。结果显示，吡咯替尼联合卡培他滨组的中PFS期优于拉帕替尼联合卡培他滨组（12.5个月 *vs.* 6.8个月，*HR* 0.39，95%*CI* 0.27 ～ 0.56，单侧*P* < 0.001）。

4.DESTINY-Breast03研究 该研究纳入524例接受过曲妥珠单抗和紫杉类药物治疗的HER-2阳性晚期乳腺癌，按1∶1的比例随机分组，分别接受T-DXd和T-DM1治疗。结果显示，T-DXd组12个月时的PFS率为75.8%，而T-DM1组为34.1%（*HR* 0.28，95%*CI* 0.22 ～ 0.37，*P* < 0.001）；在12个月时的OS率方面，同样T-DXd表现更好（94.1% *vs.* 85.9%，*HR* 0.55，95%*CI* 0.36 ～ 0.86，*P*=0.007，未达到预先设定的显著性界限）。

5.HER2CLIMB研究 该研究发现，在曲妥珠单抗联合卡培他滨的基础上加用图卡替尼可显著改善既往接受过曲妥珠单抗、帕妥珠单抗和T-DM1治疗、伴有或不伴有脑转移的局部晚期或转移性HER-2阳性乳腺癌患者的OS期和PFS期：图卡替尼联合组的1年PFS率为33.1%，安慰剂组为12.3%（*HR* 0.54，95%*CI* 0.42 ～ 0.71，*P* < 0.001），中位PFS期分别为7.8个月和5.6个月；图卡替尼联合组的2年OS率为44.9%，安慰剂组为26.6%（*HR* 0.66，95%*CI* 0.50 ～ 0.88，*P*=0.005），中位OS期分别为21.9个月和17.4个月。在脑转移患者中，图卡替尼联合组的1年PFS率为24.9%，安慰剂组为0（*HR* 0.48，95%*CI* 0.34 ～ 0.69，*P* < 0.001），两组的中位PFS期分别为7.6个月和5.4个月。

6.NALA研究 该研究显示，对于既往接受过≥2种靶向治疗的HER-2阳性、转移性乳腺癌患者（621例），奈拉替尼联合卡培他滨较拉帕替尼联合卡培他滨可显著延长中位PFS期（8.8个月 *vs.* 6.6个月，*HR* 0.76，95%*CI* 0.63 ～ 0.96，*P*=0.0003）。

7.HOPES研究 该研究旨在评估伊尼妥单抗同步/序贯长春瑞滨治疗HER-2阳性、转移性乳腺癌的临床疗效和安全性，纳入315例既往接受细胞毒性药物治疗不超过三线的患者。结果发现，与单药长春瑞滨组相比，伊尼妥单抗联合长春瑞滨组的中位PFS期显著延长（39.1周 *vs.* 14.0周，*HR* 0.24，95%*CI* 0.16 ～ 0.36，*P*＜0.0001）；伊尼妥单抗联合长春瑞滨组的客观缓解率（ORR）和疾病控制率（DCR）较单药长春瑞滨组均显著提高（ORR：46.7% *vs.* 18.45%，*P*＜0.0001；DCR：79.72% *vs.* 45.63%，*P*＜0.0001）；中性粒细胞减少、白细胞减少和红细胞减少在两组中发生率均较高，但组间差异无统计学意义。

8.SOPHIA研究 该研究对比了玛格妥昔单抗与曲妥珠单抗联合化疗治疗HER-2阳性、转移性乳腺癌患者的疗效，且要求此类患者既往已经接受过2种或更多的抗HER-2治疗方案，其中至少1种方案用于治疗转移性疾病。结果显示，与曲妥珠单抗相比，玛格妥昔单抗改善了中位PFS期（5.8个月 *vs.* 4.9个月），相对风险降低了24%（*HR* 0.76，95%*CI* 0.59 ～ 0.98，*P*=0.03）。

（辽宁省肿瘤医院 鄂 颖 孙 涛）

【核心体会】

接受过曲妥珠单抗辅助治疗的HER-2阳性乳腺癌患者发生复发转移后，治疗策略为化疗联合靶向治疗，可有效抑制肿瘤进展。

（浙江省肿瘤医院 王晓稼）

乳腺癌的治疗要有全程管理的理念，对于HER-2阳性乳腺癌，从新辅助治疗、辅助治疗到复发转移需要持续抗HER-2治疗，应根据循证医学证据和相关指南的推荐进行规范诊疗。对于适合入组临床试验的患者，应鼓励其入组，尤其在多线治疗后没有标准治疗方案时。

（辽宁省肿瘤医院 鄂 颖 孙 涛）

参 考 文 献

[1] CAMERON D，CASEY M，PRESS M，et al. A phase Ⅲ randomized comparison of lapatinib plus capecitabine versus capecitabine alone in women with advanced breast cancer that has progressed on trastuzumab：updated efficacy and biomarker analyses [J]. Breast Cancer Res Treat，2008，112（3）：533-543.

[2] BLACKWELL KL，BURSTEIN HJ，STORNIOLO AM，et al. Randomized study of lapatinib alone or in combination with trastuzumab in women with ErbB2-positive，trastuzumab-refractory metastatic breast cancer [J]. J Clin Oncol，2010，28（7）：1124-1130.

[3] SWAIN SM，BASELGA J，KIM SB，et al. Pertuzumab，trastuzumab，and docetaxel in HER2-positive metastatic breast cancer [J]. N Engl J Med，2015，372（8）：724-734.

[4] 邵志敏，江泽飞，李俊杰，等. 中国乳腺癌新辅助治疗专家共识（2019年版）[J]. 中国癌症杂志，2019，29（5）：390-400.

[5] GIANNI L，EIERMANN W，SEMIGLAZOV V，et al. Neoadjuvant chemotherapy with trastuzumab followed by adjuvant trastuzumab versus neoadjuvant chemotherapy alone，in patients with HER2-positive locally advanced breast cancer（the NOAH trial）：a randomised controlled superiority trial with a parallel HER2-negative cohort [J]. Lancet，2010，375（9712）：377-384.

[6] VAN RAMSHORST MS，VAN DER VOORT A，VAN WERKHOVEN ED，et al. Neoadjuvant chemotherapy with or without anthracyclines in the presence of dual HER2 blockade for HER2-positive breast cancer（TRAIN-2）：a multicentre，open-label，randomised，phase 3 trial [J]. Lancet Oncol，2018，19（12）：1630-1640.

[7] HURVITZ SA，MARTIN M，JUNG KH，et al. Neoadjuvant trastuzumab emtansine and pertuzumab in human epidermal growth factor receptor 2-positive breast cancer：three-year outcomes from the phase Ⅲ KRISTINE study [J] . J Clin Oncol，2019，37（25）：2206-2216.
[8] 中国抗癌协会乳腺癌专业委员会. 中国晚期乳腺癌临床诊疗专家共识（2018版）[J] . 中华肿瘤杂志，2018，40（09）：703-713.
[9] CAMERON D，CASEY M，OLIVA C，et al. Lapatinib plus capecitabine in women with HER-2-positive advanced breast cancer：final survival analysis of a phase Ⅲ randomized trial [J] . Oncologist，2010，15（9）：924-934.
[10] VERMA S，MILES D，GIANNI L，et al. Trastuzumab emtansine for HER2-positive advanced breast cancer [J] . N Engl J Med，2012，367（19）：1783-1791.
[11] BURSTEIN HJ，KESHAVIAH A，BARON AD，et al. Trastuzumab plus vinorelbine or taxane chemotherapy for HER2-overexpressing metastatic breast cancer：the trastuzumab and vinorelbine or taxane study [J] . Cancer，2007，110（5）：965-972.
[12] BASELGA J，GELMON KA，VERMA S，et al. Phase Ⅱ trial of pertuzumab and trastuzumab in patients with human epidermal growth factor receptor 2-positive metastatic breast cancer that progressed during prior trastuzumab therapy [J] . J Clin Oncol，2010，28（7）：1138-1144.
[13] CORTÉS J，KIM SB，CHUNG WP，et al. Trastuzumab deruxtecan versus trastuzumab emtansine for breast cancer[J]. N Engl J Med，2022，386（12）：1143-1154.
[14] SAURA C，OLIVEIRA M，FENG YH，et al. Neratinib plus capecitabine versus lapatinib plus capecitabine in HER2-positive metastatic breast cancer previously treated with ≥2 HER2-directed regimens：phase Ⅲ NALA trial [J] . J Clin Oncol，2020，38（27）：3138-3149.
[15] MURTHY RK，LOI S，OKINES A，et al. Tucatinib，trastuzumab，and capecitabine for HER2-positive metastatic breast cancer [J] . N Engl J Med，2020，382（7）：597-609.
[16] 边莉，徐兵河，邸立军，等. 重组抗HER2人源化单克隆抗体联合长春瑞滨治疗HER2阳性转移性乳腺癌随机对照Ⅲ期临床研究 [J] . 中华医学杂志，2020，100（30）：2351-2357.
[17] Rugo HS，Im SA，Cardoso F，et al. Efficacy of margetuximab vs trastuzumab in patients with pretreated ErbB2-positive advanced breast cancer：a phase 3 randomized clinical trial [J] . JAMA Oncol，2021，7（4）：573-584.

病例22　乳腺癌术后弥漫性肝、骨髓转移1例

高媛媛　袁春秀　尹清云　刘新兰*
宁夏医科大学总医院肿瘤医院

【关键词】

乳腺癌；肝转移；骨髓转移

【病史及治疗】

➢ 患者，女性，39岁，未绝经，既往无特殊病史，否认恶性肿瘤家族史。

➢ 2018-09-30患者因“左侧乳腺肿物8个月余”就诊。查体发现，左侧乳腺外上象限可触及一大小为2.0 cm×1.5 cm的肿物，质韧，边界不清晰，形态不规则，活动度良好；左侧乳腺2～3点钟和3～4点钟位置分别可触及大小为1.5 cm×1.0 cm、1.5 cm×1.5cm的肿物，质硬，边界不清晰，形态不规则，活动度可；左侧腋窝可触及一大小为1.0 cm×1.0 cm的肿大淋巴结，质韧，活动度可。

➢ 2018-09-30乳腺超声显示，左侧乳腺1点钟位置见一大小为2.7 cm×1.4 cm的低回声占位［乳腺影像报告和数据系统（BI-RADS）5级］，3～4点钟位置见一大小为1.8 cm×1.4cm的类低回声占位，2～3点钟位置腺体边缘处见一大小为1.8 cm×1.3 cm的囊实性结节（BI-RADS 4A级）；左侧腋窝见肿大淋巴结，较大者大小为1.9 cm×1.1 cm，边界清晰，皮质增厚，淋巴门结构不清。

➢ 2018-09-30乳腺钼靶显示，左侧乳腺外上象限可见3个高密度结节影（BI-RADS 5级），较大者大小为2.8 cm×1.5 cm，其余2个最大径均为1.4 cm；左侧腋窝内可见肿大淋巴结。

➢ 2018-09-30胸部X线片和腹部超声均未见异常。

【病史及治疗续一】

➢ 2018-10-11患者行“左侧乳腺癌改良根治术”。术后病理：①左侧乳腺1点钟位置、3～4点钟位置病灶为浸润性癌，最大径分别为2.5 cm、2.0 cm，未见脉管内癌栓和神经侵犯；2～3点钟位置病灶为导管内乳头状癌，最大径为1.5 cm。②左侧乳头和切口皮肤组织未见癌，上、下、内、外和基底切缘均未见癌。③左侧腋窝淋巴结（4/20）见转移癌。免疫组织化学显示，雌激素受体（ER）（90%，＋），孕激素受体（PR）（70%，＋），雄激素受体（AR）（90%，＋），人表皮生长因子受体-2（HER-2）（0），Ki-67（30%，＋）。

➢ 2018-11-23术后患者辅助治疗行剂量密集AC（A，吡柔比星，50 mg/m^2，静脉注射，第1天；C，环磷酰胺，600 mg/m^2，静脉注射，第1天；每14天为1个周期）4个周期序贯T（紫杉醇，175 mg/m^2，静脉注射，第1天，每14天为1个周期）4个周期方案治疗。同时，患者行左侧胸壁＋左侧锁骨上淋巴引流区＋内乳淋巴引流区局部放疗，以及亮丙瑞林＋来曲唑内分泌治疗13个月。无疾病生存（DFS）期为22个月。

*通信作者，邮箱：nxliuxinlan@163.com

【病史及治疗续二】

➢ 2020-08-19患者因“间歇性腰痛1月余”就诊。

➢ 2020-08-20肿瘤标志物显示，癌胚抗原（CEA）1000 μg/L，癌抗原15-3（CA15-3）＞300 U/ml。

➢ 2020-08-20生化常规显示，谷丙转氨酶328.6 U/L，谷草转氨酶369.5 U/L。

➢ 2020-08-20腹部超声显示，肝内见弥漫性病变。

➢ 2020-08-20胸部计算机体层成像（CT）显示，左肺上叶见磨玻璃结节，最大径为1.2 cm；胸椎多发骨破坏（图22-1）。

➢ 2020-08-20全腹CT显示，肝内多发转移癌，胸椎、腰椎、骶骨、双侧髂骨、股骨头和左侧第6～9后肋多发转移癌（图22-2）。

➢ 2020-08-20上腹部磁共振成像（MRI）显示，肝内多发转移癌（图22-3）。

➢ 2020-08-20骨扫描显示，腰5椎体新发代谢活跃灶，考虑骨转移；右侧第7前肋、左侧第8前肋、胸10和12椎体、右侧髂前上棘和左侧髋臼新发代谢活跃灶，骨转移待除外（图22-4）。

➢ 2020-08-21患者行肝转移灶穿刺活检。术后病理显示，乳腺癌肝转移。免疫组织化学显示，ER（90%，＋＋＋），PR（－），HER-2（＋），Ki-67（80%，＋）。

➢ 2020-08-21患者行骨髓穿刺细胞学检查。结果显示，骨髓转移癌，骨髓粒细胞、红细胞和巨噬细胞增生减低，少见造血细胞。

➢ 2020-08-22至2021-04-26患者经多学科讨论后一线行白蛋白结合型紫杉醇（125 mg/m^2，静脉注射，第1、8、15天，每28天为1个周期）治疗6个周期，同时行唑来膦酸抗骨转移。治疗后，患者的腰痛症状完全缓解；CEA持续明显下降，CA15-3仍＞300 U/ml；谷丙转氨酶降至正常范围内，谷草转氨酶明显降低；左肺结节未见变化（图22-5）；肝转移灶数目减少、体积缩小（图22-6）；骨转移由溶骨性骨破坏向成骨性骨破坏改变（图22-7、图22-8），骨髓内癌细胞消失。

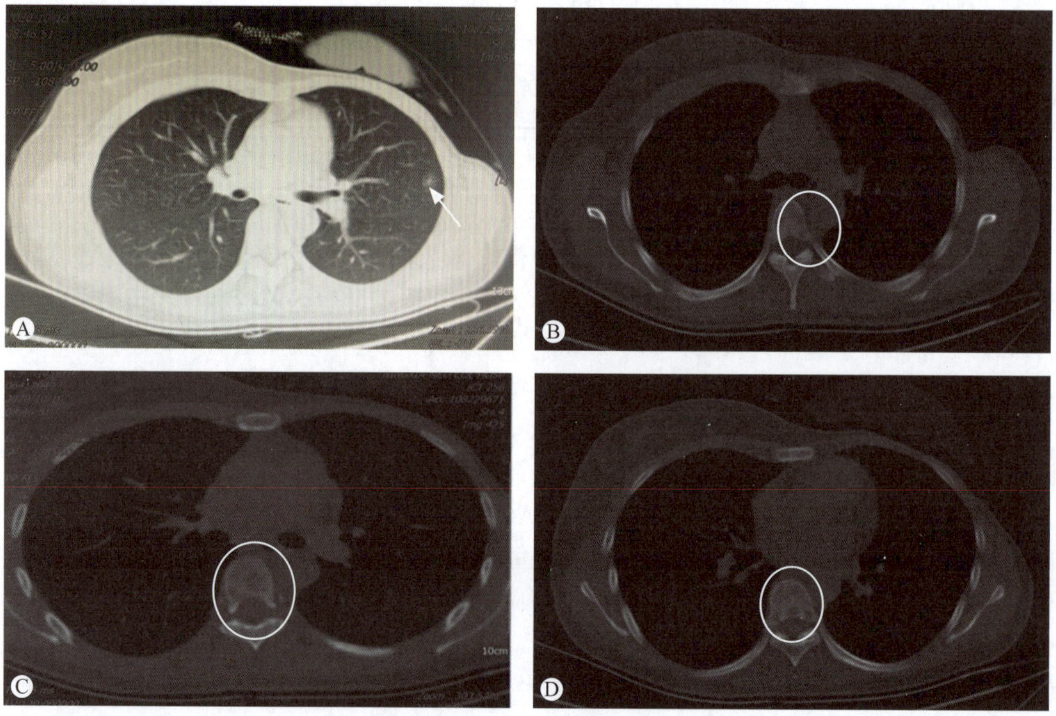

图22-1　2020-08-20胸部CT

注：A.箭头指向左肺上叶磨玻璃结节（肺窗）；B～D.圆圈内为胸椎多发骨转移灶（骨窗）。

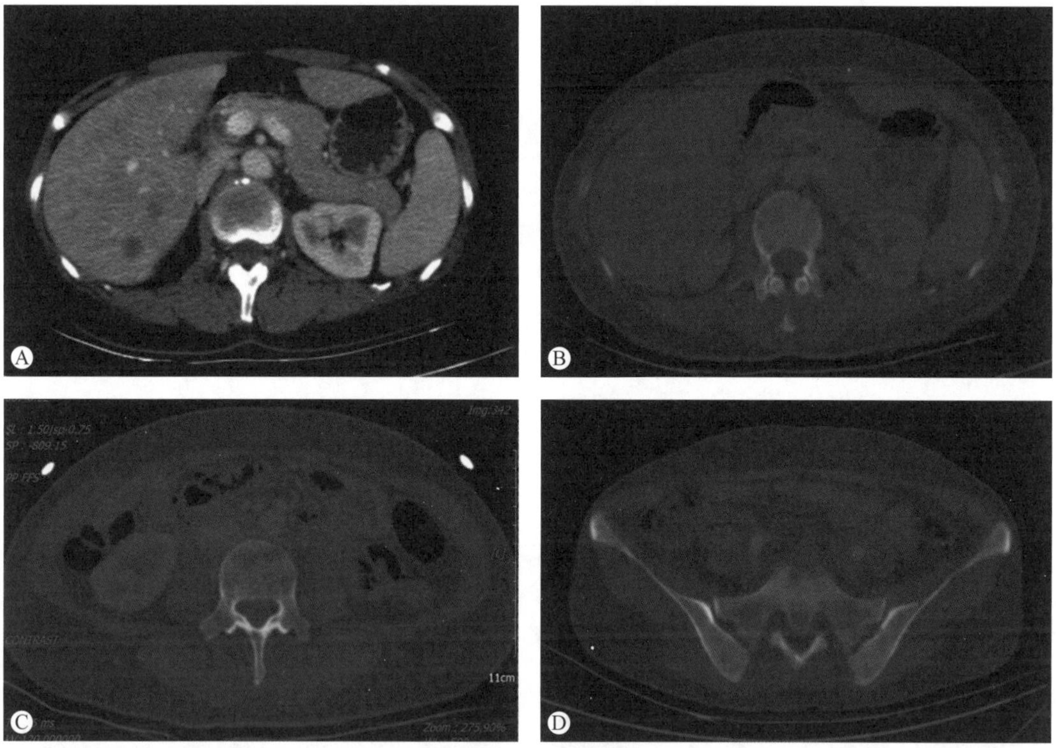

图22-2　2020-08-20全腹CT

注：A.肝内见弥漫性转移灶；B ～ D.胸椎、腰椎、骶骨、双侧髂骨、股骨头和左侧第6 ～ 9后肋多发转移癌。

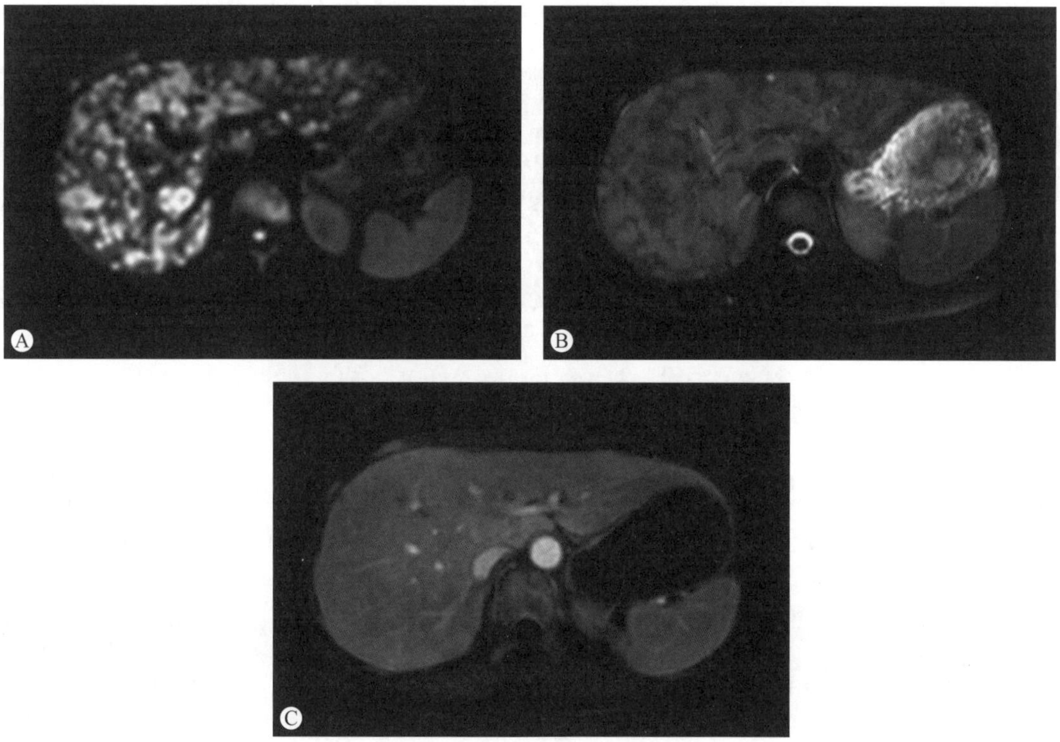

图22-3　2020-08-20上腹部MRI

注：A ～ C.肝内见弥漫性转移灶。

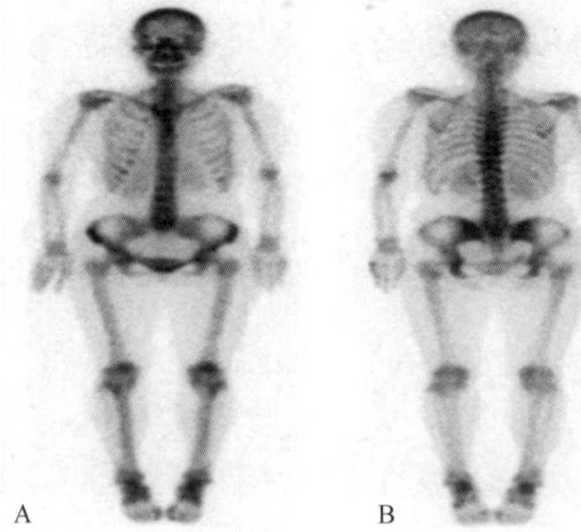

图22-4　2020-08-20骨扫描

注：A.正面观；B.背面观。

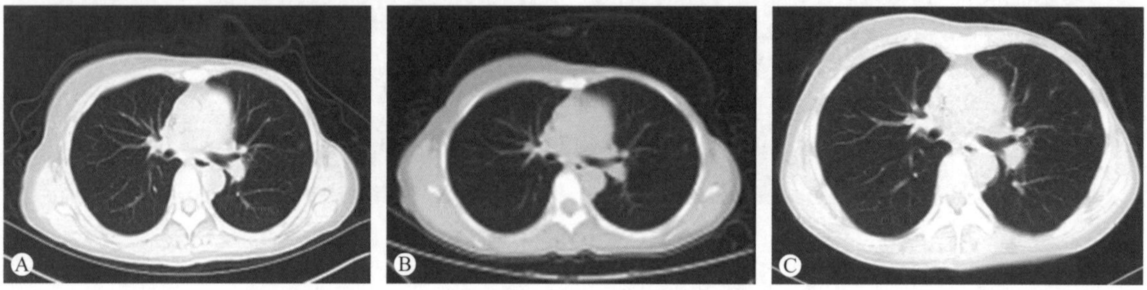

图22-5　2020-08-22至2021-04-26胸部CT

注：A.治疗2个周期后，左肺结节未见变化；B.治疗4个周期后，左肺结节未见变化；C.治疗6个周期后，左肺结节未见变化。

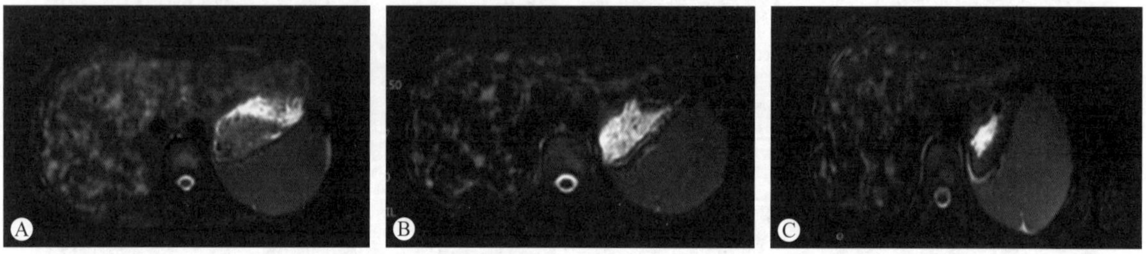

图22-6　2020-08-22至2021-04-26上腹部MRI

注：A.治疗2个周期后，肝转移灶数目减少、体积缩小；B.治疗4个周期后，肝转移灶数目减少、体积缩小；C.治疗6个周期后，肝转移灶数目减少、体积缩小。

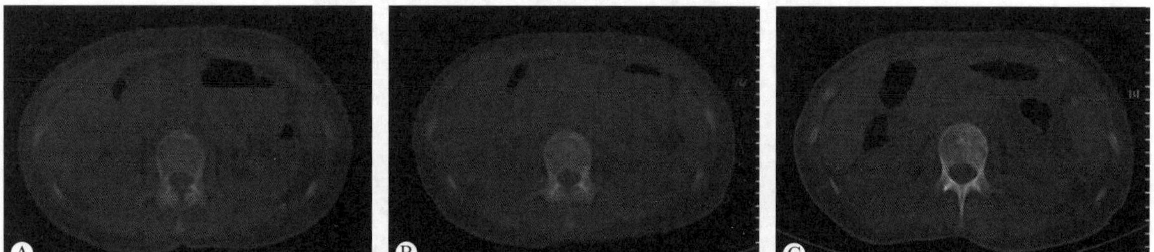

图22-7　2020-08-22至2021-04-26全腹CT

注：A.治疗2个周期后，骨转移灶骨密度增高；B.治疗4个周期后，骨转移灶骨密度增高；C.治疗6个周期后，骨转移灶骨密度增高。

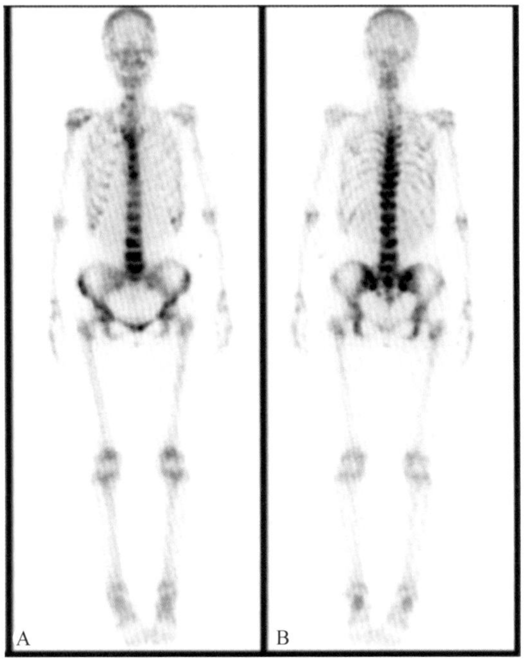

图22-8　2021-04-26 骨扫描

注：A为正面观，B为背面观，均显示广泛性骨转移。

【本阶段小结】

本例患者术后的临床分期为ⅢA期，分子分型为Luminal B型（HER-2阴性型），术后辅助标准的化疗、放疗和内分泌治疗，2年内出现乳腺癌转移。首次复发转移为弥漫性肝转移、多发溶骨性骨破坏和骨髓转移，从影像学上看骨转移并不典型，但CT上见骨髓腔内密度明显减低，经骨髓穿刺细胞学检查证实骨髓转移。乳腺癌骨髓转移与骨转移关系密切，两者经常合并发生，可能与两者在解剖和血供方面关系密切有关。乳腺癌骨髓转移患者早期无明显的症状和体征，容易被临床医师忽视，只有在骨髓转移发展到抑制造血干细胞的功能时才被发现，患者通常伴有进行性贫血、血小板减少和凝血功能障碍，且严重影响治疗和预后。乳腺癌患者出现骨髓转移后建议行化疗，尤其是激素受体（HR）阳性患者，因为这部分患者预后差，内分泌治疗起效慢或无效都可能导致其失去治疗机会，甚至危及生命。晚期乳腺癌患者中HR阳性、HER-2阴性患者占较大比例，随着细胞周期蛋白依赖性激酶4/6（CDK4/6）抑制剂（包括哌柏西利、瑞博西利和阿贝西利）在全球上市及应用，改变了这部分患者的临床治疗模式，其生存也获得了突破性改善，目前进入内分泌治疗联合靶向治疗时代。CDK4/6抑制剂联合芳香化酶抑制剂（AI）的临床研究（包括PALOMA-2研究、MONALEESA2研究、MONARCH3研究和MONALEESA7研究）提示，在一线内分泌治疗中，与AI相比，不同CDK4/6抑制剂联合AI均降低疾病进展风险近50%。MONALEESA7研究的总生存（OS）率有了初步结果，接受瑞博西利联合内分泌治疗的绝经前和围绝经期患者与对照组患者相比，在42个月时OS率分别为70.2%和46.0%，死亡风险下降约30%。因此，对于这部分患者，国内外相关指南均推荐优选内分泌治疗联合靶向治疗。但对于肿瘤进展迅速、负荷较大、存在内脏危象和内分泌治疗原发性耐药的患者，为了短时间内快速控制肿瘤、缓解症状，一线治疗首选化疗。联合化疗通常起效快、作用强，适合肿瘤生长较快、肿瘤负荷大或存在广泛内脏转移的患者，但常伴有明显的不良反应，且对比单药化疗，联合化疗并没有明显的生存获益。而且，大多数乳腺癌骨髓转移患者经历了较长的病程，合并多处转移，同时存在骨髓功能障碍，已经出现血常规异常者对联合化疗的耐受性差，这类患者可以试用小剂量紫杉醇单药治疗，每周给药1次。有研究报道，乳腺癌骨髓转移患者接受联合化疗和单药化疗的疗效相当，但单药组患者的OS期显著延长。因此，经多学科讨论后，综合本例患者的肿瘤、肝和骨髓功能情况，一线治疗给予白蛋白紫杉醇单药化疗。

【病史及治疗续三】

➢ 2021-05-18患者一线治疗后行哌柏西利＋依西美坦维持治疗，同时使用唑来膦酸抗骨转移。

【本阶段小结】

近年来，随着乳腺癌诊疗理念和模式的不断发展，乳腺癌已作为一种慢性疾病进行长期管理。复发转移性乳腺癌是不可治愈的，停止治疗后疾病较易再次进展，故维持治疗就显得尤为重要。对于HR阳性、HER-2阴性晚期乳腺癌一线化疗后维持治疗方案的选择，到底是选择内分泌治疗还是化疗，仍存在一定争议。目前，维持治疗的模式主要有3种：①原方案维持；②原方案部分药物维持，如单药化疗；③换药维持，包括换用其他化疗药物维持、内分泌治疗药物维持、靶向治疗药物维持等。FANCY（Ⅱ期）研究是首项在一线化疗后的乳腺癌患者中使用氟维司群500 mg单药内分泌维持治疗的研究。中位随访32.6个月的结果显示，氟维司群维持治疗的临床获益率（CBR）为76%，客观缓解率（ORR）为14%，中位无进展生存（PFS）期达16.1个月，整体安全性良好，大多数患者的不良反应在1～2级，仅有3例患者发生3级不良反应。另外，一项回顾性研究比较了基于一线卡培他滨联合化疗后维持内分泌治疗和维持卡培他滨单药治疗的疗效，中位随访43个月的结果显示，接受内分泌维持治疗的患者中位疾病进展时间显著延长（13个月 *vs.* 8个月，*P*=0.011）。由此可见，HR阳性、HER-2阴性晚期乳腺癌患者一线化疗后维持化疗和维持内分泌治疗都是可选的治疗手段。因此，《中国晚期乳腺癌维持治疗专家共识》推荐，HR阳性、HER-2阴性晚期乳腺癌患者一线化疗获益后使用内分泌维持治疗是一种合理的选择，内分泌维持治疗药物的选择应参照一线内分泌治疗药物的选择策略。

本例患者的疾病诊疗过程见图22-9。

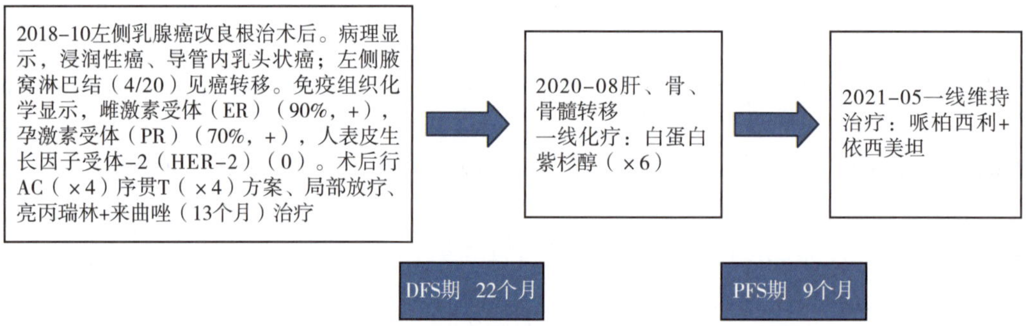

图22-9 本例患者的疾病诊疗过程

注：DFS.无疾病生存；PFS.无进展生存。

【专家点评】

本例患者确诊Luminal B型（HER-2阴性型）乳腺癌，术后分期为ⅢA期，淋巴结（4/20）见转移癌；免疫组织化学显示，ER（90%，＋），PR（70%，＋），HER-2（0），Ki-67（30%，＋）；

属于高复发风险患者，术后辅助治疗规范。其术后22个月发现多发转移，符合高复发风险患者的特点。

关于Luminal型晚期乳腺癌的初始治疗，既往相关指南建议在排除内脏危象和内分泌治疗耐药的情况下首选内分泌治疗。关于内脏危象，既往的概念是指经临床和实验室检查确认的数个脏器功能严重异常，需要快速有效的治疗以控制疾病进展，尤其是指进展后就失去化疗机会的情况。乳腺癌骨髓转移患者常伴有骨转移，最常见的临床表现是骨痛，具有提示意义的检测为血常规，而确诊需要行骨髓穿刺活检。由于骨髓转移常伴有三系细胞（红细胞、白细胞和巨核细胞）造血功能低下，故属于内脏危象范畴。但随着CDK4/6抑制剂的出现，无论是内分泌治疗敏感患者还是内分泌治疗耐药患者，在内分泌治疗的基础上联合CDK4/6抑制剂均能显著改善PFS期，甚至OS期。因此，CDK4/6抑制剂联合内分泌治疗已成为HR阳性、HER-2阴性晚期乳腺癌患者的首选治疗方案。且MONARCH plus研究、PALOMA-4研究和DAWNA-1研究也为亚洲人群临床使用CDK4/6抑制剂增添了佐证。《CDK4/6抑制剂治疗激素受体阳性人表皮生长因子受体2阴性晚期乳腺癌的临床应用共识2021》提出，HR阳性和HER-2阴性局部晚期和/或转移性乳腺癌且不合并内脏危象的患者均是CDK4/6抑制剂联合内分泌治疗的适用人群。而骨髓广泛转移、化疗耐受性差的患者可以考虑使用CDK4/6抑制剂联合内分泌治疗方案。

本例患者确诊弥漫性肝转移伴骨髓转移，Ⅲ级肝功能不全，存在内脏危象，化疗耐受性差。《中国临床肿瘤学会（CSCO）乳腺癌诊疗指南2020》提出，存在内脏危象的HR阳性患者可以首选解救化疗。据报道，联合化疗可快速提高此类患者的ORR，减缓临床症状，控制肿瘤发展；如果考虑耐受性和生活质量等因素，可选择单药化疗。本例患者接受白蛋白紫杉醇单药化疗，是合理的选择，治疗后疾病缓解。

《中国进展期乳腺癌共识指南2020（CABC3）》对化疗有效后的维持治疗给出的建议是继续原方案治疗直至疾病进展或出现不可耐受的不良反应，或行卡培他滨维持治疗，或行内分泌维持治疗。本例患者化疗有效后的维持治疗使用哌柏西利联合依西美坦是合理的选择。

（辽宁省肿瘤医院　孙　涛）

本例患者术后行辅助内分泌治疗13个月后出现复发转移，辅助治疗阶段使用过来曲唑，转移灶经再次穿刺活检确诊为HR阳性、HER-2阴性，属于原发性内分泌治疗耐药患者（术后辅助内分泌治疗2年内出现复发转移）。本例患者见弥漫性肝转移、骨髓侵犯、肺转移和多发骨转移，属于内脏危象患者。

《中国临床肿瘤学会（CSCO）乳腺癌诊疗指南2022》和2022年美国国家综合癌症网络（NCCN指南）均指出，对于肿瘤迅速进展、内脏转移广泛或症状明显、存在内脏危象、需要快速减轻肿瘤负荷的HR阳性、HER-2阴性晚期乳腺癌患者患者，应用CDK4/6抑制剂联合内分泌治疗的数据有限，应先给予化疗等起效更快、更有效的治疗策略。本例患者在晚期一线使用白蛋白紫杉醇单药化疗，疗效评估为部分缓解。

复发转移性乳腺癌很难治愈，需要采取“细水长流、延年益寿”的治疗策略，在一线治疗有效的情况下综合考虑患者的耐受情况，建议行合理的维持治疗。《中国临床肿瘤学会（CSCO）乳腺癌诊疗指南2022》指出，对于首选不适合行内分泌治疗或内分泌治疗后疾病迅速进展的患者，可考虑行化疗，在疾病得到有效控制后再行内分泌维持治疗。

越来越多的研究表明，此类患者行内分泌维持治疗较化疗获益更多。在FANCY研究中，HR阳性、HER-2阴性晚期乳腺癌患者一线化疗后，接受氟维司群维持治疗的临床获益率达76%，中位PFS期达16.1个月，且患者的耐受性好、依从性高。OVERSTEP研究表明，HR阳性、HER-2阴性晚期/转移性乳腺癌患者一线化疗后，内分泌维持治疗相比于化疗能显著改善患者的中位PFS期（17.5个月*vs.* 12.2个月）。上述研究均表明，对于HR阳性、HER-2阴性晚期乳腺癌患者，一线化疗后选择内分泌维持治疗较化疗维持治疗是更具生存优势的治疗选择。

同时，随着CDK4/6抑制剂在HR阳性、HER-2阴性晚期乳腺癌患者中的应用愈加广泛，内分泌治疗耐药、内脏转移这些预后较差的患者也有了从内分泌治疗＋靶向治疗中获益的可能。PALOMA、MONALEESA和MONARCH等系列研究的亚组分析结果均显示，内脏转移患者可以从CDK4/6抑制剂联合内分泌治疗中获得显著的PFS改善，并降低疾病进展风险和死亡风险。除了内脏转移，内分泌治疗耐药同样是HR阳性乳腺癌患者治疗中面临的重大问题，尤其是原发性内分泌治疗耐药。CDK4/6抑制剂联合内分泌治疗在原发性内分泌治疗耐药的HR阳性、HER-2阴性晚期乳腺癌患者中已看到明确疗效。MONARCH 2研究显示，阿贝西利联合氟维司群较氟维司群单药显著改善内分泌治疗进展的HR阳性、HER-2阴性晚期乳腺癌患者的PFS期和OS期；且其亚组分析显示，阿贝西利联合氟维司群能显著改善原发性内分泌治疗耐药患者的PFS期，证明了阿贝西利联合氟维司群对原发性内分泌治疗耐药患者的有效性。

本例患者一线化疗后维持治疗选择哌柏西利＋依西美坦内分泌治疗方案。现有的临床证据提示，哌柏西利联合内分泌治疗没有在原发性内分泌治疗耐药患者中有效的数据，而阿贝西利有效性的临床研究联合的是氟维司群。因此，化疗后针对不同人群内分泌维持治疗的最佳药物选择仍是临床需要进一步探索和解决的问题。

总之，HR阳性、HER-2阴性晚期乳腺癌患者的治疗策略需要综合考虑患者的既往用药及其疗效、患者的肿瘤负荷、药物的可及性和患者对药物的耐受性等，制订个性化的治疗方案，及时评估药物疗效和治疗方案组合的合理性，使患者获得最大生存获益。

（华中科技大学同济医学院附属协和医院　赵艳霞）

【指南背景】

1.《中国晚期乳腺癌临床诊疗专家共识（2018版）》 内脏危象是指经临床和实验室检查确认的数个脏器功能严重异常，需要快速有效的治疗以控制疾病进展，尤其是指进展后就失去化疗机会的情况。

2.《CDK4/6抑制剂治疗激素受体阳性人表皮生长因子受体2阴性晚期乳腺癌的临床应用共识2021》 HR阳性、HER-2阴性局部晚期和/或转移性乳腺癌且不合并内脏危象的患者，均是CDK4/6抑制剂联合内分泌治疗的适用人群。内脏危象是指同时伴随重要的器官损害，需要采取最快速有效的治疗，包括：①肺淋巴管转移且静息状态下需要吸氧；②静息时呼吸困难加重，胸腔积液引流未能缓解；③弥漫性肝转移且胆红素≥1.5倍正常上限（在没有胆道梗阻的情况下）；④广泛的骨髓转移；⑤脑膜转移；⑥有症状的脑实质转移。

3.《中国临床肿瘤学会（CSCO）乳腺癌诊疗指南2020》 HR阳性晚期乳腺癌患者的解救治疗可首选化疗或内分泌治疗，对于有内脏危象、既往对内分泌治疗耐药或无最佳内分泌治疗选择的患者，首选解救化疗。

4.《中国进展期乳腺癌共识指南2020（CABC3）》 专家组建议一线治疗方案可持续应用至患者疾病进展或出现不可耐受的不良反应。目前，大量临床试验已证明卡培他滨适用于维持治疗，其具有口服给药、应用方便的特性。此外，对于HR阳性乳腺癌患者，内分泌维持治疗也是很好的选择。

（辽宁省肿瘤医院　孙　涛）

【循证背景】

1.MONARCH plus研究（*n*=463） 这是一项随机、双盲、Ⅲ期临床试验，共纳入463例绝经后HR阳性、HER-2阴性晚期乳腺癌患者，旨在比较阿贝西利联合内分泌治疗与内分泌单药治疗的疗效、安全性和耐受性。其中，队列A（*n*=306）纳入在晚期阶段未接受过全身治疗的患者（即初治晚期患者），按2∶1的比例随机分配至阿贝西利联合来曲唑或阿那曲唑组（试验组，*n*=207）和安慰剂联合来曲唑或阿那曲唑组（对照组，*n*=99）；队列B（*n*=157）纳入既往行解救内分泌治疗进展且未接受过解救化疗的患者，按2∶1的比例随机分配至阿贝西利联合氟维司群组（*n*=104）和安慰剂联合氟维司群组（*n*=53）。结果显示，在队列A中，试验组和对照组的中位PFS期分别为未达到和14.73个月（*HR* 0.499，95%*CI* 0.346～0.719，*P*=0.0001）；在存在可测量病灶的患者中，两组的ORR分别为65.9%和36.1%（*P*＜0.0001）。在队列B中，阿贝西利联合氟维司群组相比于安慰剂联合氟维司群组显著改善了中位PFS期（11.5个月*vs.* 5.6个月，*HR* 0.376，95%*CI* 0.240～0.588，*P*＜0.0001）；在存在可测量病灶的患者中，两组的ORR分别为50.0%和10.5%（*P*＜0.0001）。提示，在内分泌治疗的基础上加用阿贝西利可显著改善绝经后HR阳性、HER-2阴性晚期乳腺癌患者的生存获益。

2.PALOMA-4研究（*n*=340） 这是一项国际、随机、Ⅲ期临床试验，纳入340例既往未接受过全身治疗的绝经后ER阳性、HER-2阴性亚洲晚期乳腺癌患者，按1∶1的比例随机分配至哌柏西利＋来曲唑组和安慰剂＋来曲唑组。结果显示，哌柏西利＋来曲唑组的中位PFS期为21.5个月，安慰剂＋来曲唑组为13.9个月（*HR* 0.68，95%*CI* 0.53～0.87，*P*=0.0012）。该研究证实了哌柏西利联合来曲唑作为绝经后ER阳性、HER-2阴性亚洲乳腺癌患者晚期一线治疗方案的有效性和安全性。

3.DAWNA-1研究（*n*=361） 这是一项随机、双盲、多中心、Ⅲ期临床试验，共纳入361例既往行内分泌治疗后复发或进展的HR阳性、HER-2阴性晚期乳腺癌患者（即晚期乳腺癌开始行内分泌治疗≥6个月出现进展；辅助内分泌治疗大于2年或停药12个月内出现复发/进展），旨在探索达尔西利联合氟维司群对比氟维司群单药的疗效和安全性。所有患者按2∶1的比例随机分组，分别接受达尔西利或安慰剂联合氟维司群治疗。结果显示，与安慰剂联合氟维司群组相比，达尔西利联合氟维司群组的中位PFS期显著延长8.5个月（15.7个月*vs.* 7.2个月，*HR* 0.42，95%*CI* 0.31～0.58，*P*=0.000 000 02）。

（辽宁省肿瘤医院　孙　涛）

【核心体会】

存在内脏危象、肿瘤负荷大（弥漫性肝转移和骨髓转移）的HR阳性晚期乳腺癌患者可通过化疗快速减缓临床症状，控制肿瘤发展，而化疗有效后转行内分泌维持治疗是很好的选择。

（辽宁省肿瘤医院　孙　涛）

参 考 文 献

[1] 中国抗癌协会乳腺癌专业委员会. 中国晚期乳腺癌临床诊疗专家共识（2018版）[J]. 中华肿瘤杂志，2018，40（9）：703-713.

[2] 国家肿瘤质控中心乳腺癌专家委员会，中国抗癌协会肿瘤药物临床研究专业委员会. CDK4/6抑制剂治疗激素受体阳性人表皮生长因子受体2阴性晚期乳腺癌的临床应用共识[J]. 中华肿瘤杂志，2021，43（4）：405-413.

[3] 中国女医师协会乳腺疾病研究中心. 中国进展期乳腺癌共识指南2020（CABC3）[J]. 癌症进展，2020，18（19）：

1945-1964.
[4] ZHANG QY，SUN T，YIN YM，et al. MONARCH plus：abemaciclib plus endocrine therapy in women with HR＋/HER2- advanced breast cancer：the multinational randomized phase Ⅲ study［J］. Ther Adv Med Oncol，2020，12：1758835920963925.
[5] XU B，HU X，LI W，et al. Palbociclib plus letrozole versus placebo plus letrozole in Asian postmenopausal women with oestrogen receptor–positive/human epidermal growth factor receptor 2–negative advanced breast cancer：Primary results from PALOMA-4［J］. European Journal of Cancer，2022，175：236-245.
[6] XU B，ZHANG Q，ZHANG P，et al. Dalpiciclib or placebo plus fulvestrant in hormone receptor-positive and HER2-negative advanced breast cancer：a randomized，phase 3 trial［J］. Nat Med，2021，27（11）：1904-1909.
[7] 中国临床肿瘤学会指南工作委员会. 中国临床肿瘤学会（CSCO）乳腺癌诊疗指南2022［M］. 北京：人民卫生出版社，2022.

病例23　阿贝西利用于激素受体阳性、人表皮生长因子受体-2阴性初治转移性乳腺癌1例

马嘉忆　殷文瑾　陆劲松*

上海交通大学医学院附属仁济医院

【关键词】

激素受体阳性；人表皮生长因子受体-2阴性；初治转移性乳腺癌；阿贝西利

【病史及治疗】

➤ 患者，女性，67岁，已绝经，20余年前因“胆结石”行“胆囊切除术”，7年前因“肾结石”行“震波碎石”。

➤ 2021-07-06患者行健康体检时发现“左侧乳腺肿物”，遂至上海交通大学医学院附属仁济医院就诊。

➤ 2021-07-07患者行“左侧乳腺微创旋切术＋左侧腋窝淋巴结穿刺活检”。术中发现，左侧乳腺（整个）弥漫性增厚，大小为14.0 m×10.0 cm；左侧腋窝多发肿大淋巴结，较大者最大径为1.2 cm。术后病理显示，左侧乳腺浸润性癌；左侧腋窝淋巴结见转移癌。免疫组织化学显示，雌激素受体（ER）(80%，＋)，孕激素受体（PR）(5%，＋)，人表皮生长因子受体-2（HER-2）(＋＋)，Ki-67（10%，＋)，雄激素受体（AR）(－/＋)，程序性死亡蛋白配体-1（PD-L1）(－)。荧光原位杂交（FISH）检测显示，*HER*-2基因阴性；HER-2信号呈点状分布；计数细胞60个，HER-2/CEP17为2～5/2～3，平均4.15/2.5=1.66。

➤ 2021-07-09乳腺增强磁共振成像（MRI）显示，左侧乳腺中央区和外侧见非肿物强化［乳腺影像报告和数据系统（BI-RADS）6级］和局部穿刺后改变，结合病理，考虑左侧乳腺癌累及乳头、皮肤，左侧胸壁受侵可能性大；左侧腋窝多发肿大淋巴结（图23-1）。

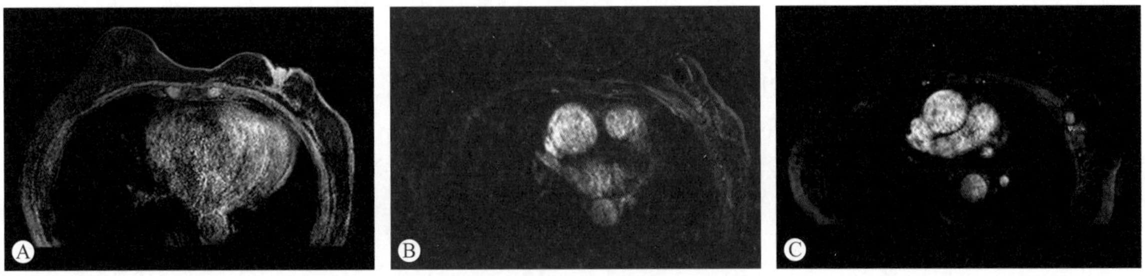

图23-1　2021-07-09乳腺增强MRI

注：A.左侧乳腺中央区见非肿物强化并累及乳头；B.左侧乳腺外侧见非肿物强化；C.左侧腋窝多发肿大淋巴结。

*通信作者，邮箱：lujjss@163.com

➤ 2021-07-09正电子发射体层成像/计算机体层成像（PET/CT）显示，^{18}F-氟脱氧葡萄糖（^{18}F-FDG）摄取弥漫性增高，考虑恶性病变伴左侧锁骨上、左侧腋窝和胸肌间隙淋巴结转移，颈2椎体及其附件、颈3右侧椎板、右侧第9、11后肋、胸10椎体、腰1和腰2椎体及其附件、腰5椎体、双侧髂骨、骶骨、右侧耻骨及左侧股骨头多发转移癌（图23-2）。

➤ 2021-07-09生化常规显示，肌酐69.0 μmol/L，尿酸404.0 μmol/L。

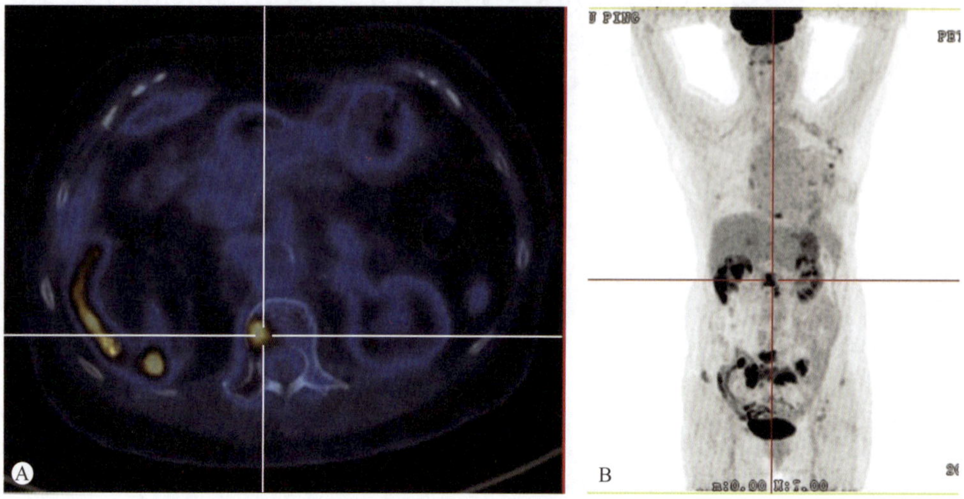

图23-2　2021-07-09 PET/CT

注：A.腹部PET/CT；B.上半身PET/CT。

【本阶段小结】

本例患者确诊激素受体（HR）阳性、HER-2阴性乳腺癌，初治临床分期为Ⅳ期，病理分期为$T_4N_3M_1$。根据2021年美国国家综合癌症网络（NCCN）指南，若血常规和肝、肾功能允许，首先考虑给予患者蒽环类药物联合紫杉类药物化疗；如果患者拒绝化疗，可考虑行芳香化酶抑制剂（AI）/氟维司群＋细胞周期蛋白依赖性激酶4/6（CDK4/6）抑制剂治疗。《中国临床肿瘤学会（CSCO）乳腺癌诊疗指南2021》也将AI＋CDK4/6抑制剂作为绝经后HR阳性且既往未行内分泌治疗的晚期乳腺癌患者的1A类推荐。《第5版欧洲肿瘤学院（ESO）-欧洲肿瘤内科学会（ESMO）晚期乳腺癌国际共识指南》（简称“ABC5”）将CDK4/6抑制剂＋内分泌治疗（AI或氟维司群）作为初治Ⅳ期、HR阳性、HER-2阴性乳腺癌患者的一线治疗推荐。国内目前可选择的CDK4/6抑制剂有哌柏西利和阿贝西利，本例患者选择阿贝西利。考虑本例患者有肾结石病史，嘱其定期监测肾功能和24小时肌酐清除率。

对于骨转移的治疗，在肾功能允许的情况下，美国NCCN指南推荐乳腺癌骨转移患者使用核因子κB受体激活蛋白配体（RANKL）抑制剂地舒单抗或唑来膦酸。地舒单抗在《中国临床肿瘤学会（CSCO）乳腺癌诊疗指南2021》中与双膦酸盐被列为骨改良治疗的1A类推荐。2010年的一项随机、双盲临床研究显示，地舒单抗在晚期乳腺癌骨转移患者中较唑来膦酸显著延迟首次骨相关不良事件的出现时间（HR 0.82，P=0.01），并显著减少骨相关不良事件的发生风险（HR 0.77，P=0.001）；此外，乳腺癌骨转移患者使用唑来膦酸发生肾功能不全的风险明显高于地舒单抗。本例患者初诊肾功能正常，考虑药物的可及性和经济因素，选择使用唑来膦酸抗骨转移。考虑本例患者有肾结石病史，嘱其密切监测肾功能，若出现肾功能不全，则可以考虑换用地舒单抗。

【病史及治疗续一】

➢ 2021-07-16患者开始行阿贝西利（150 mg）＋来曲唑方案治疗，并行每月1次唑来膦酸骨改良治疗。不良反应主要有轻度乏力、轻度食欲缺乏和中度脱发。实验室检查见轻度贫血和轻度白细胞降低。

➢ 2021-08-24患者因肾功能异常（肌酐98.8 μmol/L）至肾内科就诊，之后服用碳酸氢钠片和包醛氧淀粉胶囊保护肾功能。

➢ 2021-10患者停用唑来膦酸，改行地舒单抗治疗。

➢ 2021-12-24生化常规显示，肌酐117.2 μmol/L，尿酸502 μmol/L。

➢ 2022-01-03腹部超声显示，肝内胆管积气、结石伴扩张，胆囊已切除，胆总管结石伴扩张；右肾积水、多发结石，左肾囊肿。

➢ 2022-01-05乳腺增强MRI显示，与2021-07-09乳腺增强MRI相比，左侧乳腺中央区和外侧见少许絮状强化且病灶明显缩小（BI-RADS 6级），乳头凹陷，皮肤未见增厚；左侧腋窝淋巴结明显缩小；右侧乳腺增生（BI-RADS 2级）伴导管扩张（图23-3）。

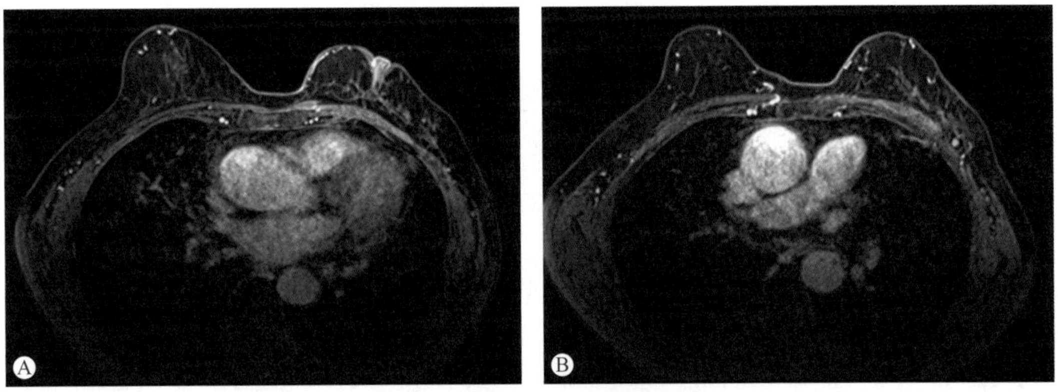

图23-3　2022-01-05乳腺增强MRI

注：A.左侧乳腺肿物临床病理完全缓解；B.左侧腋窝淋巴结明显缩小。

➢ 2022-01-07多学科评估患者病情：乳腺原发灶缩小，骨转移灶稳定；建议患者行乳腺手术，若患者不考虑手术，建议继续使用阿贝西利＋来曲唑＋地舒单抗治疗，并密切监测肾功能。详细交代病情后，患者选择手术，使用阿贝西利＋来曲唑方案至2022-01-11。

➢ 2022-01-11胸部CT显示，乳腺癌新辅助化疗后，左侧乳腺见局部斑片模糊影，且左侧乳腺外上象限和左侧腋窝淋巴结较2021-07-09缩小；两肺散在支气管扩张伴部分感染可能；左肺上叶见斑片条索灶伴邻近胸膜增厚，考虑为陈旧性病变；两肺散在斑点条索灶和钙化灶；心影增大，主动脉和冠状动脉硬化，主动脉局段扩张；扫及腹部异常。

【病史及治疗续二】

➢ 2022-01-12患者行姑息性左侧乳腺癌改良根治术＋左侧任意皮瓣转移术（图23-4）。术后病理显示，左侧乳腺间质纤维组织增生伴变性，炎性细胞浸润，内见少量散在浸润性小叶癌，大小为3.0 cm×2.0 cm×1.0 cm，Miller-Payne分级为3级，乳头和皮肤下乳腺组织内见癌组织浸润；左侧腋窝淋巴结（9/9）和左侧锁骨下淋巴结（2/2）见转移癌；左侧胸肌间淋巴结纤维脂肪组织内见少量癌细胞浸润；剥离面为脂肪组织；左侧乳腺穿刺点皮肤均呈阴性。免疫组织化学显示，ER（90%，+），PR（-），HER-2（++），Ki-67（-），细胞角蛋白（CK）14（-），AR（70%）。FISH检测显示，*HER*-2基因阴性；HER-2信号呈点状分布；计数细胞60个，HER-2/CEP17为4～7/2～5，平均4.85/3.05=1.59。

➢ 2022-01-11生化常规显示，肌酐124.0 μmol/L，尿酸458.0 μmol/L。

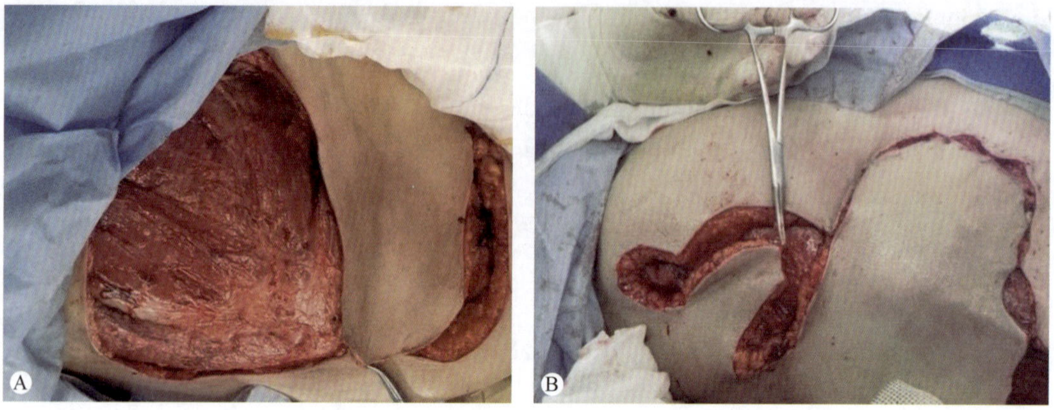

图23-4　2022-01-12左侧任意皮瓣转移术

注：A.带蒂皮瓣游离；B.二次游离带蒂皮瓣。

【本阶段小结】

2021年，MONARCH3研究的延长随访更新结果证实了阿贝西利联合非甾体AI方案作为HR阳性、HER-2阴性晚期乳腺癌患者一线治疗的疗效和安全性。其结果显示，阿贝西利组的中位无进展生存（PFS）期为28.2个月，优于安慰剂组的14.8个月（*HR* 0.525，95%*CI* 0.415～0.665，*P*＜0.0001）；阿贝西利组的3年PFS率为41.3%，安慰剂组为16.1%。本例患者初治左侧乳腺肿物的最大径达14.0 cm，行阿贝西利联合来曲唑方案治疗后缩小至3.0 cm，骨转移灶经多学科讨论后评估为疾病稳定，故整体疗效评估为部分缓解（PR）。

本例患者的主要不良反应为肾功能异常，可能与阿贝西利和骨改良治疗有关。阿贝西利的不良反应除了腹泻、乏力外，2017年MONARCH3研究统计的实验室检查异常中98%的患者存在肌酐升高（52.9%为2级，2.2%为3级，其余为1级），故在阿贝西利和骨改良治疗的过程中，尤其对于有肾脏病史的患者，应密切监测肾功能。

对于初治Ⅳ期乳腺癌患者，局部治疗能否改善生存期存在一定争议。EA2108研究在256例初治Ⅳ期乳腺癌患者中比较了先系统治疗再随机分为原发灶局部区域治疗（手术±放疗）和继续全身系统治疗在3年总生存（OS）和局部区域进展事件方面的差异。结果发现，对原发灶进行早期局部区域治疗不能提高生存期，但可以提高对局部区域进展的控制。NCT00193778研究得到的结果与EA2108研究相似。而MF07-01研究将纳入的初治Ⅳ期乳腺癌患者按1∶1的比例随机给予手术+系统治疗和仅系统治疗，结果发现与EA2108研究相反，手术+系统治疗较仅行系统治疗10年OS率高出14%。不同的试验设计和随访时间等原因可能导致不同研究的结论不一致，但局部治疗对局部病灶的控制和远期生存结果仍具有一定优势，故在本例患者及其家属的积极要求下，给予其手术治疗。

本例患者行一线解救治疗6个月后乳腺MRI评估为临床病理完全缓解，但手术仍见最大径为3.0 cm的病灶，故存在化疗后MRI对病灶低估的情况。本例患者的左侧乳腺病灶向心性缩小，属于MRI Ⅰ型。TOMIDA等的研究认为，这种类型与病理结果一致性较低，11例患者中仅3例达到一致，故MRI Ⅰ型患者化疗后的影像学评估存在低估可能。因此，术前评估乳腺癌患者的手术范围时，仍应以化疗前的病灶范围为主。

【病史及治疗续三】

- 2022-01-11生化常规显示，肌酐81.0 μmol/L，尿酸389.0 μmol/L。
- 2022-01-28至今患者继续行阿贝西利＋来曲唑＋地舒单抗方案治疗。

【本阶段小结】

考虑本例患者行阿贝西利＋来曲唑＋地舒单抗方案治疗疗效理想，且术后肾功能逐渐恢复，故建议继续行原方案治疗。

本例患者的疾病诊疗过程见图23-5。

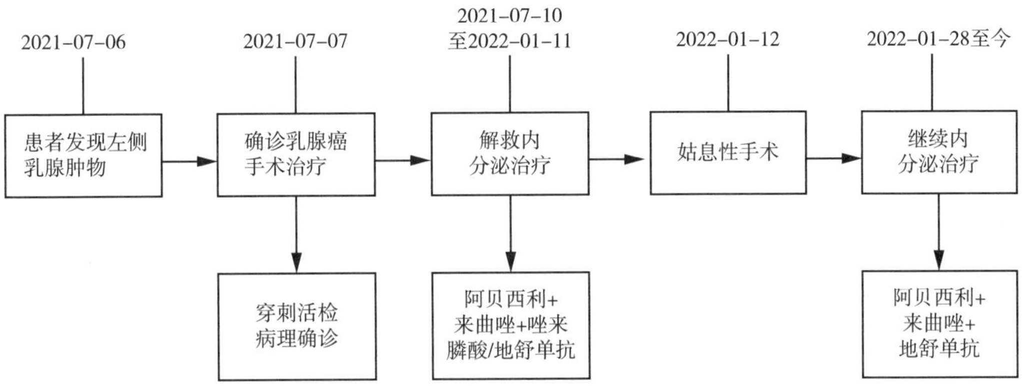

图23-5　本例患者的疾病诊疗过程

【专家点评】

1.本例患者为初诊Ⅳ期的HR阳性、HER-2阴性乳腺癌骨转移患者，一线治疗选择CDK4/6抑制剂＋AI内分泌治疗6个月。靶病灶包括左侧乳腺肿物、左侧腋窝肿大淋巴结，非靶病灶包括多发骨转移灶。按照实体瘤疗效评估标准（RECIST），左侧乳腺病灶的最佳评估方法是乳腺MRI，左侧腋窝淋巴结和多发骨转移灶可采用CT进行评估。

2.本例患者初诊Ⅳ期，但远处转移仅限于骨，病理学检查证实为Luminal B型（HER-2阴性型）。此类患者的治疗随着靶向药物CDK4/6抑制剂的出现和PALOMA-2、MONARCH 3及MONARCH plus等研究数据的更新，CDK4/6抑制剂成为首选、优选的治疗手段。目前，我国上市的CDK4/6抑制剂有阿贝西利和哌柏西利，这两种药物具有不同特点，哌柏西利主要是抑制乳腺癌细胞增生，而阿贝西利是一种新型的、高选择性的CDK4/6抑制剂，具有独特的作用机制，对CDK4的选择性是CDK6的近14倍，既可抑制乳腺癌细胞的增生/分裂，又可有效诱导乳腺癌细胞凋亡，阿贝西利诱导细胞凋亡的活性平均高于其他CDK4/6抑制剂约5.5倍。另外，阿贝西利是唯一实现了持续服用、无须间断用药的CDK4/6抑制剂，根据临床前研究，阿贝西利持续不间断使用可以导致持久的细胞周期停滞，避免一旦停止使用后出现的反弹作用。本例患者选择阿贝西利联合AI方案可行，且达到了临床完全缓解和病理部分缓解。

3.对于初诊Ⅳ期乳腺癌患者，全身治疗是关键，在全身治疗控制疾病稳定后，是否要对原发灶进行手术和/或放疗，能否改善OS期，目前仍存在争议。随机临床研究MF07-01和TBCR013的结果相反。目前大部分专家的观点：一是原发灶手术干预的主要目的在于缓解症状、改善生活质量；二是高度筛选患者，如肿瘤负荷小、HR阳性、HER-2阴性、单纯骨转移等预后好的患者更容易从原发灶局部手术中获益。本例患者仅限于骨转移，一线行CDK4/6抑制剂＋AI治疗6个月后原发灶临床病理完全缓解，在全身治疗评估骨转移灶稳定的前提下行手术是合适的。

4. 骨改良药物包括唑来膦酸和地舒单抗，使用该类药物的主要目的是降低骨相关不良事件的发生率。目前，尚无研究证明骨改良药物可改善乳腺癌患者的OS期。骨改良药物适合发射型计算机体层成像（ECT）检查异常、伴X线或CT检查提示骨质破坏的患者使用；如果ECT检查异常，X线或CT检查正常，则不建议使用。

（宁夏医科大学总院肿瘤医院　高媛媛　刘新兰）

本例患者为一例初诊Ⅳ期乳腺癌伴骨和淋巴结转移患者，分型为Luminal B型（HER-2阴性型），一线接受阿贝西利联合来曲唑内分泌治疗，并行地舒单抗治疗；行原发灶姑息性手术后，其继续行原方案治疗。

本病例有以下几点值得探讨之处。

1.此例患者为初诊Ⅳ期、HR阳性晚期乳腺癌患者。《中国临床肿瘤学会（CSCO）乳腺癌诊疗指南2022》指出，内分泌治疗适用于原发灶或复发转移灶的病理检查提示HR阳性晚期乳腺癌患者。已有数据显示，内分泌治疗联合靶向治疗的疾病控制率和PFS期并不亚于化疗，故专家组认为，即使是一些肿瘤负荷较大的乳腺癌患者，内分泌治疗联合靶向治疗［CDK4/6抑制剂、组蛋白脱乙酰酶（HDAC）抑制剂］也可以作为选择。MONARCH3研究纳入了493例绝经后HR阳性、HER-2阴性晚期乳腺癌患者，分别接受阿贝西利或安慰剂联合非甾体AI作为一线治疗。结果显示，联合组与对照组的中位PFS期分别为28.2个月和14.8个月（HR 0.525，95%CI 0.415～0.665，$P<0.0001$）。同时，MONARCH plus研究则纳入以中国患者为主的队列，A队列接受阿贝西利或安慰剂联合AI治疗。结果显示，阿贝西利组与安慰剂组的中位PFS期分别为未达到和14.73个月（HR 0.499，95%CI 0.346～0.719，P=0.0001），提示中国患者可以从阿贝西利联合内分泌治疗中获益。因此，我国国家药品监督管理局（NMPA）批准阿贝西利联合AI作为绝经后转移性乳腺癌患者的治疗选择。本例患者就选择了阿贝西利联合来曲唑方案治疗。

2.安全性方面，轻度或中度肾功能损伤患者［轻度：60 ml/（min·1.73 m^2）≤估算肾小球滤过率（eGFR）＜90 ml/（min·1.73 m^2）；中度：30 ml/（min·1.73 m^2）≤eGFR＜60 ml/（min·1.73 m^2）］使用阿贝西利无须调整剂量。目前尚无阿贝西利在重度肾功能损伤、终末期肾病或接受透析的患者中的数据。阿贝西利在98.3%的患者中出现血清肌酐水平升高（基于实验室检查结果），1.9%为3或4级（基于实验室检查结果）。在仅接受AI或氟维司群治疗的患者中，78.4%报告了血清肌酐水平升高（所有实验室分级）。阿贝西利是通过抑制肾小管分泌转运蛋白而非影响肾小球功能（根据碘海醇清除率判断）而使血清肌酐水平升高的，且常发生于阿贝西利第1个月给药期间，血清肌酐在治疗期间保持升高水平但处于稳定状态，终止治疗后可逆，且未伴随肾功能标志物（如血尿素氮、胱抑素C或根据胱抑素C计算的肾小球滤过率）的变化。建议患者在使用唑来膦酸前测量血清肌酐水平，不建议重度肾功能损伤患者使用唑来膦酸，因为静脉给予双膦酸盐会导致肾功能损害（血浆肌酐水平增加）或罕见情况下出现急性肾衰竭。与唑来膦酸不同，地舒单抗不经肾清除，故肾功能不全患者不需要调整剂量，但重度肾功能损伤或接受透析的患者发生低钙血症的风险更高，应在使用地舒单抗期间监测血钙水平。

3.关于Ⅳ期患者手术切除原发灶是否可获益，代表性的两项前瞻性研究分别自土耳其和印度。

土耳其的MF07-01研究提示，短期随访两组生存率无差异；长期随访后发现，手术治疗组的中位OS期显著优于非手术治疗组；亚组分析提示，肿瘤生物学行为较好的转移性乳腺癌患者（HR阳性、HER-2阴性、单发骨转移、年龄＜55岁的患者）可以从初始接受手术中得到显著的生存获益。印度的研究提示，初诊Ⅳ期患者手术切除组与非手术组的OS期无差异，且年龄、ER状态、HER-2状态、转移部位和数目两组无差异。而目前关于原发性肿瘤切除是否可以改善Ⅳ期乳腺癌患者的预后，证据仍不足。相关指南推荐，当全身治疗取得很好的疗效、其他转移部位无致命危险且原发灶手术可以完整切除时，才可考虑姑息性局部治疗。综上所述，本例患者的骨转移灶经多学科讨论评估为疾病稳定，若其有手术意愿，则可在病灶控制良好、手术可完整切除原发灶的情况下考虑行局部姑息性手术。

（复旦大学附属肿瘤医院　王碧芸）

【指南背景】

1. 2022年美国NCCN指南　对于复发且不可切除（局部或区域）或Ⅳ期（M_1）乳腺癌患者的全身治疗，一线推荐AI＋CDK4/6抑制剂（阿贝西利、哌柏西利和瑞博西利）（1类证据）。

2.《中国临床肿瘤学会（CSCO）乳腺癌诊疗指南2021》　对于HR阳性、HER-2阴性晚期乳腺癌，内分泌治疗联合靶向治疗（CDK4/6抑制剂、HDAC抑制剂）的疾病控制率和PFS期并不亚于化疗，即使是对于一些肿瘤负荷较大的患者。

3.《中国抗癌协会乳腺癌诊治指南与规范（2021年版）》　AI联合CDK4/6抑制剂是绝经后（自然绝经或手术去势）或绝经前但经药物去势后HR阳性、HER-2阴性乳腺癌患者一线内分泌治疗的优先选择，多项研究已证实联合CDK4/6抑制剂可显著改善此类患者的PFS期，甚至部分研究证实可改善OS期。

（宁夏医科大学总院肿瘤医院　高媛媛　刘新兰）

1.《中国临床肿瘤学会（CSCO）乳腺癌诊疗指南2022》　内分泌治疗适用于HR阳性、肿瘤进展缓慢、既往内分泌治疗获益的晚期乳腺癌患者。对于绝经后HR阳性、转移性乳腺癌初治患者，内分泌治疗首选CDK4/6抑制剂联合AI。

2. 2022年美国NCCN指南　对于同时有转移灶和原发灶的乳腺癌患者，首选的治疗方案是全身系统治疗。当全身系统治疗取得很好的疗效、其他转移部位无致命危险且原发灶手术可以完整切除时，可考虑行姑息性局部治疗。对于绝经后HR阳性、转移性乳腺癌患者的一线治疗，1类推荐为CDK4/6抑制剂联合AI、氟维司群联合/不联合CDK4/6抑制剂、氟维司群联合非甾体AI；2A类推荐为非甾体AI（来曲唑、阿那曲唑）、依西美坦、他莫昔芬或托瑞米芬。

（复旦大学附属肿瘤医院　王碧芸）

【循证背景】

1.PALOMA-2研究（*n*=666）　该研究纳入绝经后ER阳性、HER-2阴性且既往未接受过针对晚期疾病的系统治疗的乳腺癌患者，按2∶1的比例随机分配至来曲唑单药组和来曲唑组联合CDK4/6抑制剂组。结果显示，来曲唑联合CDK4/6抑制剂（哌柏西利）相比于来曲唑单药显著提高了中位PFS期（24.8个月 *vs.* 14.5个月，*HR* 0.56，95%*CI* 0.46～0.69，$P<0.001$）。亚组分析显示，无论是否存在内脏转移和骨转移，来曲唑联合CDK4/6抑制剂均可为患者带来生存获益，其中仅骨转移患者的获益更为显著。

2.MONARCH3研究（*n*=493）　该研究纳入绝经后HR阳性、HER-2阴性且既往未接受过针对晚期疾病的系统治疗、手术或放疗无法根治的局部复发或转移性乳腺癌患者，按2∶1的比例随机分配至阿贝西利联合非甾体AI组（联合组）和非甾体AI组（对照组）。结果显示，联合组的中位PFS期达28.2个月，相比于安慰剂组的14.8个月有明显延长（*HR* 0.525，95%*CI* 0.415～0.665，*P*＜0.001）。亚组分析显示，肝转移、PR阳性、肿瘤级别高、无治疗间期＜36个月的患者获益更大。

3.MONARCH plus研究（队列A：*n*=306） 该研究中，队列A纳入初始行内分泌治疗且既往未接受过针对局部复发或转移性疾病的系统治疗（对内分泌治疗敏感）的乳腺癌患者，其中80.4%来自中国。结果显示，相比于安慰剂联合AI，阿贝西利联合AI显著降低了疾病进展或死亡风险达50.1%。该研究进一步验证了CDK4/6抑制剂联合AI在中国人群中的疗效。

（宁夏医科大学总院肿瘤医院　高媛媛　刘新兰）

1.MF07-01研究（*n*=274） 这项来自土耳其的Ⅲ期随机对照临床试验将入组的274例Ⅳ期乳腺癌患者随机分为两组，一组先接受局部手术（乳房全切或保乳＋前哨淋巴结活检或腋窝淋巴结清扫，保乳术后常规配合全乳照射）再联合全身治疗（试验组），另一组仅接受全身治疗（对照组）。短期随访（中位36个月）的结果显示，两组的生存率无显著差异；而长期随访（中位随访40个月）的结果显示，试验组患者具有更好的预后（5年OS率：41.6% *vs.* 24.4%；中位OS期：46个月 *vs.* 37个月，*HR* 0.66，95%*CI* 0.49～0.88，*P*=0.005）。亚组分析进一步提示，HR阳性（*HR* 0.63，*P*=0.008）、HER-2阴性（*HR* 0.64，*P*=0.01）、年龄＜55岁（*HR* 0.57，*P*=0.007）和单发骨转移患者（*HR* 0.47，*P*=0.04）可以从初始接受局部治疗中得到显著的生存获益。

2.NCT00193778研究（*n*=350） 这项来自印度的研究入组了716例初诊转移性乳腺癌患者，其中对全身治疗有反应（完全缓解或部分缓解）的350例患者被随机分配至接受或不接受局部治疗组。经过23个月的中位随访，173例接受局部治疗与177例未接受局部治疗的患者的中位OS期分别为19.2个月和20.5个月（*HR* 1.04，95%*CI* 0.81～1.34，*P*=0.79）。该研究的结果提示，局部治疗并不能改善转移性乳腺癌患者的生存期，且年龄、ER状态、HER-2状态、转移部位和数目两组无差异。

（复旦大学附属肿瘤医院　王碧芸）

【核心体会】

对于HR阳性、HER-2阴性、转移性乳腺癌，除外内脏危象，优选CDK4/6抑制剂联合内分泌治疗。对于全身治疗明显获益的Ⅳ期患者，在充分评估后可采用局部手术治疗，术后继续行全身治疗。本例患者在全身治疗后乳腺MRI评估为临床病理完全缓解，但手术病理仍见最大径为3.0 cm的病灶，提示任何一种影像学评估方法都有其优缺点，临床实践中应结合多项检查综合评估，以便指导后续治疗。

（宁夏医科大学总院肿瘤医院　高媛媛　刘新兰）

对于初诊Ⅳ期乳腺癌患者，原发灶的局部治疗是否能改善生存有一定争议。在病灶控制良好、手术可完整切除病灶的情况下，才可以考虑行姑息性手术。

（复旦大学附属肿瘤医院　王碧芸）

参 考 文 献

[1] GRADISHAR WJ, MORAN MS, ABRAHAM J, et al. NCCN guidelines(R)insights：breast cancer, Version 4.2021 [J] . J Natl Compr Canc Netw，2021，19 (5)：484-493.

[2] CARDOSO F，PALUCH-SHIMON S，SENKUS E，et al. 5th ESO-ESMO international consensus guidelines for advanced breast cancer (ABC 5) [J] . Ann Oncol，2020，31 (12)：1623-1649.

[3] STOPECK AT，LIPTON A，BODY JJ，et al. Denosumab compared with zoledronic acid for the treatment of bone metastases in patients with advanced breast cancer：a randomized，double-blind study [J] . J Clin Oncol，2010，28 (35)：5132-5139.

[4] Johnston S，O' Shaughnessy J，Martin M，et al. Abemaciclib as initial therapy for advanced breast cancer：MONARCH 3 updated results in prognostic subgroups [J] . NPJ Breast Cancer，2021，7 (1)：80.

[5] GOETZ MP，TOI M，CAMPONE M，et al. MONARCH 3：abemaciclib as initial therapy for advanced breast cancer [J] . J Clin Oncol，2017，35 (32)：3638-3646.

[6] KHAN SA，ZHAO F，GOLDSTEIN LJ，et al. Early local therapy for the primary site in de novo stage Ⅳ breast cancer：results of a randomized clinical trial (EA2108) [J] . J Clin Oncol，2022，1：2006.

[7] BADWE R，HAWALDAR R，NAIR N，et al. Locoregional treatment versus no treatment of the primary tumour in metastatic breast cancer：an open-label randomised controlled trial [J] . Lancet Oncol，2015，16 (13)：1380-1388.

[8] SORAN A，OZMEN V，OZBAS S，et al. Primary surgery with systemic therapy in patients with de novo stage Ⅳ breast cancer：10-year follow-up；protocol MF07-01 randomized clinical trial [J] . J Am Coll Surg, 2021, 233 (6)：742-751.

[9] TOMIDA K，ISHIDA M，UMEDA T，et al. Magnetic resonance imaging shrinkage patterns following neoadjuvant chemotherapy for breast carcinomas with an emphasis on the radiopathological correlations [J] . Mol Clin Oncol，2014，2 (5)：783-788.

[10] GRADISHAR WJ，MORAN MS，ABRAHAM J，et al. Breast Cancer，Version 3.2022，NCCN Clinical Practice Guidelines in Oncology. J Natl Compr Canc Netw，2022，20 (6)：691-722.

[11] 中国临床肿瘤学会指南工作委员会. 中国临床肿瘤学会（CSCO）乳腺癌诊疗指南2022 [M] .北京：人民卫生出版社，2022.

[12] 中国抗癌协会乳腺癌专业委员会. 中国抗癌协会乳腺癌诊治指南与规范（2021年版）[J] . 中国癌症杂志，31 (8)：770-856.

[13] FINN RS，MARTIN M，RUGO HS，et al. Palbociclib and letrozole in advanced breast cancer [J] . N Engl J Med，2016，375 (20)：1925-1936.

[14] ZHANG QY，SUN T，YIN YM，et al. MONARCH plus：abemaciclib plus endocrine therapy in women with HR＋/HER2- advanced breast cancer：the multinational randomized phase Ⅲ study [J] . Ther Adv Med Oncol，2020，12：1758835920963925.